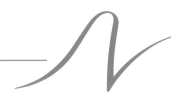

系統看護学講座

別巻

がん看護学

小松　浩子　日本赤十字九州国際看護大学学長

中根　　実　武蔵野赤十字病院腫瘍内科部長

藤原　　裕　ロズウェルパーク総合がんセンター血液・腫瘍内科

嘉和知靖之　武蔵野健康づくり事業団付属診療所長

加藤　俊介　武蔵野赤十字病院外科部長

星　　章彦　青梅市立総合病院放射線治療科

戸田　一真　武蔵野赤十字病院放射線科部長

神田　清子　新潟県立看護大学学長

京田亜由美　群馬大学大学院准教授

雄西智恵美　大阪歯科大学特任教授

鈴木　久美　大阪医科薬科大学教授

田墨　惠子　大阪大学医学部附属病院看護師長

飯野　京子　国立看護大学校教授

長岡　波子　国立看護大学校助教

森　　文子　国立がん研究センター中央病院副看護部長

矢ヶ崎　香　慶應義塾大学教授

渡邉　眞理　湘南医療大学教授

清水奈緒美　湘南医療大学准教授

医学書院

系統看護学講座　別巻　がん看護学

発　　　行	2013 年 2 月 1 日　第 1 版第 1 刷
	2016 年 2 月 1 日　第 1 版第 5 刷
	2017 年 1 月 6 日　第 2 版第 1 刷
	2021 年 2 月 1 日　第 2 版第 6 刷
	2022 年 2 月 15 日　第 3 版第 1 刷ⓒ
	2024 年 2 月 1 日　第 3 版第 3 刷

著者代表　小松浩子
こまつひろこ

発 行 者　株式会社　医学書院
　　　　　代表取締役　金原　俊
　　　　　〒113-8719　東京都文京区本郷 1-28-23
　　　　　電話　03-3817-5600(社内案内)
　　　　　　　　03-3817-5657(販売部)

印刷・製本　三美印刷

はしがき

　本書は，看護の基礎教育において学んでほしい「がん看護学」のエッセンスを集めた教科書です。学生のみなさんが臨地実習で受け持つ患者には，がん患者が少なくないでしょう。受け持ち患者の健康問題を把握し，それに基づいて系統的なケアを行うには，がんの病態や診断・治療，がん患者の身体的・精神的・社会的苦痛を総合的に理解し，根拠に基づくケアアプローチを展開していくことが必要となります。近年では，がん医療の進歩とともにがん患者の生存率が高まっており，がんとともに生きていくがんサバイバーに対する施策にも力が注がれています。がんサバイバーに対するサポーティブケアや二次がんの予防，社会的な課題へ対応していくことも重要になっています。本書では，広範にわたるがん看護実践の基盤となる知識や技術について，がん医療の実践現場で活躍するがん看護専門看護師やがん専門医が，わかりやすく解説しています。

●がん医療の進歩と看護の役割

　がん医療は日々進歩しています。高度先進医療の発展やがん遺伝子の検出技術の向上，分子標的薬の開発などにより，患者1人ひとりの経過予測や治療の効果予測が可能になり，こうした情報に基づいて患者1人ひとりに最適な医療を提供する個別化医療も進んでいます。個別化医療を含めてがん医療では，患者とその家族が病態や治療について，最新の医学的知識を含む説明を受け，治療過程や予後について十分に理解したうえで，治療やケアに取り組まなければなりません。患者とその家族が長期にわたる治療過程を安全に，また安心して歩んでいくために，看護師には，患者の可能性をはぐくみ，セルフケアを促進させる実践力が求められています。

　また，高齢化が加速するなか，高齢のがん患者に対する包括的ケアの必要性が高まっており，さらに思春期・若年成人のがん患者に対しては，がんへの対応だけでなく，進学や就職，妊孕性といった生涯発達上の課題への支援の必要性が高まっています。このように，社会の変化とともにがん看護の対象が広がってきています。

　さらに，がんの治療や療養の場は，医療機関に限らず，自宅や地域・施設，学校や職場などに広がっており，療養の場の移行を支援する看護の重要性も高まっています。

　現代のがん医療において，看護師の役割はますます広くなっているのです。

●各章の構成と改訂の趣旨

　今回の改訂では，こうしたがん医療の進歩に対応し，新しいがん看護の実践とその根拠について学ぶことができるよう，各章の構成を見直し，内容を整理して刷新しました。

　冒頭の序章「この本で学ぶこと」では，がん患者の臨床経過を概観できる事例を提示しました。患者中心のがん看護を実践していくためには，がん患者の視点から臨床経過や直面する課題を思い描くことができなければなりません。がん看護学を学びはじめるにあたり，事例を通して診断・検査，初期治療，経過観察，再発・転移，終末期といった一連の経過を概観し，各過程における課題と看護のポイントを把握できるように工夫しました。

　第1章「がん医療の現状と看護」では，がん医療における課題やそれに対する施策，がん疫学，がんの予防と早期発見，エビデンスに基づいた看護実践について学びます。第3版では，がん医療における倫理的課題とアドバンス-ケア-プランニングについての項目を加えました。

　第2章「がんの病態と診断」では，がんという病気がほかの病気とどのように異なるのか，がんの診断がどのように進められるのかといった，がん治療の基本について学びます。第3版では，がん治療への理解を深められるように，がんの増殖・分化のしくみについての最新の知見を加えました。がん医療の専門用語のなかには難解に感じられるものもありますが，新しいレイアウトで設けた「NOTE」を使って，本文中の重要な用語を丁寧に解説するようにしました。

　第3章「がんの治療」では，がん治療の3本柱である手術療法・薬物療法・放射線療法に関する基本的な知識と，これらを組み合わせた集学的治療の考え方について学びます。第3版では，がんゲノム医療のしくみと看護師の役割を加えるとともに，がん免疫チェックポイント阻害薬による治療やCAR-T療法といった新しい治療法とその副作用についての記述を加えました。

　第4章「がん患者の看護」では，がんサバイバーシップケア，苦痛に対するマネジメント，心理・社会的サポートといった視点から，がん患者の看護に必須となるケアアプローチについて学びます。第3版では，高齢がん患者の看護へのケアやアピアランスケア，精神的苦痛に対するケアや社会的問題への支援などについて，記述を充実させました。

　第5章「がん治療に対する看護」では，がん治療の効果を促進し，合併症や副作用対策を効果的に実施するための看護や，入院・外来・在宅といったさまざまな場でがん治療を継続していくための支援について学びます。第3版では，各項目に事例を追加し，さまざまな状況におかれた患者をイメージしながら実践的ながん看護について学ぶことができるように工夫しました。

　本書で学ぶエビデンスに基づく看護やケアアプローチは，医療の発展に欠かせない考え方であり，ほかの科目にも応用されるものです。がん看護学だけでなく，幅広い学習において活用していただけると幸いです。本書の内容は，がん医療の発展に合わせてつねに新しくしていく必要があります。忌憚のないご意見をくださいますようお願いいたします。
　2021年12月

著者を代表して
小松浩子

目次

第2章 がんの病態と診断

中根実

第3章　がんの治療

中根実・藤原裕・嘉和知靖之・加藤俊介・星章彦・戸田一真

^第**4**^章 **がん患者の看護**

小松浩子・神田清子・京田亜由美

第5章　がん治療に対する看護

雄西智恵美・鈴木久美・田墨惠子・飯野京子・長岡波子・
森文子・矢ヶ崎香・渡邉眞理・清水奈緒美

序 章

この本で学ぶこと

皆さんが**がん看護**について考えたとき，次のような疑問がわいてこないだろうか。「突然，がんと診断を受けた患者さんは，どのような気持ちで治療にのぞむのだろうか」「診断から治療までの流れはどのように進むのか」「患者さんやその家族は，診断や治療にどのように取り組んでいるのか。そこで看護師はどのように援助しているのか」。本書はこのような疑問に対して，最新の知見や根拠となる知識をもとに，系統的に学んでいくものである。

　がんの診断・治療の過程は複雑で長期間にわたり，再発・転移という転帰もあるため，課題も多様である。ここではまず，胃がんの患者さんの事例をもとにがんの診断・治療の経過を概観し，がん患者とその家族がどのような課題に直面するのか，またどこが看護のポイントとなるのかを学んでいこう。

1　診断から入院・治療まで

事例❶　Aさんの診断から入院・治療まで

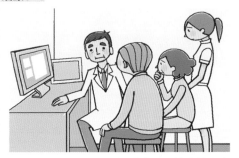

　Aさんは50代男性で，IT企業の営業部長である。専業主婦の妻と高校2年生の息子と同居している。

外来での診断・術前準備

　Aさんは働き盛りで一家の大黒柱である。会社の健康診断で胃内視鏡検査を久しぶりに受けたところ，がん病変が見つかった。専門病院を受診して精密検査を行った結果，リンパ節に転移が見られる進行胃がん（ⅢA期❶）と診断された。

　外来で医師の説明を受けたAさんは，「晴天の霹靂です。身体がじょうぶなことだけが自慢だったのに。新規の事業契約がとれたばかりなのですが，仕事は部下に引き継ぐしかないかな……」と話し，肩を落としていた。

　胃がんの治療は，がんの進行度に基づき，おもに手術療法・薬物療法・放射線療法を組み合わせて実施される。医師より，胃切除術のあと，外来通院により術後補助化学療法（○155ページ）を行うことが提案された。

　外来での術前検査が進み，Aさんは手術療法および術後補助化学療法を受けると決断した。外来看護師の術前指導のもと，手術に向けて禁煙や口腔ケア，呼吸訓練などに取り組んだあと，入院して胃切除術および拡大リンパ節郭清術を受けた。

入院による手術，術後の経過観察，退院支援

　Aさんに術後の合併症はなく，順調に回復過程をたどった。しかし，術後1週間で経口摂取を開始したところ，腹部膨満感や腹痛などのダンピング症候群❷に悩まされた。

　術後16日目に，退院後の通院治療や食事療法について妻とともに指導を受けた。妻は「夫は，これまで仕事の関係で早食いが身についています。だから，目を離しているとあまりよくかまずに飲み込んでしまう。自宅でも，あせらずゆっくりと食事をとってくれるといいのですが……」と心配そうに話していた。

NOTE

❶ⅢA期
　がんの進行度は，①腫瘍の大きさと浸潤の深さ，②リンパ節転移の程度，③遠隔臓器への転移の有無の組み合わせ（TNM分類）によって，病期（ステージ）Ⅰから病期Ⅳまで4段階に分類される（○81ページ）。

❷ダンピング症候群
　胃切除術を行った患者は，胃の貯留機能が低下している。食事後は，摂取した食物が小腸内に急速に流れ込むため，運動性症状や腹部症状などさまざまな症状にみまわれる。これをダンピング症候群とよぶ（○255ページ）。早期症状と晩期症状がある。

看護のポイント

外来でがんと診断され，入院して手術を受ける患者の看護のポイントを以下に示す。

①**意思決定支援・精神的支援**　Aさんと家族が，疾患や治療について正しく理解し，意思決定できるように援助する（●251ページ，第5章B③「ケアプランと意思決定支援」）。

②**術前の機能改善ケア**　術前の検査を進めながら，手術に向けた心身の準備を整えられるよう準備教育を実施する。術後合併症の予防のためには，術前から口腔ケアや禁煙，呼吸ケアなどに患者が主体的に取り組めるよう，計画的に準備教育を進める（●248ページ，第5章B②「手術療法に対する準備教育」）。

③**術後の機能改善ケア**　術後の症状管理と合併症の予防に努める。術前に取り組んだ口腔ケアや呼吸ケアは，術後の肺合併症の予防につながる。また，術後の早期離床による歩行を促すことは，消化管機能の促進につながる（●253ページ，第5章B④「術後の症状管理と合併症予防」）。

④**退院指導**　術後の機能障害・後遺症に対するセルフケアを指導する（●254ページ，第5章B⑤「術後の機能障害・後遺症とセルフケア」）。また，ダンピング症候群に対処するための食事指導や，後遺症としておこる消化管狭窄症状などについて，家族を交えてわかりやすく説明し，退院後の日常生活におけるセルフケアへの理解を促す（●262ページ，第5章B⑧「術後の継続支援」）。

2 外来通院による術後補助化学療法

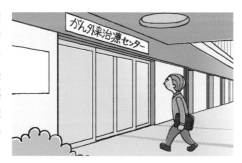

事例❷　外来通院により抗がん薬治療を受けるAさん

術後補助化学療法の開始

術後，Aさんは順調に回復し，退院後2回目の外来（術後6週目）から，再発予防を目的とした術後補助化学療法が開始された。経口抗がん薬（ティーエスワン®）を標準量80 mg/m²/日の4週間投与＋2週間休薬を1サイクルとし，術後1年間継続することが医師より説明された。

Aさんは4週間ごとに外来通院することになり，看護師から抗がん薬の副作用に対するセルフケア指導を受けた。Aさんは，「仕事を休んでいる間は薬を忘れずに飲めると思うが，会議や打ち合わせが続くと忙しくて飲み忘れてしまわないか心配です。それに，同僚からなんの薬かと聞かれたきに，抗がん薬と答えるのも気が引ける。気をつかわせたくないし……」と話していた。

外来フォローアップと6か月後の画像診断

定期的な外来通院により経口抗がん薬を服用しながら仕事に復帰したが，

抗がん薬の副作用である倦怠感と食欲不振が強く，Aさんは療養と仕事の両立に悩んだ。さらに，薬物療法の副作用だけでなく，食後の胸焼けや下痢といった術後の機能障害による症状が続き，体重や体力の回復に時間を要した。術後4か月を過ぎるころからようやく食欲が戻り，体重も徐々に増加しはじめた。

　Aさんは外来の看護師に，「手術よりも，抗がん薬のほうがつらい。がんに打ち勝つ薬と頭ではわかっていても，副作用が続いて体力がついてこないと，抗がん薬を飲みつづけるべきか悩んでしまう。仕事では部下に迷惑をかけており，申しわけなく思っている」と話していた。

　術後6か月が経過し，画像診断により治療効果と再発の評価が行われた。「医師から，画像検査の結果からは再発がないと言われ，ほっとしました。副作用には苦しんだけど，家族の支えがあり，がんばって続けてよかった」と話していた。

▌看護のポイント

　外来通院により抗がん薬治療を受ける患者の看護のポイントを以下に示す。

　①薬物療法に関するケア　抗がん薬治療では，長期間にわたって，副作用に対するセルフモニタリングやセルフケアが必要となる（●265ページ，第5章C③「薬物療法に対する準備教育」）。退院指導に引きつづき，外来受診時には適時，副作用の程度を評価するとともに，Aさん自身が副作用をどのように観察・評価しているのかを確認する。また，経口抗がん薬の服用管理ができているかどうかの服薬アドヒアランス❶について，残数確認などを行いながらAさんとともに確認する。あわせて，治療継続に対するAさんの不安や葛藤について受けとめ，対応を考える（●317ページ，第5章G「外来がん看護」）。

　②セルフケア促進に向けた専門的なケア　術後の晩期障害である消化器症状に対しては，食事指導や運動療法などの指導を行い，セルフケアを促す（●270ページ，第5章C⑤「治療継続と生活調整に向けたセルフケア」）。仕事を継続することへの不安に対しては，職場の産業医などと連携して仕事と治療を両立する方策を検討するなど，がんに関する他職者とのコミュニケーションを支援して，治療継続への動機づけを行う（●228ページ，第4章C④「社会的サポート」）。

　③サバイバーシップケア　近年では，医療の進歩により命が救われ，生活しながらがんの治療およびフォローアップを受けるがんサバイバーが増えている。再発や二次がんに対する早期発見・予防の重要性について，外来の際に説明・相談を行ってフォローアップを行い，セルフヘルプグループや家族ケアについて情報提供するなど，がんサバイバーシップ❷ケアを行う（●188ページ，第4章A②「がんサバイバーシップケア」）。

❶アドヒアランス
　アドヒアランスとは，患者が主体的となり，自身の病態を理解し，医療従事者の推奨する方法に同意し，服薬・食事療法・生活習慣の改善を行うことである（●238ページ）。

❷がんサバイバーシップ
　がんサバイバーシップとは，がんを経験している人（がんサバイバー）とその家族・友人が，生活や人生におけるさまざまな課題や自分自身に向き合い，いまを生き抜いていくという経験とそのプロセスをさし，そのなかで，人は長期的なストレスへ対応し，成長への契機となるレジリエンス（強靱さ）を獲得していくということに焦点をあてた考え方である。

3 再発と再発治療

事例❸ がんの再発により再発治療を受けるAさん

がんの再発

　術後1年がたち，定期画像診断が行われた。医師からは，再発予防を目的とした術後補助化学療法の効果が得られず，総胆管動脈リンパ節に転移がみとめられること，そのため根治が望めないことが説明された。

　Aさんは，「経口抗がん薬の副作用にも対処して，仕事もほぼ手術前の状態にまで戻ってきていたのに，なぜいま再発するのか……。これからどうしたらよいかわからない」と話し，妻も大きなショックを受けていた。

　再発治療の計画がたてられたが，根治がむずかしいという状況が受け入れられず，Aさんはほかのがん専門病院でセカンドオピニオン❶を受けることにした。しかし，そこでの医師の判断も同様であった。

　その後，手術を受けた病院に戻り，がんの進行を抑えていく再発治療を受けることになった。

再発に対する治療

　再発に対する治療として，外来化学療法室❷において静脈内注射による抗がん薬投与が開始された。1週間ごとに外来化学療法室で点滴を受ける必要があるため，仕事を部下にまかせる部分が多くなったが，再発については一部の部下にしか伝えておらず，療養と仕事の調整について苦慮している様子であった。

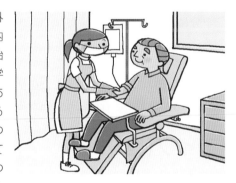

　治療を継続するも腫瘍の増大をくいとめることできず，治療計画の変更が行われ，さらに6か月間治療が継続された。

治療の中止

　再発治療から9か月目の画像診断において肝転移がみとめられたため，治療は中止された。Aさんは，「体力の限界を感じながら治療を続けてきたのに，その結果が転移だなんて。これからどうしてよいかわからない」と医師に思いをぶつけた。医師は，「がん細胞が腹膜にも散らばっているため，腹水がたまってきている。いまは，腹水をコントロールし，苦痛をできるだけやわらげるケアを行っていきましょう。まずは，心身を最良の状態に保ち，充実した日常生活を送ることを目ざしましょう。そのために，さまざまな専門家が支援を行っていきます」と話した。

　家族の支えもあり，Aさんはしだいに落ち着きを取り戻し，「仕事もセーブして，家族といる時間を大切にしていきたい。できるだけ，苦痛のない状態で過ごしたい」と，これからの見通しを語れるようになった。

　Aさんは，緩和ケア外来に通院することになった。その後，疼痛や腹部膨満感，食欲不振，倦怠感に悩まされたが，約3か月の間は，疼痛コント

NOTE

❶セカンドオピニオン
　セカンドオピニオンとは，現在受けている，またはこれから受ける予定の医療（検査，診断，治療）について，患者・家族が第三者的立場の医療者に意見を求めることである（▶85ページ）。

❷外来化学療法室
　外来化学療法室には，がん化学療法に関する専門家（医師，看護師，薬剤師）が配置されており，専門的治療やケアのための設備が整えられている（▶318ページ）。

ロールや心身の苦痛に対するケアを受け，仕事も自宅で続け，趣味の映画鑑賞にも家族と出かけることができた。

看護のポイント

がんが再発し，再び治療を受ける患者の看護のポイントを以下に示す。

①危機介入・精神的支援　再発や病状の進行は，それまでがん治療に懸命に取り組んできた患者にとって危機をもたらす。これまで根治を目標として，療養と生活をぎりぎりの精神的バランスで懸命に維持してきたが，その努力がむくわれなかったと知って絶望し，死の恐怖におそわれる。また，家族も同様に大きな衝撃を感じる。したがって，家族をサポートしながら，Aさんが衝撃に耐え，これからの治療や生活にのぞめるように，強力な精神的支援を行う（▶203ページ，第4章B③「精神的苦痛」）。

②転移・再発に伴う治療継続への支援　病状の進行に伴って心身の状態が悪化するため，副作用の評価をこまやかに実施し，治療が継続できるようにサポーティブケア❶を行う。治療が中断されると，患者は命の綱を断たれたと受けとめる。そのため，具合がわるくても副作用をがまんし，治療を続けようとする場合もあるので，十分に話を聞いて配慮する（▶200ページ，第4章B「がん患者の苦痛のマネジメント」）。

③緩和ケア　転移によるがん疼痛や腹部膨満感，倦怠感などの苦痛緩和に力を注ぐ（▶94ページ，第3章A③「緩和ケア」）。同時に，充実した生活や自分らしい生き方ができるよう，家族とともに患者の心身の支援にあたる。

NOTE

❶サポーティブケア
サポーティブケアとは，がんに関連した好ましくない事象（有害事象）や苦痛への対応（支持療法），栄養管理，リハビリテーションといった，がん疼痛以外の問題点にも幅広く対応する包括的ケアのことである（▶87ページ）。最近では，がん診療の一環として早期から取り組むことが重要となってきている。

4　エンドオブライフ（終末期）

事例❹　Aさんのエンドオブライフ（終末期）

緩和ケア外来から在宅ケアへ

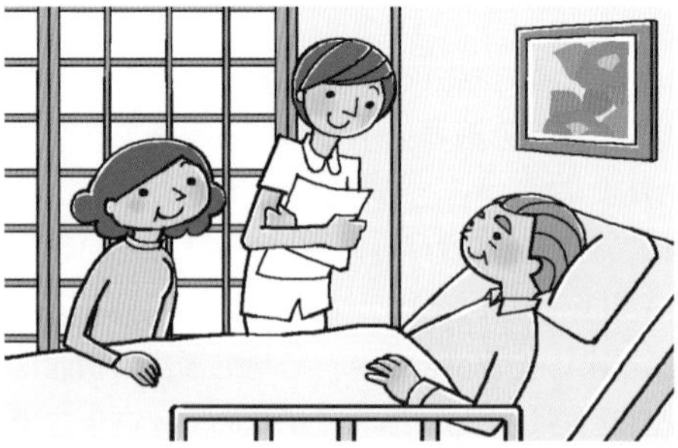

Aさんは緩和ケア外来へ2週間ごとに通院し，疼痛および腹水のコントロールを継続していたが，3か月を過ぎるころから，肝機能が著しく低下し，意識障害が生じるようになり，通院がむずかしくなった。家族からも在宅ケアの希望が示された。

緩和ケアチームと地域の在宅医および訪問看護師がミーティングを開き，Aさんの在宅ケアを中心にエンドオブライフケアを行っていくための調整や計画が話し合われた。妻の負担が軽くなるよう，ケアマネジャーもミーティングに加わり，介護保険の利用申請を行って入浴サービスなどを利用できるようになった。

　Aさんが在宅ケアに移行して3週間が経過したころ，訪問看護師に対して，部下への仕事の引き継ぎや，息子の大学進学について心配をしていること，自分が先に逝ってしまうことに対し，無念や自責の念をいだいていることを話した。また，「痛みや腹部膨満感，強い倦怠感によって身のおき場がないようなとき，死が忍び寄ってくる恐怖感に耐えられなくて，妻に感情をぶつけることがある。申しわけない。こんな状態で生きていてもしょうがない」と話していた。

　訪問看護師は，Aさんの心情を家族に伝え，残りの時間をAさんらしく過ごせるように，医療者と家族が全力をあげてサポートしていくことを話し合った。それから1か月後，Aさんは，家族に見まもられながら永眠した。

▌ 看護のポイント

　エンドオブライフを迎えた患者の看護のポイントを以下に示す。

　①療養の場の移行への連携・協働　患者は，病状や生活状況に合わせて，療養の場を移行していくことになる。できるだけ早期から，在宅ケアなどで利用できる社会資源や医療・介護体制について，具体的な調整を進めておく必要がある（◐329ページ，第5章H「がん患者の療養支援」）。

　②死の脅威に伴う苦悩への支援　死の脅威は漠然ととらえどころのない脅威であり，死までの過程やその瞬間は，見通すことのできない不確かなものである。患者は死への恐怖，不安，焦燥感，無力感，いらだち，怒り，抑うつ気分などが渦巻（うず）くような精神状態に陥りやすい。消耗（しょうもう）して傷つきやすくなった患者の精神状態について，的確に把握するよう努める。患者に寄り添い，日々のていねいなケアと献身を通して患者の信頼を得ることで，患者が苦悩や感情を吐露（とろ）できる関係性を築いていくことが不可欠となる（◐216ページ，第4章C①「がん患者とのコミュニケーション」）。

　③看取り　Aさんの心身の苦痛を最大限やわらげることを目標としてエンドオブライフケアを行う。そして，患者と家族が，互いに大切でかけがえのない存在であることを感じ，確かめられる時間をつくるよう配慮する。

　患者に対しては，患者自身が残された力を信じ，与えられた命を最期まであきらめることなく，意味ある存在として生きていく勇気と希望をもちつづけられるよう，家族とともに日々のケアについて配慮・工夫する。

　家族には最期のときが近づいていることを伝え，予期的悲嘆（◐187ページ）を促す。患者の病気に対して直接なにもできないと感じたとしても，患者とともに同じ時間を過ごすことも大切なケアの1つであることを伝える（◐226ページ，第4章C③「家族への支援」）。

⑤ まとめ

　がん患者は診断から治療，そして長期にわたるフォローアップへと長い道のりを歩む。その過程で，再発・転移という脅威を体験することもある。がん治療法の開発によってがん患者の生存率は向上したが，治療の効果が得ら

① 診断から入院・治療まで	② 外来での術後補助化学療法	③ 再発と再発治療	④ エンドオブライフ(終末期)
● 胃がんの診断を受ける。 ● 不安をかかえながらも,手術療法・術後補助化学療法を受けることを決断する。 ● 禁煙や口腔ケア,呼吸訓練などの術前訓練に取り組む(術前約2週間)。 ● 手術を受け,術後は順調に回復する。 ● 経口摂取開始後,ダンピング症候群に悩まされる(術後約1週間)。 ● 退院後の通院治療や食事療法について,妻とともに指導を受ける(術後約2週間)。	● 定期的な外来通院により経口抗がん薬を服用する(1年間)。 ● 仕事には復帰したが,副作用(倦怠感と食欲不振)が強く,仕事と療養の両立に悩む。 ● 食後の胸焼けや下痢などの術後機能障害も続き,体重や体力の回復に時間を要する。	● 医師から再発の説明を受けて大きなショックを受ける(術後約1年)。 ● ほかのがん専門病院でセカンドオピニオンを受けるが,同様の判断を受ける。 ● 再発治療を開始し,1週間に1回,外来化学療法室で静脈内注射による抗がん薬投与を受ける。 ● 治療計画を変更しながら1年間継続するが,がんの肝臓への転移とがん性腹膜炎を生じたため,治療を中断する(再発後約1年)。 ● 疼痛コントロールや支持療法,緩ケアといったサポーティブケアを受け,できるだけ仕事や趣味を続ける。	● 家族のこれからや息子の自立,自分の仕事の今後について,無念や自責の念をいだいている。死への不安やいらだちを妻にぶつけることもある。 ● 病変の増大に伴う疼痛,消化管閉塞に伴う蠕動痛や腹部膨満感などに対して,鎮静や症状コントロールを行う。

▶図a　Aさんの病の軌跡

れなくなれば,がんの進行はとめられず,死を免れることはできない。

　がん看護を学ぶうえでは,まずこうしたがん患者の病の軌跡について全体像を理解する必要がある。患者がおかれている状況をよく理解し,そのときどきで患者や家族が直面している課題を把握することが重要となる(▶図a)。

　また,がんの病態や治療の特徴を理解し,それらが患者の心身へどのように影響するかを的確にとらえ,症状コントロールや治療継続に対するケア,セルフケアの促進など,根拠に基づいた検討を行えるようになってほしい。

　さらに,がん医療の動向と政策など,がん患者とその家族を取り巻く環境や社会資源についても幅広く理解しておくことも重要である。がん患者の病の軌跡は患者1人ひとりで異なるものであり,治療や療養を支えるだけでなく,その人らしい生活や人生を支えるケアも不可欠である。患者や家族が病をどのように受けとめているのかをふまえ,それぞれの生活や生き方を尊重し,患者が主体的に療養と生活のバランスをとって充実した人生を送ることができるように,患者中心のがん医療を進めていかなければならない。

　がん看護学は,ケアの本質とケアの発展を身近に感じることのできる専門分野といえる。興味・関心,そして熱意をもって,本書で学んでほしい。

第 1 章

がん医療の現状と看護

> **本章の目標**
> □「がん対策基本法」やがん対策推進基本計画の目標などを理解し，わが国のがんを取り巻く状況を把握する。
> □ がん疫学の基本を理解する。
> □ がんの予防と早期発見，家族性腫瘍・遺伝性腫瘍について理解する。
> □ がん医療では，患者と医療者のパートナーシップのもと，患者中心の医療が求められることになる。そこで欠かすことのできないものの1つとして，エビデンスに基づく看護実践(EBP)について学ぶ。
> □ がん医療における倫理的課題と，課題へのアプローチ方法について学ぶ。

A　がんを取り巻く状況

　厚生労働省「人口動態統計」によれば，2021(令和3)年にがんで死亡した人は38万1,497人であり，総死亡数の26.5%を占めている。高齢化の進行などによって，わが国では今後もがんの罹患者が増え，がんによる死亡も増加すると予測されている。

　その一方で，がんの診断・治療法の開発は画期的に進み，2019(令和元)年には遺伝子パネル検査(●105ページ)が保険適用となるなど，治療の選択肢も増えてきている。診断技術・治療法の進歩により，がん患者の生存率や治癒率は向上しており，がんをかかえながら生活をする人々も増加している。

　がん医療では，早期発見・早期治療を行うことで治癒率を高めることに加えて，がんと共生しながら生存率を高めていくことが重要となる。現在は，2023(令和5)年3月に閣議決定された第4期のがん対策推進基本計画のもと，がん死亡数の減少，苦痛の軽減と療養生活の質の向上・維持，がんになっても安心して暮らせる社会の構築を目ざし，取り組みが進められている。がん患者を含めた国民，医療従事者，医療保険者(健康保険などを運営する団体)，各種学会・患者団体を含めた関係団体，マスメディアなどが一体となって，がん対策に取り組んでいかなければならない。

　なかでも看護師は，患者とその家族に最も近い職種として，患者の治療・生活支援に責任をもち，計画の推進に貢献していくことが求められている。

1　がん対策の取り組み

1　がん対策基本法

　がん対策を総合的に実施・策定するため，2006(平成18)年6月に「**がん対策基本法**」が成立し，翌年4月に施行された。この法律は，がん対策の基本理念として，①がんに関する研究の推進と成果の普及・活用，②がん医療の均てん化❶の促進，③がん患者の意向を十分に尊重したがん医療提供体制の整備，の3つをあげるとともに，国・地方公共団体・医療保険者・国民お

NOTE
❶がん医療の均てん化
　がん対策基本法では，全国どこでも一定水準のがん治療を受けられるようになる「がん医療の均てん化」を目ざしている。

よび医師らのそれぞれの責務を規定している。がん対策の総合的かつ計画的な推進をはかるため，「**がん対策の推進に関する基本的な計画**」（がん対策推進基本計画）が策定され，5年おきに見直しが行われている。また，厚生労働省内に「がん対策推進協議会」を置くことが定められている。

2　がん対策推進基本計画

● **がん対策推進基本計画（第1期）**　「がん対策基本法」に基づき，2007（平成19）年にがん対策推進基本計画が策定された。この第1期の基本計画では，がん患者を含めた国民の視点にたったがん対策の実施と，重点課題を定めて総合的・計画的ながん対策を実施することが必要不可欠であることが示された。また，全体目標として，「がんによる死亡者の減少」と「すべてのがん患者およびその家族の苦痛の軽減ならびに療養生活の質の維持・向上」が設定された。

● **がん対策推進基本計画（第2期）**　2012（平成24）年には第2期の計画が策定された。重点的に取り組む課題として「働く世代や小児へのがん対策の充実」が加えられ，全体目標には「がんになっても安心して暮らせる社会の構築」が追加された。また，がんの教育と普及・啓発や，がん患者の社会的苦痛の緩和への取り組みが推進されることとなった。

● **がん対策加速化プラン**　2015（平成27）年，厚生労働省主催のもと「がんサミット」が開催され，①がんの予防，②がんの治療・研究，③がんとの共生，の3つを柱とした「がん対策加速化プラン」が策定され，とくに遅れている分野と死亡率減少につながる分野について，次期基本計画策定までに短期集中的に実行すべき具体的施策が明示された。

● **がん対策推進基本計画（第3期）**　2018（平成30）年には，第3期の計画が策定された。全体目標として，がん患者を含めた国民が，がんを知り，がんの克服を目ざすために，①科学的根拠に基づくがん予防・がん検診の充実，②患者本位のがん医療の実現，③尊厳をもって安心して暮らせる社会の構築，があげられた。分野別の施策は，①がん予防，②がん医療の充実，③がんとの共生の3分野からなり，医療を充実させる項目として，がん免疫療法，がんゲノム医療，小児がん・AYA世代❶のがん・高齢者のがん，社会連携に基づくがん対策・がん患者支援，支持療法❷，ライフステージに応じたがん対策などが取りあげられた。

● **がん対策推進基本計画（第4期）**　2023（令和5）年3月には，第4期の計画が閣議決定された（◉図1-1）。「誰一人取り残さないがん対策を推進し，すべての国民とがんの克服を目ざす。」という全体目標のもと，第3期で擁立された3つの分野別施策の柱は維持された。各分野の項目が見直され，がん検診受診率の引き上げや，緩和ケア・アピアランスケアへの取り組みの強化などが明示された。また，これらを支える基盤として，がん研究の推進，人材育成，患者・市民参画の推進，デジタル化の推進などがあげられた。

NOTE

❶AYA世代
　一般的に，15～30歳前後の思春期・若年成人をAYA世代とよぶ。治療時期が，就学・就職や結婚・出産・育児といったイベントと重なるため，特別な配慮が必要な世代である（◉191ページ）。

❷支持療法
　おもにがんの治療による有害事象・合併症・後遺症による症状を軽減するための治療やケアをさす（◉87ページ）。

第1. 全体目標と分野別目標／第2. 分野別施策と個別目標

全体目標：「誰一人取り残さないがん対策を推進し，すべての国民とがんの克服を目ざす。」

「がん予防」分野の分野別目標	「がん医療」分野の分野別目標	「がんとの共生」分野の分野別目標
がんを知り，がんを予防すること，がん検診による早期発見・早期治療を促すことで，がん罹患率・がん死亡率の減少を目ざす	適切な医療を受けられる体制を充実させることで，がん生存率の向上・がん死亡率の減少・すべてのがん患者およびその家族等の療養生活の質の向上を目ざす	がんになっても安心して生活し，尊敬をもって生きることのできる地域共生社会を実現することで，すべてのがん患者およびその家族等の療養生活の質の向上を目ざす

1. がん予防	2. がん医療	3. がんとの共生
(1)がんの1次予防 ①生活習慣について ②感染症対策について (2)がんの2次予防(がん検診) ①受診率向上対策について ②がん検診の精度管理等について ③科学的根拠に基づくがん検診の実施について	(1)がん医療提供体制等 ①医療提供体制の均てん化・集約化について／②がんゲノム医療について／③手術療法・放射線療法・薬物療法について／④チーム医療の推進について／⑤がんのリハビリテーションについて／⑥支持療法の推進について／⑦がんと診断されたときからの緩和ケアの推進について／⑧妊孕性温存療法について (2)希少がんおよび難治性がん対策 (3)小児がんおよびAYA世代のがん対策 (4)高齢者のがん対策 (5)新規医薬品，医療機器および医療技術のすみやかな医療実装	(1)相談支援および情報提供 ①相談支援について ②情報提供について (2)社会連携に基づく緩和ケア等のがん対策・患者支援 (3)がん患者等の社会的な問題への対策(サバイバーシップ支援) ①就労支援について ②アピアランスケアについて ③がん診断後の自殺対策について ④その他の社会的な問題について (4)ライフステージに応じた療養環境への支援 ①小児・AYA世代について ②高齢者について

4. これらを支える基盤
(1)全ゲノム解析等の新たな技術を含むさらなるがん研究の推進　(4)がん登録の利活用の推進
(2)人材育成の強化　(5)患者・市民参画の推進
(3)がん教育およびがんに関する知識の普及啓発　(6)デジタル化の推進

第3. がん対策を総合的かつ計画的に推進するために必要な事項

1. 関係者等の連携協力のさらなる強化／2. 感染症発生・まん延時や災害時等を見すえた対策／3. 都道府県による計画の策定／4. 国民の努力／5. 必要な財政措置の実施と予算の効率化・重点化／6. 目標の達成状況の把握／7. 基本計画の見直し

⦿**図1-1　第4期がん対策推進基本計画の概要**
(厚生労働省「がん対策推進基本計画(第4期)」令和5年3月28日閣議決定による，一部改変)

2　がん看護の対象の広がり

　がん患者は，多様な世代に存在し，個々の多様な病態，多様な生活背景・環境において，がんになっても自分らしく生きる努力を続けている。そのためがん看護の対象と場は広がっている。

1 ライフステージに応じたがん看護

　近年のがん対策では，対象の特徴を重要視するとともに，がんとともに生きていくための施策に力が注がれている。第4期のがん対策推進基本計画でも対策が講じられているとおり，乳幼児から小児期，活動性の高い思春期・若年成人世代(AYA世代)といった特徴あるライフステージで発症するがん患者に対し，成長・発達過程や病態の特徴に応じたがん医療・ケアを提供す

る必要がある（◉184ページ）。また，高齢者に対しては，全身状態が不良であることや併存疾患があることを考慮したがん医療，たとえば，包括的なアセスメントなどが重要となる（◉193ページ）。

がん患者の社会的な問題に対しては，就労支援や経済的サポートのほか，治療に伴う外見（アピアランス）の変化や生殖機能の喪失に対する支援，およびがん患者の自殺対策といった，サバイバーシップ支援が重要である（◉228ページ）。

2　がんの治療・療養の場とその広がり

◆ がん診療連携拠点病院

全国どこでも質の高いがん医療を提供することができるよう，全国に**がん診療連携拠点病院**と**地域がん診療病院**が指定されている❶（◉図1-2）。

小児・AYA世代の患者についても，全人的な質の高いがん医療及び支援を受けることができるよう，全国に小児がん拠点病院が15か所と小児がん中央機関が2か所，指定されている。

さらに，全国どこにいても，がんゲノム医療（◉105ページ）を受けられる体制を構築するため，全国に**がんゲノム医療中核拠点病院**と**がんゲノム医療拠点病院**が指定されており，**がんゲノム医療連携病院**が公表されている。

これらの医療機関においては，専門的ながん医療の提供，がん診療の地域連携協力体制の構築，がん患者・家族に対する相談支援および情報提供などを行うこととなっている。

◆ がん治療における地域との連携

第4期のがん対策推進基本計画では，がん患者が住み慣れた地域社会で生活をしていくなかで，必要な支援を受けることができる環境を整備することが定められている。さらに，関係者らが医療・福祉・介護・産業保健・就労

▭ NOTE

❶**がん診療連携拠点病院と地域がん診療病院**

2023（令和5）年9月1日現在，456か所のがん診療連携拠点病院が指定されている。

がん診療連携拠点病院の内訳は，都道府県がん診療連携拠点病院51か所，地域がん診療連携拠点病院357か所，特定領域がん診療連携拠点病院1か所，地域がん診療病院47か所である。

地域がん診療病院は，がん診療連携拠点病院がない地域（2次医療圏）に，都道府県の推薦を基に厚生労働大臣が指定した病院のことである。

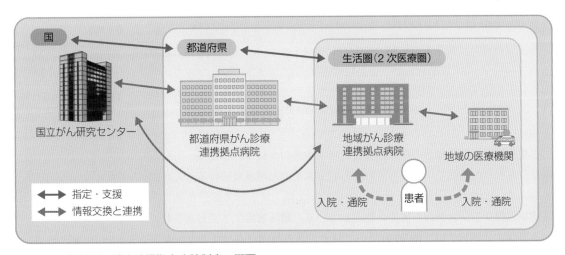

◉図1-2　地域がん診療連携拠点病院制度の概要

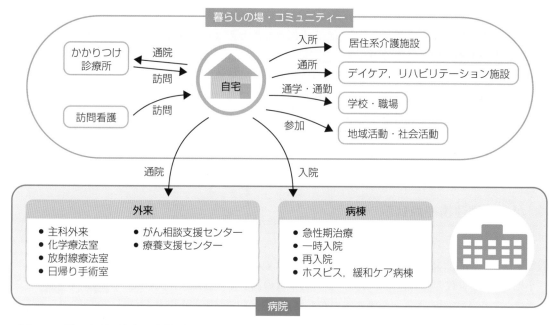

◉図1-3　がん患者の治療・療養の場

支援分野などで連携し，効率的な医療・福祉サービスの提供や，就労支援などを行うしくみを構築することで，がん患者が，いつでもどこにいても，安心して生活し，尊厳をもって自分らしく生きることのできる地域共生社会を実現することも示されている。さらに，患者・市民参画の推進の重要性も示されている。

　このように，がんの治療や療養の場は，医療機関に限らず，地域の保健・福祉・介護の機関，さらには学校や職場などに広がっている（◉図1-3）。

3 がん医療における地域包括ケア

1 超高齢社会への対応

　わが国は世界に類をみない超高齢社会に突入している。2022年の65歳以上の人口は，3623万6千人で，総人口に占める割合は29.0％となっている。国立社会保障・人口問題研究所の推計によると，この割合は今後も上昇を続け，第二次ベビーブーム期（昭和46〜49年）に生まれた世代が65歳以上となる2040年には，36.1％になると見込まれている。

　厚生労働省は，高齢者の尊厳の保持と自立生活の支援を目ざして，可能な限り住みなれた地域で，自分らしい暮らしを人生の最期まで続けることができるよう，2025年をめどに，地域の包括的な支援・サービス提供体制である**地域包括ケアシステム**の構築を推進している。地域包括ケアで想定されている日常生活圏域とは，約30分以内で移動できる範囲とされており，がん診療における2次医療圏❶とほぼ重なっている。また市町村では，2025年に

◻NOTE
❶医療圏
　包括的な保健医療体制の体系的整備のために設けられた地域的区分である。1次医療圏は，日常生活に密着したサービスを提供するためのもので，市町村が単位となる。2次医療圏は，健康増進から予防・診断・治療・リハビリテーションにいたるまでの包括的な保健医療サービスを提供するためのもので，日常生活圏ごとに設定される。3次医療圏は，先進医療など特殊な医療需要に対応するためのもので，都道府県単位で設定される。

向けて，3 年ごとの介護保険事業計画の策定・実施を通じて，地域の特性に応じた地域包括ケアシステムの構築を目ざしている。

2 がん診療の地域連携

　がん医療においても超高齢社会への対応が必要であり，病院完結型のがん診療ではなく，地域連携を重視した地域完結型のがん診療へ展開していくことが求められている。医療と介護の連携を強化していくためには，がん診療連携拠点病院と，患者の生活の場である地域の在宅医療や介護サービスとを有機的に結びつけていく必要がある。がん医療の専門家には，地域の特性や社会資源を理解することが求められ，在宅医療に従事する医療者には，がん医療の特殊性を理解し，患者の心身の苦痛や苦悩を的確に把握して対処するための知識や技術が求められている。

B　がんの疫学とリスク要因

1　がん疫学

　わが国において，がんは国民病であり，生涯のうち 2 人に 1 人ががんにかかると推計されている。学生の皆さんも，身のまわりや実習の場でがん患者と接する機会は多いだろう。患者から，「私のがんが治る可能性はどのくらいですか」「どの治療法が効果が高いのでしょうか」「余命はどのくらいですか」とたずねられたとき，あなたは適切に対応できるだろうか。

　患者が治療の選択を適切に行うには，患者自身が自分のがんについて知り，腫瘍の部位や進行度をもとに，どのようなリスクがあるのか，そのリスクを軽減するためにはどのような治療が選択肢としてあるのか，それらの治療はどれくらいの効果を見込めるかなどについて，具体的に理解しなければならない。そこで必要となるのが，がんの罹患率や生存率といったがんに関連した**疫学データ**である。

　患者は，緊張や不安のなかで医師の説明を聞くため，説明を受けたあとでも，あいまいなままであったり疑問を残したままであることが多い。看護師は患者の疑問を把握し，対応できるよう，**がん疫学❶**について正確に理解しておく必要がある。

> **NOTE**
> **❶疫学**
> 　疫学とは，ある集団における疾病の分布や傾向，またその原因について明らかにする学問である。

2　がん登録

　がんに対して効果的な予防・早期発見対策を講じ，治療効果を高めるには，がん患者全例の臨床データを集積し，集団全体のがんの罹患率と生存率を継続して計算するしくみが不可欠である。そのために行われているのが**がん登録**である。毎年どのくらいの人ががんで亡くなっているか(がん死亡数)，毎

年どのくらいのがんが新たに診断されているか（がん罹患数），がんと診断された人がその後どのくらいの割合で生存しているか（生存率），といったがんの統計的情報を，院内・地域・国のそれぞれの段階で，系統的に集積され，管理されている。

2013（平成 25）年に「**がん登録等の推進に関する法律**」が成立し，2016（平成 28）年に施行された。この法律では，がん登録の実施やこれらの情報の利用および提供，保護などについて，以下のように定めている。

①**全国がん登録**　国・都道府県による利用・提供の用に供するため，国が国内におけるがんの罹患，診療，転帰などに関する情報をデータベースに記録し，保存すること。

②**院内がん登録**　病院において，がん医療の状況を的確に把握するため，がんの罹患，診療，転帰などに関する情報を記録し，保存すること。

これによって，すべての病院と指定された診療所は，がん患者の罹患情報を各都道府県の登録室へ届け出ることになった。これらの情報を国が一元的に管理することで，正確な罹患率や生存率を把握できるようになり，調査研究に活用して，その成果を国民に提供できるようになった。

3　おもな疫学データの動向

1　がん死亡率

死亡率（粗死亡率）とは，ある集団に属する人のうち，一定期間中に死亡した人の割合である[1]。通常 1 年単位で算出され，人口 10 万人あたりの死亡人数であらわされる。人口動態統計によると，1981（昭和 56）年以降，がんはわが国の死因別死亡率の第 1 位である。

● **部位別がん死亡率**　部位別がん死亡率は，男性の前立腺がんや女性の子宮頸がん・子宮体がんのように，男女で独自の部位もあるため，男女別に示されている（○図 1-4）。2021（令和 3）年におけるがん死亡率は，男性 372.7，女性 252.1 であり，多くの部位，とくに口腔・咽頭，食道，胃，肝臓，喉頭，肺，膀胱などでは，男性の死亡率が女性より高い。甲状腺では女性の死亡率が男性より高い。

● **がんの年齢調整死亡率**　単純な死亡率で比較した場合，高齢者の割合が多い県と少ない県では，多い県のほうが死亡率は高くなる。よって，年齢構成が異なる集団どうしの死亡状況を比較する指標として，**年齢調整死亡率**[2]がある。年齢階級別のがんの年齢調整死亡率の傾向は，男女とも 60 歳ごろから増加し，高齢になるほど高い。60 代以降は男性が女性より顕著に高い。

部位別のがんの年齢調整死亡率の年次推移をみると，乳がんが近年明らかに増加している（○図 1-5）。男女とも胃と肝臓では減少している。男性では肺および前立腺で減少がみられる。女性の子宮がん[3]は，1990 年代半ばまで減少していたが，近年は微増している。

■ NOTE

[1] 死亡率と混同されやすい用語として，致命率がある。致命率は，ある病気になった人のうち，その病気が原因で死亡した人の割合である。

[2] 年齢調整死亡率

集団全体の死亡率を，基準となる集団の年齢構成（基準人口）に換算して求められる。国内では，1990（平成 2）年より基準人口として昭和 60（1985）年モデル人口（昭和 60 年人口をベースにつくられた仮想人口モデル）が用いられていたが，2020（令和 2）年より平成 27（2015）年モデル人口が使用されている。国際比較などでは世界人口が用いられる。

[3] この統計では，子宮頸がんと子宮体がんを合わせて，「子宮がん」として集計されている。

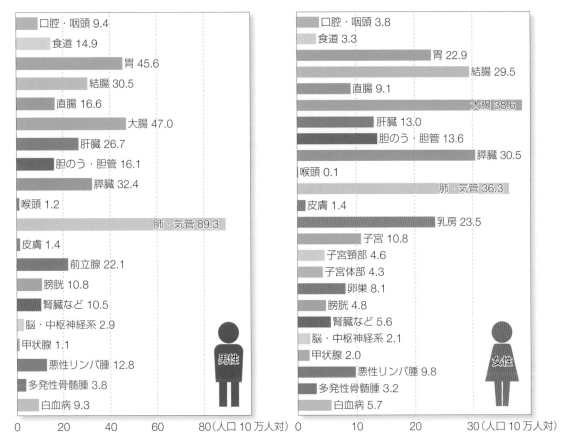

◉**図1-4　部位別がん死亡率（全年齢，2021年）**
（出典：公益財団法人がん研究振興財団「がんの統計2023」）

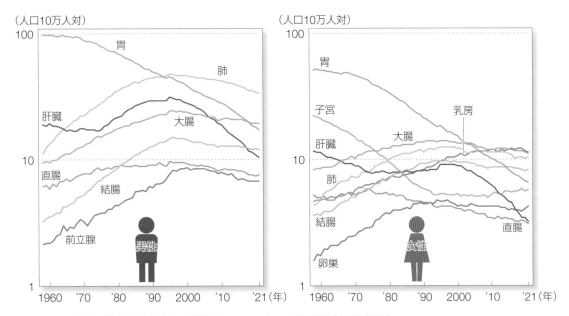

◉**図1-5　がん年齢調整死亡率年次推移（1958〜2021年）部位別（主要部位）**
（出典：公益財団法人がん研究振興財団「がんの統計2023」）

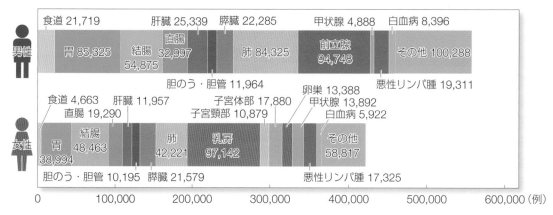

●図 1-6　部位別がん罹患数（2019 年）
（出典：公益財団法人がん研究振興財団「がんの統計 2023」）

2　がん罹患数

　全年齢の部位別のがん罹患数●を ●図 1-6 に，年齢別のがん罹患の部位内訳を ●図 1-7 に示す。男性において，40 歳以上では消化器系のがん（胃，大腸〔結腸・直腸〕，肝臓）が多くを占めるが，70 歳以上ではその割合は減少し，前立腺がんと肺がんの割合が増加する。女性は 40 代で乳がんと子宮頸がん・子宮体がん，卵巣がんが多くを占めるが，高齢になるほどその割合は減少し，消化器系のがん（胃，大腸，肝臓）と肺がんの割合が増加する。

3　がん罹患率

　がん罹患率❷（がん粗罹患率）とは，ある期間において集団で新たに診断されたがんの数（再発を含まない）を，その集団のその期間の人口で割った値である。通常は 1 年単位で算出され，人口 10 万人のうち何例罹患したかで表現され，個人のある一時点におけるがん罹患のリスクをあらわす（●図 1-8）。
　2019 年の部位別のがん罹患率は，男性約 922.4，女性約 668.1 である。男性では，前立腺，胃，大腸，肺，肝臓の順に高く，女性では乳房，大腸，肺，胃，子宮の順に高い。
　死亡率と同様，多くの部位で男性のほうが女性より罹患率が高く，とくに口腔・咽頭，食道，胃，肝臓，喉頭，肺，膀胱，腎・尿路で男性の罹患率が女性の 2 倍以上となっている。甲状腺では女性のほうが男性より罹患率が高い。
　年齢調整罹患率とは，もし対象集団の人口構成が基準人口と同じだったら実現されたであろう罹患率である。基準人口などについては年齢調整死亡率と同様である。

4　がんの 5 年相対生存率

　生存率とは，ある集団について，一定の時間を経過した時点で生存している人の割合のことで，通常は百分率（％）で示される。がんの 5 年相対生存率とは，がんと診断された場合に，治療によってどのくらい生命を救えるかを

NOTE

❶罹患数
　罹患数とは，一定の期間において，対象とする人口集団のうち，新たに診断された人の数である。
　同じ人に複数の病気が診断された場合には，それぞれを集計に含める。ここで対象となる集団は，人口の大きさを計測できることが必須であるため，都道府県・市区町村などを単位とすることがほとんどである。
❷罹患率と混同されやすい用語に有病率がある。有病率とは，ある集団において，ある一時点で疾病や病態を有する人の割合のことである。

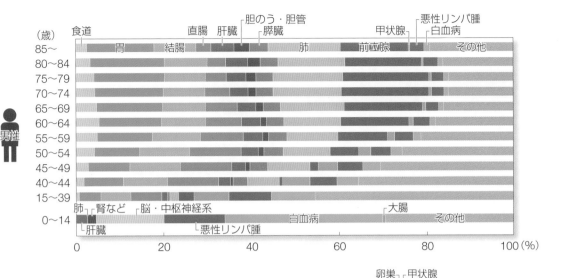

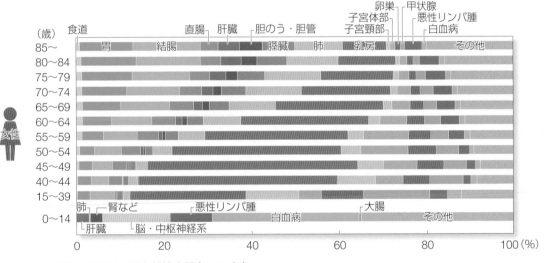

◉図 1-7　年齢階級別がん罹患部位内訳（2019 年）
（出典：公益財団法人がん研究振興財団「がんの統計 2023」）

示す指標である（◉図 1-9）。対象の集団のなかで特定のがんと診断された人のうち 5 年後に生存している人の割合と，集団全体[1]で 5 年後に生存している人の割合の比較であらわす。100% に近いほど治療で生命を救えるがんであり，0% に近いほど救いにくいがんであることを意味する。

　2009〜2011 年にがんと診断された人の 5 年相対生存率は，64.1% である。部位別では，前立腺，甲状腺，皮膚，乳房は高く，膵臓，胆嚢・胆管，肺，脳・中枢神経系，肝臓は低い。

　5 年生存率は，がんの部位や進行度により慎重にデータをみていく必要がある。また，このデータはがん登録がなされている地域あるいは施設ごとのものであることを念頭におく必要がある。

1）正確には，死因にかかわるがん以外の要因（性別や年齢）による影響を補正するため，がんと診断された対象者と性別・年齢の分布が同じである集団と比較する。

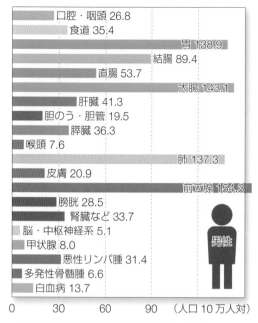
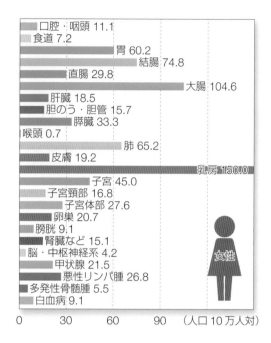

◖ **図 1-8　部位別がん粗罹患率(2019 年)**
(出典:公益財団法人がん研究振興財団「がんの統計 2023」)

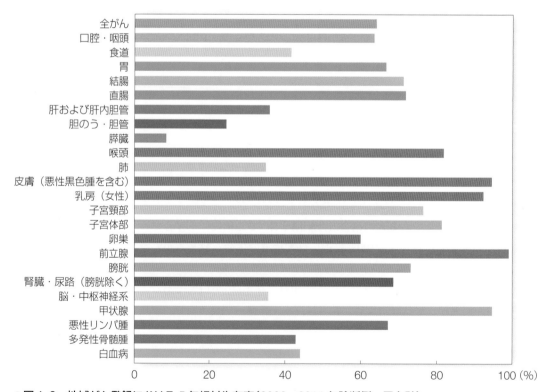

◖ **図 1-9　地域がん登録における 5 年相対生存率(2009〜2011 年診断例,男女計)**
(出典:公益財団法人がん研究振興財団「がんの統計 2023」)

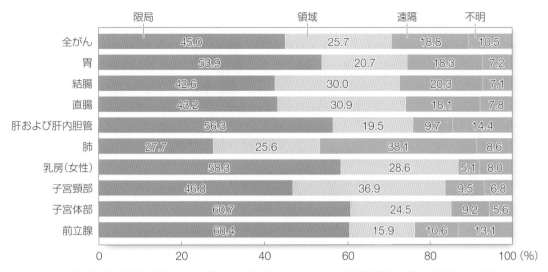

● 図 1-10　地域がん登録における 5 年相対生存率（2009〜2011 年診断例）臨床進行度分布　男女計
（出典：公益財団法人がん研究振興財団「がんの統計 2023」）

5　臨床進行度分布

　● 図 1-10 は，地域がん登録❶において，2009〜2011 年にがんと診断され
た患者の診断時の臨床進行度分布である。「限局」とは，がんが最初に発生
した臓器・組織（原発臓器）のみにみとめられる状態である。「領域」とは，
領域リンパ節（● 64 ページ）に転移があるか，隣接臓器・組織に浸潤している
状態であり，「遠隔」はさらに進展して遠隔臓器に転移したものである。
　がんが限局しているものの割合は，胃，結腸，直腸，肝臓および肝内胆管，
子宮頸部，乳房の各がんでは 43〜58％，子宮体部，前立腺では 60％と比較
的高く，肺では 28％と低い（● 図 1-10）。

▭ NOTE
❶特定の地域に居住する住
民に発生したすべてのがん
患者を対象とするがん登録
のことである。

4　患者説明において注意が必要なポイント

1　生存率・罹患率・死亡率の注意点

　患者に病状や治療方針について説明する場合には，がん疫学データを解釈
するうえで配慮すべきいくつかのポイントがある。
　ここでは，乳がんと診断され，治療法の選択を迫られている患者 S さん
の例をもとに，どのような情報が必要となるのかを考えてみよう。

事例❶　病状と治療内容の説明

　S さん，48 歳女性，保育士，2 児の母。会社員の夫と家族 4 人で暮らし
ている。右乳房上部外側の浸潤がんと診断された。医師より，精密検査の結
果と今後の治療内容について説明が行われた。
医師：検査の結果，右乳房にがんがみとめられました。浸潤性乳管がんとい
うものでした。

Sさん：とてもショックです。私の職場にも乳がんの同僚が数名いて，最近そのおひとりが亡くなられたばかりです。人ごとではないと思っていましたが，まさか私が……。

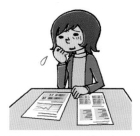

医師：Sさんがおっしゃるとおり，乳がんは女性のがんのなかで最も罹患数が多く（◐18ページ，図1-6），いまでは日本人女性の16人に1人がかかるがんです。とくに，乳がんは30代から急増し，40〜50代の女性に多くみられます（◐19ページ，図1-7）。欧米に比べて日本における死亡率はかなり低かったのですが，近年では上昇傾向にあります（◐17ページ，図1-5）。

Sさん：私の場合はどうなのでしょうか。がんと聞くと，先日亡くなられた方と結びついて，こわくてしかたありません。

医師：検査の結果，骨や肝臓などへの転移はみとめられませんでした。リンパ節転移については，超音波検査などでは明らかな所見はみとめられませんが，最終的には手術後の病理検査の結果によって診断されます。現時点では，乳房温存手術が可能であると判断できます。

Sさん：わかりました。一番心配なことは治るかどうかということです。

医師：最終的な診断は手術後の病理検査の結果によりますが，Ⅰ期の場合，5年生存率は97.4%であったという報告もあります（◐81ページ，図2-21）。早期であればあるほど，治癒する確率は高くなります。

Sさん：Ⅰ期であれば治癒する確率が高いことがわかり，少しほっとしました。これからは，全力で治療に取り組みたいと思います。

　Sさんのようにがんと診断された患者は，病期にかかわらず，がんに対する社会的なイメージや身近な体験により，自身のがんを苦痛や死と結びつけやすい。がんは部位や進行度により経過や治療法が異なることを十分に理解してもらい，がん治療に対して現実的な対応ができるように支援する必要がある。

　医師の説明を受けたSさんが，正しく理解できているかどうか，どのような点を不安に思い，疑問として残しているのか，看護師は適切に把握し，必要な情報を提供していくことが重要である。そのために看護師は，主要ながんについて，罹患率・死亡率・生存率など，おもな疫学データの動向を正確に把握し，数値の意味についても正しく理解しておく必要がある。

▌生存率の注意点

　生存率は，治療の効果を判定する際の最も重要かつ客観的な指標である。5年相対生存率がよく用いられる。ここで注意が必要なのは，生存率はがんが治る可能性をあらわすとは限らないことである。

　生存率は，「がんの治療の効果の目安」と考えるのが適当である。何年間再発がなければ治ったとみなしてよいかはがんの種類によって異なり，そのがんの成長の速さに関係する。前立腺がんや甲状腺がん，乳がんなどの比較的発育が遅い種類のがんでは，5年間で再発がなくても油断はできない。これらのがんでは，5年生存率よりも10年生存率を重視する。

　また，診断からの期間によっても生存率は異なる。生存率は，計算する対象の特性(性別や年齢)やがんの進行度，計算する対象の選び方(外来患者を含めるか，入院患者だけか，来院した患者をすべて含んでいるかなど)に大きく影響を受ける。そのため，複数の施設(病院)を比較したり，いくつかの部位を比較する場合は，どのような対象について生存率を計算しているかに注意する必要がある。

▍罹患率・死亡率の注意点

　高齢になるほどがん罹患率や死亡率は高くなるため，高齢者が多い集団ではがんの罹患率や死亡率が高くなる。そのため2つの集団の比率に差があったとしても，その差が真の罹患率・死亡率の差なのか，単に年齢構成の違いによる差なのか区別がつかない。そこで，年齢構成が異なる集団の間で罹患率や死亡率を比較する場合や，同じ集団で罹患率や死亡率の年次推移を見る場合には，年齢調整罹患率および年齢調整死亡率を用いる必要がある。

2　がんのリスク要因

　がんの予防と早期発見のためには，がん疫学におけるがんリスク要因の検討が重要な課題である。とくに地域においてがん予防対策を行う際には，リスク要因の同定が欠かせない。また，がんになった人の生活習慣や家系について検討し，二次がん❶の予防や家族性腫瘍(●32ページ)の可能性を査定するうえでも，リスク要因の検討は重要となる。

　前述のSさんが，がんと診断された現実を受けとめて，がん治療に向かううえで必要となるがんリスク要因の検討について，みていこう。

□NOTE

❶二次がん
　薬物療法や放射線治療により正常細胞が傷害され，治療を終えた数年から数十年後に，もとのがんとは別の種類のがんを生じること。

事例❷ リスク要因の説明

Sさん：私の家族には誰も乳がんの人はいませんし，長寿の家系だと思っていました。どうして私だけが乳がんになったのでしょうか。

医師：乳がんのリスク要因についてはさまざまな研究が行われ，少しずつ解明されつつあります。しかし依然として不明なことも多いのが現状です。遺伝要因や環境要因などの多様な要因が乳がんの発生に関係し

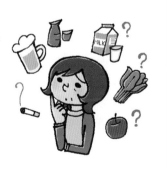

ているといわれています。たとえば，アルコールと喫煙は乳がんの発症リスクを増加させるといわれています。もちろん量や頻度によっても差はあるでしょう。成人期になってからの体重増加なども，発症リスクを高めると考えられています。また，乳がんは女性ホルモンの影響を受けるため，出産経験のない女性は出産経験のある女性と比較して乳がんの発症リスクが高いといわれています。

　一方，授乳は乳がんの発症リスクを下げるといわれています。少子化が進み，授乳の機会が減っていることも，乳がんの発症を上昇させている要因かもしれません。

> **Ｓさん**：そうですか，私は母乳がよく出たんですが……。そういえば私は週に１回，ビールをコップ１杯ほど飲みますが，影響はあるのでしょうか。
>
> **医師**：がんの発症リスクは，多様な要因が重なって，高まったり低くなったりすると考えられますので，１つの要因を必要以上にこわがることはありません。ほかには，身体活動も発症リスクを減少させる要因といわれています。食事については，乳製品の摂取はわるい影響を及ぼすと思っている患者さんも少なくないようですが，根拠は不十分とされています。バランスのとれたふつうの生活を送ることが重要だと考えています。まずは，これから始まる乳がんの初期治療を私たちと一緒にがんばっていきましょう。

　Ｓさんは，自分ががんに罹患した原因について予想し，今後どのような生活を送ればよいのか，不安に思っている。がんの発症要因や予防因子についての情報は，ウェブサイトや書籍などにたくさんあるが，不正確なものも少なくなく，患者に混乱をもたらす。看護師は，患者の必要としている情報を把握し，適切な研究報告に基づいた正しい情報を提供する必要がある。

◆ 部位別がんの人口寄与割合（PAF）の推計

　がんの多くは，予防可能な生活習慣や環境要因を原因とする生活習慣病であり，年齢とともにリスクが高まることが知られている。国内外でさまざまな研究がなされ，報告されているが，日本人のそれぞれの臓器のがんが，どのような要因によって，どれくらい発生しているのかについては，一概に欧米と同じ傾向にあるとはいえない。

　がんのリスク要因についての研究にはさまざまなものがあるため，国立がん研究センターは，世界保健機関（WHO）などによる国際的なリスク評価や日本人を対象とした疫学研究によるリスク評価を「科学的根拠に基づく発がん性・がん予防効果の評価とがん予防ガイドライン提言に関する研究」にまとめている。この研究のなかで，2005 年にわが国で発生した部位別のがんの**人口寄与割合** population attributable fraction（**PAF**）を推計している。PAF は，もし特定のリスク要因への曝露がなかった（またはそれに準じる状態であった）とすると，疾病の発生（または疾病による死亡）が何％減少することになったかということをあらわす数値である。研究結果として，リスク要因の第１位として，男性では喫煙，女性では感染性要因があげられている（○図1-11）。

　肝炎ウイルス感染などの感染性要因の PAF は，欧米では5％前後と推計されているが，わが国ではきわだって高くなっている。感染性要因のうち，とくに大きな位置を占めるのは，Ｃ型肝炎ウイルスとヘリコバクター−ピロリ（ピロリ菌）とされている。

　また，野菜や果物の摂取不足といった食事の影響が，欧米よりもはるかに小さいことも推計されている。これは日本人の食生活がもともと健康的であることにもよるが，研究が塩分摂取・野菜不足・果物不足に限ったものであることや，食習慣を正確に把握することは困難であるといったことから，本

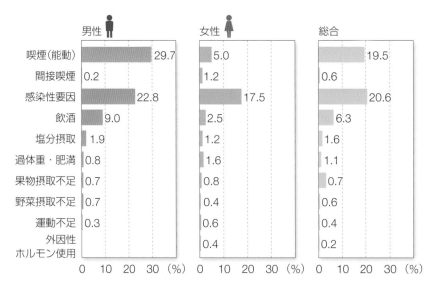

◎図 1-11　がん発生の要因別 PAF
（国立がん研究センター：日本におけるがんの原因. 2011-10-03〈http://epi.ncc.go.jp/can_prev/
evaluation/2832.html〉〈参照 2022-09-08〉による）

来のリスクを評価することはむずかしいのが実情である。

　過体重や肥満の影響が小さいのは，日本人においては極端な肥満（BMI≧
30）の割合が男女とも 3% 前後と少ないためである。わが国とアジアの集団
に関する多くの研究が，むしろ低 BMI とがんリスクの関連を報告している
ことを考えると，低 BMI の PAF についてはさらなる調査が必要だろう。

C　がんの予防と早期発見

　看護師は，がんの予防・早期発見の重要性や意義について，国レベル・世
界レベルといった巨視的な視点から広く理解しなければならない。また，1
人ひとりの生活習慣や行動という個別的な視点からも理解を深め，がんの予
防・早期発見のために個別に助言や支援を行っていく役割を担う必要がある。

1　巨視的な視点からのがん予防・早期発見

　がんの予防・早期発見は，国・世界レベルで検討することによって効果的
な対策を講じることができる。

1　世界的な課題

　がんは世界的にも死因の上位に位置する疾患の 1 つであり，WHO は，が
んの予防・早期発見対策を推奨し，ガイドラインを示している（◎表 1-1）。
世界各国の施策の多くは，このガイドラインをもとに策定されている。

○ 表1-1　がん対策 WHO ガイドラインの概要

目的	①がんの罹患率と死亡率を減少させること ②がん患者とその家族の QOL を向上させること • 現在の知識を駆使して対策を実行すれば，がんの 1/3 は予防可能，さらに 1/3 は早期発見により救命可能，残り 1/3 は適切な治療とケアにより QOL 向上可能としている。
対策	• がん対策は，エビデンス(根拠，検証結果)に基づく予防と早期発見，診断と治療，緩和ケアを体系的に行うことで，ある集団におけるがんの発生率や罹患率，死亡率を引き下げ，がん患者の生活の質を向上させることを目ざすものである。 • 包括的ながん対策は集団全体を対象とする一方，その集団においてがんにかかるリスクの高い一部の人々がかかえるニーズにこたえるための取り組みも行う。
予防	• がん予防は，とくに慢性疾患の予防対策や関連するその他の問題(リプロダクティブヘルス：安全な妊娠・出産・育児，B 型肝炎の予防接種，HIV・AIDS の予防，労働安全衛生など)の予防策と組み合わせたとき，公衆衛生の面で最も大きな可能性をもち，最もコストパフォーマンスが高まるほか，長期にわたって効果を示す。 • がん対策プログラムの効果的な計画方法が必要である。利用可能な人員，予算，設備などをいかした活動，ほかの慢性疾患対策プログラムや関連するほかの問題対策プログラムとの連携について検討が必要である。
早期発見	• おもながん早期発見における効果的な方法のためのプログラムが必要である。 • 早期発見の方法(早期診断)：患者自身が初期の徴候や症状に気づいて受診することを促す。国または地方自治体による検診により，自分は健康だと思っている自覚症状のない人が，検診で前がん病変や早期がんを発見する。
治療	• 治療の効果と効率性を最大限に高めるには，早期発見プログラムとエビデンスに基づいた治療基準に従って，治療を進めることが重要である。
緩和ケア	• 症状をやわらげる必要のあるすべての患者のニーズに応じ，そして患者とその家族への心理的・社会的サポートを提供する。
リスク因子への対応	• 生活環境に存在する発がん物質，喫煙，過度の飲酒，感染性物質など予防可能なものへの対応。低所得層や社会的恩恵を受けにくい層のほうが，リスク因子にかかわる可能性が促進される。

(WHO：Cancer control：*Policy and advocacy. WHO guide for effective programmes.* 2008〈https://www.who.int/publications/i/item/cancer-control-policy-and-advocacy〉〈参照 2022-09-08〉による)

2 わが国のがん予防・早期発見対策

　がん予防・早期発見対策は，政策に基づいて，行政と保健・医療機関，学校，企業などが連携・協働することで，効率的に実施される。わが国のがん予防対策としては，「健康増進法」や「がん対策基本法」などに基づく禁煙対策や検診事業などが実施されてきた(○表1-2)。

● **がん対策基本法**　2006 年に成立した「がん対策基本法」(○10 ページ)の基本理念には，研究の推進をはかるとともに，それらの成果を普及・活用・発展させることが記されている。がん予防の推進のためには，喫煙，食生活，運動などの生活習慣や，生活環境が健康に及ぼす影響について，啓発や知識の普及を行うことが必要とされている。

● **健康増進法**　市町村は，2002(平成 14)年に成立した「健康増進法」に基づいて，がん予防・早期発見対策を実施する。厚生労働省は，2008(平成 20)年に「がん予防重点健康教育及びがん検診実施のための指針」を定め，科学的根拠に基づいた市町村による検診の実施を推奨している。

● **健康日本 21(第二次)**　さらに 2012(平成 24)年には，国民の健康増進の

◯ **表 1-2　わが国のおもながん予防対策と法律・施策**

対策	内容	根拠となる法律・施策
喫煙対策	• 学校や集会場，百貨店，官公庁など「多数の者が利用する施設」における受動喫煙の防止措置	健康増進法(第 25 条)
	• タバコの箱に警告表示の強化	たばこ事業法(第 39 条)
	• タバコの広告規制	製造たばこに係る広告を行う際の指針
	• 禁煙治療の普及(公的医療保険によるニコチン依存症の治療)	平成 18 年診療報酬改定
	• 喫煙率減少の数値目標を設定	がん対策推進基本計画
肝がん対策	• B 型肝炎ウイルス(HBV)や C 型肝炎ウイルス(HCV)への持続感染の予防と早期発見	B 型肝炎母子感染防止事業
	• HBV，HCV の感染予防(肝炎ウイルス検診)	健康増進法(第 19 条)
胃がん対策	• 正しい知識ならびに胃がんと食生活，喫煙，ヘリコバクター-ピロリ感染などとの関係の理解促進	がん予防重点健康教育及びがん検診実施のための指針

総合的な推進をはかるための基本的な方針として，「健康増進法」に基づいた「健康日本 21(第二次)」が策定された。ここでは，がんをはじめとした多くの疾患に対して，食生活の改善や運動習慣の定着などにより，生活習慣を改善して健康を増進し，発症を予防する一次予防❶を重視した対策を推進することが目標とされている。

◆ **がん検診事業**

わが国のがん対策のなかでも，とくにがん検診事業は継続的に実施されてきた。1983(昭和 58)年に，「老人保健法」(1982〔昭和 57〕年)に基づく老人保健事業として，胃がんと子宮頸がんの検診が導入された。その後，1987(昭和 62)年には肺がん・乳がん・子宮体がんの検診が追加され，1992(平成 4)年には大腸がん検診が追加された。1998(平成 10)年には，がん検診が老人保健事業から外れ，市町村事業となった。対象となる年齢や検診の内容は，厚生労働省の指針「がん予防重点健康教育及びがん検診実施のための指針」に定められている(◯表 1-3)。

2007 年に策定されたがん対策推進基本計画(第 1 期)(◯11 ページ)では，がん検診の受診率を 50% 以上とすることが個別目標の 1 つとされた。2018 年の第 3 期のがん対策推進基本計画では，がん検診についての正しい認識をもち，正しい行動をとってもらえるよう，効果的な受診勧奨や普及啓発，受診者の立場にたった利便性の向上など，受診率向上に向けた取り組みが推奨された❷。取り組みの 1 つとして，子宮頸がん・乳がん・大腸がんを対象とした検診無料クーポンや，がんと検診について解説した検診手帳の配布が行われた。その結果，いずれの受診率も増加傾向であり，一部のがん種では目標が達成されたことから，2023 年に閣議決定されたがん対策推進基本計画(第 4 期)では，さらなる受診率向上を目ざして，受診率の目標が 50% から 60% に引きあげられた。

▭ **NOTE**

❶予防
疾病の予防策には，生活習慣の見直しにより疾病の発生を予防する一次予防，早期発見・早期治療により疾病が重症化するのを防ぐ二次予防，治療により機能回復をはかり，社会復帰を支援する三次予防がある。

▭ **NOTE**
❷2016〔平成 28〕年に内閣府が行った「がん対策に関する世論調査」によると，がん検診を受けない理由として「受ける時間がないから」「健康状態に自信があり，必要性を感じないから」「心配なときはいつでも医療機関を受診できるから」などがあげられている。

●表1-3　市町村によるがん検診の概要

検診	対象者	内容	受診率
胃がん検診	50 歳以上*1	問診・胃部Ｘ線検査または胃内視鏡検査，2 年に 1 回*2	男性 47.5% 女性 36.5%
肺がん検診	40 歳以上	問診・胸部Ｘ線検査・喀痰細胞診，年 1 回	男性 53.2% 女性 46.4%
大腸がん検診	40 歳以上	問診・便潜血検査，年 1 回	男性 49.1% 女性 42.8%
子宮頸がん検診	20 歳以上の女性	問診・視診・子宮頸部の細胞診・内診，2 年に 1 回	女性 43.6%
乳がん検診	40 歳以上の女性	問診・乳房Ｘ線検査（マンモグラフィ），2 年に 1 回	女性 47.4%

＊1　当分の間，胃部Ｘ線検査については 40 歳代に対し実施可。
＊2　当分の間，胃部Ｘ線検査については年 1 回実施可。
（受診率は，「2022 年国民生活基礎調査」による）

◆ がんの啓発・普及とがん教育

　がん対策では，すべての対策の基盤として，がんの啓発・普及とともにがん教育の重要性が指摘され，推進されてきた。「がん対策基本法」では，「国および地方公共団体は，国民が，がんに関する知識およびがん患者に関する理解を深めることができるよう，学校教育および社会教育におけるがんに関する教育の推進のために必要な施策を講ずるものとする」とされている。

　この目的のもと，がん対策推進基本計画（第 2 期）では，「子どもに対しては，健康と命の大切さについて学び，みずからの健康を適切に管理し，がんに対する正しい知識とがん患者に対する正しい認識をもつよう教育することを目ざし，5 年以内に，学校での教育のあり方を含め，健康教育全体のなかでがん教育をどのようにするべきか検討し，検討結果に基づく教育活動の実施を目標とする」こととされた。これを受け，2014（平成 26）年度より，「がんの教育総合支援事業」が開始され，全国のモデル校においてがん教育が実施されるとともに，がん教育の教材開発や外部講師の活用に関するガイドラインの作成などによるがん教育の推進がなされている[1]。

　さらに，がん対策推進基本計画（第 4 期）では，国民本位のがん対策を推進する観点から，これらを支える基盤として，「患者・市民参画の推進」が追加された。

● **がん教育の目標**　がん教育の目標は，①がんについて正しく理解できるようにすることと，②健康と命の大切さについて主体的に考えられるようにすることの 2 点である。がんが身近な病気であることや，がんの予防，がんの早期発見・がん検診などについて関心をもち，正しい知識を身につけ，適切に対処できる実践力を育成し，また，がんを通じてさまざまな病気につい

---

1 ）文部科学省：学校におけるがん教育の在り方について（報告）．2015（https://www.mext.go.jp/a_menu/kenko/hoken/1369993.htm）（参照 2021-05-06）．

ての理解を深め，健康の保持・増進に資する能力を養うことを目ざしている。がんについて学ぶことや，がんと向き合う人々と触れ合うことを通じて，自他の健康と命の大切さに気づき，自己のあり方や生き方を考え，ともに生きる社会づくりを目ざす態度を育成することが重要である。

● **がん教育の特徴**　がん教育においては，専門的な内容を含む解説が必要となるため，学校医やがんの専門医など，外部講師の参加や協力が重要となる。また，がんを通じて健康と命の大切さを考えるためには，がん経験者などの外部講師の参加や協力も不可欠となる。各地域の実情に合わせ，保健福祉部局や医療機関，地域の医師会などとの連携・協力のもとに進めることが重要である。

● **がん教育における看護師の役割**　看護職は，学校保健や教育委員会，地方自治体も含めて，幅広い場で活動している。がん教育の趣旨を十分に理解したうえで，次代を担う子どもたちが，健康と命の大切さについて学び，みずからの健康を適切に管理し，がんに対する正しい知識とがん患者に対する正しい認識をもてるよう，それぞれの立場からの支援を進める必要がある。

3 市町村・地域・コミュニティにおけるがん予防・早期発見

　市町村・地域・コミュニティにおいて，制度に基づくがん予防・早期発見対策を実施していくには，行政・保健医療機関・教育機関・企業が，各機関の特性をいかして連携・協働を行う必要がある。それぞれの機関において次の①〜⑧の原則に基づき，がん予防対策の目的を明らかにし，活動計画を立案してしくみづくりを行い，実施・評価を継続的に行っていく。

　①**リーダーシップ**　行政や医療者などがリーダーシップを発揮してがん予防対策の目的を明確にし，率先してチームづくりを行う。

　②**ステークホルダーの関与**　がん予防対策事業に関係する部門において，その決定に関与している人や，事業計画を立案・実施する各段階において活動の実施(あるいは不実施)に影響を与える個人または法人・団体といった，ステークホルダー(利害関係者)にかかわってもらう。

　③**パートナーシップづくり**　互いに利益のあるパートナーシップを形成し，効果を高める。また，さまざまな立場や分野の人が得意分野をもち寄ることで，信頼関係を築く。

　④**人々のニーズにこたえる**　発がんリスクのある人，あるいはがんが発見された人など，さまざまな対象者のケアのすべての段階において，身体的・精神的・社会的ニーズにこたえる。

　⑤**意思決定**　対象集団に持続可能で公平な利益をもたらすために，エビデンスや社会的な価値観に基づいた意思決定を行い，人員・予算・施設などのコストパフォーマンスを高める。

　⑥**体系的なアプローチ**　同じ目標をもつプログラムを相互に関連させたり，関連するほかの保健プログラムや保健制度全体と連携したりして，包括的ながん対策プログラムを導入する。

　⑦**つねによりよいものを目ざす**　革新的で独創的な取り組みを目ざすことで最大の成果をあげ，社会的・文化的に多様なニーズや，時代の変化が生み出す新たなニーズ・課題に対処する。

　⑧**段階別の対策**　地域ごとの事情やニーズに合わせ，段階別に対策を計画し，実行する。

② 個々に応じたがん予防・早期発見

　看護師は，診断・治療・リハビリテーションに加えて，日常的な健康増進など，すべての健康段階において，がん予防・早期発見のための適切な知識の提供や行動形成の支援に携わる必要がある。

　たとえば，喫煙歴の長い人に対しては，タバコが複数のがんのリスク要因であることを伝えて，禁煙の支援を行う必要がある。熱い飲みものや強いアルコールを多飲する人に対しては，食道がんの発症リスクについて説明し，また，健診や受診をきっかけとして自分の身体や健康への関心が高まっている人々に対しては，正確な知識を提供するなどして，健康を支える。

■1 がん予防と生活習慣改善

　生活習慣改善によるがん予防について説明するには，リスク要因を取り除けば，あるいは予防要因を付加すれば，がんになる確率が低下するという関係を正しく理解しておく必要がある。

　国立がん研究センターは，前述の「科学的根拠に基づく発がん性・がん予防効果の評価とがん予防ガイドライン提言に関する研究」(◐24ページ)の成果として，日本人に対して推奨できるがん予防法をまとめている(◐表1-4)。

　人は確かなリスクを知ることで，より健康な生活に向けた具体的な工夫や改善策を講じるきっかけをつかむことができるため，ここに示された生活習慣改善法を普及させることは，看護師の重要な役割の1つである。

■2 がんの早期発見のための行動形成

　がんの早期発見のためには，がん検診の受診が大切である。受診率を高めるためには，どのようにすれば人々の早期発見のための行動を形成できるかについて理解する必要がある。ここでは乳がんを例にして，早期発見のための行動形成について述べる。

◆ 乳がんの早期発見のための行動形成

　乳がんの早期発見に対しては，40歳以上の女性を対象として問診・視診・触診・乳房X線撮影(マンモグラフィ)による2年に1度の乳がん検診が推奨されている。しかし，受診率は増えているものの，いまだに約5割程度にとどまっている(◐28ページ，表1-3)。そのため，まずは検診を受けてみようと多くの女性が思えるよう，検診の必要性や効果について，理解を促す啓発活動を行う必要がある。受診行動を促進するためには，次のような対策

○**表1-4　日本人のためのがん予防法**

喫煙	タバコは吸わない。他人のタバコの煙を避ける。 【目標】タバコを吸っている人は禁煙をしましょう。吸わない人も他人のタバコの煙を避けましょう。
飲酒	飲むなら，節度のある飲酒をする。 【目標】飲む場合はアルコール換算で1日あたり約23g程度まで(日本酒なら1合，ビールなら大びん1本，焼酎や泡盛なら1合の2/3，ウィスキーやブランデーならダブル1杯，ワインならボトル1/3程度です。飲まない人，飲めない人は無理に飲まないようにしましょう)。
食事	かたよらずバランスよくとる。 ＊塩蔵食品，食塩の摂取は最小限にする。 ＊野菜や果物不足にならない。 ＊飲食物を熱い状態でとらない。 【目標】食塩は1日あたり男性8g，女性7g未満，とくに，高塩分食品(たとえば塩辛，練りうになど)は週に1回未満に控えましょう。
身体活動	日常生活を活動的に。 【目標】たとえば，歩行またはそれと同等以上の強度の身体活動を1日60分行いましょう。また，息がはずみ汗をかく程度の運動は1週間に60分程度行いましょう。
体型	適正な範囲内に。 【目標】中高年期男性の適正なBMI値は21〜27，中高年期女性では21〜25です。この範囲内になるように体重を管理しましょう。
感染	肝炎ウイルス感染検査と適切な措置を。 機会があればピロリ菌感染検査を。 【目標】地域の保健所や医療機関で，一度は肝炎ウイルスの検査を受けましょう。感染している場合は専門医に相談しましょう。 機会があればピロリ菌の検査を受けましょう。感染している場合は禁煙する，塩や高塩分食品のとりすぎに注意する，野菜・果物が不足しないようにするなどの胃がんに関係の深い生活習慣に注意し，定期的に胃の検診を受けるとともに，症状や胃の詳しい検査をもとに主治医に相談しましょう。

(国立がん研究センター：日本人のためのがん予防法. 2017-08-01改訂版〈https://epi.ncc.go.jp/can_prev/93/7957.html〉〈参照2022-09-08〉による，一部改変)

が有効とされている[1]。

■**乳がん検診の効用に対する理解促進**

　対象となる女性1人ひとりが，乳房の自己検診や乳がん検診について，必要性や意義を感じなければ，早期発見のための行動はおこらない。「転ばぬ先の杖(つえ)」の重要性を人々が認識するためには，おこりうる事態が自分の身近に迫っているというリスク認識が必要である。リスク認識を促進させるためには，たとえば乳がんは女性のがんで最も頻度が高いことや，乳がんの罹患率が40歳ごろから急激に高まることなど，40歳以上の女性の誰もが注意すべき疾患であることを強調するとよい。

　また，検診の具体的内容や効用について強調することも重要である。たとえば，マンモグラフィに対して「撮影の際に乳房を器具にはさまれて痛いのではないか」といった不安をもつ女性も多いが，こうした不安を解消するた

1) Kessler, T. A.：Increasing Mammography and Cervical Cancer Knowledge and Screening Behaviors With an Educational Program. *Oncology Nursing Forum*, 39(1)：61-68, 2012.

めには，使用する機器や撮影時の体位などを具体的に写真やイラストで説明したり，マンモグラフィを受けた人の体験談を含めるなどの工夫が効果的である。

　対象となる女性自身が「これなら私も乳がん検診を受けられそう」と具体的にイメージできることが，受診行動を促進することにつながるのである。

▌乳がん検診に対するインセンティブの向上

　40歳以上の女性は，子育てや家事，仕事，介護など，家族や仕事のために忙しい日々を過ごしていることが多い。自分自身の健康のために時間を割くことがあとまわしにならないよう，インセンティブ❶を女性に与え，乳がん検診に対する行動を促進する必要がある。

　たとえば，検診施設に子どもの一時保育を用意したり，検診の自己負担額に補助を出したりすることで，受診のハードルを下げることは効果的である。このような対策には，行政や企業に対するはたらきかけが必要となる。

　また，一度受診した女性に対して受診した理由を聞いてみたり，今回の受診が適切な行動であることを保証したりすることも重要である。これにより，受診者は自分の知識や行動に意義をみとめることができ，行動継続のインセンティブにつながる。

NOTE
❶インセンティブ
　人の意欲を引き出すために与える刺激や動機のことである。

3 家族性腫瘍・遺伝性腫瘍への対応

1 家族性腫瘍・遺伝性腫瘍の特徴

　家族性腫瘍とは，父親や母親，兄弟・姉妹，おじ・おばなどの血縁者（家系内）に，腫瘍が集積して発生するものをいう。日本遺伝性腫瘍学会（旧名称：日本家族性腫瘍学会）によると，大部分の家族性腫瘍の臨床的特徴として，①若年発症❷であることと，②多重がんあるいは両側がん❸であることがあげられている。

　家族性腫瘍の発症には，遺伝・環境・偶発の要因が関与しているが，家族性腫瘍のうち，おもに遺伝子の変異（病的変異）が原因で発症するものを，**遺伝性腫瘍**という（◯54ページ）。がん抑制遺伝子の変異によるものが多い。

▌遺伝子異常によるがんの発症

　通常の遺伝子は，父親由来の染色体上にあるものと母親由来の染色体上にあるものが対になって存在する（◯図1-12）。そのため片方に変異がおきても，もう片方が正常であれば異常は生じにくい。しかし，すでに父方あるいは母方から病的変異のある遺伝子を受け継いでいた場合，もう片方の遺伝子に変異が加わるなどの要因により，がんなどの異常が生じることとなる。

　遺伝性乳がん・卵巣がん（HBOC）の原因遺伝子である *BRCA1/2* 遺伝子はがん抑制遺伝子であり，それぞれ17番染色体と13番染色体に位置している。これらの遺伝子もそれぞれ1対ある。両親のどちらかが病的変異のある *BRCA1/2* 遺伝子をもっている場合，子の性別に関係なく50％の確率でその変異が受け継がれる。

NOTE
❷若年発症のがん
　一般的に，がんは加齢とともに発症率が高くなる。これは，加齢により遺伝子変異が集積するためと考えられている。先天的に遺伝子異常がある場合は，若年での発症リスクが高くなる。
❸多重がんと両側がん
　1つの臓器に複数のがんが生じた場合や，異なった臓器にがんが発生するものを多重がんとよぶことがある。両側がんとは，卵巣や精巣のように，対になっている臓器において，両方にがんが発生したものである（◯79ページ, plus）。

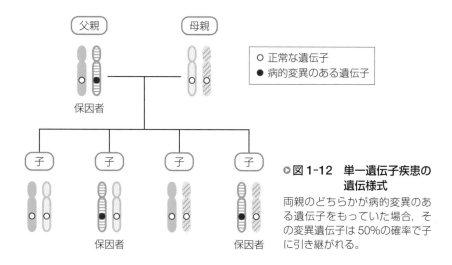

◉図 1-12　単一遺伝子疾患の遺伝様式

両親のどちらかが病的変異のある遺伝子をもっていた場合, その変異遺伝子は 50％の確率で子に引き継がれる。

2　遺伝学的リスクのスクリーニング

◆ 遺伝学的なリスク要因

　遺伝性腫瘍の家系にある人は, そうでない人よりもがんになるリスクが高い。よって, 遺伝性腫瘍に関する遺伝学的リスクを理解し, まずは自分ががんに罹患しやすいことを認識することが重要になる。それにより, がん検診や遺伝子検査を適切に受けるなど, がんの早期発見や発症予防のための行動をとることができるようになる。

　アメリカ包括的がん情報ネットワーク National Comprehensive Cancer Network（NCCN）は『NCCN Clinical Practice Guidelines in Oncology』において, 遺伝性腫瘍の遺伝学的評価ガイドラインを提示しており, がん患者やその家系員のさまざまな要因について確認し, 遺伝学的リスクのスクリーニングを行うことを推奨している。評価項目として, 家系内でがんの遺伝子の変異をもつ人がいるかどうか, がんの発症年齢, ほかのがんの既往, 近親者のがんの既往などがあげられている。リスク評価の基準は, 研究成果に基づいて, 随時見直しが行われている。

◆ 家系図によるスクリーニング

　遺伝学的リスクを的確にスクリーニングするには, 第 3 度の近親者❶までを含む広範な家系について, 患者やその家系員から的確な情報を得ながら家系図を記載していく必要がある（◉図 1-13）。リスク要因が判明した患者や家系員に対しては, 遺伝性腫瘍の発症のリスクについて慎重に伝え, 専門的な知識を基盤とした遺伝カウンセリングを受けることの重要性を説明し, 遺伝専門医・腫瘍専門医や遺伝カウンセラー, 遺伝看護専門看護師を紹介する。

3　遺伝カウンセリング

　アメリカ遺伝カウンセラー学会の定義では, 遺伝カウンセリングとは, 疾

NOTE

❶近親者

　第 1 度の近親者は, 父母・きょうだい・子どもで, 遺伝情報を 50％共有する。

　第 2 度の近親者は, 祖父母・おじ・おば・甥・姪・孫・異父きょうだい・異母きょうだいで, 遺伝情報を 25％共有する。

　第 3 度の近親者は, 曾祖父母・大おじ・大おば・ひ孫・いとこなどで, 遺伝情報を 12.5％共有する。

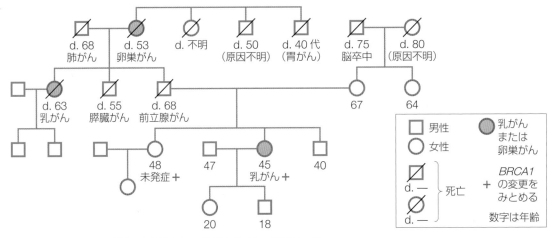

●**図 1-13　*BRCA1* 遺伝子変異をもつ乳がん患者の家系図の例**
45 歳女性の乳がん患者を中心とした家系図の例である。患者が遺伝子検査を受けたところ *BRCA1* 遺伝子の変異がみとめられ，患者の第 1 度近親者である 48 歳の姉にも同じ変異がみとめられた。家系内の乳がん・卵巣がんの発症状況からみると，患者の父方のおば・祖母に乳がんがみられるため，父方の家系からの遺伝が考えられる。

患の遺伝学的関与について，その医学的影響，心理学的影響，および家族への影響を，人々が理解し，適応していくことをたすけるプロセスとされる。このプロセスには，次の項目が含まれる。

- 疾患の発生および再発の可能性を評価するための家族歴および病歴の解釈
- 遺伝現象，検査，マネジメント，予防，資源および研究についての教育
- インフォームドチョイス❶およびリスクや状況への適応を促すためのカウンセリング

　遺伝カウンセリングを実施する際には，遺伝カウンセラーや遺伝専門医・腫瘍専門医，がん看護専門看護師，遺伝看護専門看護師など，がん遺伝学の専門知識と経験を有する専門職が，早期から関与することが望ましい。

● **患者のニーズの把握**　遺伝性腫瘍のリスク要因をもつ人とその家系員は，がん発症に関する不安や恐怖をいだいている。遺伝に関する正確な知識や情報を提供することはもちろんであるが，患者のニーズと懸念を的確に把握することが重要となる。そのためには，患者のがんの状態を正しく理解しておく必要がある。たとえば，がんの種類，両側性かどうか，診断時の年齢，予防的に薬剤を使用する化学予防や予防のために臓器を摘出するリスク低減手術の既往歴，原発がんの病理所見などを確認する。

● **遺伝子検査を行う際の意思決定支援**　遺伝性腫瘍であると疑われる場合には，患者や家系員は遺伝子検査を受けるかどうかの意思決定を行うことになる。意思決定にあたっては，検査はなんのために受けるのか，検査による発見率や正確さはどのくらいなのか，検査結果をどう解釈すればよいのか，検査の結果は誰にどのような影響を及ぼすのかなどについて，患者や家族が考慮し，理解できるようにカウンセリングを行う必要がある。

　また，遺伝子検査によって遺伝子変異が同定された場合の対処法についても，検査を受ける前から相談しておく。子どもや近親者へ伝えるか，検査は

▭**NOTE**
❶**インフォームドチョイス**
　十分な説明を得たうえでの自律的選択のことである。

どうするか，がんの発症を予防・早期発見するためにどのような対処を行うかといったことについて，患者と家族に考えるよう促しておく必要がある。

遺伝性腫瘍の遺伝子変異を検出することは，疾患としてのがんの原因が判明して治療法が選択できるというメリットはあるが，家族関係や結婚・出産・就職といった患者の将来に影響を及ぼしうるという側面もある。生活や人生に深くかかわる問題を当事者とともに整理・理解し，そのうえでさまざまな決定をみずからくだすことができるように，専門的知見に基づいた的確な情報提供と助言，相談・支援を行っていかなければならない。

D　エビデンスと看護実践

がん医療では，次々と新規治療薬や治療法・検査法が開発されており，対処法が確立されていない有害事象に対処しなければならないことが多々ある。そのため，患者に応じた対処法について，文献を検索し，科学的根拠に基づいて実施・評価しながら，実践していく必要がある。

がん患者は，がんと診断されることによる死の恐怖や精神的苦痛に加え，がん治療に伴う苦痛や副作用に悩まされる。患者は心身の苦痛のあるなか，自分にとって最善の治療を選択し，長期間にわたり治療と生活をマネジメントしていかなければならない。そのため，患者と医療者のパートナーシップのもと，患者が自分の治療に主体的に参加し，治療と療養過程で主人公になるという，**患者中心の医療**が求められている。

がん患者が納得のいく療養過程を歩むためには，たくさんの医療情報を理解して信頼できるものを選び，効果のある治療やケアを行っていく必要がある。また医療者は，**エビデンス** evidence（**信頼できる根拠**）に基づき，1人ひとりの患者の特有の状況と価値観を考慮した医療，すなわち**エビデンスに基づいた医療** evidence-based medicine（**EBM**）を進めなければならない。

さらにエビデンスに基づく看護実践（EBP）は患者中心の医療に欠くことができないものであり，そのためには看護師と患者がともにエビデンスを理解し，利用していくことが求められる。

1　看護実践におけるエビデンス

1　エビデンスの基礎知識

エビデンスとは，ある1人の名医やベテラン看護師が，自分の経験から「間違いない」とするような知識や技術をさすものではなく，研究などによる科学的根拠に基づく知識や技術をいう。

エビデンスが信頼できるものかどうかは，どのような研究方法によって得られたものかによるところが大きい。エビデンスを導く研究には，ランダム化比較試験❶，非ランダム化比較試験，コホート研究❷，記述研究などの方

□NOTE

❶ランダム化比較試験
　ランダム化比較試験 randomized controlled trial（RCT）は，対象者を治療群と対照群に無作為（ランダム）に分け，効果を比較して検証する手法である。非ランダム化比較試験は，たとえば主治医ごと，病棟ごとといったように，ランダムではなく恣意的に2群に分けて観察するため，両者の性質にかたよりが生じやすくなる。

❷コホート研究
　コホートとはもともと古代ローマにおける歩兵隊の単位をあらわす言葉であり，疫学では集団を意味する。喫煙，運動，食生活などといった特定の要因をもつ集団ともたない集団を追跡調査して，ある疾病の発生率などを比較することで，要因と疾病などとの関連を調べる観察的研究である。

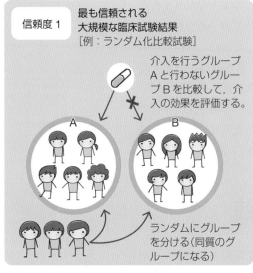

| 信頼度1 | 最も信頼される大規模な臨床試験結果[例：ランダム化比較試験] |

介入を行うグループAと行わないグループBを比較して，介入の効果を評価する。

ランダムにグループを分ける（同質のグループになる）

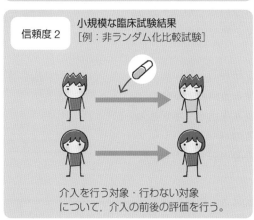

| 信頼度2 | 小規模な臨床試験結果[例：非ランダム化比較試験] |

介入を行う対象・行わない対象について，介入の前後の評価を行う。

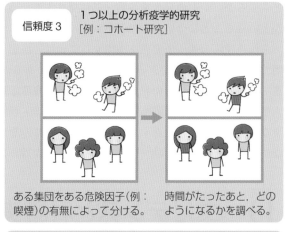

| 信頼度3 | 1つ以上の分析疫学的研究[例：コホート研究] |

ある集団をある危険因子（例：喫煙）の有無によって分ける。

時間がたったあと，どのようになるかを調べる。

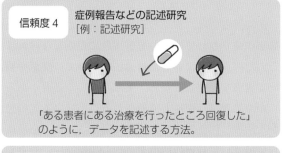

| 信頼度4 | 症例報告などの記述研究[例：記述研究] |

「ある患者にある治療を行ったところ回復した」のように，データを記述する方法。

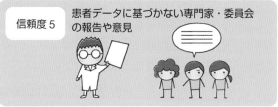

| 信頼度5 | 患者データに基づかない専門家・委員会の報告や意見 |

◎図1-14　エビデンスの信頼度（エビデンスレベル）

法があり，またそれらの研究から導き出した総合評価をシステマティックレビュー❶として報告したものもある。それぞれの研究の手法によって**エビデンスの信頼度（エビデンスレベル）**が異なる（◎図1-14）。

　調査研究の進め方や実験の条件が適切でなければ，研究の結果とされるものが正しいとは限らない。エビデンスを活用する際には，「この研究は本当に正しいのか」と批判的に評価を行うこと，つまり批判的吟味が大切である。

　誤ったエビデンスを導きやすいおもな要因としては，**バイアス**と**プラセボ効果**がある。

◆ バイアス

　バイアスとはかたよりのことであり，本来得られるはずだった正しい結果から，ある方向へずれることである。対象者の選択に始まり，データ収集，分析，解釈，発表などの際におこる可能性がある。

●**選択バイアス**　たとえば，あるケアの安全性を確かめるとき，「高齢の対象者が多い群と少ない群にかたよっていた」「実施者としてベテラン看護師

🔲NOTE

❶**システマティックレビュー**
　システマティックレビュー（系統的レビュー）とは，特定の課題について研究した文献を網羅的に調査し，同質の研究をまとめ，総合的に評価したものである。

ばかりを選んでしまった」など，研究対象や実施者に選ばれたものと選ばれなかったものとの間に大きな違いが生じることがある。このようなかたよりを，選択バイアスという。「100 人を対象とした研究において，途中で 20 人が抜けたにもかかわらず，残りの 80 人だけの情報から結果を得た」「健康状態を調査する際に，裕福な家庭ばかりを対象とした」といった場合も，選択バイアスが生じることとなる。

● **測定バイアス**　測定バイアスとは，調査するべきことがらに関して，正確に測定・分類をしていない場合に生じるかたよりである。たとえば，ある薬の効果を調べる研究において，その薬がなんの薬かを知っている対象者と知らない対象者がいた場合，対象者ごとの測定結果には，かたよりが生じる可能性がある。異なる実験方法や測定方法によって得られた情報をまとめて扱ってしまう場合や，実験群と対照群で実験方法が異なる場合にも，測定バイアスが生じることとなる。

◆ プラセボ効果

　治療薬を服用するときに，「この薬はきく」と思って飲むと，この「きく」という気持ちだけで本当に治ってしまうことがあり，これをプラセボ効果という。プラセボとはいわゆる偽薬のことである。新しい薬剤や治療法の有効性を調べるときには，得られた効果がその薬剤・治療法によるものなのか，それともプラセボ効果によるものなのかを考慮しなくてはならない。

2　エビデンスに基づく看護実践（EBP）

　研究論文のなかからエビデンスをさがし出すことができれば，すぐに患者に対して最も効果的な医療やケアが提供できるかというと，そうではない。エビデンスはあくまでもよい医療やケアを提供するための道具である。具体的な医療やケアを決定するには，患者がおかれている状況や，患者自身がなにを大切にして療養生活を送りたいと考えているのかといったニーズ・価値観を考慮したうえで，エビデンスを適用していく必要がある。

　看護を実践する際にはまず，患者と患者を取り巻く環境にどのような**臨床疑問** clinical question（**CQ**）があるのかを理解することから始まる。臨床疑問（CQ）とは，日常の看護ケアにおいて解決すべき疑問を整理したものをさす。その臨床疑問を解決するためのエビデンスを適切に評価し，**最も信頼度が高いエビデンス（ベストエビデンス）**を見いだし，実践に適用する。その際，患者固有のニーズや価値観を考慮し，**最善の看護実践（ベストプラクティス）**を行う。これらの一連の過程を，**エビデンスに基づく看護実践** evidence-based practice（**EBP**）という。

2 ケアガイドラインとケアマニュアル

1 がん看護におけるケアガイドライン

　ケアガイドラインとは，あるケアを行う際の指針や基準となるものである。どのような現場においても均質で高いレベルのケアを提供することと，エビデンスに基づく看護実践を臨床現場に広く普及させることを目的として，学会などの学術団体によって開発されている。学会などの組織化された専門家グループが臨床疑問を整理し，その臨床疑問に対して行うケアのエビデンスを批判的に評価し，臨床において安全かつ効果的に行うことができるケアを推奨するものである。

　医師による診断・治療と比べて，看護ケアでは臨床研究によるエビデンスがまだ十分に蓄積されていない。そのため，実際に現場に適用できる看護ケアのガイドラインは多くない。がん患者の看護においては，『がん薬物療法に伴う血管外漏出に関する合同ガイドライン』[1]や『がん看護PEPリソース——患者アウトカムを高めるケアのエビデンス』[2]，『がん薬物療法における職業性曝露対策ガイドライン』[3]といったものがある。

● **ケアの推奨度**　ガイドラインでは，「EV❶（がん薬物療法に伴う血管外漏出）の早期発見のために逆血確認を行うことは推奨されるか」といったような臨床疑問（CQ）に対して，研究論文の評価に基づき，ケアの推奨のタイプと，エビデンスの確実性（強さ）の相対的な評価が提示されている。これらが，適切な臨床判断を導き，患者に対するケアを改善するための指標となる。

　例として，『がん薬物療法に伴う血管外漏出に関する合同ガイドライン』における抗がん薬の血管外漏出の早期発見・対処に関するCQと，それに対する推奨文ならびにエビデンスの確実性の一部を示す（▶表1-5）。たとえば，「固形がん患者に対して中心静脈デバイスを留置する際，PICCとCVポートのどちらが推奨されるか」というCQに対しては，「PICCよりもCVポートを留置することを強く推奨する」とされている。こういった推奨文は，いくつかの研究におけるエビデンスの確実性を評価し，さらにその行為の益と害のバランス，患者の価値観や希望，ストレスや資源といった視点の議論をふまえたうえで，結論づけられている。

　臨床では，抗がん薬の血管外漏出のようなさまざまな事象に対して，施設や部門，あるいは担当医師により対処法が異なることも多い。このガイドラインがさまざまな臨床現場で用いられ，さらなる情報が蓄積されれば，ケアの質の向上・均一化が可能となり，患者は安心して薬物療法にのぞめるようになるだろう。

NOTE
❶EV
　抗がん薬を静脈内投与した際に，カテーテルの先端の移動などによって抗がん薬が血管外の周辺組織にもれることがある。これをEVとよぶ。組織の炎症や壊死をもたらすため，早期発見と早期対処が重要となる。

1）日本がん看護学会・日本臨床腫瘍学会・日本臨床腫瘍薬学会編：がん薬物療法に伴う血管外漏出に関する合同ガイドライン，2023年版．金原出版，2022.
2）L. H. Eatonほか編，鈴木志津枝・小松浩子監訳：がん看護PEPリソース——患者アウトカムを高めるケアのエビデンス．医学書院，2013.
3）日本がん看護学会編：がん薬物療法における職業性曝露対策ガイドライン，2019版．金原出版，2019.

○**表 1-5　抗がん薬の血管外漏出の早期発見・対処のための CQ**

CQ	推奨文	エビデンスの確実性
CQ3c　固形がん患者に対して中心静脈デバイスを留置する際，PICC と CV ポートのどちらが推奨されるか	固形がん患者に対して中心静脈デバイスを留置する際，PICC よりも CV ポートを留置することを強く推奨する。	A
CQ8　EV の早期発見のために逆血確認を行うことは推奨されるか	EV の早期発見のために逆血確認を行うことを弱く推奨する	D
CQ10a　EV による皮膚障害・炎症の悪化・進行を防ぐために局所療法として冷罨法(冷却)は推奨されるか	EV による皮膚障害・炎症の悪化・進行を防ぐために局所療法として冷罨法(冷却)をすることを弱く推奨する。	D

エビデンスの確実性（強さ）	A(強)	効果の推定値が推奨を支持する適切さに強く確信がある
	B(中)	効果の推定値が推奨を支持する適切さに中程度の確信がある
	C(弱い)	効果の推定値が推奨を支持する適切さに対する確信は限定的である
	D(非常に弱い)	効果の推定値が推奨を支持する適切さはほとんど確認できない

推奨のタイプ	• 当該介入に反対する強い推奨 • 当該介入に反対する条件付きの推奨 • 当該介入または比較対象のいずれかについての条件付きの推奨 • 当該介入の条件付きの推奨 • 当該介入の強い推奨

（日本がん看護学会・日本臨床腫瘍学会・日本臨床腫瘍薬学会編：がん薬物療法に伴う血管外漏出に関する合同ガイドライン，2023年版．金原出版，2022 による，一部改変）

2 ケアマニュアルの作成と活用

　チームでのアプローチが行われている臨床の場では，看護師のほか，医師や薬剤師などがチームを組んで１つの**ケアマニュアル**を作成する。これは文献レビューや専門家の知見をもとにして，医療施設や部門ごとに作成されるものである。ケアガイドラインのように多施設で広く活用される指標ではないが，施設や患者の実態に応じて，医学的・薬学的な視点からケアの根拠をしっかりと把握し，ケアの効果を高めるものである。たとえば，外来化学療法の部門では，「好中球減少時の発熱❶に対する対処法」のケアマニュアルなどが作成される（○表 1-6）。

□NOTE
❶**好中球減少時の発熱**
　抗がん薬による骨髄毒性の１つとして好中球減少がある（○148ページ）。好中球減少時の発熱は重篤な細菌感染症を引きおこしている危険性があるため，注意が必要である。

3 エビデンスに基づくケアの実践

1 エビデンスに基づくケアの普及

　エビデンスに基づくケアが，ガイドラインやケアマニュアルとして開発されたとしても，それらが臨床の場で活用されなければ絵に描いたもちに終わってしまう。そうならないためには，エビデンスに基づくケアを臨床の場に普及させる努力が必要である。

　看護師がガイドラインを臨床の場に活用するにあたっては，「やるべきこ

●表1-6　好中球減少時の発熱に対する対処法についてのケアマニュアルの例

【ステップ1】 患者リスク評価	感染症に関するリスクを評価し，低リスクと高リスクに分類する。
【ステップ2-1】 低リスクの場合の対応	①抗がん薬投与より1週間以降に出現した38℃以上の発熱時には，緑膿菌を含め広範囲の抗菌スペクトルを有する抗菌薬の投与を開始する。 ②3日以内に解熱した場合は，服用開始から7日間で服用を中止する。 ③3日間服用後も解熱傾向がみとめられない場合は，担当医師に連絡して現在の状況を伝える。 ④患者から電話連絡を受けた担当医は，状態を把握して経静脈的抗菌薬投与への変更，入院治療などを考慮する。
【ステップ2-2】 高リスクの場合の対応	①抗がん薬投与より1週間目から，予防的に経口抗菌薬を7日間内服する。 ②これにより発熱がない，あるいはあっても3日以内に解熱した場合は，次サイクル以降も予防的内服を同様に行う。 ③予防的内服を行っても3日以上の発熱が続く場合は，以降のサイクルはすべて入院にて経静脈的抗菌薬投与を施行することとする。同時に感染巣を再評価する。
注意点	• 解熱薬としてよく用いられる非ステロイド性抗炎症薬（NSAIDs）は抗血小板作用を有し，胃腸障害や腎障害などの副作用があるため，あまりすすめられない。 • ニューキノロン系抗菌薬はNSAIDsとの併用で痙攣を引きおこすことがあるので，厳重な注意が必要である。 • 発熱性好中球減少時に必ずしも入院の必要はなく，感染症に対する患者リスク評価さえしっかり行えば外来での管理が十分可能である。

低リスクの定義	高リスクの定義
①PS：0・1 ②明らかな活動性の感染症がない ③重篤な合併症がない ④経口摂取可能	①PS：3・4 ②前サイクルで好中球減少性発熱をみとめる ③明らかな活動性の感染症がある ④重篤な合併症がある ⑤経口摂取不可能

とを理解している」段階と「実際にそれを実行する」段階の間にギャップがあることが指摘されている。このギャップをもたらす要因として，看護師個人のレベル，さまざまな専門職者間のレベル，組織のレベルといった3つのバリア（障壁）がある。

● **個人レベルのバリア**　第1のバリアは，個人の問題である。チームにおいて標準化したケアを実施するためには，意見の調整や知識の普及，連携の方法について，誰がなにに責任をもって実施するかを，ケアガイドラインに基づいて詳細に決定し，さらにそれぞれの看護師が理解したうえで実施しなければならない。しかし，多忙な臨床の場では，時間や人材の制限から，ケアガイドラインにそったケアを実践していくことが困難な場合もある。

● **専門職者間のバリア**　第2のバリアは，さまざまな専門職者によるものである。経験豊富な医師や看護師の経験に基づく診療やケアが浸透していて，新しいケアの導入をためらう風潮がバリアになることがある。このバリアをのりこえるためには，専門職者間で垣根なくケアについて意見交換が行えるパートナーシップの土壌をつくる必要がある。

● **組織のバリア**　第3のバリアは，組織によるものである。1人の看護師がエビデンスを活用して根拠のあるケアを実施しようとしても，その病棟でケアに必要な人材や資源が活用できなかったり，ケアに対する意思統一がはかられていなかったりすると，チームとして効果的なケアを実施することは

できない。エビデンスに基づくケアを学習・実行していくための具体的な方法や手順を，病棟や部署，病院全体に浸透させるために，チームリーダーとなる看護師がスタッフ間の意思統一と連携を推進する必要がある。

2 エビデンスを臨床に適用する手引き

「理解している」段階と「実行する」段階のギャップを克服して，エビデンスに基づくケアを実践するためには，多くの看護師がさまざまなエビデンスを正しく評価し，それぞれの患者の状態や意向をふまえたうえで，有用な看護実践を導いていくための手引きが不可欠である。

● PEP　その1つが，アメリカがん看護学会 Oncology Nursing Society（ONS）により開発されている **PEP**（putting evidence into practice；エビデンスを看護実践にいかす）とよばれるものである（◉図1-15）。PEP には，患者の症状軽減や身体機能の向上，安全性の確保，心理的苦痛の緩和など，看護介入によって望ましい成果（アウトカム）が期待できるケア分野を特定し，そこで

看護実践において推奨される介入	● 日常の衛生習慣：皮膚洗浄とデオドラント剤（防臭剤）の使用 　放射線療法の期間中における皮膚洗浄およびデオドラント剤（防臭剤）の使用については，以前から賛否両論があった（McQuestion, 2010）。放射線療法の期間中に，患者が皮膚と髪をやさしく洗うことに制限はなく，低刺激性の中性石けんを用いてよく，各自の衛生習慣はこれまで通り行われるべきである（Bernier et al., 2008；Bolderston et al., 2006）。 　3件の研究から，放射線照射野の皮膚を「低刺激性石けんと水」または「水のみ」のいずれの方法で洗浄しても皮膚毒性は悪化しないことが示された。乳がん女性を対象としたランダム化比較において，皮膚を洗浄する群の95症例は皮膚を洗浄しない群と比べて瘙痒感が少なかった（p＞0.05）。その他の点で両群間に差がなかったことから，放射線療法の期間中における皮膚洗浄の意義を支持する結果と結論された（Campbell & Illingworth, 1992）。
有効性がみとめられる可能性のある介入	● ヒアルロン酸とヒアルロン酸ナトリウム 　1件の大規模ランダム化二重盲検プラセボ比較対照試験において，ヒアルロン酸クリーム（Ialugen®, Institut Biochimique 社）の予防投与によって，高度の放射線皮膚炎の発生率が低下することが示された。1件の症例報告からもヒアルロン酸による皮膚の回復効果が示された。専門家のガイドラインでは，感染を伴わないグレード2または3の皮膚毒性のマネジメントにおいて，ヒアルロン酸の局所外用薬の使用が推奨された（Bernier et al., 2008）。
有効性が確立していない介入	● アロエ（Aloe Vera） 　アロエの使用に関しては，4件の臨床研究と1件の系統的レビューが行われている。Vogler と Ernst（1999）は，経口または外用でアロエを使用した740症例が研究対象となる10件の臨床対照試験の結果を検討した。それには完全論文化された研究と要旨（アブストラクト）のみの研究の両者が含まれていた。これらのなかの2件の研究によって，アロエ単独の局所外用による放射線皮膚炎の予防または症状軽減について検討が行われた。その結果，外用薬の使用によって放射線皮膚炎の予防ができるようではなく，研究手法がさまざまであったことから，このレビューから明確な結論を得ることはできなかった（Vogler & Ernst, 1999）。
有効性が疑わしい介入・看護実践において推奨されない介入	上記のほか，安全性が確保されていない実践はここに分類されて赤色で示される。

◉図1-15　ONS による放射線皮膚炎に対する PEP

（鈴木志津枝・小松浩子監訳，日本がん看護学会翻訳ワーキンググループ訳：がん看護 PEP リソース——患者アウトカムを高めるケアのエビデンス．医学書院，2013 による，一部改変）

活用できるケアがエビデンスレベル別に分類され，実践に適用するためのアセスメントおよび介入方法について記載されている。看護介入については，青(推奨される)，緑(効果があると推測される)，黄色(効果が確証されていない)，赤(推奨できない)，の4色に色分けされている。さらに，介入のエビデンスレベルをすばやく確認できるように，ポケットサイズのカードとなっている。

E 倫理的課題と対応

1 がん医療における倫理的課題

倫理とは，社会における人と人との関係を定めるうえでの一般的な決まりごと(**規範，原理，規則**)ととらえられている。

たとえば，日常生活において，路上で倒れている見知らぬ人に遭遇した場合，「自分のやるべきこと(たとえば，登校や仕事など)を差しおいて，たすけようとする」あるいは「見ないふりをして，たすけることなく通り過ぎる」といった行動が考えられる。たすけないで見過ごした場合であっても，あとでその人のことが気になり，気がかりやうしろめたさを感じることがある。このように，見知らぬ人をたすけようと思ったり，たすけなかった場合に気がかりやうしろめたさを感じたりする根底には，私たちが社会のなかでなんらかの行為をするときに，「これはよいことか，正しいことか」を判断する際の根拠，すなわち，「倫理」がある。

先の例でいえば，人は，「人の命は尊いものである」という考えを日ごろからもっており，それに基づいて行為を実践しようとする。しかし，行為には選択肢があり，ときにはどれを実践するかについて，葛藤が生じることがあり，その判断は，倫理に基づいて行われる。つまり，人の行為は倫理により規制される。

がん医療の現場では，「これはよいことか，正しいことか」の判断にとまどい，葛藤する状況がおこりやすい。AさんとBさんの事例をもとに考えてみよう。

事例❶ 抗がん薬治療を拒否するAさん

Aさんは乳腺外科外来を受診し，乳がんの診断を受けた。治療法について術前の抗がん薬治療が標準的な治療として推奨できると主治医より説明を受けた。説明を聞いてAさんは，「肺がんであった母が薬の副作用で苦しみながら亡くなった。だから，絶対に抗がん薬治療は受け

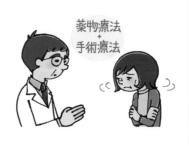

たくない。どうせリンパ節にも転移しているのだから，治療をしても命は長くはない。治療を受けないで，好きなことをして残りの人生を送りたい」と述べた。医師より，「がんの進行度から考えると，抗がん薬により腫瘍の縮小をめざし，再発を予防したうえで手術を行うことが現段階で可能な最善の治療です」と再度説明を受けたが，納得できない様子であった。

事例❷　補完代替医療を望む B さん

　B さんは，大腸がんの再発で，抗がん薬治療を続けていたが，効果が得られなくなり，腫瘍の増大がみとめられた。抗がん薬の変更について説明を受けたが，他院で高額なサプリメントの服用などの補完代替医療❶を受けており，本人は，「新しい抗がん薬治療は行わない。サプリメントで気力も体力も充実してきたので続けたい」と話していた。一方で，サプリメントの影響と思われる肝機能の低下について医師から説明を受けるが，納得できない様子であった。

NOTE

❶補完代替医療（CAM）
　補完代替医療 complementary and alternative medicine（CAM）は，日本補完代替医療学会の定義では「現代西洋医学領域において，科学的未検証および臨床未応用の医学・医療体系の総称」とされている。健康食品や鍼灸，アロマセラピーなど，さまざまなものが実施されている。2001〜2002 年に実施された調査では，がん患者の 45％が CAM を利用し，その約 9割が健康食品であった[1]。

　A さんは，母親の肺がんの闘病体験から，抗がん薬治療は苦しむだけで受けるべきではないと思っており，医療者としては，「患者の意思を尊重する」という視点からは，A さんの意思は無視できない。一方で，医学的なエビデンスから考えると，抗がん薬により腫瘍の縮小を目ざし，再発を予防したうえで手術を行うことが，患者に最善の利益をもたらし，命をまもるために推奨される治療であり，抗がん薬治療について正しい説明を行い，納得して治療を受けてもらうことは，医療者の役割である。

　B さんの例では，抗がん薬の効果が得られなくなった状況のなかで，高額なサプリメント服用などの補完代替医療を受けているのは B さんの自由意志であり，一概に中止を命ずることはできない。一方で，多量のサプリメント摂取による身体的・経済的負担は B さんにとって危害となるため，それを防ぐことは医療者の責務ともいえる。

　がん医療では，当事者である患者にとって，なにが「よいことか，正しいことか」について，2 つの対立する倫理的課題が生じやすい。

2　倫理的課題に対するアプローチ

1　倫理原則の理解

　臨床現場で倫理に関する課題が生じていたとしても，医療者がそれに気がつかない場合，患者の意向や意思がまもられなかったり，あるいは危害を避けることができなかったりする事態に陥る。医療者はまず，倫理についての

---

1 ）Hyodo, I. et al：Nationwide survey on complementary and alternative medicine in cancer patients in Japan. *Journal of Clinical Oncology*, 23（12）：2645-2654, 2005.

○**表 1-7 医療倫理の 4 原則**

○**自律性の尊重** respect for autonomy
　自由かつ独立して考え，決定する能力のことである。患者の自律を尊重するために
は，重要な情報の提供，疑問に対する説明などにより，自己決定できるよう支援する
ことが必要となる。
○**善行** beneficence
　患者に対して善をなすことである。患者にとって最善の利益をもたらすために，患
者の考える最善とはなにかについて十分に考慮する必要がある。
○**無危害** non-maleficence
　善行原則と連動した意味合いをもち，人に対して害悪や危害を及ぼすべきではない
ということである。医療専門職として，危害を加えない責務および危害のリスクを背
負わせない責務がある。
○**正義** justice
　正当なもち分を公平に各人に与える意思であり，社会的な利益や負担は正義の要求
と一致するように配分されなければならない。医療者は，個々の患者に費やすことが
できる資源の範囲，提供できる治療の限界について判断することを求められる。

基本的な考えや原則について理解しておく必要がある。
　医療にかかわる専門職が遵守すべきものとして，「**自律性の尊重**」「**善行**」
「**無危害**」「**正義**」からなる**医療倫理の 4 原則❶**が重要である（◉表 1-7）。

2 倫理的課題の明確化とチームアプローチ

◆ 倫理的課題の明確化

　看護師は，倫理原則を的確に理解したうえで，臨床で患者が直面している
倫理的課題を敏感にとらえなければならない。先に示した**事例❶**の A さん
を実際に受けもった場合，A さんが治療を受けないことによる生命の危険
を危惧するとともに，一方で A さんの意思に反して治療を無理じいすること
もできず，医療者として患者の生命と尊厳をどのようにまもるかという，
むずかしい判断に迫られていることに気がつく。
　しかし，1 人の看護師が倫理的課題に気づいたとしても，それをチーム間
で明確な問題として認識されない場合，個人的な気がかりや心配のままで終
わってしまう。倫理的課題として気がかりなことがある場合，チームメン
バー間やチームのカンファレンスなどの場で客観的な事実を確認しつつ，そ
の背後にある問題について多様な視点から検討することが求められる。
● **臨床倫理 4 分割法**　倫理的課題を的確に多面的に把握するためには，
ジョンセン A. R. Jonsen らが作成した，**臨床倫理 4 分割法**を用いるとよい（◉
図 1-16）。これは，患者の意思決定の要因を，「医学的適応」「患者の意向」
「QOL」「周囲の状況」という 4 つの項目に分けて検討を行うものである。
　①**医学的適応** medhical indications　患者の医学的問題や，治療・ケアの目
標，効果に関する客観的な事実を整理し，医学的あるいはケアによる患者の
利益や害について検討する。
　②**患者の意向** patient preferences　患者の意向を明確にする。直面している
事態に対して，患者がどのように理解し，判断し，対応しようとしているのか，
そのための判断能力があるか，法的な状況が整っているかなどを検討する。

□**NOTE**
❶**医療倫理の 4 原則**
　1979 年，アメリカの
「生物医学および行動科学
研究におけるヒト被験者保
護のための国家委員会」か
らベルモントレポートが提
出された。この報告書は，
人を対象とする研究におい
て必要となる基本的な倫理
原則とガイドラインを示し
たもので，「自律尊重・善
行・正義」の 3 原則がと
くに重要であると提示した。
1997 年，ビーチャム L.
Beauchamp とチルドレス J.
F. Childres は「生物医学・
医療倫理の諸原則」のなか
で，この 3 原則に「無危
害」を加えた 4 原則を提
示した。

医学的適応
善行と無危害の原則
1. 患者の医学的問題はなにか？ 　病歴は？　診断は？　予後は？
2. 急性か，慢性か，重体か，救急か？　可逆的か？
3. 治療の目標はなにか？
4. 治療が成功する確率は？
5. 治療が奏功しない場合の計画はなにか？
6. 要約すると，この患者が医学的および看護的ケアからどのくらいの利益を得られるか？　また，どのように害を避けることができるか？

患者の意向
自律性尊重の原則
1. 患者には精神的判断能力と法的対応能力があるか？能力がないという証拠はあるか？
2. 対応能力がある場合，患者は治療への意向についてどう言っているか？
3. 患者は利益とリスクについて知らされ，それを理解し，同意しているか？
4. 対応能力がない場合，適切な代理人は誰か？その代理人は意思決定に関して適切な基準を用いているか？
5. 患者の事前指示はあるか？
6. 患者は治療に非協力的か，または協力できない状態か？　その場合，なぜか？
7. 要約すると，患者の選択権は，倫理・法律上，最大限に尊重されているか？

QOL
善行と無危害と自律性尊重の原則
1. 治療した場合，あるいはしなかった場合に，通常の生活に復帰できる見込みはどの程度か？
2. 治療が成功した場合，患者にとって身体的，精神的，社会的に失うものはなにか？
3. 医療者による患者の QOL 評価に偏見をいだかせる要因はあるか？
4. 患者の現在の状態と予測される将来像は延命が望ましくないと判断されるかもしれない状態か？
5. 治療をやめる計画やその理論的根拠はあるか？
6. 緩和ケアの計画はあるか？

周囲の状況
忠実義務と公正の原則
1. 治療に関する決定に影響する家族の要因はあるか？
2. 治療に関する決定に影響する医療者側（医師・看護師）の要因はあるか？
3. 財政的・経済的要因はあるか？
4. 宗教的・文化的要因はあるか？
5. 守秘義務を制限する要因はあるか？
6. 資源配分の問題はあるか？
7. 治療に関する決定に法律はどのように影響するか？
8. 臨床研究や教育は関係しているか？
9. 医療者や施設側で利害対立はあるか？

◗図 1-16　臨床倫理 4 分割法

（A. R. Jonsen ほか著，赤林朗ほか監訳：臨床倫理学——臨床医学における倫理的決定のための実践的なアプローチ，第 5 版．新興医学出版社，2006 による，一部改変）

　③**QOL**　患者の QOL について，治療に伴う QOL の状態や予後，潜在する問題やおこりうる事態の予測などを行う。

　④**周囲の状況 contextual features**　治療の決定に影響する家族や医療者の要因，経済的・文化的・環境的要因など，患者を取り巻く状況が患者の意思や意向，権利や尊厳になんらかの影響をもたらしていないかを検討する。

　多角的に倫理的課題を検討するためには，当事者である患者の意思や気持ちを尊重したコミュニケーションが不可欠である。とくに，主治医や家族に遠慮して，治療に関する疑問や不安を言えないままになっている場合は，患者を擁護し，支える態度で接し，潜在するニーズや本当の気持ちをあらわすことができるようはたらきかけることが重要である。

◆ 倫理的課題へのアプローチ

　治療の選択に際して不安をもつ**事例❶**の A さんの場合，最適な意思決定プロセスをたどることができるように支援することが求められる。

　意思決定は，むずかしい判断に迫られている当事者（患者）が，複数の選択肢から解を求める行為といえる。患者は自己の意思と責任において「よい」

と信じる生き方を追求する権利をもっている。看護師は，患者の自己決定の権利の尊重を基盤として，意思決定のプロセスをたどれるように支援する必要がある。

　具体的には，患者が，自分にとって気がかりな事態が生じた際に，それがいったい自分にとってどのようなものかを理解・解釈して認識し，事態の解決や目標達成に向けて取り組むべき行動について，複数の選択肢のなかから総合的に判断して選択する過程を支える。

● **オタワ意思決定ガイド**　意思決定支援を行っていくうえで，オタワ意思決定ガイド[1]を用いると効果的である。このガイドラインは，患者の意思決定を次のステップで支援していくものである。

(1)なにを，なぜ，いつまでに決定しなければならないのかを，自分の言葉で書きあらわす。いま考え中なのか，もう少しで決められる段階なのか，もう決めているのか，どの段階にあるのか確認をする。

(2)意思決定において自分はどのような役割を果たしているかを把握する。

(3)患者自身の意思決定ニーズを見きわめる。

• 自信の程度：最善の選択に確信をもっているか。

• 知識：選択肢をわかっているか。選択肢の長所と短所を理解しているか。

• 価値観：長所や短所はどのくらい自分にとって重要か。

• サポート：決定をサポートしてくれる人が周囲にいるか。その人たちはどの選択肢をよいと思っているか。サポートしてくれる人からの心理的プレッシャーはあるか。

(4)具体的な選択肢を比較検討し，患者自身が総合的に判断してどれを選択するのかを表明してもらい，その決定を支える。

● **看護師による支援**　意思決定支援のプロセスを通し，看護師は次の支援を続ける。

　①**現実認知を促す**　治療やケア，今後の見通しなど，医療者から説明を受けた内容について理解できているか，自分の言葉で説明できるかを確認する。説明内容を自身の言葉であらわすことにより，疑問点や気がかりな点が浮かびあがってくる。それらを受けとめ，再度説明が必要な点などを患者と確認するとともに，患者が自分の意向や意思を表明できるよう支える。

　②**関心と気づかい**　患者に対して，治療や近親者への情報開示など，1人で決めるよう突き放すのではなく，気持ちや考えを尊重しつつ問題を共有し，つねにサポートする立場にあることを伝える。

　③**擁護**　看護師は，患者のアドボケート(権利擁護者，代弁者)としての立場をとる。患者の権利を擁護し，患者の価値や信念に最も近い決定ができるように援助し，患者の人間としての尊厳やプライバシーなどを尊重する。

　④**関係性の調整**　患者を取り巻く関係者(家族や医療者など)が，患者の意向や意思，価値や尊厳をまもり，最善の成果を目ざし，信頼関係を結び，チームとして効果的に対応できるよう，関係性の調整をはかる。

---

1) The Otawa Hospital：Ottawa Personal Decision Guides. 2015(https://decisionaid.ohri.ca/decguide.html)(参照 2022-09-08).

3 アドバンス-ケア-プランニングと倫理

　進行がんや再発がんのために，余命が限られた状況におかれている患者は，人生の最終段階における医療やケアの選択を迫られる。治癒や再発予防を目ざした治療法の選択とは異なり，限りある予後に直面し，患者や家族は死への恐怖や喪失への脅威を体験する。

　わが国では，高齢多死社会の進行に伴って，在宅や施設における療養や看取りの需要が増大していることから，地域包括ケアシステムの構築が進められ，当事者の尊厳をまもり，人生の最終段階を有意義に送るためのケアの重要性が検討されるようになった。

　このような背景のもと，厚生労働省において，「人生の最終段階における医療の普及・啓発に関する検討会」が設置された。この検討会により，人生の最終段階の医療・ケアについて，本人が，家族らや医療・ケアチームと事前に繰り返し話し合うプロセス，つまり**アドバンス-ケア-プランニング** advance care planning（**ACP**）の概念を盛り込んだ『人生の最終段階における医療・ケアの決定プロセスに関するガイドライン』が策定された[1]。本ガイドラインでは，人生の最終段階にある人の尊厳がまもられ，自分らしく最期まで生き，よりよい最期を迎えるための最善の医療・ケアの指針が示されている。

　たとえば，がんの終末期では，がんの進行による耐えがたい苦痛に対して鎮静が行われることがあるが，一方で，鎮静には意識の低下や生命の危険を伴う場合があり，倫理的課題が生じることがある。そのため，このような状況に陥る前に，苦痛を緩和する医療やケアにはどのような方法があるのか，その方法にはどのようなリスクがあるか，また苦痛を緩和するためにこれまで続けてきた医療・ケアを変更・中止するかどうかといったことについて，十分に説明を受け，医療者や家族と対話しながら，患者本人が意思を表明できることが重要となる。看護師はこの過程を医療・ケアチームとして支えていく必要がある。

　人生の最終段階における医療・ケアを提供するにあたって，医療・ケアチームは，本人の意思を尊重するため，本人のこれまでの人生観や価値観，どのような生き方を望むかを含め，できる限り把握しておかなければならない。話し合いにより本人の意思が確認できたとしても，その意思は状況や時間の経過のなかで変化しうるものであり，変化した意思を伝えられない状態になる可能性もありうる。したがって，話し合いは，本人だけではなく，家族などの信頼できる者と一緒に，繰り返し行うことが重要である。

1）厚生労働省：人生の最終段階における医療・ケアの決定プロセスに関するガイドライン．2018 年 3 月改訂（https://www.mhlw.go.jp/file/04-Houdouhappyou-10802000-Iseikyoku-Shidouka/0000197701.pdf）（参照 2022-09-08）．

✍ work　復習と課題

❶ がん対策推進基本計画において，重点的に取り組む課題としてどのような項目があげられているか。

❷ がん医療において，地域包括ケアが重要になるのはどのような理由からか。

❸ 5 年相対生存率とは，どのような内容を示す指標か。

❹ 年齢調整死亡率とは，どのような内容を示す指標か。また，なぜこのような調整が必要となるのか。

❺ 日本人のがんにおいて，増加傾向にあるものと減少傾向にあるものをあげてみよう。

❻ 日本人のがんリスク要因には，どのようなものがあるか。

❼ 生活習慣において，がん予防のために気をつけるべきポイントはなにか。

❽ 家族性腫瘍とはどのようなものか。

❾ エビデンスの信頼度(エビデンスレベル)とはどのようなものか。

❿ エビデンスに基づくケアを臨床の場に普及させる際の 3 つのバリアとはなにか。

⓫ 医療倫理の 4 原則とはなにか。

⓬ アドバンス-ケア-プランニングとはなにか。

第 2 章

がんの病態と診断

本章の目標	□ がん細胞と正常細胞の比較から，がんの生物学的特性について理解し，がんが発生して，増殖・転移していくしくみを理解する。 □ がん緊急症やカヘキシアなど，がんに特有の病態と症候について理解する。 □ がんの治療までに行われる診察・検査の内容と流れについて理解する。

　身体を構成する正常細胞が，発がん要因によってがん化して**がん細胞**（**腫瘍細胞**）となり，正常機能を失って無制御に増殖し，さらにほかの臓器に浸潤・転移して，臨床的には生命予後に重大な影響を及ぼしうる疾患を総称して，**がん** cancer とよぶ。**悪性腫瘍** malignant tumor または**悪性新生物** malignant neoplasm ともいわれる。発がんの過程や，がん細胞の増殖・浸潤・転移には，遺伝子の異常をはじめとするさまざまな因子が関係している（○図 2-1）。

　ここでは，がんの生物学的特性について，①がんの発生，②がんの増殖と分化，③がんの浸潤と遠隔転移の順に学んでいく。

A　がんの生物学的特性

1　がんの定義と種類

1　がんの形態的特徴

NOTE
❶がん組織付近の血管やその他の組織を，カニの脚にたとえたものともいわれている。

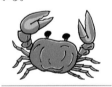

　がんを意味する英語表記「cancer」には，カニ（蟹）とういう意味もある。諸説あるが，これは，がんの腫瘍がカニの甲羅（こうら）のようにかたく，表面が凹凸（おうとつ）不整，つまりゴツゴツしていることに由来するとされる❶。実際，頸部や腹部などに，かたくて凹凸不整の腫瘤（しゅりゅう）が発見されることで，がんを診断する契機となることがある。

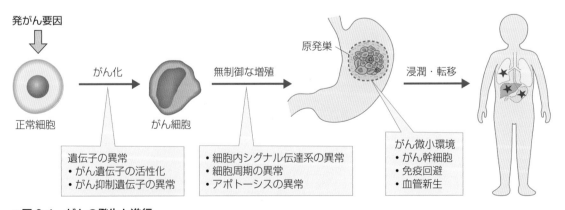

○図 2-1　がんの発生と進行

　がん細胞の多くは，正常細胞からいくつかの段階を経てがん細胞に変容していくことが知られている。がんの組織や細胞を顕微鏡で観察すると，正常の場合とは異なる多様な形態をとっていることがわかる。

● **過形成と異形成**　正常細胞ががん細胞になるまでには，**過形成** hyperplasia や **異形成** dysplasia といった段階を経ることがある。過形成とは，正常細胞に近い段階の細胞が，一定の増殖をして，腫瘍を形成している状態のことである。胃や大腸のポリープでみられる。異形成とは，がん細胞にかなり類似した段階の細胞が増殖している状態のことである。大腸ポリープや子宮頸がんの前段階でみられる。

● **細胞異型と構造異型**　がん組織またはがんへと変容していく過程においては，細胞と組織にさまざまな形態異常（**異型性**）がみとめられ，それぞれ**細胞異型❶**，**構造異型**という。

　構造異型とは，正常組織とは異なる形態変化が組織レベルで見られることである。正常組織に近い段階（**分化型**）から，かなり変容した段階（**低分化型**），正常構造が失われて無秩序な細胞配列となる段階（**未分化型**）まで，さまざまである。

2 悪性腫瘍と良性腫瘍

　腫瘍が発生した場合，それが宿主に与える影響の程度を**悪性度**いう。腫瘍は，**悪性腫瘍** malignant tumor と **良性腫瘍** benign tumor に大きく分けられる。しかし，がんの種類によって悪性度のとらえ方や範囲は異なり，必ずしも「悪性度が高い＝悪性」，「悪性度が低い＝良性」ではない。

● **悪性腫瘍**　がん細胞は無制御な増殖を繰り返すため，腫瘍径は大きくなる。周囲の正常な組織内へ不規則に浸潤して，がん組織と正常組織との境界は不明瞭となる。リンパ節や遠隔臓器に転移をおこすと完治は困難となり，生命予後が不良となる。

● **良性腫瘍**　腫瘍細胞は一定の大きさまで増殖するが，膨張する程度の発育にとどまる。周囲の正常組織に浸潤することはなく，発生部位から離れて転移することもないため，手術などによる治療は比較的容易で，生命予後は良好である。

3 血液がんと固形がん

　がんは**血液がん** hematological malignancy（**造血器腫瘍**）と **固形がん** solid tumor に大別される（◯図 2-2）。血液がんは骨髄またはリンパ系組織からおもに発生し，白血病や悪性リンパ腫，多発性骨髄腫などがその例である。固形がんは血液がん以外のがんの総称で，おもに腫瘍細胞が集まったかたまり（**腫瘤** tumor）を形成することが多い。

4 癌と肉腫

　一般的に悪性腫瘍のすべてを「がん cancer」と称するが，病理学的には，がん細胞が上皮細胞から発生した悪性腫瘍を**癌❷** carcinoma（**上皮性悪性腫瘍**，

□ NOTE
❶細胞異型
　顕微鏡でがん細胞を観察すると，次の特徴がさまざまな程度で見られる。
　①細胞の形がいびつ（不整）になる。
　②細胞質（C）に比して核（N）が大きくなる（N/C 比が大）。
　③核内クロマチン（DNA と，ヒストンなどのタンパク質の複合体）が増えて，核の形態が粗造になる。

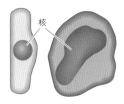

正常細胞　　がん細胞

□ NOTE
❷最近ではこの区分もひらがなで「がん」と表記されることが多い。本書では原則的に「がん」と表記している。

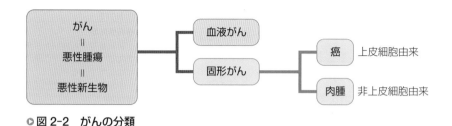

▶図2-2 がんの分類

がん腫)といい，その他の細胞(非上皮細胞)から発生した悪性腫瘍を**肉腫**
sarcoma(**非上皮性悪性腫瘍**)という。

● **癌** 上皮細胞には，皮膚の表皮細胞や粘膜面の粘膜細胞，乳腺や膵臓な
どの腺組織を形成する腺上皮細胞などがある。上皮性悪性腫瘍❶には，口
腔・食道の扁平上皮細胞から発生する口腔がん・食道がんや，胃・大腸の粘
膜細胞から発生する胃がん・大腸がん(結腸がんと直腸がん)，乳腺・膵臓の
腺上皮細胞から発生する乳がん・膵臓がんなどがある。

● **肉腫** 肉腫のおもな発生部位は，骨，軟骨，筋肉，脂肪，血管，線維(結
合組織)であり，骨肉腫，軟骨肉腫，横紋筋肉腫，線維肉腫，脂肪肉腫，血
管肉腫などがある。筋肉・脂肪・血管・線維(結合組織)などから発生した肉
腫は，軟部肉腫と総称される。また，胃や小腸などの蠕動運動を担う筋細胞
などから肉腫が発生することもあり，胃の平滑筋肉腫や消化管間質腫瘍
gastrointestinal stromal tumor(GIST)はその例である。

NOTE
❶上皮性悪性腫瘍
　そのほかにも，尿路上皮
細胞(移行上皮細胞)から
発生する尿路上皮がん(移
行上皮がん)や，肝細胞が
ん，腎細胞がんなどがある。

2 がんの発生因子

　正常細胞が腫瘍細胞へと変容していく**発がん** carcinogenesis の過程には，
発がん因子 carcinogenic factor が関与している。おもに生体外から関与する外
的要因と，生体内に存在する内的要因がある(▶表2-1)。

1 外的要因

　生活習慣のなかには，発がん因子が多くひそんでいる。おもな因子として，
喫煙，飲酒，偏食，運動不足，肥満などがある(▶24ページ)。タバコの煙に
は発がんを引きおこす**発がん物質**が多数含まれているため，能動喫煙のみな
らず受動喫煙もリスクとなる。酒に含まれるエタノールは，体内で代謝され
て，発がん物質の1つであるアセトアルデヒドとなる。また食事では，高塩
分食は胃がん，加工肉の過剰摂取は大腸がんのリスクに関与する。運動不足
や肥満は，高インスリン血症をもたらし，大腸がん・乳がん・子宮体がんな
どの発症リスクに関与する。

　生活環境や職場環境においては，化学物質や紫外線による DNA 損傷が，
発がん過程の一因となるものもある。食品に付着したカビが産生する物質
(カビ毒)による発がんリスクが知られており，なかでもアフラトキシンは発
がん性が高い。紫外線による皮膚がんは，白人に多い。抗がん薬治療や放射

○表 2-1　発がん要因

要因			例
外的要因	生活習慣		• 喫煙(能動，受動) • 飲酒 • 運動不足・肥満(インスリン抵抗性)，糖尿病 • 食事(加工肉の過剰摂取，高塩分食など)
	生活・職場環境など		• 化学物質(アスベスト，トリクロロメタンなど) • 紫外線(とくに白人) • 放射線(治療に伴う晩期毒性，予期しない被曝) • 細胞傷害性抗がん薬，ホルモン療法薬
	微生物感染		• ウイルス(HBV，HCV，HPV，EBV，HTLV-1，HIV など) • 細菌(ヘリコバクター-ピロリなど)
内的要因	年齢		• 加齢(老化)
	性ホルモン		• 女性ホルモン，男性ホルモン
	慢性炎症		• 潰瘍性大腸炎，クローン病などの自己免疫疾患
	遺伝子異常	体細胞	• がん遺伝子(*RAS，BRAF，EGFR，HER2，MYC，BCL2，BCR/ABL，EML4/ALK* など)の活性化 • がん抑制遺伝子(*p53，RB，VHL* など)の不活性化 • DNA 修復遺伝子の異常
		生殖細胞*	• *BRCA-1，BRCA-2*：乳がん卵巣がん症候群 • *MLH1，MSH2，MSH6* など：リンチ症候群 • *APC*：家族性大腸腺腫症 • *TP53*：リ-フラウメニ症候群
	遺伝子多型	生殖細胞*	• 発がん物質の代謝能，アルコール代謝能など

＊ 遺伝的素因

線治療では，晩期毒性の 1 つに発がんがある。

　ウイルス感染では，B 型・C 型肝炎ウイルス(HBV，HCV)による肝細胞がん，ヒトパピローマウイルス(HPV)による子宮頸がん・肛門管がん，エプスタイン-バーウイルス(EB ウイルス，EBV)による胃がん・咽頭がん・悪性リンパ腫，ヒト T 細胞白血病ウイルス 1 型(HTLV-1)による成人 T 細胞白血病・リンパ腫，ヒト免疫不全ウイルス(HIV)によるカポジ肉腫などがある。

　細菌感染では，ヘリコバクター-ピロリによる胃がんや胃 MALT リンパ腫が知られている。

plus	職業がん

　職場における発がん物質への曝露によって発症したがんを，職業がんという。発がん物質の吸引や接触などによる直接曝露のほか，体内に吸収されたあとの代謝産物が発がん性をもち，尿路や胆管経由で排泄される過程で曝露する場合もある。

　職業がんには，建築資材の石綿に含まれるアスベストによる胸膜中皮腫，プラスチックなどの化学合成品の製造工程で用いられるベンゼンによる急性骨髄性白血病，合成化学染料に含まれるベンジジンや 2-ナフチルアミンによる尿路上皮がんなどが知られている。

2 内的要因

　加齢（老化）に伴って体細胞の DNA 修復機能（◯78 ページ，plus）が低下し，DNA の損傷が修復されず，発がんの契機となることがある。また，女性ホルモンであるエストロゲン・プロゲステロンが乳がん・子宮体がんの発生に関与し，男性ホルモンであるアンドロゲンが前立腺がんの発生に関与する。

　比較的軽度の炎症が長期間にわたって続く慢性炎症が，発がんのリスクとなることもある。自己免疫疾患の潰瘍性大腸炎やクローン病などはその一例である。

●**遺伝的要因**　多くのがんは，体細胞に**後天的な遺伝子変異** somatic mutation がおこることにより，発がんへとつながる。こうして発生したがんは，子や孫へ遺伝することはない。しかし，ヒトの精子または卵子のもととなる生殖細胞に生じた遺伝子変異 germline mutation（**生殖細胞遺伝子変異**）は発がん因子となり，**遺伝性腫瘍❶**の原因となる。

　たとえば，*BRCA1/2* 遺伝子の変異による乳がん卵巣がん症候群（HBOC）や，*MLH1*，*MSH2*，*MSH6* 遺伝子変異によるリンチ症候群は，親子間で遺伝し，家族内（家系内）においてこの遺伝子変異に基づくがんが多発することがある。

●**遺伝子多型（バリアント）**　遺伝子多型とは，機能は正常であるが，遺伝子の塩基配列❷が若干異なるものをさす。バリアント variant ともよばれ，個体差の要因となる。たとえば，アルコール分解酵素をコードする遺伝子には遺伝子多型があり，アルデヒド分解酵素の活性が低下するタイプの塩基配列をもっている人は，アセトアルデヒドへの曝露量が増えて，発がんリスクが高まる。

3 がんの発生

1 がん化に関与する遺伝子

◆ がん遺伝子とがん抑制遺伝子

　がん化の本態は遺伝子の異常である。正常細胞にさまざまな発がん因子が作用して遺伝子変異がおこり，それらが蓄積していくと，正常細胞はしだいにがん細胞へと変容していく（◯図2-3）。このがん化の過程には，おもにがん遺伝子とがん抑制遺伝子❸がかかわっている。

　がん遺伝子 oncogene とは，正常のがん原遺伝子 proto-oncogene に変異などの異常が生じた遺伝子で，がん化にかかわるタンパク質を過剰に産生させるなどして細胞の異常な増殖などを引きおこす。たとえば，*RAS*，*BRAF*，*HER2*，*ABL1* などの遺伝子がこれに該当する。

　がん抑制遺伝子 tumor suppressor gene とは，細胞の増殖抑制や，DNA 損傷の修復，アポトーシスの誘導などにより，正常状態を維持してがんの発生を

NOTE

❶遺伝性腫瘍

　同一家系内に集積して発生するがんは，古くから家族性腫瘍とよばれてきた（◯32 ページ）。遺伝学の進歩や遺伝子検査技術の向上により，家族性大腸腺腫症や遺伝性乳がん卵巣がん症候群のように，腫瘍発生の原因遺伝子が同定され，また遺伝様式も明らかにされている腫瘍もある。このように遺伝が腫瘍発生に大きく関与する腫瘍を，遺伝性腫瘍とよんでいる。

　一方で，たとえば大腸がんを例にとると，原因遺伝子に異常が検出されているものの家系集積性がみられないものや，家系集積性をみとめるものの原因遺伝子に異常がみつからないものもあり，家族性腫瘍と遺伝性腫瘍は，必ずしも同義ではない。

❷塩基配列

　遺伝子の本体は DNA（デオキシリボ核酸）である。DNA は，アデニン・グアニン・シトシン・チミンという4種類の塩基で構成されている。生体を構成するタンパク質は，これらの塩基の並ぶ順番，つまり塩基配列によって，コード（暗号）化されている。

NOTE

❸がん遺伝子とがん抑制遺伝子

　がん遺伝子とがん抑制遺伝子はそれぞれ，車のアクセルとブレーキにたとえることができる。アクセル（がん遺伝子）が全開となりブレーキ（がん抑制遺伝子）がこわれた車（がん細胞）は，やがて正常機能を失い，暴走する。

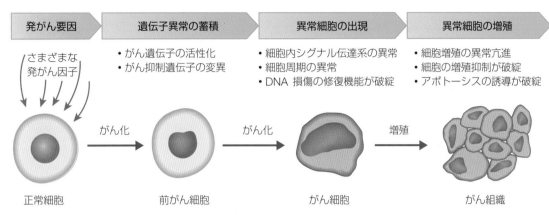

発がん要因	遺伝子異常の蓄積	異常細胞の出現	異常細胞の増殖
さまざまな発がん因子	・がん遺伝子の活性化 ・がん抑制遺伝子の変異	・細胞内シグナル伝達系の異常 ・細胞周期の異常 ・DNA 損傷の修復機能が破綻	・細胞増殖の異常亢進 ・細胞の増殖抑制が破綻 ・アポトーシスの誘導が破綻

正常細胞　→がん化→　前がん細胞　→がん化→　がん細胞　→増殖→　がん組織

○**図 2-3　がんの発生**

抑制する遺伝子のことである。この遺伝子に変異が生じると，正常を維持する機能が失われ，結果としてがん化が促進される。*APC*，*RB*，*BRCA*，*p53* などの遺伝子がこれに相当する。

● **DNA 修復遺伝子**　DNA 修復遺伝子 DNA-repair gene は，活性酸素や紫外線などによって損傷した DNA をもとに戻すタンパク質をコードする遺伝子で，がん抑制遺伝子の１つである。この遺伝子に変異がおきると，損傷を受けた DNA が修復されず，その結果，損傷した DNA がコードするタンパク質の産生が停止したり，異常なタンパク質が産生されたりするなどの異常が生じる（○78 ページ，plus）。これらが細胞内シグナル伝達系や細胞周期などに悪影響を及ぼし，がん化やがんの増殖などが促進される。

◆ ドライバー遺伝子とパッセンジャー遺伝子

　がん化の過程およびがん細胞の生存や特性の発現には，複数の遺伝子変異がかかわっている。このなかで，がんの発生や増殖に中心的な役割を担う変異遺伝子を**ドライバー遺伝子** driver gene といい，影響のない変異遺伝子を**パッセンジャー遺伝子** passenger gene という❶。

2 多段階発がんとデノボ発がん

　発がんの過程には，多段階発がんとデノボ発がんがある。

● **多段階発がん**　正常細胞においてがん遺伝子とがん抑制遺伝子の変異が段階を追って蓄積し，がん化を促進する増殖因子などの関与も加わり，がん細胞になる手前の段階である**前がん状態**を経て最終的にがん細胞となる過程を，**多段階発がん** multistep carcinogenesis という。

　たとえば，大腸がんは，正常粘膜が過形成となり，腺腫が発生し，がんにいたる，という複数の段階を経て発がんすることが知られている（○図 2-4-a）。この過程は徐々に進行することが多いため，がん化する前の腺腫などの段階で内視鏡的切除を行えば，早期発見・早期治療の効果が望める。

● **デノボ発がん**　一方，デノボ *de novo*❷発がんは，多段階発がんのような緩徐な進行とは異なり，正常組織から比較的急速にがんが発生する現象であ

NOTE

❶ドライバー遺伝子と　パッセンジャー遺伝子
　これは，細胞の発生や増殖に関する遺伝子を，車の運転手 driver と乗客 passenger にたとえた用語である。

NOTE

❷「*de novo*」は，ラテン語で「最初から，新たに」という意味である。

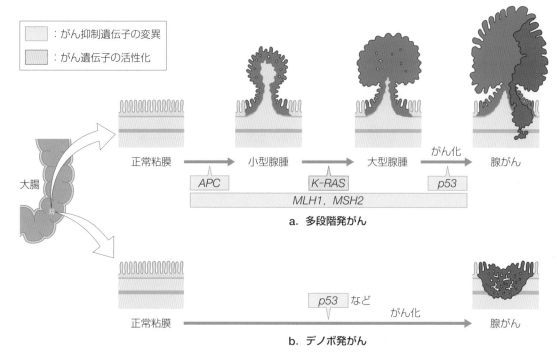

□：がん抑制遺伝子の変異
□：がん遺伝子の活性化

大腸

正常粘膜　→　小型腺腫　→　大型腺腫　がん化　腺がん

APC　　　K-RAS　　　p53
MLH1, MSH2

a. 多段階発がん

正常粘膜　　　　　　　　p53 など　がん化　　腺がん

b. デノボ発がん

○図2-4　多段階発がんとデノボ発がん

る(○図2-4-b)。「半年前に受けた胃がん検診では異常はなかったが，今回の上腹部痛の精査で遠隔転移を伴う進行胃がんが発見された」というような事例は，デノボ発がんの典型例である。その機序はいまだ解明されていない。

4 がんの増殖と分化

1 細胞内シグナル伝達系・細胞周期・アポトーシス

　細胞には，正常に増殖し，機能を保つために，さまざまなシステムが備わっている。とくに重要なのが細胞内シグナル伝達系と細胞周期であり，さまざまな因子により厳密に制御されている(○図2-5)。これらのシステムは，がん細胞となりうる異常細胞を出現させないという意味でも大変重要なしくみである。不要となった細胞や異常細胞を排除するしくみとして，アポトーシスも重要である。

　前述のがん遺伝子とがん抑制遺伝子の多くは，細胞内シグナル伝達系や細胞周期に関与するタンパク質をコードしている。これらのタンパク質に異常が生じれば，細胞内シグナル伝達系や細胞周期に異常が生じることとなり，がん細胞が出現すれば無制限に増殖することになる。

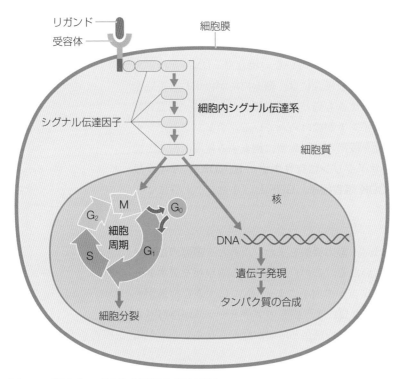

●図 2-5　細胞内シグナル伝達系と細胞周期

◆ 細胞の増殖・分化を正常に保つしくみ

▌細胞内シグナル伝達系

　細胞内には，細胞の生存（増殖）から死（アポトーシス）までの過程に深くかかわる「伝言ネットワーク」が存在している。これを**細胞内シグナル伝達系** intracellular signaling system（**細胞内情報伝達経路**）という（●図 2-5）。

　たとえば，外部からの分子（**リガンド** ligand）が細胞膜の**受容体**に結合すると，その刺激が信号となって細胞内の情報伝達にかかわるタンパク質（**シグナル伝達因子**）に情報が順次伝わっていき（カスケード❶），核内の遺伝子へと情報が届けられる。この情報をもとに，必要な遺伝子が発現し，タンパク質を合成するなどして生存に必要な機能を維持したり，細胞周期に従った細胞分裂によって細胞の数を保持したりする。

▌細胞周期

　一般に，細胞が分裂して増殖していく過程には，細胞分裂を行わない**休止期**と細胞分裂を行う**増殖期**があり，両者のバランスによって細胞の増殖が制御されている。休止期の細胞は必要に応じて増殖期に入り，細胞分裂を行って必要な量の細胞が供給される。この一連の過程を**細胞周期** cell cycle という（●図 2-5）。増殖期はさらに，DNA 合成前期（G_1 期），DNA 合成期（S 期），DNA 合成後期（G_2 期），分裂期（M 期）に分けられる。休止期（G_0 期）は非増殖期ともいわれる。

　たとえば，成人の脳や脊髄では，細胞のほとんどが休止期にあり，細胞分

NOTE

❶カスケード

　多くの反応がいっせいに発生して伝播する状態を，滝の流れ（カスケード cascade）にたとえた表現である。

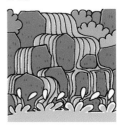

裂はほとんど行われない。一方，皮膚・粘膜や骨髄では，細胞の多くは増殖期にあり，細胞分裂が活発に行われている。

　また，栄養状態など細胞外の環境が整っていない場合や，DNAが損傷するなどして正常な細胞増殖が不可能な場合には，細胞周期が停止し，不完全な細胞が出現することを防ぐシステムも備わっている。たとえば，細胞周期の過程には，複数のチェックポイントが設けられている。チェックポイントとは，細胞分裂の過程の完全性を段階ごとに厳密に検査する検問所のことである。おもに，**サイクリンとサイクリン依存性キナーゼ（CDK），サイクリン依存性キナーゼ阻害因子（CDK阻害因子，CDI）**というタンパク質によって，監視と制御がなされている。

▌アポトーシス

　増殖して分化した正常細胞は，一定の機能を果たしたあと，細胞内にプログラムされた寿命によって死にいたる。この自然消滅的な細胞死を**アポトーシス** apoptosis という。また，なんらかの因子によりDNAに大きな損傷がもたらされた場合には，p53タンパク質により細胞のアポトーシスが誘導されるなどして，異常なDNAをもつ細胞の生存と増殖が抑止されるしくみが備わっている。

◆ 細胞の増殖・分化の異常とがんの発生

　がん細胞では，増殖にかかわる細胞内シグナル伝達系の異常亢進と，アポトーシスにかかわる細胞内シグナル伝達系の破綻が生じていることが多い。

　たとえば，増殖因子受容体が細胞表面に過剰に発現していたり，その下流のRASタンパク質などに異常が生じると，シグナルがたえまなく伝わる状態となり，細胞の異常増殖が引きおこされる（●図2-6）。さらに，DNAの転

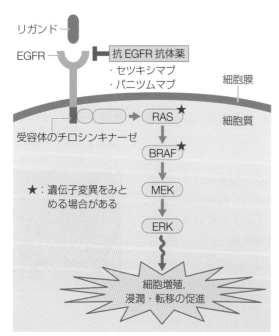

●**図2-6　大腸がんの細胞内シグナル伝達系と分子標的薬の例**

多くの大腸がんでは，がん細胞の細胞膜上にEGFRが過剰に発現しており，これらにリガンドが結合すると，EGFR→RAS→BRAF→MEK→ERKの順にシグナル伝達因子が活性化され，がん細胞の増殖や浸潤・転移が促進される。抗EGFR抗体薬（●137ページ）は，EGFRに結合してこの経路を抑え，抗がん作用を発揮する。

一部の大腸がんでは，*RAS*遺伝子や*BRAF*遺伝子に変異があることが知られている。これらの遺伝子に異常がある場合，RASまたはBRAFタンパク質が恒常的に活性化された状態となる。この場合，EGFRの機能にかかわらず，下流に向けてシグナルが送り続けられてしまうため，抗EGFR抗体薬の効果は得られない。

写因子などが活性化され，新たに発現した多くのタンパク質が，がん細胞やその周囲の細胞に作用して，がん細胞の増殖や抗アポトーシス，腫瘍血管の新生，浸潤・転移などといったがんの病態が促進されることもある。

　また，CDK 阻害因子や p53 タンパク質など，細胞周期の制御やアポトーシスの誘導に関与する分子の異常が，がん発生にかかわっていることも知られている。これらの異常分子により，損傷した DNA をもつ細胞が増殖したり，不完全な DNA 複製と細胞分裂により染色体異常が生じたりする。

● **チロシンキナーゼ受容体**　細胞内シグナル伝達系の活性化には，タンパク質をリン酸化するキナーゼ❶kinase が重要な役割を果たす。キナーゼのうち，とくにチロシンをリン酸化するものを**チロシンキナーゼ** tyrosin kinase（**TK**）という。細胞の増殖因子受容体のなかには，上皮増殖因子（EGF）の受容体である上皮増殖因子受容体（EGFR）のように，受容体の一部にチロシンキナーゼを有するものがあり，これを**チロシンキナーゼ受容体**とよぶ。

● **分子標的薬**　がん細胞の細胞内で異常に活性化したシグナル伝達経路を遮断すれば，細胞の異常増殖や分化が抑えられるだろうという発想から，受容体のチロシンキナーゼや RAS タンパク質などを標的として，さまざまな分子標的薬が抗がん薬として開発されている（●136 ページ）。また，p53 タンパク質や CDK 阻害因子などのなかには，がん治療に結びつくものもあり，研究が進められている。

NOTE

❶キナーゼ
　さまざまなシグナル伝達因子は，リン酸化と脱リン酸化により，機能のオン・オフが切りかえられる。すなわち，キナーゼがつねに活性化状態にあるということは，シグナル伝達のスイッチがつねにオンになっている状況であり，過剰な情報が核内にもたらされることになる。

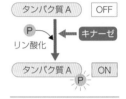

2　がん微小環境

　皮膚や骨髄をはじめとする生体内のあらゆる組織または臓器は，実質と間質から構成されている。**実質** parenchyma は，主として機能を担う細胞群であり，それを支える細胞群が**間質** stroma である（●図2-7）。間質は，脈管（血管とリンパ管）や細胞外マトリックス（膠原線維，プロテオグリカンなど）で構成されている。たとえば消化管粘膜では，粘膜細胞は実質であり，その

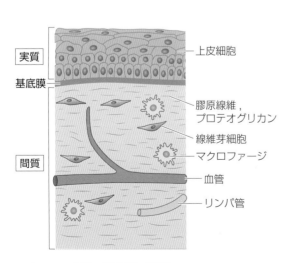

●図 2-7　実質・基底膜・間質

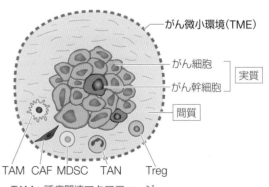

TAM：腫瘍関連マクロファージ
CAF：がん関連線維芽細胞
TAN：腫瘍関連好中球
MDSC：骨髄由来免疫抑制細胞
Treg：制御性 T 細胞

●図 2-8　がん微小環境

周囲にある血管やリンパ管，線維芽細胞，膠原線維などは間質に相当する。

　実質と間質は，**基底膜** basement membrane で隔てられているが，細胞から放出される血管新生因子(◯61ページ)や細胞増殖因子などを介して相互に連絡をとり合っている。実質細胞が十分な機能を発揮できるように，周囲の間質細胞が最適な環境を構築している。

　がん細胞は，増殖を繰り返しながら細胞集団を形成し，周囲の間質にさまざまな細胞をまねき寄せて相互に作用し，みずからの増殖や浸潤，転移をおこしやすい環境を整えている。これを**がん微小環境** tumor microenvironment（**TME**）という(◯図2-8)。たとえば，正常組織に常在する線維芽細胞やマクロファージは，この環境下によび寄せられたあとにがん関連線維芽細胞 cancer-associated fibroblast（CAF）や腫瘍関連マクロファージ tumor-associated macrophage（TAM）に変化して，がん細胞の増殖や浸潤・転移に対して促進的にはたらくようになる。

　がん微小環境には，後述するがん幹細胞やがん免疫，血管新生に関与する細胞などが存在し，がんの生存や浸潤・転移の環境を整えている。

3　がん幹細胞

　がん幹細胞 cancer stem cell とは，正常の幹細胞と同様に，自己複製能❶と分化能❷を有する細胞のことである。がん微小環境におけるがん細胞集団のなかに，きわめて少数(1%程度)が存在し，がんの生存や進展・拡大に中心的役割を果たしている。

●**がんの無制御な増殖**　がん幹細胞が細胞分裂すると，がん幹細胞と，分化したがん細胞がつくられる(◯図2-9)。よって，がん幹細胞が存在する限り，がん細胞は無制限に生み出されつづけることになる。

●**がんの不均一性**　がん幹細胞から分化した細胞は，いくつかの成熟段階で分化がとまり，それぞれモノクローナル❸に増殖する。そのため，不均一で多様性のある細胞集塊が形成される。また，がん幹細胞は，がん微小環境にさまざまな細胞を動員することにより，免疫監視機構からの回避や，がんの浸潤・転移の過程にも関与している。

●**治療抵抗性**　がん幹細胞の多くは細胞周期の休止期にあり，抗がん薬や放射線の治療による殺細胞効果が及びにくい。また，がん幹細胞の細胞膜には，抗がん薬を細胞外にくみ出す機能を有する分子❹が発現していることも知られている。これらの特性から，がん幹細胞は治療に抵抗性(耐性)を発揮する。抗がん薬や放射線の作用によって，増殖したがん細胞は死滅してもがん幹細胞は生き残ることができる。がん幹細胞の存在が，がんの再発や再燃を引きおこす原因の1つと考えられている。

4　がんと免疫

　がん細胞またはその前段階の細胞には多くの遺伝子異常があり，これらから発現する異常タンパク質などによって，がん細胞の形態は不整(いびつ)となる。このような異常細胞は，生体内の**免疫監視機構** immune surveillance

■NOTE
❶自己複製能　自分と同じ幹細胞をつくり出す能力のことである。
❷分化能　未熟な細胞から成熟した細胞へと成長する能力のことである。
❸モノクローナル　「複製された同一のもの」という意味である。
❹ABCトランスポーターなどが知られている。「ABC」は，ATP結合カセット ATP binding cassette の略称である。ABCトランスポーターは，ATP(アデノシン三リン酸)を用いて物質の輸送を行う膜輸送タンパク質の一種である。

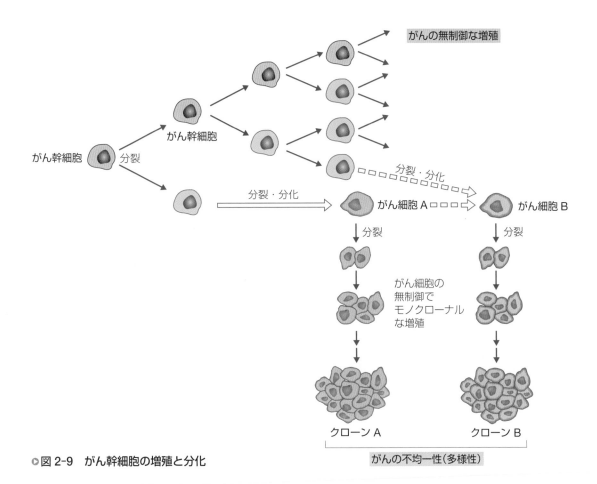

●図2-9　がん幹細胞の増殖と分化

systemから**非自己** non-self，すなわち，生体から排除すべき異物と認識され，その多くは免疫反応よって排除される。しかし，ごく一部の細胞がこの監視を逃れて生き残り（**免疫回避**），がん細胞として増殖を続けることになる。

　がんの免疫回避には，がん微小環境に存在する制御性 T 細胞 regulatory T cell（Treg）や骨髄由来免疫抑制細胞 myeloid-derived suppressor cell（MDSC）などの，免疫機構を抑えるはたらきをする細胞群のほか，免疫抑制系のサイトカイン（IL-10，TGF-β など）や，活性化した免疫をしずめる**免疫チェックポイント**などがかかわっている（●141ページ）。

5　血管新生

　がん細胞は正常な制御を失って無制御かつ無秩序に増殖するため，腫瘍が集塊を形成しはじめると，その中心部ほど低酸素状態に陥って，十分な生育環境を確保できなくなる（●図2-10-①）。このような厳しい環境におかれたがん細胞は，酸素や栄養といった生存のための支援を周囲の血管などに求める（●図2-10-②）。

　たとえば，がん微小環境から放出される低酸素誘導因子 hypoxia inducible factor-1（HIF-1）や，血管新生因子の1つである血管内皮細胞増殖因子 vascular endothelial growth factor（VEGF）が作用すると，腫瘍周囲の血管から腫

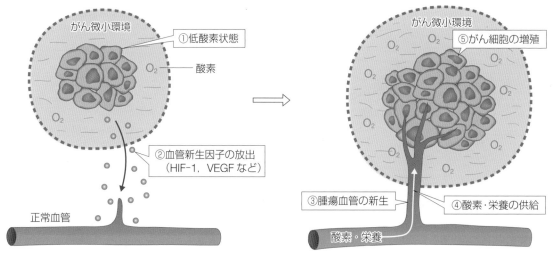

◉**図 2-10　腫瘍の血管新生**

瘍に向けて**腫瘍血管**が導かれる。これを**腫瘍の血管新生** tumor angiogenesis という。腫瘍とその周囲の血管を結ぶ腫瘍血管が開通すると，酸素と栄養が腫瘍集塊へ供給され，がん細胞の増殖が活発化する（◉図 2-10-③〜⑤）。さらにこの血管は，転移経路としても利用されるようになる。

5　がんの浸潤と転移

　がん細胞は，発生部位である**原発巣**で増殖しながら血管・リンパ管や隣接する正常組織へと侵入する。これを**浸潤❶**という。同時に，原発巣からリンパ流または血流を介してほかの臓器に移動して生着し，そこで新たに増殖する。これを**転移**といい，新たな増殖病変は**転移巣**とよばれる。

　リンパ管を経由してリンパ節転移となったり，血管を経由して他臓器へ遠隔転移することもある。これらはがん特有の拡大・進展のふるまいである。

1　がんの浸潤

　組織において，上皮性のがん細胞は，基底膜上の実質で，基底膜に沿って水平方向に周囲の正常組織に食い込むように増殖・拡大を続け，さらに基底膜をこえて血管やリンパ管を含む間質へと侵入して，垂直方向に増殖・拡大を続ける。これらを**がん細胞の浸潤** invasion という（◉図 2-11）。
● **非浸潤がん（上皮内がん）と浸潤がん**　上皮性のがん細胞が，基底膜上で増殖を続けている段階を**非浸潤がん** non-invasive cancer，または**上皮内がん** carcinoma *in situ* といい，基底膜を破壊して間質にまで侵入した段階を**浸潤がん** invasive cancer という。非浸潤がんは転移することはなく予後良好であるが，浸潤がんに進展すると転移をおこしやすくなり，しばしば予後不良となる。

▭ NOTE
❶浸潤
　がんの腫瘍性病変が隣接する他臓器に侵入していくことを，がんの直接浸潤 direct tumor invasion という。たとえば，胃がんの原発巣が拡大すると，隣接する膵臓に直接浸潤することがある。悪性リンパ腫が骨髄や脾臓などのリンパ節以外の臓器に進展する場合も，浸潤（骨髄浸潤，脾臓浸潤）という。

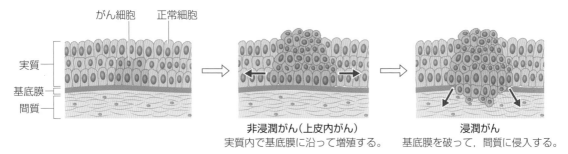

● 図 2-11　非浸潤がん（上皮内がん）と浸潤がん

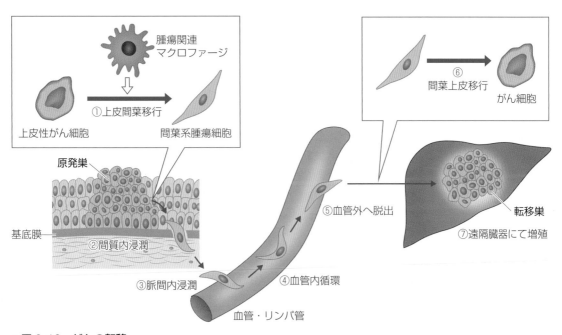

● 図 2-12　がんの転移

2　がんの転移

　がんが転移するには，がん細胞が原発巣の基底膜と間質を突破し，脈管内
へ入って移動し，リンパ節や遠隔臓器で定着する必要がある。

　上皮性のがん細胞は，原発臓器の基底膜上で増殖を続けるが，やがて，が
ん微小環境に存在する腫瘍関連マクロファージ（TAM）からのサイトカイン
刺激などを受けて線維芽細胞のような形態の**間葉系腫瘍細胞** mesenchymal
tumor cell（MTC）に変化する（上皮間葉移行**❶**，●図 2-12-①）。

　間葉系腫瘍細胞は，がん微小環境に存在するタンパク分解酵素（マトリッ
クスメタロプロテアーゼ matrix metalloproteinase〔MMP〕）の作用によって，細
胞どうしの結合性や，基底膜などの細胞外マトリックスとの結合性を失い，
独立した 1 つの細胞として，遊走能と浸潤能を有するようになり，破壊され
た基底膜をこえて間質に侵入する（間質内浸潤，●図 2-12-②）。さらに血管
新生によって構築された血管やリンパ管へと遊走して，それぞれの脈管内に

> **NOTE**
> **❶** 上 皮 間 葉 移 行 epithelial-
> mesenchymal transition は
> EMT と略され，上皮間葉
> 転換ともよばれる。

侵入し（脈管内浸潤，●図 2-12-③），管内を移動する❶（●図 2-12-④）。

　血管内に入った間葉系腫瘍細胞は，原発巣から離れた部位で脈管外に出て（●図 2-12-⑤），再びもとのがん細胞に戻る（間葉上皮移行❷，●図 2-12-⑥）。その後，がん細胞は転移先で増殖を開始し，転移巣が形成される（●図 2-12-⑦）。

　がんの転移のうち，リンパ流を介して転移するものを**リンパ行性転移**といい，血流を介して転移するものを**血行性転移**とよぶ。

◆ リンパ行性転移

　リンパ行性転移では，最初は，がんの原発巣からリンパ管を介してその周囲にある**所属リンパ節** regional lymph node（**領域リンパ節**）に転移がおこる❸。これを**所属リンパ節転移**とよぶ。転移は，さらにリンパ流に沿って遠位のリンパ節へと進展し，**左鎖骨上窩リンパ節** left supraclavicular lymph node（SCLN）にまで及ぶことがある。

●**センチネルリンパ節**　がんの原発巣から転移する所属リンパ節のなかで，がん細胞が原発巣から最初に転移する可能性の高いリンパ節を**センチネルリンパ節** sentinel lymph node（SLN）という❹。たとえば，乳がん手術の際には，色素などを原発巣から注入して，複数ある腋窩リンパ節のうち最初に流入するリンパ節を SLN と同定し，その後の治療方針に生かされる（●123 ページ）。

●**ウィルヒョウリンパ節転移**　左静脈角の近くには左鎖骨上窩リンパ節（SCLN）がある。腹腔・骨盤内や胸部などから，がん細胞が胸管のリンパ流によって運ばれてくると，SCLN 内で増殖し，リンパ節腫大をきたす。これを**左鎖骨上窩リンパ節転移**（SCLN 転移），またはウィルヒョウリンパ節転移という❺。ウィルヒョウリンパ節転移をきたす固形がんには，胃がん・大腸がんなどの消化器がんや，卵巣がんなどの骨盤内腫瘍，肺がん，乳がんなどがある。SCLN は，悪性リンパ腫においても腫大することがある。

●**がん性リンパ管症**　がん性リンパ管症 lymphangitic carcinomatosis（がん性リンパ管炎 carcinomatous lymphangitis）とは，おもに肺の組織のリンパ管内にがん細胞が充満してリンパ管を閉塞した状態で，リンパ行性転移の特殊例である。肺がんや胃がんなどの進行過程で合併し，しばしば予後不良である。肺のリンパ管は組織内に網の目のようにはりめぐらされているため，画像所見は肺炎に類似し，咳嗽や呼吸困難などの呼吸器症状が出現する。

◆ 血行性転移

　血行性転移によるおもな転移臓器は，肺・肝臓・骨・脳などである。がんの種類や，同じがんのなかでも亜型（サブタイプ）によって，転移先の臓器が異なる。たとえば，乳がんや前立腺がんは骨転移，肺がんや悪性黒色腫は脳転移をおこしやすい（●図 2-13）。また，乳がんのなかでも HER2 陽性型（●137 ページ）は脳転移をおこしやすい傾向がある。

　このように，がんの種類によって，遠隔転移先の傾向に違いがあることを，**転移の臓器指向性** metastatic organotropism という❻（●表 2-2）。

▣ NOTE

❶血管内を循環する腫瘍細胞を，循環腫瘍細胞 circulating tumor cell（CTC）という。

❷間葉上皮移行 mesenchymal-epithelial transition は MET と略される。

❸身体のある領域の組織間液はリンパ管に吸収されてリンパ液となる。リンパ流はその領域にあるリンパ節から中枢側のリンパ節（頸部，腋窩，鼠径など）を経て，それぞれのリンパ本幹に集合する。そして，最終的に，頭頸部を含めた右上半身のリンパ流は右静脈角に集まり，それ以外は左静脈角に集まり，いずれも静脈内に流入する。

❹センチネルリンパ節
「センチネル sentinel」とは，歩哨（見はり番）の意である。

❺ウィルヒョウ
ウィルヒョウ Virchow, R. L. K. は，1800 年代のドイツの病理学者である。SCLN 腫大が胃がんなどの悪性腫瘍の転移の症候であることを発見した。

❻転移の臓器指向性
転移の臓器指向性は，従来から，「がん細胞（種子）は自分に好環境の臓器（土壌）を選んで転移先とする」という，「種子と土壌説」により説明されてきた。現在では，転移の臓器指向性に，がんの微小環境や，細胞から放出されるマイクロ RNA（miRNA）が関与していることなどが分かってきている。

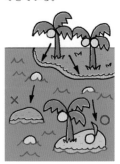

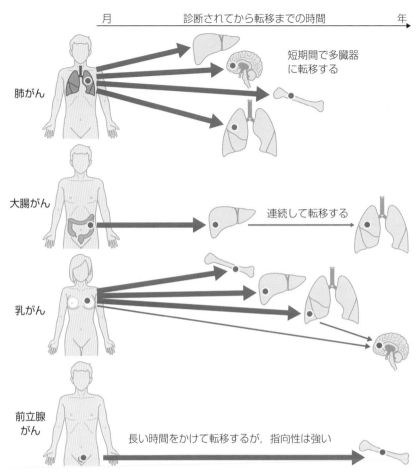

◖図2-13　固形がんの転移のパターン

（Obenauf, A. C. and Massagué, J.：Surviving at a Distance：Organ-Specific Metastasis：*Trends Cancer*. 1（1）：761, 2015 Sep 1, doi：10.1016/j.trecan. 2015.07.009. より作成）

◖表2-2　転移の臓器指向性

がん	おもな転移先
肺がん	骨，リンパ節，胸膜，肝臓，副腎，脳
胃がん	肝臓，リンパ節，肺，骨，腹膜，卵巣
大腸がん	肝臓，リンパ節，肺，腹膜
肝細胞がん	肺，骨
乳がん	骨，肺，肝臓，副腎，リンパ節，脳
卵巣がん	腹膜，リンパ節
前立腺がん	骨，リンパ節

B　がんに特有の病態と症候

1　がんの病態

　がんが増大し，浸潤・転移が進行すると，しばしば複数の臓器が障害されて，それぞれの局所症状・臓器症状があらわれる。また，がんに基づく全身的な病態・症状を伴うこともある（◯図2-14）。

1　がんの増大・浸潤・転移による病態

● **がんの増大**　がんは無制御に増大を続ける。がんが増大すると，かたく凹凸不整な腫瘤が形成される。たとえば，乳房にこのような腫瘤が触れた場合には乳がんが疑われる。胃や大腸の進行がんでは腫瘍の増大に伴って中心部への血流が不足して壊死がおこり，潰瘍を伴う腫瘤が形成され，出血を伴うことがある。

● **がんの浸潤**　がんは，増大するとともに周囲の正常組織へと浸潤していく。たとえば，胃がんが増大すると，隣接する膵臓に浸潤して疼痛が増強することがある。直腸がんが増大すると，骨盤内臓器の膀胱や前立腺，子宮などに浸潤して血尿や不正出血を伴うことがある。尿管に浸潤すると腎臓から膀胱への流れが不良となって水腎症となることがある。また，がんが血管に浸潤した場合は出血や閉塞が生じ，神経に浸潤した場合には特有の痛み（神経障害性疼痛，◯95ページ）を伴うことがある。

● **がんの転移**　がんはさらにリンパ節や遠隔臓器に転移していく。表在リンパ節に転移が生じると，頸部・腋窩・鼠径部などのリンパ節が，かたく腫脹する。縦隔・腹腔・骨盤の深部リンパ節に転移が生じると，周囲臓器の圧迫に伴う疼痛や浮腫が出現する。肝門部のリンパ節転移が進行すると，胆管を圧迫して閉塞性黄疸を合併することがある。

　転移先の臓器には，肺・肝臓・骨・脳などがあり，それぞれの部位の機能に応じた症状が出現する。たとえば，胸膜転移によるがん性胸膜炎や，腹膜

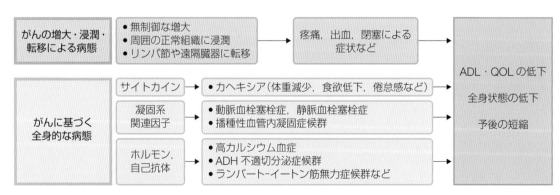

◯**図2-14　がんに特有の病態と症候**

転移によるがん性腹膜炎が生じて胸水や腹水などの体液貯留を合併すると，疼痛や圧迫感などが出現する。

2 がんに基づく全身的な病態

● **腫瘍随伴症候群**　がんの浸潤・転移とは直接関連しない臓器において，がんに基づいて誘発された病態を伴うことがある。多くの場合，がんから産生される物質や，免疫反応により産生される自己抗体などによって発症することから，**腫瘍随伴症候群** paraneoplastic syndrome と総称されることがある。

● **カヘキシア**　後述するカヘキシアも全身的な病態の一例である。がんの進行に伴う炎症反応を基盤として，過剰なサイトカイン分泌がおこり，これにより急速な体重減少を呈する。

● **内分泌系の病態**　がん細胞が産生するホルモン様物質による内分泌系の病態には，副甲状腺ホルモン関連タンパク質 parathyroid hormone-related protein（PTHrP）による悪性腫瘍に伴う高カルシウム血症（MAHC），抗利尿ホルモン（ADH）による ADH 不適切分泌症候群（SIADH），副腎皮質刺激ホルモン（ACTH）によるクッシング症候群などがある。

● **免疫系の病態**　がんによって誘導された自己免疫機序に伴う病態には，皮膚筋炎，ランバート-イートン筋無力症候群❶Lambert-Eaton myasthenic syndrome などが知られている。

● **血液凝固系の病態**　血液凝固系では，心筋梗塞や脳梗塞などの動脈系の血栓塞栓症や，深部静脈血栓症（DVT）・肺血栓塞栓症（PTE）といった静脈系の血栓塞栓症，播種性血管内凝固症候群（DIC）などが引きおこされる。これらの発症には，血液凝固系を活性化させる組織因子の関与などが考えられている。

2 がん緊急症

1 がん緊急症の概要

　がん緊急症 oncology emergency（オンコロジーエマージェンシー）とは，がん罹患中に緊急処置を要する程度に病状が悪化した状態のことで，がんの存在・進行による場合と，がん治療に伴う場合がある（●図2-15-a）。

　がん緊急症は，それぞれの病態により，数分で重症化するものから数日かけて重症化するものまで幅広く，また重症度も，外来で対応が可能なものから救急治療室 emergency room（ER）での対応を要するものまでさまざまである（●図2-15-b）。

　がん緊急症が重症化した場合には，しばしば入院を要する段階（Grade3❷）から，生命をおびやかす・要緊急処置の段階（Grade 4）へと悪化する可能性がある。

　がん緊急症は予測外に発見されることもあり，その場合には迅速な病状把握と治療を行う必要がある。発症時にすみやかに対応できるように，がん緊

NOTE

❶ランバート-イートン筋無力症候群

　自己免疫疾患の1つでもあり，神経と筋肉との間の情報伝達が阻害されることにより，下肢の脱力，反復運動による脱力の改善，自律神経障害などが引きおこされる。

　特定のがん（とくに肺小細胞がん）が発生する前後に発症することが多い。

NOTE

❷Grade

　がん診療における有害事象の重症度評価に用いられる CTCAE では，がんの進行または治療や処置に伴って発生した有害事象を重症度別に，軽度（Grade 1），中等度（Grade 2），高度（Grade 3），生命をおびやかす・要緊急処置（Grade 4），死亡（Grade 5）の5段階に区分している（●92ページ）。

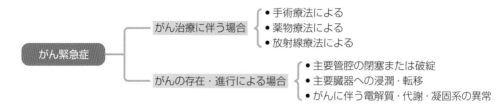

a. がん緊急症の原因

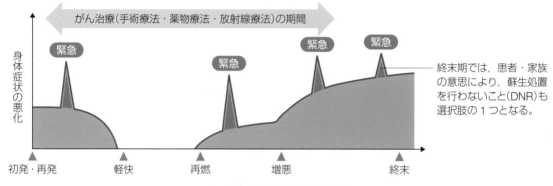

b. がん緊急症が発生する時期

●**図2-15　がん緊急症**

急症に対して院内各部門の協力体制があらかじめ準備されていることが大切である。

2 がんの存在・進行による緊急病態

　進行再発がんの症例においては，原発病変や転移病変の増大に伴って，緊急対応を必要とする急激な病状変化をきたすことがある。これらの緊急病態は，①主要管腔の狭窄・閉塞または破綻，②腫瘍臓器への浸潤・転移，③がんに伴う電解質・代謝・凝固系の異常，の3つに分けられる。

▌主要管腔の狭窄・閉塞または破綻

　血管・腸管・胆管などの体内の主要な管腔が急速に高度狭窄もしくは閉塞した場合や，破綻して出血や穿孔が生じた場合には，これらの管腔に関連する臓器が著しく障害される。

　例として，上大静脈の閉塞による上大静脈症候群，総胆管の閉塞による閉塞性黄疸，尿管の閉塞による水腎症，腸管の閉塞による腸閉塞などがある。また，食道穿孔による縦隔炎・肺炎，胃・腸管穿孔による急性腹症なども，重症化することがある。

▌主要臓器への浸潤・転移

　原発病変の浸潤や転移巣の増大によって，主要臓器の機能が著しく障害されることがある。神経系への浸潤・圧迫の例として，脳転移やがん性髄膜炎，脊髄圧迫症候群があり，これによりさまざまな神経症状がみられる。また，反回神経への浸潤によって神経麻痺が生じると，誤嚥をおこしやすくなる。また，がん性心膜炎では，心タンポナーデが引きおこされることがある。

▌がんに伴う電解質・代謝・凝固系の異常

　がんの存在下に体内で産生される物質によって，電解質・代謝・凝固系などに異常が生じて緊急症となることがある。

　ADH不適切分泌症候群（SIADH）による低ナトリウム血症や副甲状腺ホルモン関連タンパク質（PTHrP）産生による高カルシウム血症（MAHC），乳酸の増加に伴う代謝性アシドーシス（乳酸アシドーシス〔LA〕）では，意識障害が生じる。

　深部静脈血栓症（DVT）では，肺血栓塞栓症により急性呼吸不全に陥ることがある。播種性血管内凝固症候群（DIC）では，大出血・腎不全・意識障害などを生じるリスクが高い。

3 がん治療に伴う緊急病態

　がん治療では，治療計画や患者状態によって重篤な有害事象が発生して緊急病態となる。たとえば，手術療法では術中・術後の大出血や静脈血栓塞栓症がおこった場合がこれに該当する。放射線療法では放射線肺炎が重症化した場合などがある。

　抗がん薬治療では，薬剤の投与中や，治療サイクル間の観察期間中などにおいて，発生した有害事象が重症化することがある。たとえば，分子標的薬投与によるインフュージョンリアクション（◯137ページ），細胞傷害性抗がん薬による発熱性好中球減少症（◯148ページ），免疫チェックポイント阻害薬による間質性肺疾患（◯142ページ）などがある。

3　がんに伴うカヘキシアと倦怠感

1 がんに伴うカヘキシア

　がんの存在や進行，治療などの複数の要因によって，生体のエネルギー出納のバランスがくずれ，その結果，主として骨格筋量が減少しつづけ，通常の栄養サポートでは十分な回復が見込めず，身体機能の障害が進行していくことがある。この病態を，**がんに伴うカヘキシア❶**という。カヘキシアでは，しばしば食欲不振を伴うため，**がんに伴う食欲不振–カヘキシア症候群**とよばれることもある。

　カヘキシアは，がんに罹患した時点のカヘキシア前期からカヘキシア期，難治性カヘキシア期へと進展する（◯図2-16）。

▌カヘキシア前期

　カヘキシア前期には，がんの存在や進行に伴って，副腎皮質ステロイドホルモンなどの分泌異常や耐糖能障害などの代謝異常がおこりはじめている。食欲不振はあるが食事摂取量は確保され，体重減少は軽度にとどまっている。

▌カヘキシア期

　がんが進行してくると，がんに対する免疫反応の高まりなどによって炎症性サイトカイン（TNF-α，IL-1，IL-6など）の産生が亢進し，血液検査では

▭NOTE

❶カヘキシア cachexia
　カヘキシアはギリシャ語のkakos（わるい）＋hexis（状態）に由来し，日本語では悪液質ともいわれる。

	カヘキシア前期	カヘキシア期	難治性カヘキシア期
生体の反応	・副腎皮質系などの内分泌異常 ・耐糖能障害などの代謝異常	・異化の亢進と同化の低下による負のエネルギーバランス ・全身性の炎症反応	・異化の亢進と同化の低下がさらに進行し，負のエネルギーバランスが著しくなる
臨床症候	・軽度の体重減少*1 ・食欲不振	・体重減少（＋サルコペニア）*2 ・食事摂取量の減少 ・CRP上昇，貧血，低アルブミン血症など	・全身状態不良，体重減少が著明 ・倦怠感の増強，食事摂取不良 ・抗がん薬治療に抵抗性 ・推定予後3か月未満
治療	栄養サポート，食事相談，がんリハビリテーション，運動など	がん病変に対する治療（手術療法・薬物療法・放射線療法）	終末期緩和ケア

*1　過去6か月間における体重減少率 ≦5%
*2　過去6か月間における体重減少率 >5%（やせ型 BMI<20 の場合は>2%），または，過去6か月間における
　　体重減少率 >2% でサルコペニアを伴う。

○図2-16　カヘキシアの進行と治療

C反応性タンパク質（CRP）上昇や貧血，低アルブミン血症などがみとめられるようになる。食欲低下に伴う食事摂取量の減少に加え，筋肉・脂肪の形成（同化）の低下と，これらの分解（異化）の亢進が生じて，エネルギーバランスは負に傾き，カヘキシアが顕在化する。全身の骨格筋や脂肪が減り，体重減少が比較的急速に進行する。

　欧州緩和ケア共同研究グループ European Palliative Care Research Collaborative（EPCRC）によるカヘキシアの診断基準は，「過去6か月間における体重減少率が5%をこえる場合，BMI❶20未満のやせ型では体重減少率が2%をこえる場合，体重減少率が2%をこえてサルコペニア❷を伴う場合のいずれか」としており，この基準を用いることが多い。

▌難治性カヘキシア期

　がんがさらに進行するとカヘキシアも悪化して全身状態は低下する。骨格筋の著明な減少は**るい痩**とよばれ，頰部や眼窩，頸部，肋間，四肢などに出現して独特の体型を呈するようになる（○図2-17）。抗がん薬治療の効果がなくなり，推定予後3か月未満の終末期に相当する。

　この時期にいたるとカヘキシアの改善は困難で，高カロリー輸液を投与しても筋肉量の改善は得られず，むしろ，浮腫や呼吸困難，口渇などの症状が出現して，患者の苦痛が増大してしまうことが多い。患者・家族からは「食事をとらないと，さらにやせて弱ってしまうのではないか」という焦燥や不安が聞かれる機会が多くなるため，こうした気持ちに寄り添ったケアが重要となる。

　このようなカヘキシアの過程は，進行再発（○81ページ）の胃がん・肺がん・膵臓がんなどでしばしばみとめられる。たとえば，手術不能の進行膵臓がん20症例の解析（抗がん薬治療などは受けず緩和ケアのみ）によると，がんと診断された時点においてすでに10%以上の体重減少があり，その後，

□NOTE

❶BMI

　BMI（body mass index）は，肥満またはやせの指標となる数値で，BMI＝体重[kg]÷（身長[m]）² の式で計算される。日本人の場合，BMIが18.5以上25未満を標準として，BMI 25以上は肥満，BMI 18.5未満はやせと評価されることが多い。

❷サルコペニア

　全身の骨格筋の筋肉量の減少と筋力の低下が進行性にみとめられ，これらの悪化により身体機能の低下を伴ってくる状態をいう。

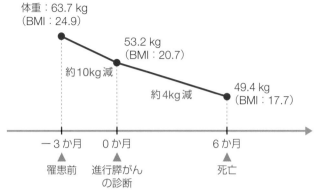

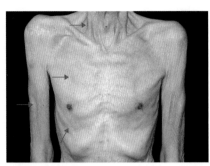

頸部・肋間・上腕などの筋肉量が著しく減少している（矢印）。

○**図 2-17　高度カヘキシアの身体所見**

（写真提供：PPS 通信社）

診断時点（0 か月）で罹患前から約 10 kg 減少している。これは，カヘキシアの診断基準「過去 6 か月間における体重減少率＞5％」を満たしている。死亡までの 9 か月間では約 14 kg の減少となる。

○**図 2-18　切除不能の進行膵がん（20 症例）における体重変化**

(Wigmore. S. J. et al.：Changes in nutritional status associated with unresectable pancreatic cancer. *British Journal of Cancer*, 75（1）：106-109, 1997 による，一部改変)

○**表 2-3　がんに伴う倦怠感の要因**

• がん治療：薬物療法，放射線療法，手術療法 • 不安神経症，うつ，不眠 • 疼痛 • 貧血 • カヘキシア（食欲低下，体重減少） • 発熱：腫瘍熱，感染症	• 脱水，低ナトリウム血症，高カルシウム血症 • 薬剤：降圧薬の過剰投与，副腎皮質ステロイド薬の長期連用，筋弛緩薬（エペリゾン塩酸塩など） • 薬剤の中止に伴う離脱症候群：副腎皮質ステロイド薬，オピオイド薬 • 併存疾患：心不全，慢性呼吸不全，慢性腎不全，甲状腺機能低下症，副腎皮質機能低下症など

死亡にいたる半年間でさらに 10％の減少がみとめられている（○図 2-18）。

2　がんに伴う倦怠感

　がんに伴う倦怠感とは，がんの進行またはがん治療に伴って肉体的な疲れや精神的な消耗などが生じ，これらが複合して，持続するつらさとして自覚される感覚である。「だるい」「動きたくない」「外出したくない」「力が出ない」「やる気がおこらない」など，さまざまに表現される。医療従事者から様子を問われてはじめて自覚することもある。

　がんに伴う倦怠感は一般に，治療による改善が困難な場合が多いが，なかには治療効果がみとめられる場合もある（○表 2-3）。たとえば，がん疼痛が持続している場合に適切な鎮痛薬が投与されて疼痛が緩和されると，疼痛に伴う睡眠障害から開放されて倦怠感が軽減することがある。

● **倦怠感への対応**　がんに伴う倦怠感は，休息や睡眠を十分にとっても改善しにくいのが特徴で，健常者に生じる疲労とは異なる。また，カヘキシアなどの身体的変化や，抑うつ，睡眠障害，判断力の低下などをしばしば伴い，ADL が妨げられ，QOL が悪化する。とくに，がんの終末期には倦怠感がしばしば増悪し，「身のおきどころがない」といった強い苦痛として表現され

ることがある。その場合は，インフォームドコンセントなどのプロセスを経たうえで，薬物により患者の意識を低下に導く鎮静が選択されることもある。一方，がん病変の治療が奏効するとともに倦怠感が軽快することがある。また，がん治療が成功しても，がんサバイバーとして生活するなかで，倦怠感が持続することがある。

倦怠感が軽度の場合は，散歩やヨガなどのストレッチ体操をはじめとする軽度の運動によって自覚症状が改善することがあるため，全身状態や病状をふまえたうえで，日常生活に取り入れるように助言する。

副腎皮質ステロイド薬やプロゲステロン製剤などによる薬物療法によって，倦怠感や食欲不振が改善することがある。最近では，一部のがんにおいて，アナモレリン塩酸塩❶（エドルミズ®）が，カヘキシア・倦怠感を改善させる新規の経口薬として注目されている。

精神症状に対しては，薬物療法に加え，カウンセリングをはじめとする心療内科領域のサポートが大切となる。

NOTE
❶アナモレリン塩酸塩
　食欲にかかわる消化管ホルモンとしてグレリンが知られている。本剤は，その受容体に作用して，食欲の改善と体重増加，倦怠感の軽減などの作用を示す。

C　がんの診断

がんの診断プロセスは，いくつかの契機から始まる。たとえば，がん検診で異常を指摘された場合，体調不良でかかりつけ医を受診してがんの疑いから検査を要するとされた場合，別の疾患で診療を受けた際にがんの疑いを指摘された場合などである。これらを起点として，がんの精密検査（精査）が開始され，診断，そして治療の順に進められる（●84ページ，図3-1）。

ここではおもに固形がんを対象として，がんと診断されるまでの流れを詳述する。

1　がんの診察・検査

がんが疑われた際の精密検査は，必要に応じて，個体・臓器・組織・細胞・分子・遺伝子の各スケールに対応して行われる（●図2-19）。

臨床診断は，問診，身体所見，画像検査などの肉眼的所見（マクロ所見）に基づいて行われる。病理診断では，組織検査や細胞診により顕微鏡的所見（ミクロ所見）が得られるほか，近年では原因遺伝子を特定するための遺伝子検査が行われて，遺伝子診断がなされることもある。

1　問診と身体所見

がん診断の最初の手がかりとして，医師はまず，問診と身体所見から，がんに関連する特徴的な症状や状態を把握する（●表2-4）。主訴を中心に，体調に関する情報収集が行われる。とくに，最近出現してきた症状，もしくは悪化してきた症状に注意がはらわれる。

疼痛に関しても，性状・程度・出現時期などに着目して積極的に情報が収

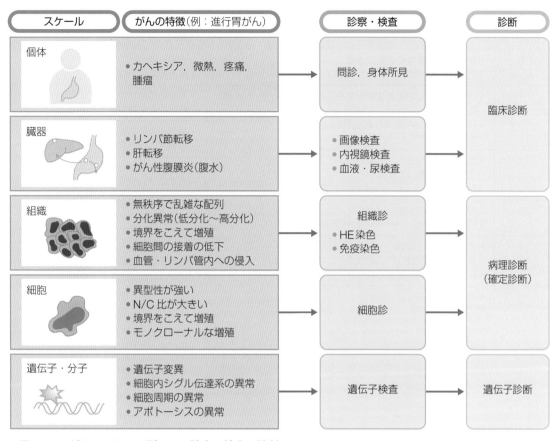

●図 2-19　がんのスケール別にみた診察・検査と診断

●表 2-4　がん診療における問診と身体所見

問診	体調	• 倦怠感（からだがだるい，疲れがとれない），体重減少，食欲低下 • 咳嗽・嗄声 • 嚥下時の違和感（飲み込むときのつかえ感） • 便秘，黒色便 • 不正出血 • 表在リンパ節，乳腺，腹部などのしこり	身体所見	視診	カヘキシア（顔貌，体型）
	疼痛	嚥下痛，背部痛，腹部鈍痛，下腹部痛など		触診	• 腫瘤は全体にかたく，表面は凹凸不整，圧痛を伴うことが多い。 • 表在リンパ節に腫大がみとめられる。 • 左鎖骨上窩リンパ節（ウィルヒョウリンパ節）に腫大がみとめられる。
	生活	• 体調変化や疼痛に伴う ADL の低下 • 全身状態（PS）の低下		計測	• 体重減少（1 か月に 1 kg 以上の減少など） • 持続する微熱（37℃台）

集される。また，がんに伴うカヘキシアの進行によって倦怠感や体重減少などが生じ，ADL の低下がもたらされている可能性にも注意がはらわれる。
● **全身状態の評価**　このようにがんの診察では，体調変化や疼痛，ADL の低下などを総合的に診察して，**全身状態** performance status（**パフォーマンスステイタス，PS**）が評価される。PS の評価には，アメリカの東海岸がん臨床試験グループ Eastern Cooperative Oncology Group（ECOG）による **ECOG グレード**や**カルノフスキースコア**（KPS）が一般的に用いられる（●表 2-5, 6）。

○表2-5　ECOGグレード

グレード	定義
0	・まったく問題なく活動できる ・発病前と同様の日常生活が制限なく過ごせる
1	・肉体的な激しい活動は制限されるが，歩行は可能 ・軽作業や座位の作業は可能(例：軽い家事，事務作業)
2	・歩行可能，自分の身のまわりのことはすべてできるが作業はできない ・日中の50%以上はベッド以外で過ごす
3	・限られた自分の身のまわりのことしかできない ・日中の50%以上をベッドか椅子で過ごす
4	・まったく動けない ・自分の身のまわりのことはまったくできない ・完全にベッドか椅子で過ごす
5	・死亡

○表2-6　カルノフスキースコア

スコア	定義
100	・正常な状態 ・自他覚症状がない
90	・通常の活動ができる ・軽度の自他覚症状がある
80	・通常の活動に努力が必要 ・中等度の自他覚症状がある
70	・自分の身のまわりのことはできる ・通常の活動や活動的な仕事はできない
60	・ときに介助は必要だが，自分でやりたいことの大部分はできる
50	・かなりの介助と頻繁な医療介入が必要
40	・活動にかなりの障害があり，特別なケアや介助が必要
30	・高度に活動が障害され，入院が必要 ・死が迫った状態ではない
20	・非常に重篤で入院が必要 ・死が迫った状態ではない
10	・死が迫っている ・死にいたる経過が急速に進行している
0	・死亡

ECOGグレードによるPSは，0から5の6段階で評価される。一般的にPS0は健常時とかわらない身体的状態である。PS1～2は症状を伴うが全身状態は保たれている状態で一般に外来通院が可能なレベルである。PS3～4は全身状態の悪化に伴って外来通院が困難な状態で，一般に入院や在宅臥床を要するレベルである。

2　精密検査

　視診・触診・聴診などから得られた身体所見もふまえて「がんの疑い」となった場合に，諸検査が実施される(○表2-7)。

画像検査・内視鏡検査

　画像検査や内視鏡検査では，がんの原発部位と転移が調べられ，これに基づいて臨床診断と病期分類(○80ページ)が行われる。

血液・尿検査，生理検査

　採血・検尿による検査や生理検査では，がんに伴う合併症やがん以外の併存疾患の有無についても詳しく調べられる。

● **血球計算**　採血検査の血球計算(血算)において，進行再発がんでは，ヘモグロビン値の低下や血小板数の低下をみとめることがある。

● **血清アルブミン値**　生化学検査において，血清アルブミン(Alb)値は栄養状態を知る指標の1つである。がんの進行とともに栄養状態が悪化すると，低アルブミン血症となる。

○表 2-7　がん診療でよく行われる検査

検査			目的
画像検査	CT(コンピュータ断層撮影)		頭部から骨盤部までの臓器における腫瘍性病変，リンパ節転移，体液貯留などの検出
	PET(陽電子放射断層撮影)		
	超音波検査		頸部・乳腺・腹部における腫瘍性病変の検出
	MRI(磁気共鳴画像)		CT で疑わしい病変部を精査
	消化管 X 線検査	上部	食道，胃，十二指腸の腫瘍性病変の検出
		下部	おもに大腸の腫瘍性病変の検出
	マンモグラフィ		乳腺における腫瘍性病変の検出
内視鏡検査	消化管内視鏡検査	上部	食道，胃，十二指腸の腫瘍性病変の検出
		下部	おもに大腸の腫瘍性病変の検出
	気管支内視鏡検査		気管・気管支の腫瘍性病変の検出
血液・尿検査	血算，生化学，凝固系，腫瘍マーカー，尿定性，尿沈渣，Ccr(クレアチニンクリアランス)など		血球の状態，栄養状態，肝機能・腎機能・骨髄機能の状態，播種性血管内凝固症候群(DIC)や高カルシウム血症の有無の確認
生理検査	心電図・心臓超音波検査		心機能の状態，不整脈合併の有無の確認
	下肢静脈超音波検査		深部静脈血栓症(DVT)合併の有無の確認
	肺機能検査		閉塞性・拘束性換気障害，拡散障害の有無の確認

● **肝機能**　血清トランスアミラーゼ(AST，ALT)や胆道系酵素の γ-GTP などの値から，肝機能を知ることができる。治療薬の影響やがんの肝転移などにより，異常値を示すことがある。

● **腎機能**　血清クレアチニン(Cr)値は腎機能をあらわすが，より正確には，身長と体重を含めて算出されたクレアチニンクリアランス(Ccr)で評価される。脱水や治療薬の影響，がんの増大による尿管の閉塞(水腎症)などによって，腎機能の低下をきたすことがある。

● **電解質**　電解質では，血清ナトリウム値(Na)，血清カリウム値(K)に加えて，血清カルシウム値(Ca)も測定される。多発性骨髄腫や食道がんなどでは，病状の進行に伴って高カルシウム血症をみとめることがある。

▋ **腫瘍マーカー**

　腫瘍マーカーとは，がん細胞から産生された特定の物質の量を血中濃度としてあらわしたものである(○表 2-8)。腫瘍マーカーはがんを診断する一助となり，また治療過程における病勢の変化を知る指標として有用な場合もある。しかし，すべてのがんにおいて特定の腫瘍マーカーがあるわけではなく，つねに腫瘍マーカーの値が上昇しているわけでもないため，診断においては参考程度にとどめられる点に注意が必要である。

○表 2-8　おもな腫瘍マーカー

略称	名称	おもな対象
AFP	α-フェトプロテイン	肝細胞がん
CA125	糖鎖抗原 125	卵巣がん，子宮頸がん，子宮体がん
CA15-3	がん抗原 15-3	乳がん
CA19-9	糖鎖抗原 19-9	各種消化器悪性腫瘍
CEA	がん胎児性抗原	大腸がんをはじめとする腺がん
CYFRA21-1	サイトケラチン 19 可溶性フラグメント	肺がん（とくに扁平上皮がん）
hCG	ヒト絨毛性ゴナドトロピン	絨毛性腫瘍または非絨毛性腫瘍（精巣腫瘍，卵巣がん，膵がん，胃がん，肝がん，肺がんなど）
NCC-ST-439	—	乳がん，肺がん，消化器系悪性腫瘍
NSE	神経特異エノラーゼ	肺小細胞がん，神経内分泌系腫瘍
PIVKA-II	γ-カルボキシル化異常プロトロンビン	肝細胞がん
proGRP	ガストリン放出ペプチド前駆体	肺小細胞がん
PSA	前立腺特異抗原	前立腺がん
SCC 抗原	扁平上皮がん関連抗原	扁平上皮がん（子宮頸部，肺，食道，頭頸部，尿路・性器，皮膚など）
sIL-2R	可溶性インターロイキン 2 レセプター	非ホジキンリンパ腫，成人 T 細胞白血病（ATL）
SLX	シアリル Le^x-I 抗原 シアリル SSEA-1	肺がんをはじめとする腺がん
エラスターゼ 1	—	膵臓がん

2　がんの診断と病期分類

1 臨床診断と病理診断（確定診断）

　がんの診断では，まず，患者の症状や徴候，画像検査や内視鏡検査，血液検査などから得られた結果をふまえて，**臨床診断**が行われる。さらに，病理医が顕微鏡を用いて細胞や組織像を観察する**病理診断**が行われ，診断が確定する。これは**確定診断**とよばれる。病理診断では，がんの組織型・異型度・分化度・悪性度，脈管浸潤の有無などが評価される（○73 ページ，図 2-19）。

　画像検査や内視鏡検査の情報はあくまで「影や形」にすぎず，腫瘤のがん細胞が確認されることで「がんである」と確実に診断することができる。臨床診断でがんと考えられても，病理検査ではがん細胞はみとめられなかったということもあるため，病理診断は臨床診断を裏づけるために不可欠なプロセスである。ただし，細胞診や生検を行うにあたり，出血などのリスクが高い場合には臨床診断の段階にとどまることもある。

　病理診断には組織診と細胞診がある。

◆ 組織診

　組織診は，病変の一部を切除・摘出する**生検** biopsy によって得られた検体を用いて行われる。生検材料は，内視鏡の鉗子や穿刺針などを用いて採取されることが多い。これらの方法で生検が困難な場合は，CT ガイド下生検や開腹生検などが検討される。

● **CT ガイド下生検**　内視鏡などを用いても生検が困難な部位に腫瘍が存在する場合に，CT 撮像を行いながら体表から針を穿刺して行う生検である。高度な専門技術を有する放射線科医によって行われる。

● **術中迅速診断**　手術を行っている時間帯に，外科医が腫瘍の一部を採取し，その検体を病理医がただちに検鏡して，腫瘍の広がりや手術による遺残（取り残し），転移の有無，進行度などをその場で評価し，手術の方針が決められることがある。これを術中迅速診断とよぶ（◉123ページ）。

● **組織染色**　生検で得られた検体に対しては，青と赤に染まる2種類の色素（ヘマトキシリン hematoxylin とエオジン eosin）を用いた **HE 染色**が行われる。この染色により，がんか否か，がんであれば組織型（腺がん，扁平上皮がんなど）や分化度（低分化，高分化など）がわかる。

　さらに精査が必要となった場合には**免疫組織化学染色** immunohistochemistry（IHC）が行われる。これは細胞の特定の分子（抗原）に対する抗体を結合・発色させて行う染色法で，複数の IHC を組み合わせて行うことにより，がん細胞の性質の特定や，がん細胞の由来となった原発臓器の同定などにおいて役だつ❶。

NOTE
❶上部消化管内視鏡検査下で胃腫瘤がみとめられた場合の検査と診断は次のように進められる。まず生検が行われ，HE 染色で胃がん（高分化腺がん）の診断となり，免疫組織化学染色の HER2 染色で広範に HER2 陽性細胞が多数みとめられると，HER2 陽性胃がんの診断が下される。

◆ 細胞診

　組織診では，ある程度の大きさの組織切片を検体とするが，細胞診では，液状の検体やわずかな採取検体を用いてがん細胞の有無を判定する。侵襲性がないか少ないため，がんの早期発見のためのスクリーニング検査としても用いられる。

　子宮のがんでは子宮頸部や子宮内膜の擦過物，肺がんでは喀痰，尿路上皮がん（尿管がん，膀胱がん）では尿，腹水・胸水では穿刺液が検体として用いられる。表在リンパ節腫大などに対しては穿刺吸引法 fine-needle aspiration（FNA）による細胞の採取が行われる。

　細胞診のパパニコロウ分類では，悪性細胞の評価を5段階で行い，Class I と II は陰性，Class III は偽陽性（要再検），Class IV と V は陽性（悪性）である。

2 遺伝子検査

　ゲノム遺伝子検査技術の飛躍的な進歩により，腫瘍の特性を遺伝子レベルで明らかにして，がんの診断や治療薬の選択などに活用される場面が増えてきている。ここでは治療薬選択のためのコンパニオン診断と，新たな薬剤探索のための遺伝子パネル検査についての概要を示す。

◆ コンパニオン診断

　分子標的薬の選択にかかわる特定の遺伝子の異常（変異や転座など）を明らかにするために，腫瘍や血液を用いて行う遺伝子検査を**コンパニオン診断** companion diagnostics（CDx）という。

　コンパニオン診断の結果が分子標的薬の抗腫瘍効果が期待できる遺伝子異常であった場合，薬剤の投与が考慮される。たとえば，大腸がんの抗 EGFR 抗体薬に対する *RAS* および *BRAF* 遺伝子変異，大腸がんおよび悪性黒色腫の抗 BRAF 薬に対する *BRAF* 遺伝子変異，非小細胞肺がんの EGFR チロシンキナーゼ阻害薬に対する *EGFR* 遺伝子変異，慢性骨髄性白血病の抗 ABL 薬に対する *BCR-ABL* 遺伝子転座，臓器横断的固形がんの抗 PD-1 抗体薬に対するマイクロサテライト不安定性（MSI， ⒪plus）などがある。

◆ 遺伝子パネル検査（遺伝子プロファイリング検査）

　腫瘍や血液などを検体として，がんに関係するたくさんの遺伝子を一度にまとめて測定する遺伝子検査を，**遺伝子パネル検査（遺伝子プロファイリング検査）**という❶（⒪106ページ）。この検査は，抗がん薬による標準治療の効果がなくなってきた場合や，当初から標準治療が存在しない場合などに，そのほかの有効な薬剤の存否を明らかにすることを目的に行われる。

　検査結果は合同会議（エキスパートパネル）において分析され，有効性が期待できる薬剤がピックアップされる。その薬剤がすでに国内で承認されているものであれば投与が検討され，未承認薬であれば，臨床試験または治験への参加が検討される。

　このような医療を，日本では**がんゲノム医療**，海外では**精密医療** precision medicine とよんでいる。

> **NOTE**
> ❶多くの遺伝子の塩基配列を，同時に短時間かつ低コストで検査できる次世代シークエンサーが開発され，日常診療で用いることができるようになった。

| plus | **MSI-High と TMB-High** |

　細胞分裂の DNA 複製時に，A-T または G-C ではない不正確な組み合わせの塩基対ができた場合（ミスマッチ），細胞には正確な塩基対へと修復するシステムが備わっている。これを DNA ミスマッチ修復機構 mismatch repair system（MMR）という。

・**マイクロサテライト不安定性（MSI）**

　がん細胞のなかには，MMR にかかわる遺伝子に異常が生じて機能が欠損し，修復されないままの不正確な塩基対が蓄積しているものがある。この場合，DNA に存在する塩基の繰り返し配列の箇所（マイクロサテライト）に異常がおこり，反復回数がさまざま（不安定）となることが知られている。これをマイクロサテライト不安定性 microsatellite instability（MSI）という。

　がんの種類にかかわらず，腫瘍細胞のマイクロサテライト不安定性が正常組織よりも高い場合（MSI-High），免疫チェックポイント阻害薬（抗 PD-1 抗体薬， ⒪141 ページ）の抗腫瘍効果が期待できる。

・**腫瘍遺伝子変異量（TMB）**

　腫瘍の遺伝子変異の総量を腫瘍遺伝子変異量 tumor mutational burden（TMB）という。TMB が高い腫瘍（TMB-High）では，正常細胞には存在しない新しいタンパク質（ネオアンチゲン）がいくつも発現するため，免疫細胞から攻撃の対象と認識されやすくなる（免疫原性が高まる）。この機序から，TMB-High では，免疫チェックポイント阻害薬（抗 PD-1 抗体薬）の抗腫瘍効果が期待できる。

3 原発腫瘍と転移性腫瘍の診断

　初発のがんの精査，または，がんの治療中に発見された新病変の精査において，その臓器から発生した**原発腫瘍**か，別の臓器で発生してその臓器に転移してきた**転移性腫瘍**かの判別は，正確な診断と治療計画の立案において大変重要なポイントとなる（◯表2-9, 10）。

　たとえば，肺にがんがあれば一般に「肺がん」といわれるが，肺の組織から発生したがんは「原発性肺がん」，ほかの臓器から肺に転移してきたがんは「転移性肺がん」であり，両者は生検によって判別することができる。前者は原発性肺がんの治療を行う対象となり，後者はあくまで原発病変の組織

◯表2-9　原発腫瘍の分類

発生臓器	肺がん，乳がん，胃がん，大腸がん，肝細胞がんなど
発生組織（組織型）	腺がん，扁平上皮がん，小細胞がん，平滑筋肉腫など
細胞・組織の分化度	高分化，中分化，低分化，未分化
細胞の悪性度	細胞核の異型度，細胞分裂像を呈する細胞の数など
細胞の特徴	HER2陽性，CD20陽性，*EGFR*遺伝子変異型，*RAS*遺伝子野生型など

◯表2-10　転移性腫瘍の分類

転移性肺腫瘍	肺がん，乳がん，食道がん，胃がん，大腸がんなど
転移性肝腫瘍	肺がん，乳がん，食道がん，胃がん，大腸がんなど
転移性骨腫瘍	肺がん，乳がん，胃がん，前立腺がん，腎細胞がんなど
転移性脳腫瘍	肺がん，乳がん，リンパ腫（髄膜浸潤）など

---

plus	さまざまに発生するがん

　一般的には，1人の患者に1つのがんが発生することが多いが，複数のがんが同時に発見されることがあるなど，がんの発症は多様である。

・多発がん

　同一のがんが，発生由来となる臓器に複数存在しているものをさす。上行結腸と横行結腸に腫瘍がある大腸がんなどである。

・がんの多発転移

　転移性腫瘍が転移臓器内で複数存在する場合がある。胃がんの多発肝転移や肺がんの多発骨転移などである。

・重複がん

　由来の異なるがんが複数存在しているものをさす。大腸がんと子宮体がんが併発する場合や，乳がんと卵巣がんが併発する場合である。

・両側がん

　乳腺や卵巣のように，対になっている臓器の両側にがんが発生したものである。両側乳がんや両側卵巣がんなどがある。重複がんや両側がんはまれであるが，

遺伝性腫瘍では頻度が高い。

・同時性がんと異時性がん

　重複がんや両側がんが同時期に発見された場合を同時性がんという。これらのがんの一方が先行して発症し，治療後にもう一方のがんが発症してきた場合を異時性がんという。

・初発がんと再発がん

　新しくがんと診断されたものを初発がんという。初発がんに対して手術や抗がん薬治療が行われ，病変が消失したあとに転移などで同様のがんが再び出現してきた場合を再発がんという。

・二次がん

　抗がん薬治療や放射線治療によって一次がんが寛解または治癒したあとから年次を経て，これらの治療が原因となって発生してきたがんは二次がんとよばれる。一次がんの治療に関連する晩期毒性のひとつで，二次性白血病などがある。

像に基づいた治療（胃がんの肺転移であれば胃がんの治療）が検討される。

　また，肝臓に腫瘤が発見され，肝細胞がん（肝臓原発の腫瘍）が疑われたが，生検で腺がんが検出され，2年前の大腸がん手術時の組織標本と照合すると合致したため，大腸がんの肝転移再発の診断がなされるということもある。この場合では，肝細胞がんの治療ではなく転移性大腸がんに対する抗がん薬治療が第一に検討されることになる。

4 TNM 分類と病期分類

◆ TNM 分類

　がんの広がりは，**原発腫瘍の大きさと深達度（T**：primary tumor），**リンパ節転移の範囲（N**：lymph node metastasis），**遠隔臓器転移の有無（M**：distant metastasis）の3因子から評価される。これをがんの **TNM 分類**という（●図2-20）。とくに手術前の画像検査や内視鏡検査などから臨床診断を行った際に判定したものを **cTNM 分類**[1]，手術後の標本を病理医が精査して判定したものを **pTNM 分類**[2]という。

　TNM 分類では，「T2N2M0」のように，T・N・M の各因子の評価をまと

─NOTE
❶「c」は clinical（臨床的）の頭文字である。
❷「p」は pathological（病理学的）の頭文字である。

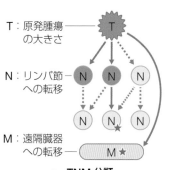

a. TNM 分類

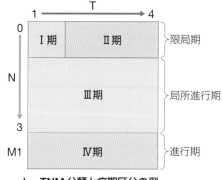

b. TNM 分類と病期区分の例

病期	TNM 分類の概要
Ⅰ期	比較的小さいがんが原発部位に限局し，所属リンパ節転移と遠隔転移はみとめられない。 例）T1N0M0
Ⅱ期	がんは大きいが原発部位に限局し，所属リンパ節転移と遠隔転移はみとめられない。 例）T3N0M0
Ⅲ期	原発腫瘍の大きさにかかわらず，さまざまな程度の所属リンパ節転移をみとめるが，遠隔転移はみとめられない。 例）T2N1M0，T3N2M0
Ⅳ期	遠隔転移をみとめる。原発腫瘍の大きさやリンパ節転移の程度は関係ない。 例）T4N3M1

c. 病期（ステージ）の例

●図 2-20　TNM 分類と病期（ステージ）

めて表記する。

●**T 因子**　一般に，原発腫瘍が大きいほど，または原発腫瘍が発生局所から臓器の深部ないし隣接臓器にまで浸潤するほど，T 因子の数字は T1 から T4 へと大きくなる。

●**N 因子**　リンパ節転移をみとめない場合は N0 である。原発腫瘍の近くにある所属リンパ節への転移では，原発腫瘍からの距離が離れるほど，またリンパ節転移の個数が多くなるほど，N 因子の数字は N1 から N3 へと大きくなる。ただし，腹腔内のがんで鎖骨上窩リンパ節に転移をみとめる場合など，原発腫瘍の所属リンパ節をこえてかなり離れた遠隔リンパ節に転移が及んでいる場合は次の M1 となる。

●**M 因子**　遠隔臓器に転移をみとめない場合を M0，遠隔臓器に転移をみとめる場合を M1 と表記する。遠隔転移をみとめた臓器については，肺（PUL），肝（HEP），骨（OSS），脳（BRA），腹膜（PER）のように略号を付記する場合もある。

◆ 病期分類

　がんの**病期（ステージ** stage）は，疾患の拡大に合わせて，Ⅰ・Ⅱ期（限局期）→Ⅲ期（局所進行期）→Ⅳ期（進行期）の 4 区分で示される❶（◐図 2-20）。Ⅰ～Ⅱ期を**早期がん**，Ⅲ～Ⅳ期を**進行がん**ということもある。それぞれの病期は TNM 分類によって区分されるが，その基準はがんの種類により異なる。

　また，再発がんは初発のⅣ期と同様に扱われ，再発がんと初発Ⅳ期をまとめて**進行再発がん**または**転移性がん**という。

●**病期と治療**　Ⅰ・Ⅱ期では根治手術（◐116 ページ）が行われ，Ⅲ期では手術の根治率（治癒率）を高めるために薬物療法や放射線療法が併用されること

▭ NOTE
❶乳がんなどの上皮性悪性腫瘍で，がん細胞が基底膜をこえて浸潤していない上皮内がん（非浸潤がん）は 0（ゼロ）期である。

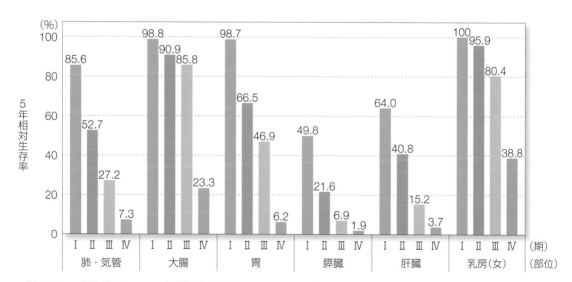

◐**図 2-21**　全国がんセンター協議会加盟施設における 5 年生存率（2011～2013 年診断例）臨床病期別 5 年相対生存率男女計（全症例）

（出典：公益財団法人がん研究振興財団「がんの統計 2022」）

が多い。遠隔転移のある IV 期では根治手術が原則的に不可能であり，緩和的な薬物療法や放射線療法が行われる。

● **病期と生存率**　病期が I 期から IV 期へと進行するほど根治率は低下し，生存期間は短くなる（◐図 2-21）。病期分類は予後（再発率や生存期間）を予測し，治療計画をたてるうえできわめて重要な情報となる。

✏ work　**復習と課題**

❶ がんの発生因子にはどのようなものがあるか。

❷ 細胞内シグナル伝達系・細胞周期・アポトーシスは，がんの増殖と分化にどのように関係しているか。

❸ がん細胞による血管新生とはどのようなものか。

❹ がん緊急症にはどのような病態があるか。

❺ がんに伴うカヘキシアとは，どのような病態か。

❻ がん患者の全身状態(PS)は，どのように評価されるか。

❼ がんの診断において，臨床診断と病理診断とはどのようなものか。

❽ がんの拡大・進展における TNM 分類とはどのようなものか。

第 **3** 章

がんの治療

A　がん治療の概要

1　がん治療の選択

1　治療方針が決定されるまでの流れ

　がんの診断のあと，いくつかの過程を経て治療方針が決定される(▶図3-1)。

● **治療方針の選択肢**　がんの種類と病期をふまえて，主治医はがん病変に対する治療方針を検討する。治療方針の選択にあたっては，国内外の学会などにより作成された治療に関する**ガイドライン**が参照される。ガイドラインには，臨床試験によって確立された**標準治療❶**が示されており，まずは標準治療が検討されることになる。

❶標準治療
　精度の高い臨床試験などによるエビデンス(科学的根拠)に基づいて確立された最良の治療のことで，全身状態が良好な患者に対して推奨される。

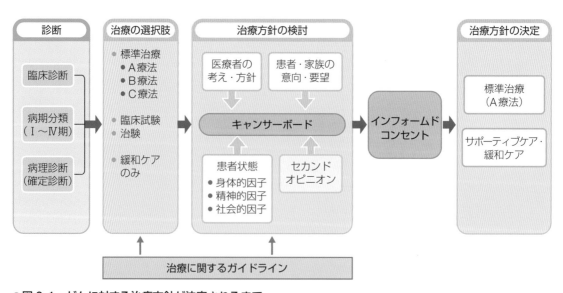

▶図3-1　がんに対する治療方針が決定されるまで

　がん病変に対する標準治療や，標準治療に準ずる治療が存在しない場合は，臨床試験や治験（●312ページ）への参加や，治療を行わず緩和ケア（●94ページ）のみ実施する方針などが検討される。

● **治療方針の検討**　いくつかあげられた治療の選択肢に対して，後述する患者状態のほか，主治医をはじめとする医療者の考え，患者・家族の意向や要望，セカンドオピニオンといった情報を照らし合わせて，**キャンサーボード❶（総合的多職種カンファレンス）**において検討が行われる。主治医はここで得られた治療の方向性を患者・家族に説明し，同意を得て，最終的な治療方針を決定する。

　このように，治療方針は主治医の一存で決まるのではなく，多くの医療者の意見や患者・家族の意向も含めて最終決定される。

2　患者状態の検討

　治療方針を決定する過程において，患者状態は重要な要素の1つである。身体的・精神的・社会的因子などから多角的に評価し，治療を行うことができるかどうかや，有益性が大きくそこなわれない範囲で治療法を改変する必要があるかどうかなどが検討される。

　がん病変に対する治療を安全に行うことが可能で，有効な結果を得ることができる患者状態として，以下のような身体的要件が求められる。

(1) 全身状態（PS，●73ページ）が保たれている（一般には PS 0～2）。
(2) 高度の合併症（発熱を伴う感染症など）が存在しない。
(3) 主要臓器（心臓，肺，肝臓，腎臓など）に高度の障害が存在しない。

3　セカンドオピニオン

　セカンドオピニオンとは，現在受けている，またはこれから受ける予定の医療（検査，診断，治療）について，患者・家族が第三者的立場の医療者（おもに医師）に意見を求めることである。患者・家族から依頼があった場合に行われるが，セカンドオピニオンを求める医療機関への診療依頼ではないため，診療は現病院で継続することが前提となっている。セカンドオピニオンで得られた意見は，キャンサーボードなどを通じて治療方針に反映されることが求められる（●図3-1）。

　セカンドオピニオンでは中立的意見が得られるため，患者・家族は診療への理解や考えを整理することができ，医療に対する安心感を得ることもできる。一方，医療に関する情報が増えることで，患者・家族の考えが混乱することもあるため，セカンドオピニオンを受けたあとは，主治医と患者・家族が再度十分に話し合う機会をもつことが大切である。

　患者・家族は「セカンドオピニオンを申し出ることで，現病院に対する医療不信があると思われるのではないか，これから受ける医療にマイナスの影響が出るのではないか」といった不安をいだくことも少なくないため，医療者側からセカンドオピニオンを得るという方法があることを，積極的に伝えていく姿勢も求められる。

▣ NOTE

❶キャンサーボード
　がんの手術療法や薬物療法，放射線療法に携わる専門的な知識・技能をもつ医師や医療スタッフが参集し，がん患者の症状・状態及び治療方針などについて意見交換・共有・検討・確認を行うためのカンファレンスのことである。がん診療連携拠点病院の指定要件として，キャンサーボードの設置および定期的開催が位置づけられている。

4　インフォームドコンセント

　がん治療に関する**インフォームドコンセント** informed consent（IC）すなわち説明と同意は，治療前に行っておくべき重要な過程である。おもな説明内容は，①病状に関する事項と②治療に関する事項であり，主治医から行われる。

　説明日には，患者本人とキーパーソンのほか，説明希望者が一同に集まり，医療者側は主治医に加えて看護師も同席し，プライバシーが確保された部屋で十分な時間をとって行われる（◉図3-2）。

◆ 病状に関する説明

　がんの病状説明は診療経過のなかで随時行われるが，経過の節目にあたるときは重要な説明となることが多い。おもに以下の場面が節目となる。
　（1）初発の診断時（がんの告知）
　（2）治療方針を決定するとき
　（3）病状が悪化したとき（再発・再燃の告知）
　（4）がん病変に対する治療の効果が望めなくなったとき
　（5）終末期を迎えつつあるとき
　（6）存命でいられるのはどのくらいの期間かといった質問があったとき

　初発の診断時のおもな説明内容は，診断名と病期，合併症，全身状態（PS）についてであり，**がん告知**の場面となる。カルテと説明用紙を用いながら，診察所見と精密検査の結果を患者・家族に伝える❶。

　実際には，家族・患者の理解度を確認しながら，より平易な表現で説明が行われる。

◆ 治療に関する説明

　がん病変に対する治療の説明では，治療ガイドラインやキャンサーボード

━NOTE

❶たとえば，Ⅳ期の胃がん患者への病状説明の概要は次のようになる。

　「診断はⅣ期の進行胃がんで，組織型は低分化腺がんでした。おなかの中と首にリンパ節転移があります。また，おなかの中のリンパ節への転移が肝臓を圧迫して黄疸の原因となっています。37℃台の微熱もあり，ベッドからトイレに移動するのが精いっぱいです。これまでの糖尿病の悪化もあります。これらを総合すると，全身状態はよくない状況と考えられます。」

◉図3-2　面談の設定

面談はプライバシーが確保された部屋で行われる。ブラインドやパーテーションを用いるなどして落ち着ける空間とする。患者の隣にはキーパーソンが座る。医師の院内用電話（PHS）は同席の看護師にあずけておき，面談中のコールは看護師が対応して会話が途切れないように配慮する。

の検討結果をふまえた治療の選択肢が提示されるのが一般的である。しかし，病状がかなり悪化している場合には，がん病変に対する治療が手術療法・放射線療法・薬物療法のいずれも実施困難な状況であり，緩和ケアのみの方針とならざるをえないという主旨の説明になることもある。

　がん病変に対する治療が可能な場合には，おもに以下の説明が行われる。

(1) 治癒する可能性があるか。

(2) 患者状態や患者・家族の意向を考慮した場合，可能な治療法はどれか。

(3) それぞれの治療を行った場合の有益性(治癒率，生存率，延命効果)と有害事象のリスクは，どの程度と見積もられるか。

　これらに加えて，次の項目などが逐次説明される。

- 治療期間(6か月，1年，無期限など)と有効性が期待できる期間
- 治療と併行してサポーティブケア・緩和ケアも行われること
- 内服薬の注意点や有害事象に対するセルフケア
- 運動・入浴・食事などを含めた自宅療養の方法と注意点
- 治療期間中に治療の中断または中止の意向が示された場合には，その意思が最大限尊重されること
- セカンドオピニオンの要請への対応
- かりに治療を受けなかった場合の先々の展開

　患者・家族には膨大な医療情報が伝えられることになるので，理解の補助となるように，要点を説明用紙に書いて示したり，あらかじめ作成されているパンフレットを渡したりするなどの工夫を行う。さらに，患者・家族が説明のあいまに質問ができる時間を設け，理解が不十分と判断された場合には再度説明する機会を設けるといった配慮も必要となる。

2 がん治療の実際

1 がん病変に対する診療とサポーティブケア・緩和ケアの併行診療

　がん診療は，がん病変に対する診療と，サポーティブケア・緩和ケアが併行して進められるのが基本となる。

　かつてのがん診療は，がん自体の診断と治療に力を注ぐ一方で，緩和ケア(●94ページ)への関心は薄く，終末期になってからようやく疼痛への対応を始めるという流れであった。しかし近年では，世界保健機関(WHO)などによる啓蒙活動が進み，「がん対策基本法」が施行されたこともあり，がん病変に対する診療の開始とともに，緩和ケアも早期から導入されるようになった(●図3-3)。

　さらに，がんに関連した好ましくない事象(有害事象，●92ページ)や苦痛への対応❶，栄養管理，リハビリテーションといった，がん病変に対する治療以外の問題に幅広く対応する**サポーティブケア** supportive care についても，がん診療の一環として早期からかかわる枠組みが整ってきている。

━NOTE
❶がんの病態に伴う症状や，治療による副作用・合併症による症状を予防・緩和するための治療・ケアを，支持療法とよぶことがある。

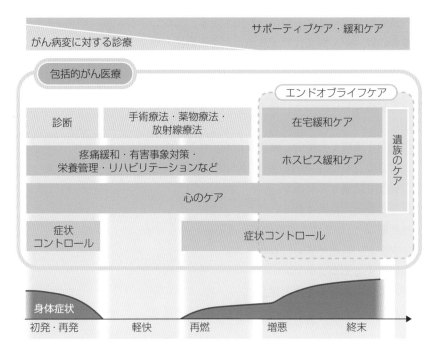

◉**図 3-3 がん医療における緩和ケア**

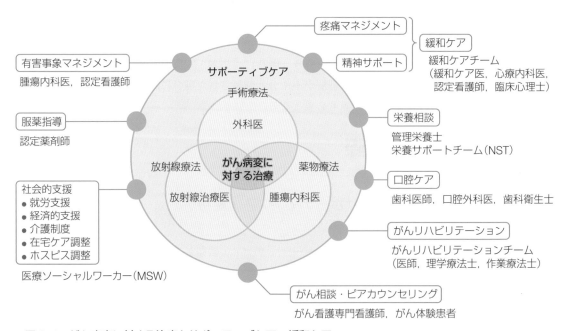

◉**図 3-4 がん病変に対する治療とサポーティブケア・緩和ケア**

　がんのサポーティブケア・緩和ケアでは，多職種で構成される緩和ケアチームや栄養サポートチーム(NST)，がんリハビリテーションチームなどが積極的にかかわり，それぞれの視点から連携して，患者のQOLの向上を目ざした包括的なケアが提供される(◉図3-4)。がん病変に対する診療とともに十分なサポーティブケア・緩和ケアが提供されることで，QOLの向上のみならず，生存期間がさらに延長するという効果も示されている。

2 集学的治療

　がん病変に対する治療の3本柱は，**手術療法・薬物療法**(化学療法，抗がん薬治療)**・放射線療法**である。治療の範囲，治療期間，治療目標などにおいて，それぞれに特徴がある(●表3-1)。がんの治療計画はそれぞれの治療法の特性が最大限にいかされるように設定されるが，がんのなかには，治療を単独で行うよりもいくつかの治療を組み合わせて行ったほうが高い有効性を得られるものがある。このように，複数の治療法を組み合わせてより高い抗腫瘍効果を得る方法を，**集学的治療**という。

　固形がんの初期治療では，がんの種類によって相違はあるが，根治手術(●116ページ)を基本として集学的治療が計画される(●図3-5)。Ⅰ・Ⅱ期(限局期)のがんでは，すべての病変を摘除する根治手術が基本となる。Ⅲ期(局所進行期)では，手術範囲が広くなって病変の切除が不十分になったり，遠隔臓器における微小転移病変の存在によって再発率が高くなるため，がんの種類によっては手術だけでなく薬物療法や放射線療法を併用して根治性を高め，再発頻度を抑える方策がとられる。

● 表3-1　がん病変に対する治療の3本柱

治療法		手術療法	薬物療法(点滴，内服)	放射線療法(外照射)
おもな担当診療科		外科	腫瘍内科	放射線治療科
治療の範囲		局所治療	全身治療	局所治療
治療の期間		約1か月	数か月〜数年	約1か月
治療目標	根治的(治癒的)	完全切除	術前化学療法・術後補助化学療法，化学放射線療法，治療強度の高い化学療法*	術後補助放射線療法
	非根治的(緩和的)	部分切除，人工肛門の造設など	緩和的化学療法(進行再発がん)	再発部位や疼痛部位への照射

＊ おもに急性白血病，リンパ腫，胚細胞腫，絨毛がん

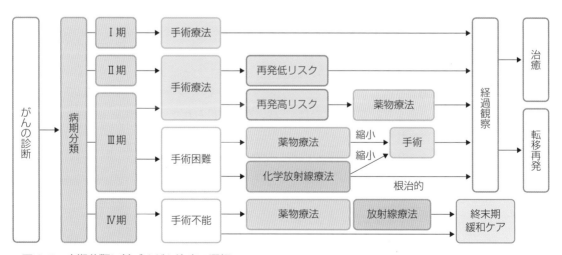

● 図3-5　病期分類に基づくがん治療の選択

　たとえば乳がんでは，術前化学療法＋手術療法＋術後補助化学療法＋放射線療法という組み合わせで行われることがある。食道がんや非小細胞肺がんの局所進行例に対しては，化学放射線療法（化学療法＋放射線療法）などが行われる。

　Ⅳ期（進行期）または再発症例では，遠隔転移があるため根治手術は困難であり，延命効果や症状緩和を目標とした薬物療法や放射線療法が計画される。

　集学的治療は，高い有効性を得ることができるが，一方で毒性も高まることが多いので，治療適応の判断においては，キャンサーボードなどにおいて，治療ガイドラインに示された方策や，年齢・全身状態などを考慮した総合的な検討が加えられる。

3　治療効果の評価

　がん治療が行われると，その治療効果に対する評価がなされる。治療法や疾病に応じて，さまざまな評価基準が設けられている。

◆ 手術療法の評価

　手術療法においては，摘出標本を病理医が顕微鏡でよく調べて，すべてのがん病変が切除できている（R0）と評価されたときに，根治手術（完全切除，治癒切除）が行われたと判定される（▶116ページ）。がん細胞が体内に残っている可能性がある場合（R1），または肉眼的に明らかにがんが残存している場合（R2）は，非治癒手術（非根治手術，不完全切除，非治癒切除）となる。

◆ 放射線療法の評価

　放射線療法は，しばしば手術や薬物療法とともに行われるため，それぞれの治療による評価法が用いられることが多い（▶168ページ）。放射線療法が単独で行われた場合，一般に抗腫瘍効果は 1～2 か月後にあらわれる。

◆ 薬物療法の評価

　手術不能の進行再発がんに対する薬物療法では，一次治療→二次治療と治療を継続する過程（▶128ページ）で，さまざまな視点から治療の評価が行われる。おもに，①腫瘍の大きさの変化，または病勢の制御が得られたか，②生存期間が延長したか（延命効果），③生活の質（QOL）は改善したか，の 3 点の評価が重要となる（▶図3-6）。

　たとえば，がん病変がかなり縮小した場合は，「高い奏効が得られた」ことになり，延命効果が得られた場合は，「生存期間が延長した」と評価される。また，疼痛が緩和されたり，呼吸困難が改善したなどの場合は，「QOLが改善した」ことになる。これらをつねに評価しながら，次の治療を選択していくことになる。

　治療によってこれらすべての点で高い評価を得ることができればよいが，実際には，「一時的に高い奏効は得られたが，延命効果は得られなかった」とか，「延命効果は得られたが，毒性が強く，QOL の改善は乏しかった」と

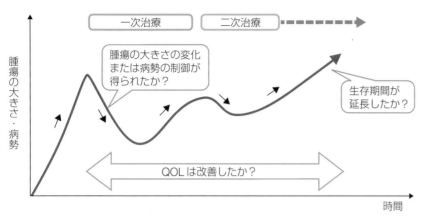

◯図 3-6　進行再発がんにおける抗腫瘍効果の評価

◯表 3-2　RECIST ガイドラインによる抗腫瘍効果の評価

評価	腫瘍病変の変化（簡略化して表記）
CR（完全奏効）	腫瘍病変が完全に消失した状態
PR（部分奏効）	腫瘍の大きさが 30％以上縮小した状態
SD（安定）	PR 相当の縮小も PD 相当の悪化もない状態（PR と PD の間）
PD（進行）	腫瘍の大きさが 20％以上増大した状態，または腫瘍の大きさが絶対値で 5 mm 以上増加した状態，または明らかな新病変が出現した場合
RR（奏効率）	CR 率＋PR 率
DCR（病勢制御率）	CR 率＋PR 率＋SD 率

いった評価になることもある。したがって，そのときの治療がなにを目標に行われ，その結果がどうであったか，ということを追っていくことが大切である。

▊ 固形がんの評価

● **RECIST ガイドライン**　固形がんに対する治療（おもに薬物療法）を施行している過程では，腫瘍の大きさがどの程度縮小したか，増大したか，または変化がなかったかを客観的に評価することが大切となる。その方法として，欧米の大規模国際共同研究グループによって作成された「固形がんにおける治療効果判定のガイドライン」（**RECIST ガイドライン❶**）がしばしば用いられる。

　このガイドラインでは，おもに CT 検査で計測可能な腫瘍をいくつか定め，それらの計測値から腫瘍の大きさの変化を評価する（◯表 3-2）。腫瘍が完全に消失した場合は**完全奏効** complete response（**CR**），30％以上縮小した場合は**部分奏効** partial response（**PR**），大きさがあまりかわらない場合は**安定** stable disease（**SD**），増大した場合は**進行** progressive disease（**PD**）と評価される。

　奏効率 response rate（**RR**）とは，ある治療を複数の症例に行って，CR と PR が得られた症例の合計割合である。CR と PR と SD が得られた症例の合計割合は，**病勢制御率** disease control rate（**DCR**）とよばれる。

▱NOTE
❶response evaluation criteria in solid tumors guidelines の略で，「レシストガイドライン」とよばれる。

▌血液がんの評価

　骨髄が病変の主体である白血病では，骨髄検査によって治療効果が判定される。骨髄穿刺によって得られた骨髄標本を顕微鏡で観察して，白血病細胞が形態的に消失した状態を**血液学的完全寛解**とよび，さらに遺伝子検査を行って白血病細胞特有の遺伝子が消失した段階を**分子生物学的完全寛解**という。後者に到達した場合，前者よりも「深い寛解が得られた」と表現されることがある。

4 　有害事象の評価と対策

　がん診療の経過において，患者に発生した好ましくない医療上のできごとをすべてまとめて**有害事象** adverse events（AE）という（◐図3-7）。有害事象は，閉塞性黄疸や腹水貯留などの合併症といったがんの進行に関係する事象と，がんの治療に関係する事象（**有害反応** adverse reaction〔ADR〕）に分けられる。さらに，有害反応は，薬物療法に関係する事象（**副作用** side effects）とそれ以外に関連する事象に分けられる。

◆ 有害事象共通用語規準（CTCAE）

　さまざまな有害事象を客観的に評価して，その情報を共有し，治療やケアにいかしていくことが大切である。そのための規準として世界的に広く用いられているツールが，**有害事象共通用語規準** common terminology criteria for adverse events（**CTCAE**）である。

　CTCAEはアメリカがん研究所 National Cancer Institute（NCI）によって作成され，がんの進行または治療や処置に伴って発生した有害事象を重症度別に，軽度（Grade 1），中等度（Grade 2），高度（Grade 3），生命をおびやかす・要緊急処置（Grade 4），死亡（Grade 5）の5段階に区分している（◐表3-3）。

　具体的な例として，下痢におけるCTCAEの重症度区分を◐表3-4に示す。ほかにも，放射線性皮膚炎（◐287ページ，表5-8），粘膜炎（◐288ページ，表5-9），悪心・嘔吐（◐289ページ，表5-10）なども参考にしてほしい。

　一般に，Grade 1〜2レベルの有害事象の場合は外来での対応が可能で，

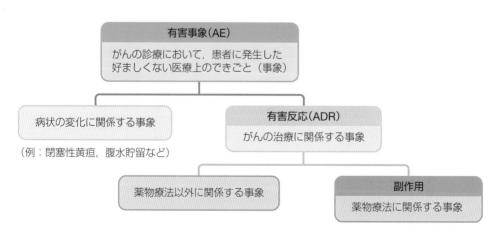

◐図3-7　がん診療における有害事象

◯**表 3-3　CTCAE の重症度区分**

Grade 1	軽症；症状がない，または軽度の症状がある；臨床所見または検査所見のみ；治療を要さない
Grade 2	中等症；最小限/局所的/非侵襲的治療を要する；年齢相応の身のまわり以外の日常生活動作の制限*1
Grade 3	重症または医学的に重大であるが，ただちに生命をおびやかすものではない；入院または入院期間の延長を要する；活動不能/動作不能；身のまわりの日常生活動作の制限*2
Grade 4	生命をおびやかす；緊急処置を要する
Grade 5	AE による死亡

Grade 説明文中のセミコロン（；）とスラッシュ（/）は，「または」を意味する。
*1 身のまわり以外の日常生活動作 instrumental ADL とは，食事の準備，日用品や衣服の買い物，電話の使用，金銭の管理などをさす。
*2 身のまわりの日常生活動作 self care ADL とは，入浴，着衣・脱衣，食事の摂取，トイレの使用，薬の内服が可能で，寝たきりではない状態をさす。
（日本臨床腫瘍グループ：有害事象共通用語規準 v5.0 日本語訳 JCOG, 2022 年 9 月 1 日版.〈http://www.jcog.jp/doctor/tool/ctcaev5.html〉〈参照 2022-09-08〉による，一部改変）

◯**表 3-4　CTCAE における下痢の重症度区分**

Grade 1	Grade 2	Grade 3	Grade 4	Grade 5
ベースラインと比べて<4 回/日の排便回数増加；ベースラインと比べて人工肛門からの排泄量が軽度に増加	ベースラインと比べて 4〜6 回/日の排便回数増加；ベースラインと比べて人工肛門からの排泄量の中等度増加；身のまわり以外の日常生活動作の制限	ベースラインと比べて 7 回以上/日の排便回数増加；便失禁；入院を要する；ベースラインと比べて人工肛門からの排泄量が高度に増加；身のまわりの日常生活動作の制限	生命をおびやかす；緊急処置を要する	死亡

（日本臨床腫瘍グループ：有害事象共通用語規準 v5.0 日本語訳 JCOG, 2022 年 9 月 1 日版.〈http://www.jcog.jp/doctor/tool/ctcaev5.html〉〈参照 2022-09-08〉による，一部改変）

がん病変に対する治療を継続できることがほとんどである。しかし，Grade 3〜4 レベルの有害事象では入院が必要となることが多く，がん病変に対する治療の中断，変更または中止が考慮される。がん緊急症（◑67 ページ）は，Grade 4 に相当する。

● **重篤な有害事象**　投与量にかかわらず，医薬品が投与された際に生じたあらゆる好ましくない医療上のできごとのうち，次のいずれかに該当するものは，**重篤な有害事象** serious adverse event（SAE）とされる。
（1）死にいたるもの
（2）生命をおびやかすもの
（3）治療のための入院または入院期間の延長が必要となるもの
（4）永続的または顕著な障害・機能不全に陥るもの
（5）先天異常・先天性欠損をきたすもの
（6）その他の医学的に重要な状態と判断される事象または反応
　がん薬物療法においては，Grade3〜5 はこれに相当する。

3 緩和ケア

1 緩和ケアの概念

　緩和ケアとは，あらゆる疾患の治療・ケアを行う際に，患者がかかえるさまざまな苦痛に配慮して，できる限りすみやかに苦痛の軽減策を提供することである。WHO の 2002 年の定義では，「緩和ケアとは，生命を脅かす病に関連する問題に直面している患者とその家族の QOL を，痛みやその他の身体的・心理社会的・スピリチュアルな問題を早期に見出し的確に評価を行い対応することで，苦痛を予防し和らげることを通して向上させるアプローチである。」[1]としている。

　このように，緩和ケアは，がん患者のみを対象としているわけではなく，重症化しつつある慢性閉塞性肺疾患(COPD)や後天性免疫不全症候群(エイズ，AIDS)などの患者においても，医療の重要な柱となっている。

● **がん患者の苦痛**　がんに関連する苦痛は，身体的苦痛・精神的苦痛・社会的苦痛・スピリチュアルペイン(霊的苦痛)に分けられ，これらを総合して全人的苦痛という(●200ページ)。がん患者の苦痛は，いわゆる「痛い」という身体的な疼痛だけではなく，幅広い視点からとらえる必要がある。

2 がん疼痛

◆ 疼痛の特性

　疼痛 pain(痛み)とは，「痛い」という身体の感覚に加え，不快感や不安感といった負の感情を伴う主観的な体験である(●図3-8)。身体への侵襲がほとんどない程度の負荷であっても，恐怖感や焦燥から「痛い」と感じてしまうこともある。疼痛によって ADL は低下し，その状態が持続すると QOL が著しく低下する。

　疼痛は，客観的な検査値や画像検査で評価することが不可能であるため，医療者は患者からの痛みの訴えを確実にとらえて適切に評価し，それが患者

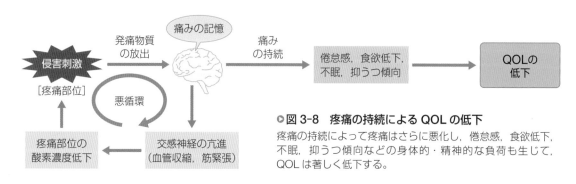

● **図 3-8　疼痛の持続による QOL の低下**
疼痛の持続によって疼痛はさらに悪化し，倦怠感，食欲低下，不眠，抑うつ傾向などの身体的・精神的な負荷も生じて，QOL は著しく低下する。

1) 日本緩和医療学会:「WHO(世界保健機関)による緩和ケアの定義(2002)」定訳，日本緩和医療学会. 2018-07-01(https://www.jspm.ne.jp/recommendations/individual.html?entry_id=51) (参照 2022-09-08).

○表 3-5　疼痛の分類とがんに関連した疼痛の特徴

疼痛の種類	侵害受容性疼痛		神経障害性疼痛
	体性痛	**内臓痛**	
がんに関連する疼痛の例	• 抗がん薬による粘膜炎(口内炎, 食道炎, 腸炎) • 乳がんの皮膚浸潤 • がんの骨転移, 筋肉浸潤 • ホルモン療法開始時の骨転移の一時的悪化	• 腫瘍による臓器の圧迫 • 内臓転移による臓器の腫大 • 胸水・腹水の貯留による圧迫 • 腸閉塞に伴う消化管内への消化液, ガスの貯留	• 腫瘍による末梢神経の圧迫 • 腫瘍による脊髄神経, 脊髄の圧迫(脊髄圧迫症候群) • 抗がん薬による末梢神経障害 • 帯状疱疹後の神経痛 • 椎骨転移病変の神経圧迫に伴う座骨神経痛
部位	皮膚, 粘膜, 骨, 筋肉	胸腔内・腹腔内などの体幹の深い部分	手指・足趾・神経分節に一致した範囲
局在	比較的明確	不明確	比較的明確
性状	• 鋭い痛みが持続する • 体動などで一時的に疼痛が悪化(突出痛)	• 鈍く重苦しい痛み • 心窩部痛や背部痛 • 胸部圧迫感, 腹部圧迫感 • 腹部の差込痛, 下腹部の鈍痛	• しびれ, 感覚鈍麻などを伴う • 手指・足趾ではピリピリ感, ジンジン感 • ビーンと電気が走ったような痛み

の認識に一致しているかどうかを確認することが重要である。

◆ 疼痛の種類

　疼痛は, 一般に圧迫や伸展などによる機械的刺激や, 炎症部位からの化学物質による侵害刺激が原因となって発生する。末梢神経から入った刺激は, 脊髄後角から脊髄視床路を経て, 視床から大脳皮質に到達して疼痛と認識される。末梢神経が受けた侵害刺激が, 脳に伝わる経路は, **上行性伝達系**とよばれる(●99 ページ, 図 3-13)。

　侵害刺激は, **痛覚**にかかわる末梢神経である Aδ 線維と C 線維の終末に存在する**侵害受容器**に伝わる。Aδ 線維は太い神経で, おもに骨・筋・皮膚などが発痛源となる**体性痛**を速く伝える。C 線維は細い神経で, おもに内臓が発痛源となる**内臓痛**を伝える。体性痛と内臓痛は, 末梢神経終末の侵害受容器から伝わる疼痛であるため, **侵害受容性疼痛**と総称される。

　また, 痛みを伝える神経そのものが直接的に圧迫されたり薬剤により障害されたりすることにより発生する疼痛は, **神経障害性疼痛**という。

　このように, 疼痛は体性痛・内臓痛・神経障害性疼痛に分類される(●表 3-5)。実際の疼痛はこれらが混在して出現することが多い。

◆ がん疼痛の特徴

　がん疼痛とは, がんの進行またはがん治療に伴って発生する身体的な痛みのことである。

　痛みはそのあらわれ方によって, 1 日のうち同じ程度の痛みが 12 時間以上続く**持続痛**と, 一過性に強い痛みが出現する**突出痛**に分けられる(●図 3-9)。がんの進行に伴う疼痛の多くは持続痛で, 突出痛を伴いやすい。持続痛は, 午前中は軽度であっても, 午後から夜間にかけて増強する傾向がある

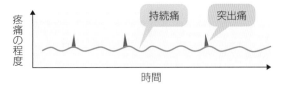

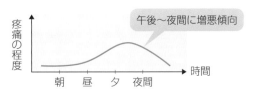

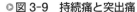

◐図3-9　持続痛と突出痛　　　　　　　　　　　　　◐図3-10　がんの進行に伴う持続痛の日内変動

◐表3-6　がん治療に伴う疼痛の例

治療の影響	疼痛・随伴症状	原因薬剤
抗がん薬や放射線照射による粘膜炎（口内炎，食道炎，腸炎）	・疼痛：口内痛，嚥下痛，胸痛，心窩部痛，腹痛 ・随伴症候：粘膜のびらん，潰瘍，悪心・嘔吐，下痢，食事摂取困難	・ピリミジン代謝拮抗薬（フルオロウラシルの持続静注，エスワン®） ・化学放射線療法（肺がん），造血幹細胞移植時の大量化学療法
抗がん薬による末梢神経障害	・疼痛：手指・足趾の疼痛（ピリピリ感，ジンジン感） ・随伴症候：しびれ，感覚鈍麻など	・ビンカアルカロイド系薬 ・タキサン系薬 ・プラチナ製剤 ・ボルテゾミブ，サリドマイドなど
抗がん薬による手足症候群（◐146ページ，plus）	・疼痛：手掌・足底の疼痛（ジンジン感） ・随伴症候：発赤，腫脹，熱感	・経口ピリミジン代謝拮抗薬（カペシタビン，エスワン®） ・ドキソルビシン塩酸塩
ホルモン療法開始時の骨転移の一時的悪化（フレア現象）	・疼痛：骨痛の一時的悪化	・乳がん：LH-RHアゴニスト，タモキシフェンクエン酸塩，アロマターゼ阻害薬 ・前立腺がん：LH-RHアゴニスト
G-CSF製剤（◐148ページ）による骨髄における造血の亢進	・疼痛：骨痛（血球回復期における腰痛，背部痛，顎下部痛）	・G-CSF製剤

ことも知られている（◐図3-10）。突出痛は誘因なく安静時に生じることもあるが，起き上がりや寝返り，歩行などの体動時に発生することが多い。

　がん治療に伴う疼痛には，放射線照射に伴うものや，薬物療法に用いられる薬剤によるものがある（◐表3-6）。

◆ がん疼痛の評価法

　疼痛は主観的体験であり，その程度は患者ごとに大きく異なる。よって疼痛の評価は，患者本人の感覚に基づいた個別のスケール（尺度）で行われる。

　疼痛の程度を10段階スケールで自己評価する場合，無痛状態（0）の個人差は小さくても，それぞれの患者が想定する最悪の疼痛レベル（10）の個人差は大きい（◐図3-11-a）。そこで，患者が個々のスケールをもてば，疼痛感覚を自分自身のスケールで数値化することができ，さらには，患者と第三者（家族や医療者）で疼痛に対する相互認識が一致しやすくなる。こうして得られた評価は，より適切な疼痛緩和を導くうえで重要な情報となる。また，数値化された疼痛の程度を経時的に評価すれば，鎮痛薬の効果判定などに用いることもできる（◐図3-11-b）。

　疼痛の程度を数値で評価する方法には，**数値評価尺度** numerical rating scale（**NRS**）や**視覚的評価尺度** visual analogue scale（**VAS**）がある（◐図3-12）。

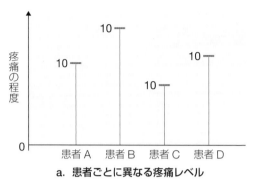

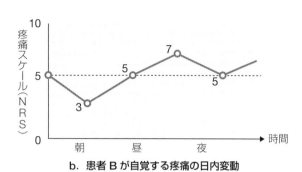

a．患者ごとに異なる疼痛レベル　　　　b．患者 B が自覚する疼痛の日内変動

◉**図 3-11　疼痛のスケール幅の個人差**
痛みは無痛状態(0)，想定する最悪の疼痛レベル(10)にて患者が自己評価する。

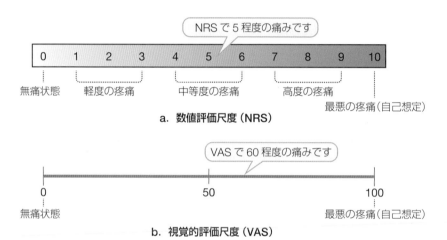

a．数値評価尺度（NRS）

b．視覚的評価尺度（VAS）

◉**図 3-12　疼痛の評価スケール**

◆ がん疼痛に対する質問法

　疼痛は，患者からの訴えがあってはじめて，その存在が明らかになる。そこから質の高い情報を得るためには，「痛みはいかがですか？」というオープンエンドクエスチョン open end question よりも，クローズドクエスチョン closed question を順次行うことがすすめられている（◉表3-7）。これらの質問によって疼痛の性質を詳しく把握できれば，治療や実践的なケアへとつなげることができる。

3　がん疼痛に対する治療の基本

　がん疼痛に対する治療は，WHO が推奨する方法に基づいて行われている。がん疼痛治療の主体は鎮痛薬を用いた薬物療法である。

◆ WHO がん疼痛ガイドライン

　WHO は，がん対策の重要な柱の１つとして「有効ながん疼痛対策」を掲げており，「WHO 方式がん疼痛治療法」を作成し，改訂を続けている。

○ **表3-7　がん疼痛に対する質問法**

質問項目	把握できる痛みの性質
Q1　どこが痛いか？（部位）	体性痛・内臓痛・神経障害性疼痛のどれか
Q2　どのような痛みか？（性質）	
Q3　いつごろから痛いか？（時期）	持続痛か突出痛か
Q4　どのくらい続く痛みか？（期間）	
Q5　痛むきっかけはあるか？（誘因）	
Q6　痛みの程度は？（強度）	NRS，日内変動
Q7　ほかの症状を伴うか？（随伴症状）	髄膜刺激症状：悪心・嘔吐 消化管通過障害：腹部膨満感，嘔吐 神経症状：しびれ，感覚鈍麻，運動障害

　2018年に改訂されたガイドラインでは，**がん疼痛マネジメント**について，次の7つの基本原則が示されている[1,2]。

（1）**疼痛治療の目標**：治療の目標は，患者が受け入れ可能な生活の質を確保できるレベルにまで痛みを軽減することである。

（2）**包括的な評価**：最初に患者の適切な評価を行うことが第一である。十分な疼痛緩和が得られるように，病歴や身体所見，心理的状況や疼痛の程度の評価を含めた多角的な評価を適切に行い，疼痛の予兆を早期に発見する。副作用を最小限に抑え，適切で安全な治療となるよう，疼痛の再評価を定期的に行う。

（3）**安全性の確保**：オピオイド薬の使用に伴う患者の安全を確保し，薬物転用による社会的リスクを低減するために，家庭内などを含めてオピオイド薬を適切に管理することが不可欠である。

（4）**身体的以外の痛みのケア**：身体の疼痛に対するケアに加えて，心理・社会的苦痛や精神的苦痛への対応も含めた包括的ケアプランが不可欠である。

（5）**オピオイド薬を含む鎮痛薬は，国を問わず患者の手に届くべきである**

（6）**鎮痛薬の投与は，「経口的に」「時間を決めて」「患者ごとに」「細かい配慮をもって」行う必要がある**（○103ページ）

（7）**がん疼痛のマネジメントは，がん治療の1つとして認識されるべきである**：終末期以外においても，患者が痛みを自覚している場合には，がん治療とがん疼痛マネジメントを併行して進める必要がある。

◆ がん疼痛に用いられる鎮痛薬とその特徴

　がん疼痛に対して用いられるおもな薬剤には，**非オピオイド鎮痛薬**（非オピオイド薬），**オピオイド鎮痛薬**（オピオイド薬），**鎮痛補助薬**がある。

　鎮痛薬は，疼痛の伝達経路に作用することによって鎮痛をもたらす。オピ

1）World Health Organization：WHO guidelines for the pharmacological and radiotherapeutic management of cancer pain in adults and adolescents. 2018. 2019-01-01（https://www.who.int/publications/i/item/9789241550390）（参照 2022-09-08）.

2）日本緩和医療学会：がん疼痛の薬物療法に関するガイドライン，2020年版. 金原出版，2020（https://www.jspm.ne.jp/guidelines/pain/2020/index.php）（参照 2022-09-08）.

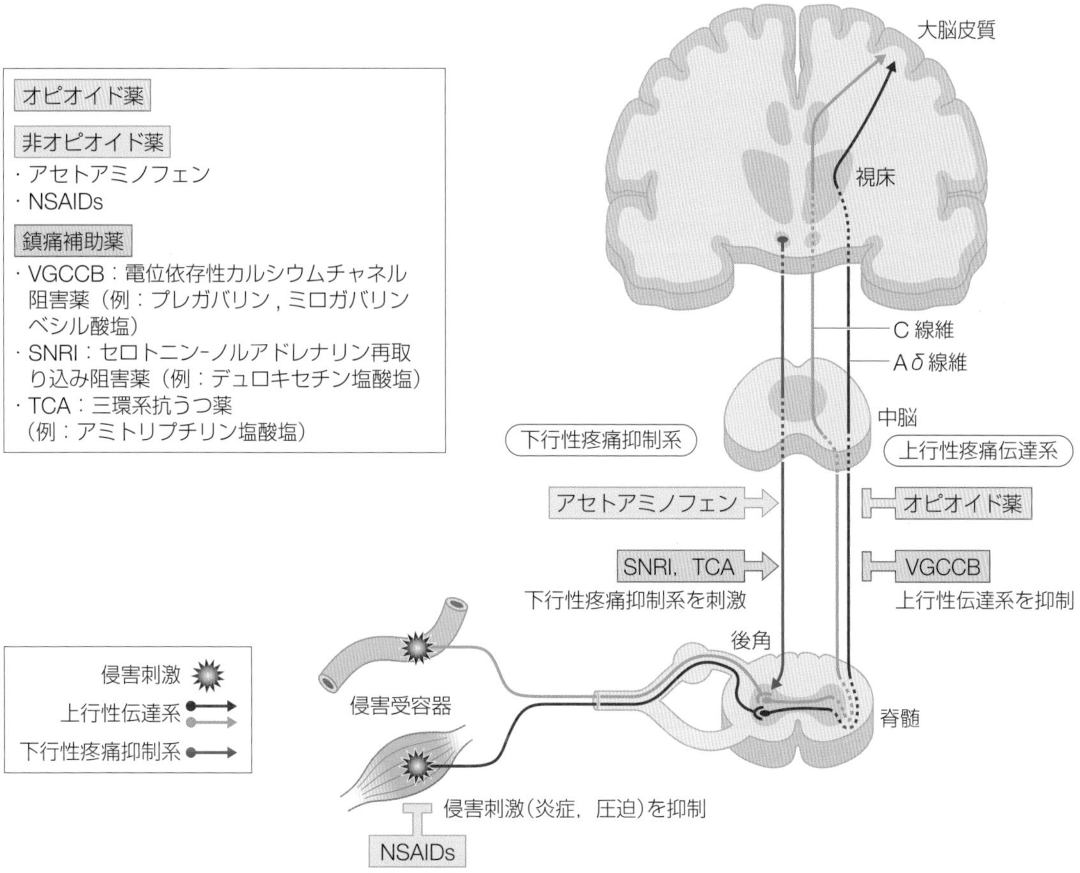
オピオイド薬
非オピオイド薬
・アセトアミノフェン
・NSAIDs
鎮痛補助薬
・VGCCB：電位依存性カルシウムチャネル阻害薬（例：プレガバリン，ミロガバリンベシル酸塩）
・SNRI：セロトニン-ノルアドレナリン再取り込み阻害薬（例：デュロキセチン塩酸塩）
・TCA：三環系抗うつ薬（例：アミトリプチリン塩酸塩）
大脳皮質
視床
C 線維
Aδ線維
中脳
下行性疼痛抑制系
上行性疼痛伝達系
アセトアミノフェン
オピオイド薬
SNRI，TCA
VGCCB
下行性疼痛抑制系を刺激
上行性伝達系を抑制
後角
侵害刺激
上行性伝達系
下行性疼痛抑制系
侵害受容器
脊髄
侵害刺激（炎症，圧迫）を抑制
NSAIDs

▶図 3-13 疼痛の伝達の経路と鎮痛薬の作用点
疼痛にかかわる神経伝達の経路には，痛みを伝える上行性疼痛伝達系と痛みを抑える下行性疼痛抑制系がある。

オイド薬は，末梢からの痛みの刺激を脳に伝える**上行性伝達系**に作用して，疼痛緩和をもたらす(▶図 3-13)。一方，アセトアミノフェンや鎮痛補助薬の一部は，脳幹部から脊髄後角へと伝わって疼痛を抑制する経路(**下行性疼痛抑制系**)を刺激することによって，鎮痛効果を強化する。

非オピオイド鎮痛薬

非オピオイド薬には，**非ステロイド性抗炎症薬** nonsteroidal anti-inflammatory drugs(**NSAIDs**)と**アセトアミノフェン**がある(▶表 3-8)。いわゆる解熱鎮痛薬として，がん疼痛以外にも幅広く用いられている。

● **NSAIDs** NSAIDs は，臓器が腫瘍による圧迫・伸展などの機械的刺激を受けた場合や，抗がん薬や放射線治療に伴う炎症反応が生じた場合に，疼痛が発生している局所の炎症を抑える作用(抗炎症作用)によって鎮痛効果を発揮する❶(▶図 3-13)。

NSAIDs の副作用には，COX 阻害作用に伴う消化性潰瘍や腎機能障害，抗血小板作用による易出血がある。また，アスピリンをはじめとする NSAIDs は，アレルギー反応により気管支喘息を誘発することがあり，これはアスピリン喘息とよばれる。よって，腎機能や併存疾患に注意する。

● **アセトアミノフェン** アセトアミノフェンは，解熱鎮痛作用をもつが，

NOTE

❶NSAIDs の作用機序

組織が損傷を受けると，細胞膜のリン脂質からアラキドン酸が生成され，シクロオキシゲナーゼ cyclooxygenase(COX)の作用により，プロスタグランジン類やトロンボキサン A_2 が合成される。このなかには，発熱・疼痛を引きおこすプロスタグランジン E_2 も含まれる。NSAIDs は，シクロオキシゲナーゼの活性を阻害することにより，抗炎症・鎮痛効果をもたらす。

抗炎症作用は非常に弱いため，NSAIDs に分類されない。下行性疼痛抑制系に作用して疼痛の閾値（いきち）を上昇させ，疼痛が緩和されると考えられている。副作用として，大量投与に伴う肝機能障害があり，留意が必要である。

　NSAIDs とアセトアミノフェンでは副作用が異なるため，患者の状態に応

▶表3-8　がん疼痛に用いられるおもな薬剤

分類		一般名（商品名）	経口	経皮	静注	挿肛
非オピオイド鎮痛薬（解熱鎮痛薬）	非ステロイド性抗炎症薬（NSAIDs）	ロキソプロフェンナトリウム水和物（ロキソニン® など）	○			
		ジクロフェナクナトリウム（ボルタレン®，ボルタレン®SR*1）	○			○
		フルルビプロフェン アキセチル（ロピオン®）			○	
	アセトアミノフェン	アセトアミノフェン（カロナール®，アセリオ® など）	○		○	
オピオイド鎮痛薬	弱オピオイド	トラマドール塩酸塩（トラマール®，ワントラム®），ペンタゾシン（ソセゴン®）*2	○		○	
		コデインリン酸塩水和物［日本では主として鎮咳目的に使用］	○			
	強オピオイド	ブプレノルフィン塩酸塩（レペタン®）	○			○
		モルヒネ（MS コンチン®*1，オプソ®，アンペック®）	○		○	○
		オキシコドン塩酸塩水和物（オキシコンチン®*1，オキノーム®，オキファスト®）	○		○	
		フェンタニル（フェントス® テープ*1，デュロテップ®MT パッチ*1，アブストラル®）	○	○	○	
		ヒドロモルフォン塩酸塩（ナルサス®，ナルラピド®）	○		○	
		タペンタドール塩酸塩（タペンタ®）	○			
		メサドン塩酸塩（メサペイン®）	○			
その他		ケタミン塩酸塩（ケタラール®）		静注または筋注		
鎮痛補助薬	電位依存性カルシウムチャネル阻害薬（VGCCB）	プレガバリン（リリカ®），ガバペンチン（ガバペン®），ミロガバリンベシル酸塩（タリージェ®）	○			
	抗不整脈薬	メキシレチン塩酸塩，リドカイン塩酸塩	○		○	
	三環系抗うつ薬（TCA）	アミトリプチリン塩酸塩（トリプタノール®）	○			
	セロトニン-ノルアドレナリン再取り込み阻害薬（SNRI）	デュロキセチン塩酸塩（サインバルタ®）	○			
	副腎皮質ステロイド薬	プレドニゾロン，デキサメタゾン，ベタメタゾン	○		○	

＊1 長時間作用型の製剤
＊2 ペンタゾシンは，拮抗作用や依存性，有効限界の点から，現在では，がん疼痛には用いられなくなっている。
▨法令で規定されている医療用麻薬

じて使い分けられる。

█ オピオイド鎮痛薬

　オピオイド薬は，脊髄から大脳における疼痛の神経伝導路に分布するオピオイド受容体（おもにμ受容体）に結合し，疼痛の神経伝達を阻害することによって，鎮痛や鎮静作用などを示す（◗97ページ，図3-13）。

● **強オピオイドと弱オピオイド**　オピオイド薬には，WHOの3段階除痛ラダー（◗plus）における2段階目（Step2）の軽度〜中等度の疼痛に対して用いられるコデインなどの**弱オピオイド**と，3段階目（Step3）の中等度〜高度の疼痛に対して用いられるモルヒネなどの**強オピオイド**がある（◗表3-8）。

● **副作用**　オピオイド薬の副作用には，悪心・眠け・便秘などがある。悪心はオピオイドをはじめて用いる際に出現することが多いため，オピオイド導入時には，制吐薬が1週間ほど併用されることが多い。

　便秘はオピオイドを継続している間は継続するため，緩下薬を適宜併用しつづける必要がある。

　眠けもオピオイドの導入時に出現することが多いが，数日で消失すること

---

plus	**WHO による 3 段階除痛ラダー**

　『WHO方式がん疼痛治療法』は，1968年に初版が発行されて以降，改訂が重ねられている。

　1986年の改訂において，鎮痛薬の段階的な使用法を示した**3段階除痛ラダー**（◗図）が示され，このラダーにそって治療を行うことが治療原則の1つとされてきた。しかし近年では，多様な検査法や治療法が開発され，とくに薬剤の選択肢が増えたことから，2018年の改訂版からは，ラダーは疼痛緩和の薬物療法の概念を簡易に示すものと位置づけられ，患者ごとに詳細な評価を行い，それに基づいて治療法を選択することが重要とされている。

　3段階除痛ラダーは厳密なプロトコルではなくなったが，限られた薬剤を有効に用いるための指針として，現在においても日常診療や教育の現場では，重要な概念として扱われている。

　実際，疼痛の残存や悪化に応じて，鎮痛薬の種類と投与量を除痛ラダーにそって増やしていくことで，がん疼痛の90%は鎮痛可能とされる。

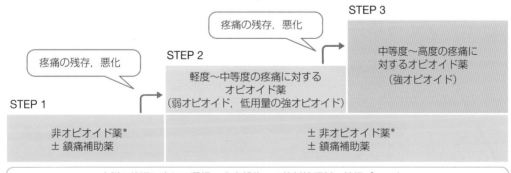

◗**図　WHO による 3 段階除痛ラダー**

（World Health Organization : *Cancer pain relief : With a guide to opioid availability*, 2nd ed. World Health Organization, 1996 をもとに作成）

が多い。眠けが長期間続く場合には，オピオイド薬の過量投与などが考えられるため，投与量の減量または薬剤の変更が検討される。

● 医療用麻薬と不正麻薬　オピオイド薬を適切に用いれば，がん疼痛を強力に抑えることができるが，不適切な使用（濫用<small>らんよう</small>）では精神的・身体的依存が生じる。そのため，多くのオピオイドが**医療用麻薬**に属し，法令によって製薬の使用や管理が厳格に規定されている（◉100ページ，表3-8）。

なお，オピオイド薬は麻薬であるが，覚醒剤（アンフェタミン），ヘロイン，大麻（マリファナ），MDMA（メチレンジオキシメタンフェタミン）などの**不正麻薬**とは明確に区別されている。不正麻薬は，強い精神的・身体的依存を伴って，幻覚や中毒などの重度の精神神経症状から人格崩壊や異常行動をおこすため，法律によって使用や所持が禁止されている薬物である。

◆ 投与量と鎮痛効果

非オピオイド薬とオピオイド薬では作用部位が異なるため，両者を併用することでより高い鎮痛効果が得られることが多い。また，薬剤の投与量を増加させた場合の鎮痛効果にも違いがある（◉図3-14）。

非オピオイド薬では，一定の投与量の段階で鎮痛効果に限界があり，これを**有効限界**（天井効果 ceiling effect）という。オピオイド薬のなかでも，弱オピオイドのトラマドール塩酸塩や塩酸ペンタゾシン[1]，強オピオイドのブプレノルフィン塩酸塩[1]は，有効限界の量をこえて投与しても鎮痛作用は高まらず，副作用のみが増強してしまう。

一方，強オピオイドの多くは有効限界がみとめられないため，薬剤を適正に選択し，副作用に配慮をしながら段階的に増量すれば，相応の鎮痛効果を得ることができる。

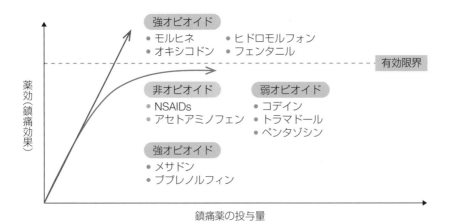

◉図 3-14　**鎮痛薬の増量に伴う効果の違い**

1）強オピオイドが長期間投与されている状況下でこれらの薬剤を併用すると，μ受容体に対する拮抗作用によって鎮痛効果が減弱してしまうことがあるため，注意が必要である。

◆ 鎮痛補助薬

　鎮痛補助薬とは，本来は鎮痛目的では用いられないが，鎮痛薬との併用でその効果を高める作用が期待される薬剤のことで，抗痙攣薬，抗うつ薬，抗不整脈薬，副腎皮質ステロイド薬などがある（◯100ページ，表3-8）。

　がん疼痛のなかでも，神経障害性疼痛は非オピオイド薬およびオピオイド薬を用いても十分な鎮痛を得ることが困難なケースが多く，その場合は，プレガバリンなどの電位依存性カルシウムチャネル阻害薬❶（VGCCB）や，デュロキセチン塩酸塩などのセロトニン-ノルアドレナリン再取込阻害薬（SNRI），アミトリプチリン塩酸塩などの三環系抗うつ薬（TCA）といった鎮痛補助薬がしばしば併用される。これらの薬剤は，下行性疼痛抑制系にはたらいて鎮痛作用に寄与すると考えられている（◯99ページ，図3-13）。

◆ 鎮痛薬投与の原則

　がん疼痛に対して各種鎮痛薬を用いた薬物療法を行う際には，前述のWHO ガイドラインに従うことが推奨されている。鎮痛薬は，**①経口的に**，**②時間を決めて**，**③患者ごとに**，**④細かい配慮をもって投与する**（◯図3-15）。

▌ ①経口的に

　体内に物質を吸収するうえで最も基本となる経路から，オピオイド鎮痛薬の投与を開始するべきとされている。実際に，オピオイド薬は経口薬の種類が最も多い。しかし，がんの進行などで経口投与が困難となった場合には，貼付薬による経皮吸収や，経静脈注入，経皮下注入の投与経路が検討される。

▌ ②時刻を決めて

　24 時間一定の鎮痛効果を得るために，オピオイド薬の薬物動態（血中濃度

□NOTE

❶電位依存性カルシウムチャネル阻害薬（VGCCB）

　神経細胞の電位依存性カルシウムチャネル（VGCC）はシナプスの神経伝達物質の放出に関与する。本剤は，VGCC に結合して神経伝達物質の放出を抑えて神経細胞の異常興奮を抑制する作用を有し，中枢神経系では抗痙攣薬，末梢神経系では神経障害性疼痛を緩和する薬剤として作用する。

	分類	処方薬の例	内服法
非	非オピオイド	アセトアミノフェン（500 mg）	2 錠（朝），2 錠（昼），2 錠（夕）
強	強オピオイド（徐放錠）	オキシコンチン®（5 mg）	1 錠（9 時），1 錠（21 時）
頓	強オピオイド（レスキュー）	オキノーム散®（2.5 mg）	疼痛時頓用 1 回 1 包

mg：1 錠または 1 包みあたりの用量

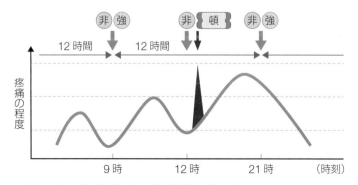

WHO による鎮痛薬投与の 4 原則
① 経口的に
② 時刻を決めて
③ 患者ごとに
④ 細かい配慮をもって

◯**図 3-15　がん疼痛に対する鎮痛薬の投与例**

の変化)を考慮して，決められた時刻に投与することが大切である。たとえば，オキシコドン徐放剤(オキシコンチン®)は，有効な血中濃度が保持される時間が12時間であるため，9時と21時など，12時間ごとの定時内服を遵守する。

③患者ごとに

患者ごとに疼痛の訴えが異なることをふまえて，適切な薬剤を選択し，鎮痛に必要とされる十分な量を投与することが重要である。オピオイド薬の多くは有効限界がないため，眠けなどの副作用に留意しながら，持続痛が緩和されるまで段階的増量(タイトレーション❶)が行われ，同時に突出痛への対応が行われる。

たとえば，持続痛にはオピオイド徐放剤(オキシコンチン®，MSコンチン®，フェントス®テープなど)が使用され，突出痛にはオピオイド速放剤(オキノーム®，オプソ®，アブストラル®，アンペック®坐薬など)が**レスキュー薬**❷として用いられる(●図3-15)。

④細かい配慮をもって

各人の状況に応じて鎮痛薬の副作用対策を行い，患者のQOLを高める配慮が必要である。たとえば臥位から立位などの体動時における突出痛に対して，レスキュー薬をあらかじめ使用できるようにしておいたり，オピオイド薬の投与経路が適切に選択されているかを再検討したりすることなどがあげられる。

● **オピオイドスイッチ**　がんの病状変化や薬物の副作用などに応じて，より適切なオピオイド薬に変更していくことを**オピオイドスイッチ**(オピオイドローテーション)という(●図3-16)。

たとえば，オピオイド薬が経口的に投与されていたが，がんの進行に伴う腸閉塞をおこして内服困難となってしまった場合には，経皮吸収型のフェンタニル貼付薬への変更などが必要となる。また，モルヒネ徐放剤で鎮痛が得られていたが，腎機能の低下が進行して眠け❸が強まってきた際には，オキシコドンまたはフェンタニルへの変更が検討される。

▭NOTE

❶タイトレーション
オピオイドを開始または変更(スイッチ)した際に，最も鎮痛と安寧が得られるレベルまでオピオイド薬の投与量を調節し，定めていくこと。

❷レスキュー薬
レスキュー rescue とは，突出痛に対してオピオイド速放剤を臨時に使用して「突発的な痛みから救う」という意味である。

❸モルヒネによる眠け
モルヒネの体内での代謝(分解)過程で産生される物質(モルヒネ-6-グルクロニド〔M6G〕など)が腎臓から尿へ排泄されにくくなり，体内に蓄積した結果，眠けの増強がもたらされる。

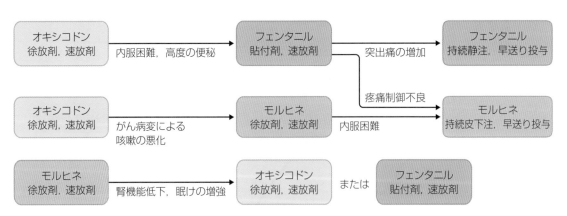

●**図3-16　オピオイドスイッチの例**
持続投与を行っているオピオイド薬の1時間相当量を，レスキュー薬として短時間で投与することを，早送り投与(フラッシュ)という。

　がん疼痛のなかには，鎮痛薬や鎮痛補助薬の全身投与だけでは制御が困難で，神経ブロックなどの方法を組み合わせなければならないケースもある。また，骨転移に伴う骨痛に対しては，ビスホスホネート製剤（ゾレドロン酸水和物）や抗 RANKL❶モノクローナル抗体薬（デノスマブ）が併用される。

　一方，がん病変に対する放射線照射や抗がん薬治療が奏効して，疼痛の原因となっている病変が縮小すれば，鎮痛薬を段階的に減量し，中止することが可能な場合もある。よって，がん疼痛に対する鎮痛薬投与においては，きめ細かな患者観察が必要である。

━ | NOTE
❶RANKL
　NFκB 活性化受容体リガンド receptor activator of nuclear factor kappaB ligand の略で，「ランクル」と読まれる。

4 がんゲノム医療

1 がん医療の変遷

● **分子標的薬と遺伝子検査**　かつては進行・転移性がんの治療は，病名に応じた標準治療（細胞傷害性抗がん薬を中心とした化学療法）を行っていた。1980 年代から 1990 年代にかけて，がんの増殖や，周辺組織への浸潤，遠隔臓器への転移にかかわる分子の研究・解明が進み，2000 年に入り特定の分子を阻害する分子標的薬が本格的に登場したことで，がん治療の内容は一変し，がんの特徴に合わせて治療戦略を練るがんの**個別化医療**が進んだ。

　一方で，特定の遺伝子異常が見つかり，かつ対応する薬剤が存在する患者は限定的であり，標準治療を終えても全身状態が良好な患者に対する治療選択肢は乏しく，治療の拡充が求められていた。そのため，遺伝子異常の発見と，それに対する薬剤開発が活発に進められた。

　たとえば，分子標的薬であるゲフィチニブは，2002 年の段階では，すべての肺がんに対して使用が開始されたが，*EGFR* 遺伝子異常を有する肺がんに対してとくに効果を発揮することが判明し，近年では *EGFR* 遺伝子検査を行ってから投与が検討されるようになっている。そのほかにも，肺がんでは *ALK* 遺伝子異常，*ROS1* 遺伝子異常などがあるものに対して有効な分子標的薬が開発されており，がんの遺伝子情報（ゲノム）に基づいた治療が展開されている[1]（◖図 3-17）。

● **次世代シークエンサーと遺伝子パネル検査**　がん発生にかかわる遺伝子の数は数百個にものぼるが，従来の検査では，一度に調べられる遺伝子の数は 1 つであり，可能性の高いものから 1 つ 1 つ調べる（**コンパニオン診断**）必要があり，時間と費用を要するという課題があった。2000 年代に入り，**次世代シークエンサー** next generation sequencer（**NGS**）とよばれる遺伝子解析装置が開発され，がんの遺伝子情報を網羅的に解析することが可能になった。

　これにより，がん遺伝子の解析速度が飛躍的に上昇し，一度に複数の遺伝子異常を検索する**遺伝子パネル検査**が可能となった。

1）厚生労働省：第 1 回がんゲノム医療推進コンソーシアム運営会議（資料），資料 1．2018-08-01（https://www.mhlw.go.jp/stf/newpage_00774.html）（参照 2022-09-08）.

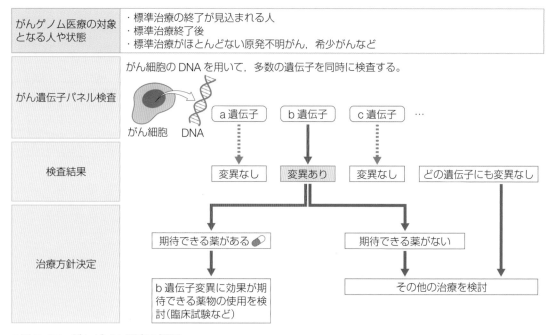

がんゲノム医療の対象となる人や状態	・標準治療の終了が見込まれる人 ・標準治療終了後 ・標準治療がほとんどない原発不明がん，希少がんなど

◦図3-17　がんゲノム医療の概要

●**がんゲノム医療**　がんゲノム医療は，遺伝子パネル検査により，特定の遺伝子異常ががんに存在するかを見つけ，その遺伝子異常に対する特定の薬剤を使用することでがん治療の選択肢を増やし，がん患者の治療成績を向上させることを目的とした個別化医療である（◦78ページ）。

2　がんゲノム医療の実際

▎提供体制と適応

●**提供施設**　がんゲノム医療は，国が指定するがんゲノム医療中核拠点病院・がんゲノム医療拠点病院・がんゲノム医療連携病院で実施することとなっている（◦図3-18）。多くの場合，連携病院からの紹介を受けて，中核拠点病院において遺伝子パネル検査が行われることになる。

●**対象者**　2019年6月，「OncoGuide™ NCCオンコパネル」および「FoundationOne® CDxがんゲノムプロファイル」の2種類の遺伝子パネル検査が保険収載となった。保険診療の対象となるのは，おもに①標準治療がない固形がん，②局所進行もしくは転移があり，標準治療が終了した（終了見込みを含む）固形がんの患者で，次の新たな薬物療法を希望する場合に検討がなされる。遺伝子パネル検査の結果が出るまでに1〜2か月を要するため，患者の全身状態や予後などの条件を検査実施前に検討することが必要である。

▎手順

●**検査の検討・事前説明**　まず，標準治療のない，または標準治療が終了すると見込まれるがん患者に対して，遺伝子パネル検査の実施について担当医による話し合いが行われる（◦図3-19）。患者が検査の適応である場合には，

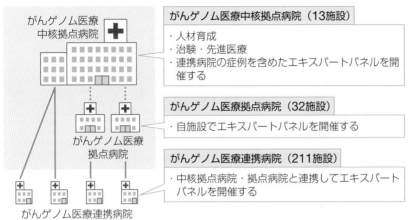

図 3-18 がんゲノム医療の提供体制（2023 年 11 月 1 日時点）

（厚生労働省：がん診療連携拠点病院等〈https://www.mhlw.go.jp/stf/seisakunitsuite/bunya/
kenkou_iryou/kenkou/gan/gan_byoin.html〉〈参照 2023-11-07〉による）

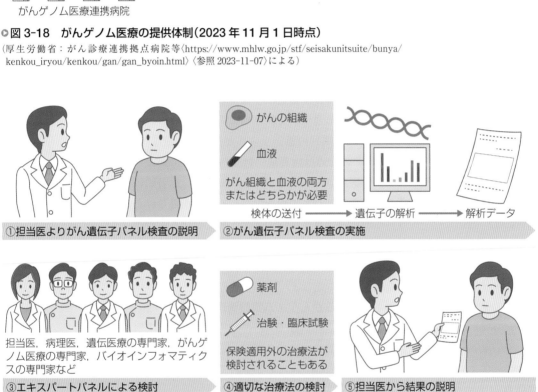

図 3-19 がんゲノム検査の流れ

担当医より，患者やその家族に対して，遺伝子パネル検査について説明を行
い，同意を得る。看護師やがんゲノム医療コーディネーター❶が同席するこ
ともある。

● **検査の実施** 検査の同意が得られたあと，がんゲノム医療中核拠点病院
にて次世代シークエンサーを用いて遺伝子パネル検査が実施される。遺伝子
パネル検査は，がん細胞が十分含まれる組織（多くの場合，これまでの手術
や生検によって得られた検体）を用いて実施される。

● **エキスパートパネル** 解析結果は，がんゲノム医療中核拠点病院・がん
ゲノム医療拠点病院で開催されるエキスパートパネル（専門家会議）で検討さ
れる。エキスパートパネルは，担当医や病理医，臨床腫瘍医，遺伝医学の専

□ NOTE

❶がんゲノム医療コーディ
ネーター
 がんゲノム医療に関する
必要な情報を，遺伝子パネ
ル検査前後に，患者とその
家族に伝え，心理面でのサ
ポートや治療選択の意思
決定の支援を行う。看護
師・薬剤師・臨床検査技師
などの医療従事者が，厚生
労働省の研修を受けること
で養成される。

門家，分子遺伝学やがんゲノム医療の専門家，看護師，薬剤師，臨床検査技師，遺伝カウンセラー，バイオインフォマティクス(遺伝情報解析)の専門家など，さまざまな分野の専門家で構成される。この検討会において，検出された遺伝子変異の生物学的意義づけや，遺伝子変異に標的可能な薬剤の有無，患者に適切な治療薬や臨床試験(●312ページ)の情報が確認され，レポートが作成される。

● **検査内容の説明**　検査が行われてから1〜2か月後，主治医より，患者・家族に対して，エキスパートパネルで作成されたレポートに基づいて検査結果や治療についての説明が行われる。検査前の説明と同じく，看護師やがんゲノム医療コーディネーターが同席することも多い。効果が期待できる治療薬がある場合には，臨床試験などを含めてその治療薬の使用が検討され，実際に治療が行えるか最終決定がされる[1,2]。適切な治療薬や臨床試験がない場合には，緩和医療など，ほかの治療への移行が検討される。

▍二次的所見への対応

　遺伝子パネル検査は，がん細胞内に存在する遺伝子異常の発見と治療薬の検索が目的だが，がん細胞内に存在する遺伝子を網羅的に調べるため，がんと関連のない遺伝子異常や，生殖細胞系列の遺伝子変異が偶発的に発見(二次的所見)される可能性がある。そのため，検査前には主治医以外にがん診療にかかわる看護師やがんゲノム医療コーディネーターが同席し，患者側の検査への理解の確認を行う必要がある。パネル検査で二次的所見が得られた場合には，遺伝カウンセラーや臨床遺伝専門医への紹介が必要となる場合がある。

▍データの集積と研究

　がんゲノム医療で得られた臨床情報や遺伝子パネル検査の結果データは，国立がん研究センターに設置されている**がんゲノム情報管理センター** Center for Cancer Genomics and Advanced Therapeutics(**C-CAT**)に集約される。臨床情報のデータベースが作成され，研究機関や企業での開発・研究などで活用されることにより，未来のがんゲノム医療の発展にいかされるシステムとなっている。

3　がんゲノム医療における課題と看護の役割

　がんゲノム医療の実施において，看護師の担う役割は多岐にわたる。看護師は，患者や家族を支援する役割を担っているため，がんゲノム医療に関する基本的知識や用いられる検査・治療について，最新の知識を獲得する努力を続けなければならない。

　がんパネル検査は通常，標準治療のない，あるいは標準治療を終える見込みの患者が受ける。遺伝子パネル検査への期待は大きいが，あとの治療の選

1）国立がん研究センターがんゲノム情報管理センター：「がん遺伝子パネル検査」を検討する方にご理解いただきたいこと．(https://for-patients.c-cat.ncc.go.jp/library/document/)(参照 2022-09-08).

2）日本臨床腫瘍学会・日本癌治療学会・日本癌学会：次世代シークエンサー等を用いた遺伝子パネル検査に基づくがん診療ガイダンス，第2.1版．2020-05-15(https://www.jsmo.or.jp/about/doc/20200310.pdf)(参照 2022-09-08).

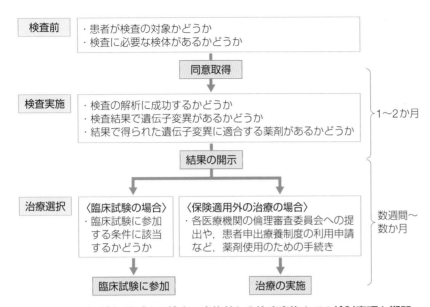

図 3-20　がん遺伝子パネル検査の実施前から治療実施までの検討事項と期間
（日本医療研究開発機構 ゲノム創薬基盤推進研究事業 ゲノム創薬研究の推進に係る課題解決に
関する研究 ゲノム医療従事者の育成プログラム開発〔A-3 班〕：がんゲノム医療と看護. 2020-
03-31〈https://www.amed.go.jp/content/000078325.pdf〉〈参照 2022-09-08〉をもとに作成）

択肢が限られている状況のため，精神的な負担も大きい。現状の遺伝子パネル検査は，有効な治療選択肢のない患者にとって最後の頼みの綱であり，検査結果しだいでは，その後の治療選択肢がなくなってしまう可能性があるため，検査前の病状進行時の病状説明からの継続的なかかわりが大切になる。

　検査の実施前から検査結果のあとまで，とくに次の項目について注意して確認を行う（◯図 3-20）。

▍検査内容やリスクの理解

　体細胞遺伝子変異と生殖細胞遺伝子変異の違い（◯54 ページ）や，二次的所見が発見された場合の対応が理解できているか，検査結果を本人以外に共有するか否かなど，検査実施のリスクや対応について，検査実施前に十分話し合っておくことが大切である。とくに患者は，生殖細胞変異の検査結果について，知る権利と知らないでいる権利の両方を有しており，検査実施前に十分意向を確認する必要がある。

　また，遺伝子パネル検査を行ったとしても有効な治療法が見つかる可能性は 5～20％ と低く[1]，治療法が見つからない可能性が高いことを理解しているかについても，確認が必要である。

　遺伝子パネル検査を受けないという選択肢も含めて，患者が今後どのような治療と生活を希望するのか，看護師は気持ちに寄り添い，意思決定を支援していく必要がある。

　C-CAT に蓄積されたデータについて，データの活用やデータの二次利用の可・不可についての決定権は患者が有しているため，検査前に確認し，同

1）角南久仁子ほか編著：がんゲノム医療遺伝子パネル検査実践ガイド. 医学書院，2020.

意が必要となる。

▋ 検体の準備

がんゲノム医療では，過去に採取された生検や手術検体を用いて検査する場合が多いが，必要に応じて生体試料の再採取や，血液検査が別途必要となる場合がある。担当医や病理医と連携し，必要な検査の案内をする必要がある。過去の検体が他院に保管されている場合や，検査結果判明後の治療実施機関が別の病院に変更になる場合もあり，がんゲノム医療では複数の医療機関がかかわることが珍しくない。そのため，患者・家族が十分に進捗状況を理解できているかなど，施設をこえた患者・家族への継続支援が求められる。

▋ 検査後の課題

検査結果の説明の際は，精神面・経済面・医療面での支援が必要となる。

とくに有効な治療薬がないという結果が判明した場合，患者および患者家族の精神的落胆は大きい。状況によっては全面的な緩和ケアに移行する場合もあるため，担当医・緩和ケアチーム・精神腫瘍診療部などとの緊密な連携が必要になる。

また，二次的所見が発見された場合には，遺伝カウンセラーや臨床遺伝専門医との連携が必要となる場合がある。二次がんの発症リスクや，近親者のがん発症リスクなどについて，十分な情報提供を行うとともに，近親者への情報共有をどうするかといった困難な意思決定を支援するため，精神面・対人面のアセスメントを行い，調整していく能力が求められる。

適合薬の候補が見つかった場合でも，保険適用外あるいは国内未承認薬である場合が多い。適切な臨床試験の案内や，臨床試験実施施設などの医療機関との調整が必要となる。臨床試験が存在しない場合は，患者申出療養制度❶のもとでの適用外使用の可能性について把握する必要がある。治療内容により，患者の金銭負担が異なるため，医療費の負担についても検査前・検査後で案内が必要である（●109ページ，図3-20）。

これらの課題に対しては，がん遺伝子パネル検査の患者用パンフレットが作成されており，診療の補助になる[1]。

このようにがんゲノム医療の実施前から実施後まで，医師（がん診療担当医師，臨床遺伝専門医），看護師（外来担当，がん看護専門看護師，遺伝専門看護師），薬剤師，がんゲノム医療コーディネーター，社会福祉士，遺伝カウンセラーなどさまざまな職種の緊密な連携が，患者および患者家族の支援に必要不可欠である。がんゲノム医療に特化した院内チーム体制づくりは急務であり，そのなかでも看護師の担う役割はきわめて大きい（●表3-9）。

4　がんゲノム医療の今後

2018年から動き出したわが国におけるがんゲノム医療は，遺伝子パネル検査の保険収載をきっかけに急速に広まっている。一方で，各医療機関にお

⊟ NOTE

❶患者申出療養制度

保険収載されていない先進的な医療について，患者の申出を起点とし，安全性・有効性などを確認しつつ，身近な医療機関で迅速に受けられるようにする制度である。保険外併用療養費制度のなかに位置づけられている。未承認薬の費用など，保険適用されていない医療については，原則患者の自己負担になる。

1）国立がん研究センターがんゲノム情報管理センター：「がん遺伝子パネル検査」を検討する方にご理解いただきたいこと. （https://for-patients.c-cat.ncc.go.jp/library/document/）（参照 2022-09-08）.

○**表 3-9　がんゲノム医療における看護の役割**

①患者の気持ちに寄り添い，患者が課題を解決していく支援を行う。
- がん遺伝子検査をするかどうか迷っている患者
- 検査を受けて，病状進行の不安をかかえながら結果を待つ患者
- 検査の結果，治療の候補が出てきた患者
- 治療が見つからなかった患者

②家族の思いがそれぞれ異なるとき，その思い1つひとつをくみあげ意思決定を支援する。

③二次的所見というものがなにを意味し，それを知ることによってどのような影響が出るのかがわかることで，家族を一単位ととらえてケアを行う。

④患者や家族の気がかりや状況をアセスメントし，適切な専門家につなぐ。

（日本医療研究開発機構　ゲノム創薬基盤推進研究事業　ゲノム創薬研究の推進に係る課題解決に関する研究　ゲノム医療従事者の育成プログラム開発〔A-3 班〕：がんゲノム医療と看護. 2020-03-31 〈https://www.amed.go.jp/content/000078325.pdf〉〈参照 2022-09-08〉による，一部改変）

いて必ずしも十分な体制が構築されていないことや，適切な臨床試験が不足しており，有効な治療法の見つかる可能性が低いことなどから，がんゲノム医療は発展途上であるといえる。

　今後は，検査が実施できる施設の拡大や，治療の早期段階での検査実施により，治療選択肢が拡大することが予想される。実際，がんゲノム医療の発展により，免疫チェックポイント阻害薬や分子標的薬が，がんの原発部位によらない臓器横断的な薬剤使用の承認を受けており，治療の選択肢が拡大している。また，2021 年 8 月にリキッドバイオプシー❶が保険収載され，今後は検査結果が判明するまでの時間が短縮され，治療選択や治療効果予測および治療効果判定がリアルタイムで実施されることが期待される。

　検査実施における患者の意思決定や，遺伝情報の扱い，近親者を含めた支援，患者の身体面・精神面・財政面の支援など，さまざまな役割が医療従事者に求められており，とくに看護師には，がんゲノム医療における中心的な役割を担うことが期待されている。

❶リキッドバイオプシー
liquid biopsy
　近年，血液などの液状の検体中に，少数のがん細胞やがん細胞由来の微量な遺伝子が含まれていることが明らかになっている。この検体を用いて行う検査をリキッドバイオプシーとよぶ。血液検体を用いて遺伝子パネル検査を行うことにより，患者への侵襲性を軽減し，試料作成などの時間を短縮することが可能である。

B　手術療法

1　がん手術療法の流れ

　手術はがんを根治させうる唯一の治療であり，がん治療の中心である。しかし，がんが遠隔転移をおこしている場合や，局所にとどまっていても患者の状態が手術に耐えられない場合は，薬物療法および放射線療法でがんとの共存を目ざす治療を選択することとなる（○図3-21）。また，患者のおかれている環境や年齢などによっては，根治を目ざさずに緩和治療を選択することもある。

　したがって，がんと診断された患者が受診した際には，さまざまな検査によってがんの広がりを診断するとともに，全身状態および希望する治療方針を把握し，対話をもとにその患者に適した治療を提供していく必要がある。

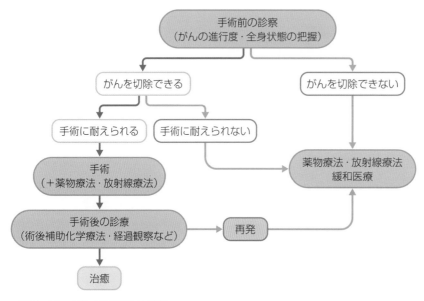

●**図 3-21 がん手術療法の流れ**

2 手術前に行われる診療

　がんの手術療法にはある決まったかたちがあるのではなく，患者の状態やがんの種類・存在部位・進行度によって進め方はかわってくる。

　まずは，がんの状態を把握して，根治のために最もよいと思われる治療戦略を考える。それと併行して患者の状態（年齢，合併症の有無，ADLなど）を把握し，理想的な治療を行うことができる状態かどうかを調べる。もし問題があるならば，その問題をどのように縮小すればよいかを判断して，最終的な治療方針をたてることになる。

　たとえば，糖尿病が併存している場合には，術前の血糖コントロールや糖尿病合併症についての確認を行う。また，喫煙者や呼吸機能障害のある患者では，術後呼吸器合併症をおこす可能性が高いため，喫煙者は禁煙の徹底を，呼吸機能障害のある患者は術前呼吸リハビリテーションを行う必要がある。

　ここでは，大腸がんを例として，治療が開始されるまでの流れについて見ていく（●図3-22）。

1 がんの状態を把握するために行う検査

　大腸がんにおいては，部位の把握や転移の有無の推定など，がんの状態を把握するために次の検査が行われる。

● **内視鏡検査**　大腸内視鏡を用いてがんの病変部を直接観察する（●図3-23）。また病巣の一部を採取して顕微鏡によりがん組織の存在を確認し（生検），大腸がんの診断を確定する。生検は大腸がんの診断には必須の検査である。

● **注腸造影検査**　肛門から直腸内に管を挿入し，バリウムと空気を適量入れて大腸の病変を見つけだす検査である（●図3-24）。内視鏡検査のように細

がんの状態把握	全身状態の評価
内視鏡検査，注腸造影検査， CT検査など	血液生化学検査，尿検査， 心電図，呼吸機能検査など
• 大腸がんの深達度 • リンパ節転移 • 遠隔転移（肝臓，肺，腹膜など）	• 心疾患，糖尿病，慢性呼吸器疾患， 　腎疾患，肝疾患などの有無

↓

• 大腸がんが切除可能か
• 全身状態として手術可能か

↓

【患者への説明】
• 病気の進行程度　　• 治療の必要性
• 合併症の可能性
• 治療を縮小する必要があれば，それについても説明する

↓

患者の納得・同意

↓

治療開始

▷ 図 3-22　大腸がんの治療が開始されるまでの流れ

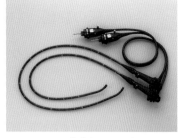

a. ビデオスコープ

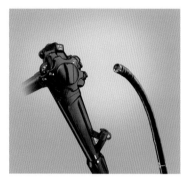

b. 手もとと先端部

▷ 図 3-23　大腸内視鏡
（写真提供：オリンパス株式会社）

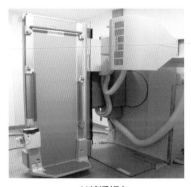

a. X線透視台

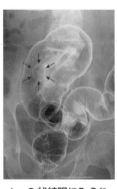

b. S状結腸にみられ
る腫瘍像

▷ 図 3-24　注腸造影検査

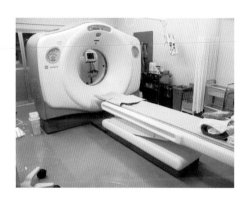

▷ 図 3-25　CT検査
台上に横たわり，円状のトンネルを通過して検
査を行う。

かい病変や平坦な病変は見つけることはできないが，病変の部位を客観的に
把握することができる。手術前の検査として重要である。
● **造影 CT 検査**　造影剤を用いて CT 検査を行う（▷図3-25）。がんの周囲
への浸潤の程度や，リンパ節・肝臓・肺などへの転移の有無を推定する検査
として重要である。
● **腫瘍マーカー**　大腸がんでは，CEA や CA19-9 などの腫瘍マーカー（▷
76ページ，表2-8）について検査する。腫瘍マーカー検査は，治療効果の判定
や再発腫瘍を発見するためのモニタリングとして行われる。

2 全身状態の評価

◆ 術前診察時のチェック

　診察室へ入室する際の動作や，問診における話し方を観察する。また，駅の階段を休まずに上がれるか，ほかの人と同じ速さで歩けるかといった日常生活についての質問を行い，おおまかに呼吸・循環状態を把握する。また，既往歴をたずね，心疾患・慢性呼吸器疾患・糖尿病・腎疾患・肝疾患などの有無を確認する。

◆ 術前検査

　血液型検査，感染症（B型肝炎ウイルス感染症，C型肝炎ウイルス感染症，梅毒トレポネーマ感染症，後天性免疫不全ウイルス〔HIV〕感染症）の有無，血液生化学検査（貧血，肝機能異常，腎機能異常の有無），血液凝固機能の検査，胸部X線撮影，心電図検査，呼吸機能検査などを行う。

● リスク評価　上記の検査で異常がみられた場合は，それぞれの疾患に対してリスク評価を行う。一般的に軽度のリスク因子であった場合は予定手術を行う。中等度のリスク因子であった場合は，専門医と相談し，リスクを減らすために，たとえば呼吸機能がわるい場合には呼吸器リハビリテーションを行うなどの周術期管理を行う。重度のリスク因子がある場合は手術適応を再考する必要があり，可能であれば縮小手術を考慮し，場合によっては手術を中止するなどの判断が必要となる。

　全身状態（PS）の評価に役だつ指標として，アメリカ麻酔学会 American Society Anesthesiologists による全身状態分類（**ASA-PS**）がある（◯表3-10）。リスク因子のある患者については術前に麻酔科医やそれぞれの専門医と相談する必要がある。

---

plus	**試験開腹・開腹生検**

　試験開腹とは，術前検査で診断がつかない病態の患者に対して行う腹部診察の方法である。原因不明の腹痛や外傷があり，腹腔内臓器の損傷が疑われる場合などに行われる。全身麻酔をかけて開腹手術を行い，腹腔内臓器を直接観察することで診断が行われる。

　近年はCTなどの画像診断技術が進歩したため，がん患者において試験開腹が行われる頻度は低くなっているが，侵襲を減らしつつがんの広がりを診断するための審査腹腔鏡や，病理診断のために組織を一部摘出する開腹生検は行われている。

　また，切除術を目的として開腹をしたが，腹膜播種が高度で，切除やバイパス術などなにもできずに閉腹し，手術を終了するといった場合（インオペ）も試験開腹に相当する。

◎**表 3-10　アメリカ麻酔学会による全身状態分類（ASA-PS）**

分類	全身状態
1 度	• 手術対象疾患以外では正常な健康人 • 手術対象疾患は局所的で，全身障害をおこさない
2 度	• 軽度の全身疾患を有する 　（よくコントロールされた高血圧，糖尿病，軽度肥満，妊婦など）
3 度	• 2 つ以上の軽度の全身疾患か，重篤な全身疾患を有する 　（コントロール良好なうっ血性心不全，安定狭心症，コントロール不良の高 　血圧・糖尿病・慢性腎不全など）
4 度	• つねに生命をおびやかす重篤な全身疾患を有する 　（不安定狭心症，症状のある慢性閉塞性肺疾患〔COPD〕，慢性心不全，肝不 　全，腎不全）
5 度	• 手術をする以外はたすかる見込みのない瀕死の患者 　（24 時間以上の生存が期待できない）

◆ **高齢者への対応**

　一般的に，がん患者は高齢であることが多い。高齢者では臓器機能が低下しているため，若年者と比較すると手術の安全性は低下する。高齢者の全身状態は個人差が大きいため，暦年齢だけで危険性の判断はできないが，80歳以上の高齢者では手術の適応や術式などの検討が必要となる場合が多い。

3　治療方針の決定とインフォームドコンセント

1　治療方針の決定

　どのような治療方針とするかは，がんの根治のために最もよいと考えられる治療戦略の侵襲度と全身状態とを総合的に検討して決定する。全身状態に問題があれば，どのように縮小すればよいかを判断して，最終的な治療方針をたてることになる。

2　手術療法におけるインフォームドコンセント

　医療者側で治療方針を決定したら，患者・家族への説明を行い，同意を得る（インフォームドコンセント，IC）。単に病状を説明するだけではなく，十分な説明を聞いて納得したうえで同意したと思ってもらえるような説明を目ざすべきである。
　病状および手術について情報提供する際には，以下の点に留意する。
（1）病状説明の前に，どのような症状がいつごろからあるのか，以前の担当医からどのような説明を受けているのかを把握する。
（2）図などを用いて，解剖学的な構造や，どの部位に病気があるのかを簡単に説明する。
（3）内視鏡写真や注腸写真を使って，がんのイメージをつかんでもらう。

（4）「残念ですが，顕微鏡検査で悪性の細胞が見つかり，がんであることが
わかりました」と，一度は「がん」であることを説明用紙に書いて明ら
かにする。以後は「がん」という言葉を連呼しないようにし，患者の反
応によっては「腫瘍」と言いかえるなど，もう少しやわらかい言葉を使
うといった配慮を行う場合もある。

（5）説明の区切りごとに要点をまとめて，そこまでの範囲でわかりにくいこ
とはないかを確認しながら，次の説明に移るように配慮する。

（6）看護師は可能な限り同席し，患者・家族の反応などを観察する。説明が
終わったあとには，理解できたか，どのように思っているかなどについ
て，看護師が患者・家族に質問し，医師にフィードバックする。

　患者によって「がん」という言葉に対するイメージが異なり，また，でき
るだけよいように理解しようとする傾向もある。手術が終了したあとになっ
て，「ところで私のがんは悪性ですか」などの質問を受けることもある。患
者の理解度について適切に把握し，医師と看護師で共有しておくことが重要
である。

4　手術の種類

　がん治療においては，同じ疾患であっても，がんの進行度や患者の状態に
よって手術の目的が異なる。また，手術手技や集学的治療の進歩は目ざまし
く，手術の種類は多岐にわたる。

1　目的による分類

　がん治療における手術を目的によって大別すると，①がんを取りきって治
癒を目ざす**根治手術**と，②がんを取りきることは不可能であるが患者の状態
を改善するために行う**非治癒手術**とに分類される。

◆ 根治手術

　根治手術とは，がんの原発巣および転移巣を完全に取りきり，治癒を目ざ
して行う手術である。

● **リンパ節郭清**　消化管のがんでは，がんが露出しないように，周囲の正
常組織を含めて原発巣の切除を行い，これにあわせて，がんから流出するリ
ンパ液が経由するリンパ節を一括して切除する**リンパ節郭清**を行うのが標準
手術となっている（○図3-26）。

　①**D₁郭清**　臓器に近いリンパ節までを切除する。

　②**D₂郭清**　がんのある臓器に流入する血管（栄養血管）に沿ったリンパ節
までを切除する。

　③**D₃郭清**　栄養血管の根もとにあるリンパ節を含めて切除する。

● **根治度**　手術によりどの程度のがんを切除できたかについて，根治度を
用いて評価される。

　①**根治度Aの手術**　肉眼的にがんを完全に切除することができ，転移が

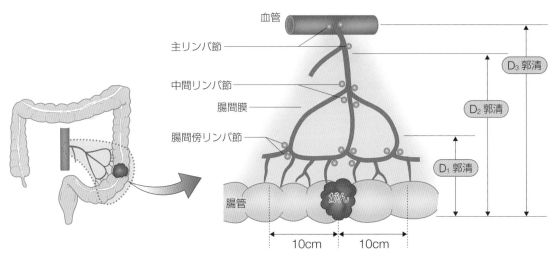

● **図 3-26　結腸がんにおけるリンパ節郭清術**
結腸がんの場合は，がんから 10 cm 離れた部位までの腸管と，そこから転移がおこる可能性があるリンパ節までを含めて切除する。

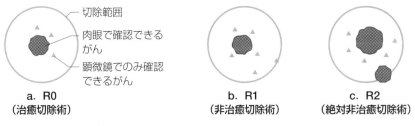

● **図 3-27　がんの遺残**

あると思われるリンパ節よりもさらに中枢側のリンパ節まで郭清ができた場合をさす。

②**根治度 C の手術**　がんが肉眼的に明らかに遺残した場合をさす。

③**根治度 B の手術**　根治度 A と C 以外の根治度をさす。

● **がんの遺残**　術後は，病理学的に**がんの遺残** residual tumor（R）の有無を検索することがきわめて重要である（●図3-27）。R0・R1・R2 のどれにあたるかによって，再発率や平均生存期間といった手術後の予後が異なる。

①**R0**　根治度 A の手術を行い，病理検査でも剝離面にがん細胞が露出していない状態を R0 といい[1]，治癒切除術である。

②**R1**　根治度 A の手術を行ったと思っても，標本の切離断端や腫瘍の剝離した面に顕微鏡で確認してがんがみとめられる場合は R1 といい，非治癒切除術である。

③**R2**　肉眼的にがんが遺残した場合は R2 といい，絶対非治癒切除術である。

切除断端にがんが遺残した状態を**断端陽性**とよぶ。4 型びまん浸潤型の胃がんのように，著明な潰瘍形成や周堤（潰瘍のまわりを取り囲んでいる山状の隆起）がなく，病巣と周囲粘膜との境界が不明瞭な場合（●図3-28）は断端

NOTE
[1]「R0」は「アールゼロ」と読む。

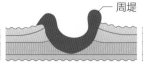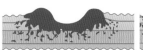

1型：腫瘤型　　　2型：潰瘍限局型　　　3型：潰瘍浸潤型　　　4型：びまん浸潤型

▷**図 3-28　胃がんの肉眼型**

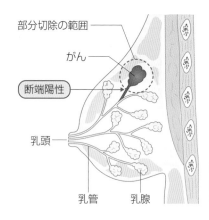

▷**図 3-29　乳管内進展を有する乳がん症例**
赤破線の範囲を部分切除したとしても，乳管内への伸展が強いと断端陽性となりやすい。

陽性になりやすい。また，乳管内進展が強い乳がん（▷図 3-29）や肛門近傍の直腸がん，胆管がん，膵がんなども，断端陽性になりやすい。

　機能や形態を温存しようとして切除範囲を縮小した場合におこりやすいため，術中迅速診断（▷77 ページ）を行って確認することが重要であり，結果によっては追加切除を行うこととなる。

◆ 非治癒手術

　根治手術が望めない進行したがんに対して行われる手術を，非治癒手術という。かつては姑息的手術とよばれたこともあった。非治癒手術には，**緩和手術**と**減量手術**とがある。

▌緩和手術

　緩和手術は，がんが切除不能な状態であったり，切除の適応がない転移巣が存在したりするときに，苦痛の軽減や QOL の改善を目ざして行う手術である。たとえば，がんからの出血によって貧血が進行し，保存的治療では改善しない場合には，可能であれば原発巣のみを切除する。また，がんによる狭窄・通過障害があり食事を摂取することができない場合には，可能であれば原発巣を切除し，切除が困難または危険な場合にはバイパス手術を行う（▷図 3-30-a）。大腸がんでは，人工肛門（ストーマ）造設術のみを行う場合もある（▷図 3-30-b）。

　がんそのものが進行して穿孔をおこした場合や，大腸がんによる腸閉塞で口側腸管の穿孔がおこった場合などでは，救命のために手術が必要となる。これらの場合は状況に応じて術式を決定することになる。

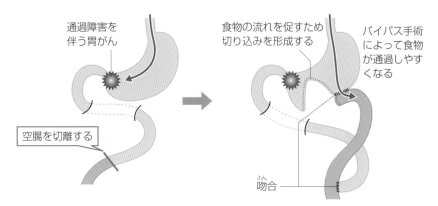

通過障害を伴う胃がん

食物の流れを促すため切り込みを形成する

バイパス手術によって食物が通過しやすくなる

空腸を切離する

吻合

a. 胃がんによる通過障害に対するバイパス手術

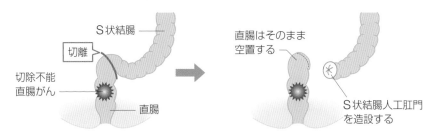

S状結腸

切離

切除不能直腸がん

直腸

直腸はそのまま空置する

S状結腸人工肛門を造設する

b. 切除不能直腸がんに対する人工肛門造設術

◎図 3-30　緩和手術の例

▌ 減量手術

　卵巣がんなどの薬物感受性が高い腫瘍では，手術療法と薬物療法をうまく組み合わせて治療することが重要となる。これらのがんの場合は消化器系のがんと異なり，腹膜播種があってもできるだけ腫瘍を切除しておくことで，その後に行う薬物療法の効果がさらに期待できることになる。

　このように，その後の治療に結びつけるために腫瘍の量を減らす手術を，減量手術という。

2　切除範囲と侵襲度による分類

　がんに対する最も望ましい手術とは，がん細胞を完全に切除し，かつがんにおかされていない正常組織はできるだけ切除しないものである。しかし，がんの広がりを完全に把握することはできないため，原発巣の状態や画像診断を参考にして切除範囲を決定することになる。

　がんに対する手術は，切除範囲の大きさによって，**標準手術・拡大手術・低侵襲手術**に分類することができる。

◆ 標準手術

　がんがある程度進行すると，原発巣周囲の所属リンパ節(領域リンパ節)に転移が出現する(所属リンパ節転移，◎64ページ，)。標準手術とは，所属リンパ節転移の可能性がある場合や，転移が所属リンパ節にとどまっていると予想される場合に行われる標準的な手術である。原発巣を周囲の健常組織と

一緒に切除するのはもちろん，同時に所属リンパ節が存在する場所（おもに原発巣を栄養している血管の周囲）の組織を，リンパ節を含めたひとかたまりとして切除する術式である（◐117ページ，図3-26）。

わが国では，リンパ液の流れを精密に検討してリンパ節郭清を重視する術式が標準となっており，リンパ節郭清に重きをおかなかった欧米と比べると，同じ病期の大腸がんや胃がんの5年生存率は良好な成績をおさめている。

◆ 拡大手術

がんがある程度進行すると，標準手術を行っても再発する割合が高くなる。これを改善する目的として，がんから離れた組織やリンパ節までを一緒に切除する術式を拡大手術という。がんが周囲組織に浸潤している場合，肉眼的にがんを残さず切除するには，がんが浸潤している周囲の組織を一緒に切除する合併切除が必要である。

たとえば，直腸がんが，隣接する膀胱や前立腺，子宮などに広く浸潤している場合，程度によっては骨盤内臓全摘術を行うことになる。ただし，排便に対する人工肛門と，排尿に対する回腸導管との2つのストーマを造設する必要があり，QOLの低下は免れない。また，隣接臓器を切除しないまでも，直腸がん手術で自律神経を合併切除すると術後排尿障害が出現し，場合によっては自己導尿が必要になることがある。

また，肛門に近い下部直腸では，リンパ液の流れが複雑になる。直腸壁を貫く進行下部直腸がんにおいては，側方リンパ節に20％もの転移があることが判明している。同部位の郭清は欧米では拡大手術の位置づけであるが，わが国のガイドラインでは標準手術とされている。ただし郭清を行うと排尿機能や男性機能の障害がおこることがあるため，十分なインフォームドコンセントが必要となる。

◆ 低侵襲手術

低侵襲手術とは，従来の標準手術と比べて侵襲の少ない手術である。内視鏡手術や血管内手術に代表される。

▌内視鏡手術

がんは発生してからしばらくは局所にとどまっており，他部位に転移することはない。この時点で早期に発見できれば，標準手術を行わなくても根治が可能である。

胃や大腸の早期がんに対しては，内視鏡手術の一種である**内視鏡的粘膜切除術** endoscopic mucosal resection（**EMR**）や**内視鏡的粘膜下層剝離術** endoscopic submucosal dissection（**ESD**）が行われる場合がある（◐図3-31）。

内視鏡手術では病変のみの切除を行うため，体表に傷がつかず臓器も温存され，一般の手術と比較して侵襲はきわめて少ない。しかし，臓器周囲のリンパ節転移に対しては無力である。したがって，手術前に十分にがんの深達度を評価してリンパ節転移の可能性がないことを確認するとともに，切除後は病理診断の結果を検討し，病変が取りきれており，転移の可能性がないこ

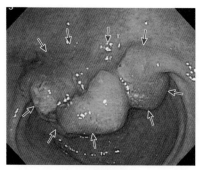
a. 腫瘍全景

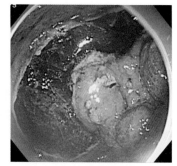
b. 粘膜切開後，粘膜下層を剥離中

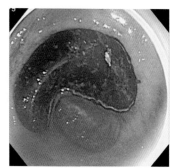
c. 剥離・切除後

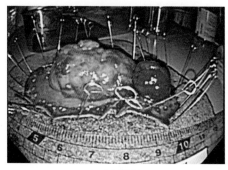
d. 摘出標本

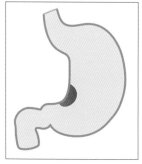
e. 腫瘍の位置

○**図3-31　早期胃がんに対するESD（内視鏡的粘膜下層剥離術）**

85歳女性，胃前庭部小彎に存在する隆起型早期胃がん。術後の病理検査で，がんは粘膜内に限局しており，がんから切り取った辺縁までは安全な距離があることが確認できた。

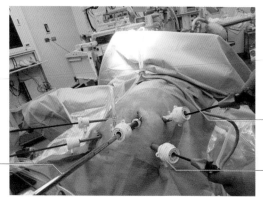

腹腔鏡 ──

操作器具 ──
トロッカー ──

○**図3-32　腹腔鏡視下大腸がん手術**

とを確認しなければならない。

▍鏡視下手術

　通常の胃がんや大腸がんの手術では，皮膚を大きく切開して腹腔を開いたうえで体内を目で見て観察し，手で臓器を触って必要部位を切除する開腹手術が行われる。これに対して鏡視下手術では，腹腔内に二酸化炭素ガスを充満させ（気腹という），腹壁から直径10 mmほどの細長いビデオカメラ（腹腔鏡）を挿入して，モニターに映しだされた画像を見ながら手術を行う（○図3-32）。腹部の3〜4か所に，直径5〜10 mmほどのトロッカーという腹壁を貫く器具を挿入し，細長い鏡視下手術専用の器具をトロッカーから挿入して操作し，腫瘍組織を切除する。切除した腫瘍組織は，腹壁を小さく切開した

創から摘出する。

　切除範囲は開腹手術と同様であり，臓器が温存されるわけではないが，モニターに拡大して映しだされた画像を見ながら手術を行うため，より精緻な手術が行える。また，①傷が小さいことで術後の痛みが少ないため早期離床がスムーズに進められる，②鎮痛薬の使用量が減らせる，③術中に臓器が空気にさらされる時間が短いため術後腸管麻痺が短く，早期に食事摂取が可能になり術後の回復が早い，といった利点がある。

　1990年代より始まった鏡視下手術は，当初，早期がんに対する治療の1つと考えられていたが，カメラや手術器具・技術の進歩に伴って手術件数が大幅に増加し，2018年には胃がん・大腸がんに対して年間およそ6万4千件の鏡視下手術が行われるようになっている。今後はさらに手術適応が拡大

---

column　ロボット支援下手術

　高齢者が増加している現在において，患者負担を軽減する低侵襲手術が注目されている。

　腹腔鏡手術はすぐれた手術で，出血が少なく，早く退院できることがわかっているが，一方で進行がんを取りきることに関しては開腹手術に劣っているとの報告もある。これは腹腔鏡手術の難易度が高いためである。棒状のデバイス（器具）を用いるため，骨盤の奥のほうでは繊細な動きが困難であること，また，カメラをあやつる医師の技術によっては視野が不良になることが原因と考えられている。

　腹腔鏡手術の精度を向上させるために，ダヴィンチ®（◐図）に代表される低侵襲手術支援ロボットが開発され，ロボット支援下での手術件数が増加している。

　ロボット支援下手術は，基本的に腹腔鏡手術と処置は同じであるが，視野と操作性が格段に向上している。

　具体的にはロボットが操作するカメラはまったくぶれず，かつ3Dハイビジョン映像が表示されるため，からだの中に入り込んだように腹腔内を立体的に見ることができる。また，ロボットに装着されている鉗子などの機器には関節があり，自由度が非常に高く，手ぶれ補正もついているため，従来の棒状の器具では届かなかった領域にも安定したアプローチが可能である。

　ロボット支援下手術には，腹腔鏡手術の弱点を補い，がんの根治性と機能温存の両立を可能にすることが期待されている。

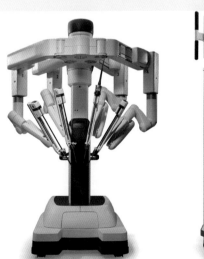
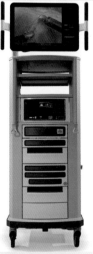
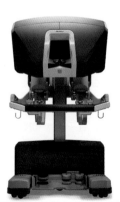

◐図　ダビンチ Xi サージカルシステム
（©2021 Intuitive Surgical, Inc.）

すると考えられるが，がんの部位や進行度だけでなく，術者の経験や技量を考慮して手術適応を決めることで，より安全性を高める必要がある。

■ センチネルリンパ節同定による縮小手術

　センチネルリンパ節とは，がん細胞がリンパ流にのって最初に到達するリンパ節であり，見はりリンパ節・前哨リンパ節などともよばれる（◯64ページ）。センチネルリンパ節にがんの転移がなければ，それ以降のリンパ節への転移はないと判断できるため，標準的な切除範囲よりも狭い範囲を切除する縮小手術を行うことができる（◯図3-33）。

　センチネルリンパ節同定による縮小手術が最も一般的に行われているのは，乳がん治療である。術前画像検査で腋窩リンパ節転移をみとめない患者では，センチネルリンパ節を同定してセンチネルリンパ節生検による術中迅速病理診断を行い，転移が陰性ならば，腋窩リンパ節郭清を省略することがすすめられている。

　センチネルリンパ節を同定する方法には，以下の2つの方法がある。両者を併用することにより同定率と正確性が増すため，可能であれば併用法が望ましい。（◯図3-33）。

● **色素法**　全身麻酔をかけたあと，乳輪下や乳がんの近くに青い色素を注射する。色素はリンパ管を流れて最初に到達するリンパ節，つまりセンチネルリンパ節に取り込まれ，青く染まる。

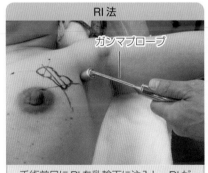

RI 法

ガンマプローブ

手術前日にRIを乳輪下に注入し，RIが取り込まれたリンパ節をガンマプローブを用いて同定する。

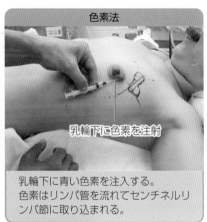

色素法

乳輪下に色素を注射

乳輪下に青い色素を注入する。色素はリンパ管を流れてセンチネルリンパ節に取り込まれる。

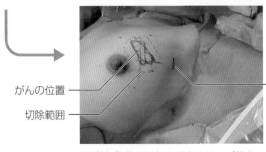

がんの位置

切除範囲

センチネルリンパ節
生検用皮膚切除創

両者を併用してセンチネルリンパ節を
同定し，生検を行う。

◯**図3-33　センチネルリンパ節生検**

●**RI法**　手術前日に，色素法と同様の手順でラジオアイソトープ（RI）を注入し，RIの取り込まれたリンパ節をガンマ線検出器（ガンマプローブ）を用いて同定する。RIとして通常は，99mテクネチウム（^{99m}Tc）が用いられる。

　従来は，手術前に腋窩リンパ節転移の有無を正確に診断することが困難であったため，腋窩のリンパ節をすべて取り除く腋窩リンパ節郭清が標準手術であった。その場合，①術後にリンパ液が腋窩に貯留する，②ドレーンからの排液が長く続くために，入院期間が長くなる，③術後にリンパ浮腫がおこり手術を行った側の腕がひどくむくむ，などの欠点があった。センチネルリンパ節生検を行えば，これらの問題を回避できるという利点がある。一方で，正確な生検と病理診断を行わないと，転移を見逃す危険性があるので注意が必要である。

3 集学的治療における手術

　現在のがん治療においては，手術が大きな役割を担っている。しかし局所にとどまっているがん以外については，手術だけで根治させることはできない。進行して転移がおこる可能性があるがんに対しては，薬物療法や放射線療法を併用した集学的治療が必要になる。

◆ 術前化学療法・術前化学放射線療法

▌術前化学療法

　手術前に行う抗がん薬治療を，**術前化学療法**という。乳がん治療では一般的に行われており，手術後の補助療法で抗がん薬をすすめられる患者が，術前化学療法の適応になる。手術前の化学療法により，次の効果が得られる。

（1）がん細胞の抗がん薬に対する感受性（効果）が的確に判定できる。がんが完全に消失する患者もおり，このような場合は予後がよいことが証明されている。

（2）乳がんの場合，腫瘍が小さくなることによって切除範囲を小さくすること（ダウンステージング）が可能となり，乳房温存術が可能になることがある。

（3）すでに体内に散らばっているかもしれないがん細胞を，手術前に消滅させることができる。

　一方，抗がん薬の効果がない場合は，術前化学療法を行っている間にがんが進行してしまう可能性があるという欠点もある。

▌術前化学放射線療法

　直腸がんでは，手術前に抗がん薬治療と放射線療法をあわせて行う術前化学放射線療法を行う場合があり，欧米では一般化している。術前化学放射線療法によって，次の効果が得られる。

（1）局所再発の頻度が低くなる。

（2）予防的側方リンパ節郭清を省略することができ，術後の排尿障害や性機能障害の発生を抑えることができる。

　しかし，放射線療法の影響で浮腫が生じたり組織が脆弱になるなど，手

術が困難になる場合があるといった欠点もあるため，日本では長らく用いられてこなかったが，近年では実施する病院が増加している。

◆ 術後補助療法

　根治手術を行うことができた場合でも，がんの進行度によっては一定の頻度で再発がおこる。これを減らすために行われる治療が**術後補助療法**であり，おもに抗がん薬による術後補助化学療法が行われる（◉155ページ）。乳がんではさらに放射線療法とホルモン療法もあわせて行われる。

　大腸がんでは，Ⅲ期で治癒切除術（R0）が行われた症例が対象となる。主要臓器の機能が保たれており，重篤な合併症がなく，PSが0〜1の全身状態がよい症例であることが条件となる。

5 手術後の診療

1 術後の回復過程

　手術による侵襲の程度には，手術内容や手術時間，出血量，臓器欠損の程度，麻酔などの多くの要因がかかわり，侵襲の大きさにより術後の回復過程は変化する。

● **ムーアの分類**　術後の回復過程のとらえ方としては，ムーア Moore, F. D. の分類がよく知られている。

　①**第Ⅰ相（傷害期）**　術後2〜4日で，全身の内分泌・代謝・循環系の変動が大きい。

　②**第Ⅱ相（変換期）**　術後4〜7日で，副腎皮質ホルモンが正常化し，尿中窒素排泄量[1]が正常化して食欲も回復する。

　③**第Ⅲ相（同化期）**　術後1〜数週間で，窒素バランスが負から正に戻り，筋力回復が得られる。

　④**第Ⅳ相（脂肪蓄積期）**　術後数週間〜数か月で，侵襲後のホルモン変動が消失する。脂肪が蓄積して体重が増加する。

● **ERAS® プロトコル**　最近では術後回復力の強化を目的とした ERAS®[2] プロトコルが開発され，浸透しつつある（◉図3-34）。ERAS® プロトコルは，手術後の回復促進に役だつ各種のケアを統合的に導入する集学的リハビリテーションプログラムであり，侵襲の大きな手術後の回復を安全に早めることを目的としたものである。早期退院を目ざして行われ，多職種がかかわって周術期管理を行うことで達成されるものである。

　さまざまなアプローチにより，侵襲に対する生体反応を軽減することによって，身体活動の早期自立，栄養摂取の早期自立，周術期の不安軽減，回復意欲の励起などを促していく。術後回復において，患者と最も近い位置にいる看護師が果たす役割は大きい。

NOTE

❶尿中窒素排泄量
　タンパク質の栄養状態を包括的に把握する指標である。正常な成人では窒素出納のバランスが保たれているが，手術などによる低栄養下でタンパク質の異化が亢進すると，排泄量が増加する。一方，回復によりタンパク質摂取量が増加し，タンパク質の同化が亢進すると，排泄量は減少する。

❷ERAS は enhanced recovery after surgery の略で，「イーラス」と読まれる。

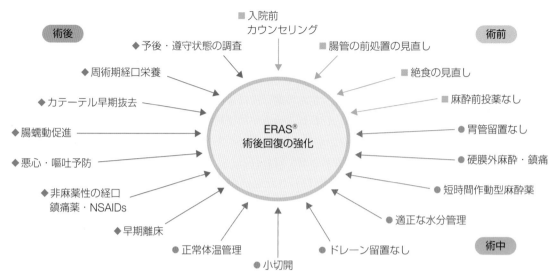

◉図 3-34 ERAS® プロトコルの構成要素

2 術後合併症とその対策

　開腹手術後には，次の合併症がおこる可能性がある。

● **循環器合併症**　血圧低下やショックなどがおこる可能性があるため，バイタルサインのチェックが重要である。循環血液量の低下が原因であることが多く，輸液量が少なくないか，術後出血はないかなどを確認する。術後出血に関しては，ドレーンからの排液の性状にも注意する。

● **呼吸器合併症**　無気肺や肺炎などがあげられる。呼吸音の聴取（左右差），酸素飽和度の測定などによって，異常の早期発見が可能である。予防のため，早期離床を促す。

● **肺血栓塞栓症**　弾性ストッキングや間欠的空気圧迫法，抗凝固薬の使用などで予防する。

● **感染**　とくに下部消化管手術では，術中手術野が汚染される可能性が高く，手術部位感染（SSI）がおこることが多い。術直前および術中，手術開始3時間後の抗菌薬使用を行うこと，術野が汚染された場合は閉腹前に洗浄すること，適切なドレナージを行うことが必要である。

● **イレウス・腸閉塞**　開腹手術後は，腸管の神経が麻痺して腸管運動が抑制されており，回復までには時間がかかる。この麻痺性イレウスは，腹腔内に感染がある場合にはさらに遷延する。また，術後の癒着などにより機械的腸閉塞が生じる場合もあるが，絶飲食やイレウス管による腸管内減圧などの保存的治療で軽快することが多い。

● **縫合不全**　がんの消化管手術を行う際には，がんから十分な距離をとって腸管を切離するのが基本であるため，切除後には再建（腸管吻合）を行う必要がある。吻合が破綻し，腸管内容が腹腔内にもれ出てしまった状態を縫合不全とよぶ。長期絶食や人工肛門造設をともなう再手術が必要となり，患者のQOLに大きな影響を及ぼす。患者の状態が急に悪化することがあるため，

腹痛・発熱の有無やドレーンの性状などを注意深く観察し，早期発見に努める必要がある。

3 術後の経過観察

術後の経過観察（フォローアップ）の目的は，次の 3 つである。
（1）再発の早期発見・治療
（2）異時性の多発がん・重複がんの発見
（3）患者の再発不安に対する精神的ケア

なかでも最も大切なのは，再発の発見である。

大腸がんに対して治癒切除術が行われた場合の再発率は，ステージが進行するにしたがって高くなる。また，再発例の 80％以上が術後 3 年以内であることがわかっている。大腸がんでは，術後に広く継続的に行われる精密検査（サーベイランス）の間隔や期間が，治療ガイドラインに記されている。（◉図 3-35）。現在はこれに基づきフォローアップするのが一般的である。

患者はがん以外にも生活習慣病などの併存症をもっていることが多いので，採血や問診などの簡単なフォローアップはかかりつけ医が行い，CT 検査などの特殊な検査を行う際は手術を行った病院で専門医の診察を受けるというスケジュールを組む。このような体制をとることで，日常的に全身状態をチェックしながら，専門医によるがんの治療も行うことができる❶。

経過観察の期間においては，定期検診を欠かさないこと，不必要に再発を恐れないことなどを，患者とその家族に指導する。

> **NOTE**
> ❶ある疾患の治療や検査について標準化されたスケジュールを表にまとめたものをクリティカルパス（連携パス）という。（◉343 ページ）。がん治療におけるクリティカルパスは，おもに手術や薬物療法など，病院での治療が終了した患者のフォローアップに用いられることが多い。

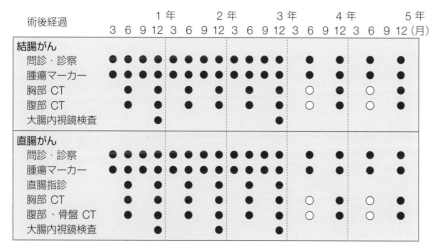

●：Ⅰ期〜Ⅲ期大腸がんに行う。
○：Ⅲ期大腸がんに行う。Ⅰ期〜Ⅱ期大腸がんでは省略してもよい。

◉図 3-35　大腸がん手術後のサーベイランス
（大腸癌研究会編：大腸癌治療ガイドライン医師用 2019 年版．p.49，金原出版，2019 による）

C 薬物療法

　がんに対して抗腫瘍作用を示す薬剤を**抗悪性腫瘍薬**という。抗悪性腫瘍薬には，細胞傷害性抗がん薬・ホルモン療法薬・分子標的薬があり，これらの薬剤による治療を総称して，**がん薬物療法**または**抗がん薬治療**とよぶ（◯347ページ，巻末資料）。なかでも，細胞傷害性抗がん薬を中心とした治療は，**化学療法**とよぶことが多い。いずれも慣例的な呼称で，特定の決まりはない。

　実際の薬物療法は，複数の薬剤を組み合わせて，①がんの再発抑制，②がんの消失あるいは縮小，③がんの進行抑制を目的として行われる。

　近年の薬物療法の進歩は目ざましく，免疫チェックポイント阻害薬といった新たな作用機序を示す薬剤も登場してきた（◯140ページ）。これに伴ってがん治療の選択肢は拡大し，治療効果のさらなる向上が期待されている。

　薬物療法の治療期間は，手術や放射線療法と異なり，しばしば長期化する。そのため，有害事象への対策を十分に行って，日常生活への影響が最小限となるようなケアが求められる。また，進行再発がんにおいては，薬物療法の限界とともに終末期へと移行する患者も少なくなく，精神的サポートを含めたサポーティブケア・緩和ケア（◯87ページ）を，薬物療法の初期段階から併行して行うことが重要である。

1 薬物療法の流れ

1 がん薬物療法の特徴

　第3章A節では，がん診療における薬物療法の基本的な位置づけを示した（◯89ページ）。進行再発がんの薬物療法は，病勢に応じて抗がん薬を順次変更しながら行われる（◯図3-36）。がんの薬物療法における**一次治療** first-line therapy（**ファーストライン治療**）とは，患者に対して最初に施行される治療のことである。**導入療法** induction therapy，**初期治療** primary therapy などと

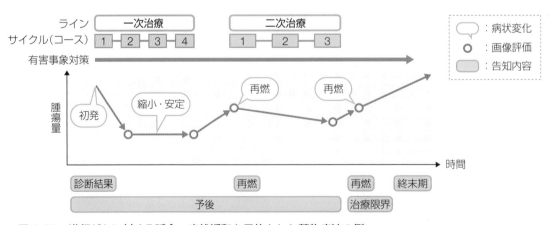

◯**図 3-36　進行がんに対する延命・症状緩和を目的とした薬物療法の例**

よばれることもある。一次治療には，原則として学会や治療ガイドラインなどで推奨される最も有効性の高い治療が選択される。

一次治療が無効となった場合や，副作用などで一次治療が中止となった場合には，**二次治療** second-line therapy（**セカンドライン治療**）として，2番目に選択される治療が行われる。**救援療法** salvage therapy などとよばれることもある。同様に，三次治療（サードライン治療），四次治療と続く。

薬物療法の進歩により，多くのライン治療が設定されているがんもある。進行再発大腸がんでは，現在，五次治療までの設定があり，このような場合，四次および五次治療をまとめて**後方治療** late-line therapy とよぶことがある。

それぞれの治療において，薬剤は一定の間隔で複数回繰り返して投与されるが，同じ薬物の場合，1つのラインとみなされる。その投与回数は，**サイクル**（または**コース**）で表記される❶。

ここではとくに，薬物療法の導入（初回の薬物療法が行われるプロセス）から継続（2回目以降の薬物療法が行われるプロセス）までの流れを見ていく。

2　薬物療法の施行が決定されるまでの流れ

がんの診断が行われると，がん治療の一環として，さまざまな視点から薬物療法の適応が検討される。主治医から患者・家族に対して説明がなされ，同意を得て，最終的にその施行が決定される。

◆ 薬物療法の適応についての総合的検討

がんの薬物療法が必要と考えられた場合には，さまざまな視点から，治療の適応があるか，すなわち，その患者に重大な不利益が及ぶことなく薬物療法が行えるか，について検討が重ねられる（◉表3-11）。

▌がんの診断と治療の選択

薬物療法の適応を検討する際にはまず，がんの診断（病理診断と病期分類）が確実に行われていることが確認される。ついで，手術療法などと組み合わせた集学的治療の一環として，薬物療法が計画されることが多い。

NOTE

❶**ラインとサイクル**

たとえば，「リンパ腫に対する一次治療（ファーストライン）として，R-CHOP療法（◉149ページ，表3-14）が選択され，3週間ごとに8サイクル施行された」「大腸がんに対する一次治療としてFOLFOX療法が4サイクル行われたが，病状進行となったため，二次治療にはFOLFIRI療法が選択され，現在までに2サイクル施行された」などと表現される。

◉**表3-11　がん薬物療法が行われる前に確認するポイント**

がんの診断	• 病理検査または細胞診によってがんの確定診断が行われている。 • 画像検査などによって病期分類が行われている。
治療の選択肢	• 集学的治療の一環としての薬物療法（術後補助化学療法，術前化学療法），緩和的薬物療法など。
患者状態	• 全身状態（PS）が保たれている。 • 高度の合併症（活動性のある感染症など）が存在しない。 • 主要臓器（心臓，肺，肝臓，腎臓など）に高度の障害が存在しない。 • 精神的に耐容性があると考えられる。
有益性とリスク	• 治療によって得られる有益性と，有害事象が高度化するなどのリスクについて，総合的検討が行われる。
患者と家族の考え・意向	• 患者と家族の考えや意向について主治医と相談する機会がもたれ，可能な範囲でそれらが治療方針に反映されている。 • 最終的に，患者と家族の理解と納得が得られている。

　手術のあとに，再発抑制を目的として行われる薬物療法は**術後補助化学療法（アジュバント化学療法）**とよばれる。一方，あらかじめ腫瘍を縮小させる目的で手術の前に行われる薬物療法は**術前化学療法（ネオアジュバント化学療法）**とよばれる。術後補助化学療法は，手術療法→薬物療法の順で行われるが，術前化学療法は薬物療法→手術療法の順で行われる（●156ページ，図3-50）。いずれも治癒（根治）をめざした治療設定である。

　一方，進行再発がんは治癒が困難であるため，延命効果や症状緩和を目的として，**緩和的薬物療法**が計画される。

▋全身状態の評価

　薬物療法を高度の有害事象を伴うことなく施行していくために，治療を受ける患者に十分な体力が備わっているかどうか，つまり全身状態が保持されているがどうかについて検討される。全身状態（パフォーマンスステータス，PS）について，指標を用いて客観的に評価する（●74ページ，表2-5，6）。一般に，PS 0～1（状況により 2）のレベルであれば薬物療法が可能と判断される。

▋感染症の有無

　活動性の感染症（発熱などの症状を伴って治療を要する状態）は，薬物療法によって悪化する可能性がある。このような感染症には，肺炎や腸炎，肝臓・肺・肛門などの膿瘍，蜂巣炎（蜂窩織炎），敗血症，カテーテルなどの留置デバイスによる感染症，帯状疱疹，インフルエンザなどがある。診察や検査によって，これらの感染症が明らかとなった場合，薬物療法は施行できず，感染症の治療が優先される。

▋臓器障害の有無

　心臓，肺，肝臓，腎臓などの主要臓器に，以下に示す高度な障害がないか，確認される。

（1）心・肺系：心不全（心駆出率の低下），治療を要する不整脈，酸素療法を要するような高度の呼吸機能障害

（2）肝・腎系：活動性の高い肝炎（ウイルス性肝炎，アルコール性肝炎），高度の肝硬変，閉塞性黄疸，血液透析を要する程度の腎機能障害

（3）消化管系：腸閉塞・イレウス，活動性のある消化性潰瘍，吐血・下血

（4）神経系：意識障害（脳血管障害など）

（5）症状を伴う体腔液貯留（胸水・腹水・心囊水），播種性血管内凝固症候群（DIC）による出血傾向，骨髄浸潤などによる高度の骨髄機能障害など

　臓器障害は，がんの拡大・進展による場合と，糖尿病や高血圧などのがん以外の要因による場合がある。いずれにおいても，高度な臓器障害によって，投与された薬物の体内動態が著しく変化して十分な薬効が得られなかったり，重度の副作用が出現するなどといった，負の結果が予測される。

▋患者・家族の理解

　薬物療法を行う場合には，主治医から患者・家族に対して，実施可能と考えられるいくつかの治療法が提示される。いずれの治療法も効果は同等であるが，投与計画（レジメン，●148ページ）や予想される副作用が異なる。医療者と患者・家族は，治療を受けることおよび治療の選択肢についての質疑

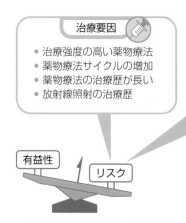

治療要因
- 治療強度の高い薬物療法
- 薬物療法サイクルの増加
- 薬物療法の治療歴が長い
- 放射線照射の治療歴

患者要因
- 高齢
- 全身状態(PS)の低下
- 肝機能障害(黄疸など)
- 腎機能障害(クレアチニンクリアランス〔Ccr〕低下)
- 心機能障害(心駆出率低下など)
- 多量の体腔液貯留(胸水・腹水など)
- 多発骨転移・骨髄浸潤(骨髄機能低下)

有益性　　リスク

◎図3-37　薬物療法の有益性とリスク

応答を重ね，有益性とリスクの視点からも話し合いを行う。

　医療者は，患者・家族が積極的に治療の選択過程に参加し，考えや意向について医療者と対話ができる環境を提供する。最終的に十分な理解と納得を得るために，主体的な意思決定の過程を経ることができるよう配慮する。

▌有益性とリスク

　薬物療法の選択にあたっては，治療によって得られる有益性(治療効果)と，治療に伴うリスク(有益性を低下させてしまう要因)について，キャンサーボードなどで総合的検討が行われる。

　治療に伴うリスクには，薬物療法に伴う副作用などの治療要因と，年齢や全身状態，併存疾患などの患者要因がある(◎図3-37)。

　有益性がリスクを上まわっている場合には，薬物療法による抗腫瘍効果が期待でき，副作用や合併症などの有害事象も想定内と判断される。一方，リスクが有益性を上まわる場合には，有害事象などによってその後の治療の継続が困難となり，十分な抗腫瘍効果が得られないことも想定される。状況によっては，薬物療法に伴うがん緊急症(◎147ページ)のリスクも高まる。

◆ 薬物療法におけるインフォームドコンセント

　患者・家族には，病状および治療計画に関する検討内容が主治医から説明される(◎86ページ)。

　ここでは1つの例として，Ⅳ期の進行固形がんにおける薬物療法について，インフォームドコンセントを得る際に重要となる要素について述べる。

　1 病状　がんの診断で病期はⅣ期であることが確認され，そのうえで，がん薬物療法が可能な状態にあるかどうかについての説明が行われる。薬物療法を行うことで全身状態の悪化をまねくリスクが高い場合には，治療の適応が困難であるという説明になることもある。

　2 治療の目標　進行固形がんの治癒は一般的には困難であるため，計画されている薬物療法の目標は，生存期間の延長(延命効果)または症状緩和であることが説明される。

　3 有害事象　薬物療法またはそれに伴う病状の変化により，副作用や合

併症などの有害事象が発生する可能性があること，支持療法を含む適切なサポーティブケアが行われることが説明される。

　④その他の治療　薬物療法以外で同等の効果が期待できる治療としては，十分確立された選択肢がないのが現状であること，放射線療法が可能な場合があることなどが説明される。

　⑤治療の中止または終了　高度の有害事象が発生した場合や病状の進行がみとめられた場合には，薬物療法の中止を判断することがあること，それ以降は薬剤の減量や変更によって治療を継続できることもあるが，総合的にリスクが高いと想定された場合には，治療を終了せざるをえないことがあることなどが説明される。

　⑥無治療を選択した場合　一般に薬物療法が適応となる状況において，その治療法に同意せずに無治療を選択した場合は自然経過をみまもること（ナチュラルコース）になり，その際にも最大限の緩和ケアが行われることが説明される。

　⑦同意後の変更　薬物療法に同意したあとであっても，患者・家族の考えや意向に変更があった場合には，同意を保留して，治療の選択について再度話し合って方向性を決め直すことが可能であることが説明される。

3　薬物療法を導入するための準備

　治療前には，患者の身体的特性などの基礎情報を収集する。これらは，薬物療法が施行されたあとの病状変化の予測にいかされていく。患者・家族が疾患や治療に対してどのような思いをいだいているのかということを，コミュニケーションを通じてあらかじめくみとっておくことも大切である。

◆ 患者ベースラインの収集

　がんの薬物療法では治療に伴う有害事象が生じうるため，医療者は治療内容と発生頻度の高い有害事象を把握するとともに，薬物療法を開始する前の**患者基礎情報（患者ベースライン）**をあらかじめ収集して整理しておく必要がある（●表3-12）。

　有害事象共通用語基準（CTCAE）による評価では，治療前の状態と比較して重症度（Grade）判定を行う項目もあるため，患者ベースラインの情報が役だつ。たとえば，下痢を発症した場合には，おもに排便回数がベースラインと比較される（●93ページ，表3-4）。

◆ 治療開始後の病状変化の予測

　薬物療法が導入される際には，これから開始される治療によって患者状態がどのように変化するか，とくにどのような有害事象がおこりうるかについて，有害事象が発生しやすい要因（●図3-37）と患者ベースラインをもとに予測する。

　たとえば，前治療の経過をふまえて，今回の薬物療法後にも高度の悪心・嘔吐が生じる可能性が高い，今回の薬物療法後にも高度の好中球減少が生じ

○表3-12　患者ベースラインについて収集する項目

身体所見	全身状態(PS)，バイタルサイン(血圧，脈拍，体温)，体重，経皮的動脈血酸素飽和度(SpO₂)
検査所見	胸部・腹部X線写真，心電図(調律，ST，補正QT時間)，心エコー(心駆出率)，血算・凝固・生化学検査，尿検査，クレアチニンクリアランス(Ccr)
日常生活活動	• 食事(回数，量) • 排便(頻度，性状，緩下薬の使用状況)，排尿 • 睡眠(時間，睡眠導入薬の使用状況) • 日常生活動作(家事，仕事，運動など) • 嗜好(喫煙，飲酒)
治療歴	• 手術：部位，摘出臓器(片腎など) • 薬物療法：投薬歴 • 放射線療法(照射野，照射線量)
説明の理解度 (納得度)	• 医師からの説明の把握 • 患者と家族の受けとめ方

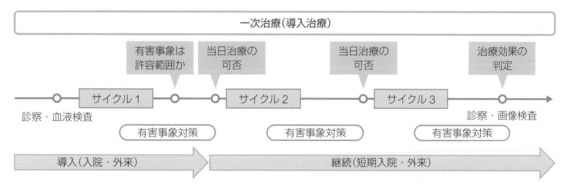

○図3-38　薬物療法の導入と継続

て発熱をきたす可能性が高い，などと予測することができる。このように「前情報をいかして先を読む」という予測のプロセスを繰り返すことによって，早期から有害事象に介入して重症化を抑えることが可能となり，これにより患者の苦痛が軽減され，やがて患者・家族に安心感が生まれる，といった好循環を得ることが期待できる。

4　薬物療法の導入

　初回の薬物療法(1サイクル目)は，安全管理のもと，患者の緊張がやわらぐような配慮のもとで施行される。治療後の経過観察は慎重に行われ，発生した有害事象の程度などに基づいて，2サイクル目以降の治療継続が検討される(○図3-38)。

■ 初回薬物療法の施行

　点滴治療の場合には，主治医から薬物療法の処方指示が行われ，調製を行う薬剤師や担当看護師らによるダブルチェックを順次経てから，実際の投与が行われる。治療当日には，治療の施行に加え，今後おこりうる有害事象と

セルフケアについての確認が行われる。これらは経口抗がん薬が処方される場合においても同様である。

■ 初回薬物療法後の経過観察

薬物療法に伴う有害事象の発現時期や頻度，重症度といった特徴は，臨床試験などから明らかとなっているが，それらはあくまで平均的な数値である。実際の有害事象は患者ごとに相違があるため，初回治療後の経過観察は慎重に行う必要がある。

たとえば，外来治療においては，定期受診(週単位など)によって診察と採血などが行われる。受診日には，問診をはじめとした診察と血液検査が行われ，白血球数・ヘモグロビン値・血小板数・栄養状態・炎症反応・肝機能・腎機能・電解質などがチェックされる。患者日誌❶に記載されている自宅血圧・体温・食事・排便の状況も確認される。

そこで有害事象が生じていた場合には，重症度に応じた処置などが行われる。高度の有害事象を伴った場合には，薬物療法の変更(多くは投与量の減量)または中止が検討される。

NOTE
❶患者日誌
　患者自身が，自宅での血圧・体温・食事・排便・服薬・体調などを記録したものを患者日誌とよぶ。治療を円滑に継続するために，医療者との情報共有に役だてる1つのツールとしても重要である。

5 薬物療法の継続

■ 薬物療法の継続

初回治療およびその後の経過観察における医療情報は，2サイクル目以降の治療計画に役だてられる(◯図3-38)。初回治療に伴う有害事象が許容範囲内であれば，変更なく同様の治療が継続されるが，高度の有害事象を伴った場合には，状況に応じて投与量の減量などの変更を加えて治療が継続される。

■ 薬物療法の効果判定

固形がんの薬物療法では，一定期間の薬物療法が施行されたあと，病変の大きさや広がりを評価するためにCTなどの画像検査が行われ，治療効果が判定される。こうした画像検査を用いた治療効果判定は，RECISTガイドラインに準じて行われることが多い(◯91ページ，表3-2)。

6 薬物療法の限界

がんに対する薬物療法の有効性が失われる原因の1つに，がん細胞が抗悪性腫瘍薬に対して抵抗性を示す**がん細胞の薬剤耐性**がある。薬剤耐性には，初回投与時から薬剤がきかない一次耐性と，最初は有効であっても治療の途中からきかなくなってくる二次耐性がある。

薬剤耐性の機序として，細胞膜に存在するポンプ作用をもつタンパク質が抗がん薬を細胞外へ排出する機序が知られている。これらの膜タンパク質は，正常細胞では毒物を細胞外に排出するポンプとして機能しているため，がん細胞においても抗がん薬，とくに細胞傷害性抗がん薬を毒物と認識して細胞外にくみ出してしまう。このような膜タンパク質が多く存在するがん細胞に対しては，いくつかの抗がん薬が無効となる。これは，がんの種類によって薬物療法の反応性(有効性)が異なる原因の1つとなっている。

2 抗悪性腫瘍薬の種類と特徴

　抗悪性腫瘍薬には，**細胞傷害性抗がん薬，分子標的薬，ホルモン療法薬**がある（▶図 3-39）。また近年では，**免疫チェックポイント阻害薬**による治療も行われている。ここでは，それぞれの特徴や作用部位について述べる。

1 細胞傷害性抗がん薬

　細胞傷害性抗がん薬❶は，作用機序や発見された由来，薬剤の分子構造などから，代謝拮抗薬・アルキル化薬・プラチナ製剤・抗がん性抗生物質・微小管阻害薬・トポイソメラーゼ阻害薬などに分類される（▶347 ページ，表 1）。
● **代謝拮抗薬**　細胞内で行われている核酸（DNA や RNA）の代謝の過程において，正常物質にかわって反応することにより，DNA 合成や RNA 合成を阻害する。葉酸代謝拮抗薬のメトトレキサート，ピリミジン代謝拮抗薬のフルオロウラシル，プリン代謝拮抗薬のフルダラビンリン酸エステルなどがある。
● **アルキル化薬**　細胞の DNA の塩基に，アルキル基を結合させることにより，DNA 合成を阻害する。シクロホスファミド水和物，ベンダムスチン

□ NOTE
❶**細胞傷害性抗がん薬**
　cytotoxic agent の和訳語で，殺細胞性抗がん薬，または細胞障害性抗がん薬とよばれる。

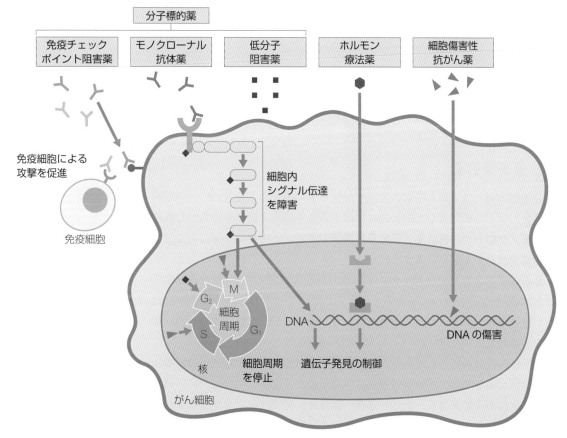

▶図 3-39　さまざまな抗悪性腫瘍の作用部位

塩酸塩，テモゾロミドなどがある。

● **プラチナ製剤**　白金(プラチナ，Pt)を含む製剤で，細胞の DNA の塩基に結合して DNA 合成を阻害する。シスプラチン，カルボプラチン，オキサリプラチンなどがある。

● **抗がん性抗生物質**　土壌中の微生物などが産生する物質に由来する製剤で，DNA 合成や RNA 合成を阻害する。アントラサイクリン系製剤のドキソルビシン塩酸塩(アドリアマイシン)やエピルビシン塩酸塩などがある。

● **トポイソメラーゼ阻害薬**　DNA の複製に不可欠な酵素であるトポイソメラーゼを阻害することにより，DNA の切断や再結合を阻害する。イリノテカン塩酸塩水和物やエトポシドなどがある。

● **微小管阻害薬**　細胞小器官である微小管のチューブリンに作用して，細胞分裂を阻害する。ビンカアルカロイド系薬(植物アルカロイド系薬)のビンクリスチン硫酸塩，タキサン系薬のパクリタキセルなどがある。

▍ 細胞周期と細胞傷害性抗がん薬

　細胞傷害性抗がん薬には，細胞周期(●57ページ)のうち，休止期と分裂期の双方に作用する**細胞周期非依存性薬**と，分裂期のみに作用する**細胞周期依存性薬**がある。

　シクロホスファミド水和物などのアルキル化薬やシスプラチンなどのプラチナ製剤，アントラサイクリン系などの抗がん性抗生物質は，細胞周期非依存性薬に該当する。メトトレキサートなどの代謝拮抗薬やビンカアルカロイド系・タキサン系などの微小管阻害薬，イリノテカン塩酸塩水和物などのトポイソメラーゼ阻害薬は細胞周期依存性の薬剤である。

▍ 副作用の特徴

　骨髄細胞・粘膜細胞・毛母細胞などの多くは分裂期にあるため，細胞傷害性抗がん薬の影響を受けやすく，骨髄抑制や粘膜炎(口内炎や下痢など)，脱毛などの副作用が生じやすい。

2 分子標的薬

　分子標的薬とは，がん細胞の増殖や血管新生の阻止などを目的に，細胞内の特定の分子を標的として選択的に作用するように人工的につくられた薬剤で，**モノクローナル抗体薬**と**低分子阻害薬**がある。作用機序や副作用などが，細胞傷害性抗がん薬とは大きく異なる。

　薬剤の標的となる分子は，がん細胞またはその周囲の間質(血管内皮細胞など)に存在し，これらに薬剤が作用することによって細胞内シグナル伝達系が障害され，アポトーシスが導かれたり，細胞増殖，血管新生，浸潤・転移などが阻止される(●135ページ，図3-39)。

　分子標的薬は腫瘍への選択性が高い薬剤ではあるが，正常細胞への影響による副作用も少なからず出現する点に注意が必要である。生命危機に直結するリスクのある腫瘍出血，消化管穿孔，血栓症，間質性肺炎なども知られているが，いずれもまれであり，発生頻度は 1% 未満にとどまる。

◆ モノクローナル抗体薬

　モノクローナル抗体薬❶monoclonal antibody とは，免疫グロブリン（IgG）の構造をしている薬剤のことで，タンパク質を成分とする（○349ページ，表2）。

　モノクローナル抗体薬は，細胞表面または細胞外の標的分子に結合して作用を発揮する。ほかの抗がん薬との併用療法または単剤療法で用いられる。

▌種類

● **抗 EGFR 抗体薬**　上皮増殖因子受容体（EGFR）に対する抗体薬で，EGFR を介する細胞内シグナル伝達系を抑えてがん細胞の増殖を抑制する。大腸がんに対するセツキシマブ，パニツムマブがある。ただし，腫瘍細胞の *RAS* 遺伝子に変異がある場合は無効である（○58ページ，図2-6）。

● **抗 HER2 抗体薬**　ヒト上皮増殖因子受容体2型（HER2）❷に対する抗体薬で，HER2 を過剰に発現しているがん細胞の増殖を抑制する。HER2 陽性乳がんまたは胃がんに対するトラスツズマブ，HER2 陽性乳がんに対するペルツズマブがある。

● **抗 VEGF/VEGFR 系抗体薬**　血管内皮細胞増殖因子（VEGF）または血管内皮細胞増殖因子受容体（VEGFR）に対する抗体薬で，**血管新生阻害薬**ともいう。腫瘍組織の血管新生を阻害するなどして，がんの増殖を抑制する。VEGF に対する抗体薬（ベバシズマブ），VEGFR に対する抗体薬（ラムシルマブ）などがある。

● **血液がんに対する抗体薬**　悪性リンパ腫では，腫瘍細胞表面に発現している CD20 という分子に対するリツキシマブ，CCR4 に対するモガムリズマブなどがある。多発性骨髄腫では，CD38 に対するダラツムマブなどがある。

● **抗体薬物複合体 antibody-drug conjugate（ADC）**　モノクローナル抗体に細胞傷害作用を有する薬剤を結合させた薬剤で，がん細胞表面の標的分子に結合して細胞内に取り込まれるなどして，細胞傷害作用を発揮する。HER2 陽性乳がんに対するトラスツズマブ エムタンシン，HER2 陽性乳がんまたは胃がんに対するトラスツズマブ デルクステカン，CD30 陽性悪性リンパ腫に対するブレンツキシマブ ベドチンなどがある。

▌副作用

● **共通する副作用**　インフュージョンリアクションや急性過敏反応，アナフィラキシーなどがある。

　① **インフュージョンリアクション** infusion reaction, infusion related reaction　**急性輸注反応**ともよばれる。主としてモノクローナル抗体薬の投与に伴って，発熱や頭痛，呼吸困難などが生じる症候をさす。サイトカインの過剰産生❸によって発生するとされ，薬剤の初回または2回目投与までにおこることが多い。

　② **急性過敏反応** acute hypersensitivity reaction（HSR）　主として細胞傷害性抗がん薬の静脈内投与に伴って，全身の発赤・浮腫，呼吸困難，発熱などが生じる症候をさす。タキサン系抗がん薬では，IgE 非依存性のアナフィラキシー様反応として，初回または2回目投与までにおこることが多い❹。

□ NOTE

❶モノクローナル抗体薬

　モノクローナルとは「複製された同一のもの」という意味である。遺伝子組換え技術によって，同一のIgG 抗体を培養細胞などを用いて人工的に大量に産生させて製剤化したものである。分子量は約15万と大きく，薬剤名の語尾は「〜マブ mab」である。

❷HER2

　HER2（ハーツー）は細胞表面にある糖タンパク質の一種で，正常細胞においては細胞の増殖や分化などの調節に関与する。*HER2* 遺伝子ががん遺伝子としてはたらいている場合には，おもに *HER2* 遺伝子の増幅により HER2 タンパク質が過剰発現している。

□ NOTE

❸サイトカイン放出症候群 cytokine release syndrome とよばれる。最近は CAR-T 細胞療法（○143ページ）における本症候群の出現がきわだってきている。

❹抗がん薬による HSR を，インフュージョンリアクションに含めて記述されることもある。

③**アナフィラキシー**　薬剤投与などが原因で，全身の発赤・浮腫や喘鳴，呼吸困難などが生じる症候である。複数回の薬剤投与によって IgE 依存性のアレルギー反応が誘導されておこる。カルボプラチンやオキサリプラチンといった，プラチナ系抗がん薬で発生することが多い。

● **薬剤の種類による副作用**　そのほかに，薬剤によって，以下の特徴的な副作用がみられる。

（1）皮膚障害（◐146 ページ，plus）：セツキシマブ，パニツムマブ

（2）心筋障害：トラスツズマブ

（3）高血圧・タンパク尿：ベバシズマブ，ラムシルマブ

（4）B 型肝炎ウイルスの再活性化：リツキシマブ

◆ 低分子阻害薬

低分子阻害薬 small molecule inhibitor は，細胞内シグナル伝達系を担う活性分子の機能を阻害する薬剤である。分子量は小さく 500〜1,000 程度で，血液中から細胞内へ浸透・拡散して標的に作用する（◐350 ページ，表3）。

▮ 種類

● **チロシンキナーゼ阻害薬**　細胞内シグナル伝達系において重要な役割を担っているリン酸化酵素（キナーゼ，◐59 ページ）を阻害してがん細胞の増殖を抑制する薬剤の代表として，チロシンキナーゼ阻害薬 tyrosine kinase inhibitor（TKI）がある。薬剤名の語尾は「〜ニブ nib」である。EGFR 阻害薬・ALK 阻害薬・VEGFR 阻害薬❶や BCR/ABL 阻害薬❷，JAK 阻害薬❸などがある。

● **mTOR 阻害薬**　mTOR❹のセリン/スレオニンキナーゼを阻害して，がん細胞の増殖を抑制する。薬剤名の語尾は「〜リムス limus」である。エベロリムス，テムシロリムスなどがある。

● **プロテアソーム阻害薬**　がん細胞内でのプロテアソーム❺のはたらきを阻害することにより，がん細胞のアポトーシスを誘導する。薬剤名の語尾は「〜ミブ mib」である。ボルテゾミブなどがある。

● **PARP 阻害薬**　DNA の 2 本鎖切断修復酵素である *BRCA* 遺伝子に変異が生じている遺伝性乳がん卵巣がん患者などに PARP❻阻害薬を投与すると，がん細胞をアポトーシスに導くことができる。薬剤名の語尾は「〜パリブ parib」となる。オラパリブなどがある。

● **CDK4/6 阻害薬**　細胞周期の制御を行っているサイクリン依存性キナーゼ（CDK，◐58 ページ）の阻害薬は，細胞周期の進行を停止させる。薬剤名の語尾は「〜シクリブ ciclib」となる。パルボシクリブなどがある。

● **マルチキナーゼ阻害薬 multikinase inhibitor（MKI）**　複数の標的分子のキナーゼを阻害する薬剤である。スニチニブ，レゴラフェニブ，レンバチニブなどがある。

▮ 副作用

副作用は一般に軽度ではあるが，薬剤の投与期間中（多くは月単位）に皮疹，下痢，高血圧などが出現し，持続しやすい。

3　ホルモン療法薬

　悪性腫瘍のなかには，生体内で分泌される性ホルモンによって細胞の生存や増殖が促進されるものがあり，その代表例が乳がんと前立腺がんである。乳がんでは女性ホルモン，前立腺がんでは男性ホルモンが腫瘍細胞の生存や増殖に関与していることが多く，これらのホルモンの作用を阻止する薬剤であるホルモン療法薬によって細胞障害を導くことができる（◐352 ページ，表 4）。

▌乳がん治療薬

　乳がんの多くはがん細胞の核内にエストロゲン受容体（ER）を発現しており，エストロゲン依存性に増殖する。そのため，乳がんのホルモン療法は，ER の機能を抑制したり，エストロゲンの濃度を低下させることが中心となる（◐図 3-40）。

● **抗エストロゲン薬**　エストロゲンと ER との結合を競合的に阻害することで，エストロゲン作用を弱める。タモキシフェンクエン酸塩がよく使用される。

● **LH-RH アゴニスト**　黄体形成ホルモン放出ホルモン（LHRH）に似た構造の薬剤❶で，下垂体に持続的に作用することにより，下垂体の LHRH 受容体数を減少させて（ダウンレギュレーション），黄体形成ホルモン（LH）・

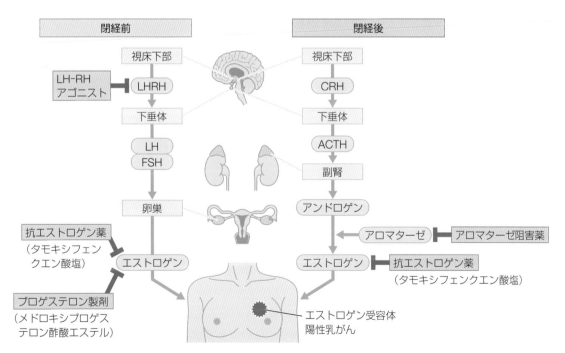

◐図 3-40　**乳がんにおけるホルモン療法**
閉経前は，エストロゲンはおもに卵巣で産生されるが，閉経後は卵巣機能が低下し，エストロゲンの分泌量が減少する。しかし，副腎からアンドロゲンが分泌され，脂肪細胞などに存在するアロマターゼのはたらきで少量のエストロゲンが産生されつづける。アンドロゲンの分泌は，視床下部からの副腎皮質ホルモン放出ホルモン（CRH）が下垂体に作用し，下垂体からの副腎皮質刺激ホルモン（ACTH）が副腎に作用することにより，促される。

卵胞刺激ホルモン（FSH）の分泌を抑制することで，卵巣からのエストロゲン分泌を抑制する。

● **アロマターゼ阻害薬**　副腎由来のアンドロゲンをエストロゲンに変換する酵素であるアロマターゼを阻害し，エストロゲンの濃度を下げる。閉経後乳がんに用いられる。

● **プロゲステロン製剤**　黄体ホルモン作用と，抗エストロゲン作用をもつとされる。

▍前立腺がん治療薬

　前立腺がんは一般的にアンドロゲン感受性がんであり，アンドロゲン作用を遮断する治療が中心となる。

● **LH-RH アゴニスト**　下垂体の LHRH 受容体のダウンレギュレーションにより，LH 分泌を抑制し，精巣からのアンドロゲン分泌を抑制する。

● **LH-RH アンタゴニスト**　LHRH が受容体に結合することを直接阻害することにより，精巣からのアンドロゲン分泌を早期に抑制する。

● **抗アンドロゲン薬**　アンドロゲン受容体に競合的に作用して，アンドロゲン作用を抑制する。

● **アンドロゲン合成酵素阻害薬**　アンドロゲン合成酵素である 17α-ヒドロキシラーゼ（CYP17）を阻害してアンドロゲンの産生を抑制する。

▍副作用

　ホルモン療法薬のいずれにおいても性ホルモン作用の低下をきたすため，性機能の低下や更年期障害に類似した症状（のぼせなどのホットフラッシュ，倦怠感，抑うつ，骨粗鬆症など）を伴うことがある。

4　副腎皮質ステロイド薬

　リンパ球系の血液がんには，副腎皮質ステロイド薬が有効であることが知られている。悪性リンパ腫，多発性骨髄腫❶，慢性リンパ性白血病，急性リンパ性白血病などに対しては，細胞傷害性抗がん薬や分子標的薬に加えて，プレドニゾロンやデキサメタゾンなどの副腎皮質ステロイド薬が併用される（●352 ページ，表 4）。

● **副作用**　副腎皮質ステロイド薬の大量使用や長期連用によって，胃潰瘍や糖尿病，高血圧，脂質異常症，不眠，日和見感染などを合併することがあるため，注意が必要である。

□ NOTE
❶がん化した形質細胞は B 細胞から分化した細胞である。

5　免疫チェックポイント阻害薬

▍がん免疫療法

　がん免疫療法 cancer immunotherapy とは，体内に備わっている免疫機能によってがんを攻撃し，抗腫瘍効果を得ようとする治療法のことで，現在，科学的根拠に基づいたさまざまな治療法が開発されつつある。そのなかでも，**免疫チェックポイント阻害薬** immune checkpoint inhibitor（**ICI**）に関する研究と開発は，がん免疫療法の時代の幕開けを告げる大きな第一歩となり，2018 年のノーベル生理学・医学賞に輝いた。

ICI の作用機序

　免疫には，生体内の異物などに対して活性化して免疫反応を高める機構（アクセル）と，自己の分子や細胞への不適切な免疫応答や過剰な炎症反応を抑制する機構（ブレーキ）が備わっている。後者の抑制機構は，**免疫チェックポイント**とよばれる。T 細胞の細胞膜に存在する CTLA-4 や PD-1 などの抑制性受容体に，なんらかの因子（リガンド）が結合すると，T 細胞の増殖やサイトカイン産生，細胞傷害活性などが抑制される。ある種のがん細胞は，細胞表面に PD-L1 という分子をもっており，T 細胞表面の PD-1 に結合して抑制シグナルのスイッチを入れることにより，免疫機構の監視から逃避し，増殖しやすい環境を整えていることが明らかとなってきた（◐図3-41）。

　免疫チェックポイント阻害薬（ICI）は，抑制性受容体もしくはそのリガンドに結合することによって，免疫系のブレーキを解除する。これにより，がん細胞は T 細胞に異物として認識され，攻撃を受けるようになる。

　このように，ICI は免疫機構にはたらきかけて抗腫瘍効果を得ようとする薬剤であり，従来の抗がん薬のほとんどが，がん細胞に直接作用して抗腫瘍効果を得ていたのと対比すると，まったく異なった薬理作用を有している。

ICI の種類

　ICI はモノクローナル抗体薬の一種でもあることから，薬剤名の末尾は「〜マブ mab」となる（◐349 ページ，表2）。

　ICI は，作用する段階により次の2つに分けられる。

　①**がん細胞を認識する段階に作用するもの**　T 細胞膜表面の CTLA-4 分子に，がん細胞を認識して抗原を提示する樹状細胞の表面に存在する B7 分

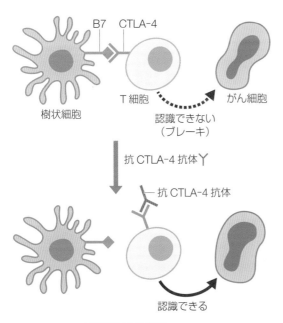

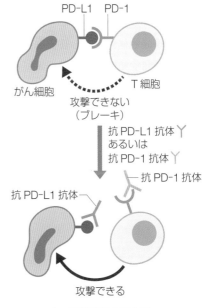

a. T 細胞による認識　　　　　　　　　　b. T 細胞による攻撃

◐図 3-41　免疫チェックポイント阻害薬の作用機序

子が結合すると，抑制機構がはたらき，T 細胞はがん細胞を異物として認識できなくなる（◐図 3-41-a）。抗 CTLA-4 抗体薬を投与することにより，ブレーキが外れ，T 細胞はがん細胞を認識できるようになる。イピリムマブ（ヤーボイ®）がある。

　②がん細胞を攻撃する段階に作用するもの　T 細胞表面の PD-1 分子に，がん細胞表面の PD-L1 分子が結合すると，抑制機構がはたらき，T 細胞はがん細胞を攻撃できなくなる（◐図 3-41-b）。抗 PD-1 抗体薬や抗 PD-L1 抗体薬を投与すると，ブレーキが外れ，T 細胞はがん細胞を攻撃できるようになる。抗 PD-1 抗体薬には，ニボルマブ（オプジーボ®），ペムブロリズマブ（キイトルーダ®）がある。抗 PD-L1 抗体薬には，デュルバルマブ（イミフィンジ®），アテゾリズマブ（テセントリク®）などがある。

　これらは，悪性黒色腫，肺がん，腎細胞がん，胃がん，頭頸部がん，尿路上皮がん，MSI-High がん❶，ホジキンリンパ腫などといった多くのがんに対して用いられている。

ICI の投与方法

　ICI の投与法も開発が進み，ICI 単独の治療に加えて，複数の ICI の併用療法や，従来の抗がん薬との併用療法によって治療効果が高まってきている。しかし，現段階では，ICI 治療が有効なのは，患者の 2~3 割に限られており，治療の効果予測，治療の改良，新規の治療戦略などの各分野の開発に高い期待が寄せられている。

免疫関連有害事象（irAE）

　ICI 治療によって患者に発生する好ましくない事象を，**免疫関連有害事象** immune-related adverse events（**irAE**）❷ という。irAE のほとんどは，ICI によって導かれた免疫反応により，正常細胞が攻撃されるために引きおこされる。発熱，咳嗽，下痢，倦怠感などの症状から，間質性肺炎，大腸炎，甲状腺機能障害，副腎皮質機能障害などの診断にいたることがある。また，劇症 1 型糖尿病，重症筋無力症，心筋炎などの発症も知られている。

　いずれも発症頻度は低いが，発症時にはすでに重症となっているケースもあるため，注意深い観察とケアが求められている（◐表 3-13）。

NOTE

❶MSI-High がん
　がん細胞のマイクロサテライト不安定性（MSI，◐78 ページ，plus）が高頻度（MSI-High）を示す場合に，ICI の抗腫瘍効果が期待できるもので，MSI 検査を行って治療適応の可否が判断される。頻度は全がん腫のうち数％である。
❷免疫介在性有害事象 immune mediated adverse events（imAE）とよばれることもある。

◐表 3-13　免疫チェックポイント阻害薬に伴う免疫関連有害事象の例

全身	インフュージョンリアクション	内分泌	下垂体炎 甲状腺機能低下症 甲状腺機能亢進症 副腎機能低下症
皮膚	発赤，瘙痒		
消化管	大腸炎（下痢），悪心		
肝臓	肝機能障害	眼	ぶどう膜炎
肺	間質性肺疾患	神経 ・筋	重症筋無力症 筋炎 自己免疫性ニューロパチー ギランバレー症候群 脳炎
心臓	心筋炎		
腎臓	腎炎		
代謝	劇症 1 型糖尿病	血液	溶血性貧血

6 CAR-T 細胞療法

CAR-T 細胞療法 CAR-T cell therapy は，キメラ抗原受容体遺伝子導入 T 細胞療法ともいわれる。T 細胞ががん細胞を攻撃するメカニズムを人工的に向上させて，強力な抗腫瘍効果を得る治療法である（◉図 3-42）。

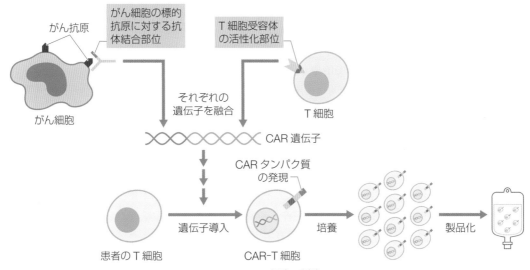

a. CAR-T 細胞の製造

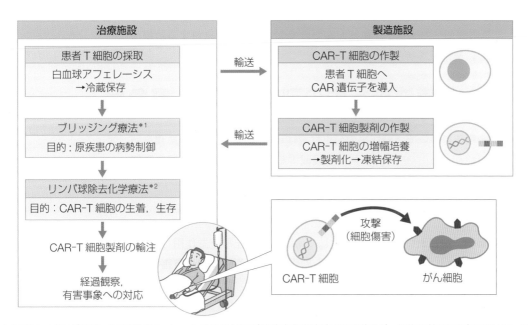

＊1 ブリッジング療法：白血球アフェレーシスからリンパ球除去化学療法までの期間（一般的に数か月間）において，原疾患をできる限り悪化させないことを目的に行われる抗がん薬治療。
＊2 リンパ球除去化学療法：CAR-T 細胞の輸注の前処置として行われる抗がん薬の投与である。CAR-T 細胞が生着・生存しやすいように，生体内のリンパ球を極力減少させることを目的として，フルダラビン（FLU）＋シクロフォスファミド（CPA）の併用レジメンが用いられる。

b. CAR-T 細胞療法の流れ

◉図 3-42　CAR-T 細胞療法

● **機序**　T細胞受容体の活性化部位の遺伝子と，がん細胞の標的抗原に対する抗体結合部位の遺伝子を，遺伝子組換え技術で組み合わせたキメラ[1]遺伝子を作成し，アフェレーシス[2]で採取した患者のT細胞に導入して，細胞表面にキメラ抗原受容体chimeric antigen receptor（CAR）を発現させたT細胞（**CAR-T細胞**）を製剤化する（●図3-42-a）。患者に輸注されたCAR-T細胞は，標的のがん抗原に特異的に結合してがん細胞を強力に傷害する（●図3-42-b）。

● **特徴**　CAR-T細胞療法は，1回の治療で効果が得られ，比較的長期間にわたって抗腫瘍効果が持続するのが特徴である。悪性リンパ腫や急性リンパ芽球性白血病などのように，これまで治療が困難であった再発難治性の血液がんに対して実施されている。2021年10月現在，日本で承認されているCAR-T細胞療法薬は，キムリア®（チサゲン　レクルユーセル），イエスカルタ®（アキシカブタゲン　シロルユーセル），ブレヤンジ®（リソカブタゲン　マラルユーセル）の3種類である（●352ページ，表4）。

● **有害事象**　治療効果が高い反面，治療関連有害事象の頻度も高く，ときに重篤化することもある。発熱・悪寒・血圧低下・低酸素血症などをきたすサイトカイン放出症候群（CRS，●137ページ）や，脳浮腫に伴う意識障害，痙攣発作などの中枢神経症状などが，特徴的な有害事象である。

　CAR-T細胞療法は，患者のT細胞から製剤化される工程に高い品質管理が求められ，投与後に重篤な有害事象が発生する可能性があることなどから，治療は認定施設に限定して行われている。今後は，より有害事象の少ないCAR-T細胞製剤への改良や，血液がんだけでなく固形がんに対する治療法の開発などに期待が寄せられている。

3　薬物療法施行中の副作用とがん緊急症

　がん薬物療法において，副作用の発生は避けられない。副作用の悪化を防ぎ，がん緊急症（●67ページ）のリスクを軽減するために，副作用の発生時期や程度，経過を予測し，事前に備える必要がある。

1　抗がん薬の投与量と主作用・副作用

　がんの薬物療法において，生体に対して期待される作用を**主作用（抗腫瘍作用）**，生体に対して好ましくない作用を**副作用（薬物療法に伴う有害事象）**という（●92ページ，図3-7）。主作用はがん細胞の障害，副作用は正常細胞の障害によって生じる。

　一般の経口抗菌薬などでは，主作用が期待できる投与量（主作用域）と，副作用が出現する投与量（副作用域）との間に一定の開きがあるため，かなりの過量投与とならなければ副作用は生じないのが通常である。一方，細胞傷害性抗がん薬では，人体が副作用に耐えられる限界に近い量を投与することで抗腫瘍効果が得られるため，主作用域と副作用域が重なり，副作用は避けられない。

NOTE

[1] キメラ chimera
　ギリシャ神話に登場する怪獣キマイラ chimaira（頭部はライオン，胴体はヤギ，尾はヘビ）に由来するとされる。
　2つの異なった遺伝子が融合したものをキメラ遺伝子といい，キメラ遺伝子が翻訳されてできた融合タンパク質を，キメラタンパク質，キメラ抗体などという。
[2] アフェレーシス apheresis
　末梢血を体外循環させ，血球成分や血漿成分を分離して，それらを採取・除去などを行うこと。

2　副作用の経時的な変化

　副作用は時間経過のなかで出現する（◯図 3-43）。そして，それぞれの重症度は経時的に変化する。その重症度変化をグラフ化すると，いくつかのタイプに分けることができる（◯図 3-44）。

▌治療当日に発症するもの

　主として細胞傷害性抗がん薬や分子標的薬であるモノクローナル抗体薬の静脈内投与によって発症する副作用で，急速に悪化して緊急症となる場合がある（◯図 3-44-a）。おもに以下のケースがある。

　（1）モノクローナル抗体薬の投与中または投与開始後 24 時間以内にあらわ

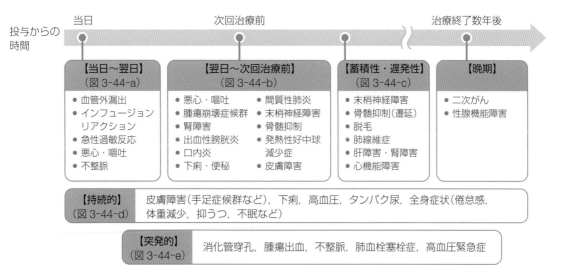

◯図 3-43　がんの薬物療法に伴う副作用の発現時期

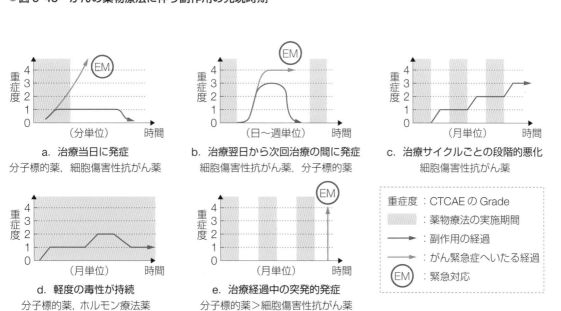

◯図 3-44　がんの薬物療法に伴う副作用の経時的変化

れるインフュージョンリアクション（急性輸注反応）

（2）タキサン系薬（パクリタキセル，ドセタキセル）の初回投与時や，プラチナ製剤（カルボプラチン，オキサリプラチン）の複数回投与時に発症する急性過敏反応

（3）薬物療法に伴う悪心・嘔吐 chemotherapy induced nausea and vomiting（CINV）

（4）薬剤の血管外漏出（とくに壊死起因性抗がん薬❶）など

▌治療翌日から次回治療日までの間に発症するもの

　薬物療法が行われたあと，次回治療日までの休薬期間中に発生する副作用である（◎図3-44-b）。治療計画においては，副作用が発症しても次回投与までに回復することが前提となっているが，リスクの多さや個人差などから，予想をこえて発症し，重症化することもある。おもな発症例には以下のケー

▤NOTE
❶壊死起因性抗がん薬
　抗がん薬は，血管外漏出をおこした際の組織障害おこりやすさにより，壊死起因性抗がん薬（起壊死性抗がん薬），炎症性抗がん薬，非炎症抗がん薬に分類される。壊死起因性抗がん薬は，少量の漏出でも強い痛みが生じ，壊死や潰瘍などの皮膚障害をおこす。炎症性抗がん薬が漏出した場合は，漏出部が赤くなり，痛みを伴うことがある。非炎症性抗がん薬は，漏出しても炎症や壊死をおこしにくい。

---

plus | 抗がん薬による皮膚障害とケア

　抗がん薬による皮膚障害は，細胞傷害性抗がん薬のフルオロウラシルによる色素沈着のほか，手足症候群，爪囲炎などがある。いずれも薬物療法期間中の皮膚ケアが重要である。

・手足症候群 hand-foot syndrome（HFS）

　細胞傷害性抗がん薬や分子標的薬の投与に伴う皮膚障害の1つとして，手掌や足底に発赤や知覚過敏を生じることがある（◎図a）。これは手足症候群とよばれる。とくに，手指の先端部や踵などの荷重部位に発赤や水疱が生じやすく，痛みを伴う。

　多くは投与開始から1〜2週間で出現し，薬物療法の継続に伴って悪化する場合があるため，保湿剤，ステロイド軟膏などによるケアが大切となる。**手掌・足底**

発赤知覚不全症候群 palmar-plantar erythrodysesthesia syndrome（PPE）ともよばれる。

・EGFR阻害作用をもつ分子標的薬による皮膚障害

　EGFR阻害作用をもつ分子標的薬の投与により，表皮基底のケラチノサイトの増殖や分化に異常をきたし，その結果生じた炎症が表皮表面に影響を及ぼすことで，痤瘡様皮疹や皮膚乾燥が生じる。また，手足症候群に加え，爪母細胞の角化異常に伴って**爪囲炎**が生じ，悪化の過程で爪周囲に肉芽が形成されることがある（◎図b）。

　肉芽は出血しやすいため，ステロイド軟膏によるケアやテーピングに加え，液体窒素による凍結療法が行われることがある。

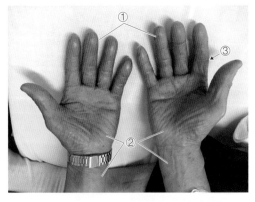

◎図a　カペシタビンによる手足症候群の例
①手指はいずれも腫脹し，皮膚は光沢を帯びている。
②手掌と手首の皮膚の色調の違いが明瞭である。
③手指関節の皮膚に亀裂が入る。

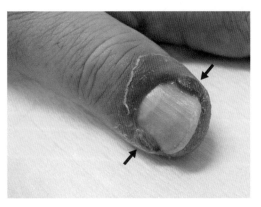

◎図b　セツキシマブによる爪囲炎
爪囲炎により，肉芽が形成されている。

スがある。

（1）薬物療法に伴う悪心・嘔吐（CINV）

（2）粘膜炎（おもに口内炎，下痢）

（3）骨髄抑制（好中球減少，貧血，血小板減少）など

▋治療サイクルごとに段階的に悪化するもの

投与サイクルが増加するごとに増悪する副作用で，おもに細胞傷害性抗がん薬でみられる（○図3-44-c）。**蓄積毒性** cumulative toxicity ともいわれる。おもな発症例には以下のケースがある。

（1）ビンカアルカロイド系薬（ビンクリスチン硫酸塩，ビノレルビン酒石酸塩など），プラチナ製剤（とくにシスプラチンとオキサリプラチン），タキサン系薬（パクリタキセル，ドセタキセル）の繰り返し投与に伴う末梢神経障害

（2）治療強度の高いレジメンの繰り返し投与による骨髄抑制（白血球〔好中球〕，赤血球，血小板の減少）の高度化または遷延

（3）アントラサイクリン系薬（ドキソルビシン塩酸塩，ダウノルビシン塩酸塩など）による心筋障害❶

▋軽度の毒性が持続するもの

低分子阻害薬やホルモン療法薬では，長期投与に伴って，CTCAE のGrade1〜2 程度の副作用が慢性的に持続することがある（○図3-44-d）。おもな発症例には以下のケースがある。

（1）一部の細胞傷害性抗がん薬（カペシタビンなど）や EGFR 阻害作用をもつ分子標的薬（レゴラフェニブ，スニチニブ，セツキシマブ，パニツムマブなど）による皮膚障害（○plus），VEGF/VEGFR 阻害作用をもつ分子標的薬（アキシチニブ，レゴラフェニブ，スニチニブなど）に伴う高血圧やタンパク尿など

（2）ホルモン療法薬による，腰痛，筋肉痛，顔面紅潮（ホットフラッシュ），倦怠感など

▋治療経過中に突発的に発症するもの

おもに分子標的薬でみられる副作用で，発生頻度はまれ（多くは1%未満）であるが，発症した場合には生命危機にいたることもある（○図3-44-e）。おもな発症例には以下のケースがある。

• 血管新生阻害作用をもつ分子標的薬に伴う消化管穿孔，腫瘍出血，肺血栓塞栓症，高血圧緊急症など

3 薬物療法に伴うがん緊急症

薬物療法に伴うがん緊急症の原因として，おもに次のケースがある。

（1）インフュージョンリアクションまたは急性過敏反応の重症化

（2）腫瘍崩壊症候群の重症化：細胞傷害性抗がん薬などの投与によって大量のがん細胞が短期間で破壊された場合に，多量の細胞成分が血液中に流入して，高尿酸血症や高カリウム血症，高リン酸血症，低カルシウム血症などの電解質・代謝異常が引きおこされ，悪化すると急性腎不全や致

□NOTE

❶アントラサイクリン系薬の心毒性

総投与量をこえて薬物療法を受け続けた場合に，左室機能が低下して心不全を発症するリスクが高まる。（ドキソルビシン塩酸塩＞500 mg/m²〔体表面積〕，ダウノルビシン塩酸塩＞25 mg/kg〔体重〕，エピルビシン塩酸塩＞900 mg/m²〔体表面積〕）

死的不整脈といった緊急状態に陥ることがある。これを**腫瘍崩壊症候群** tumor lysis syndrome とよぶ。おもに，急性白血病や悪性リンパ腫などの高度に進行した血液がんの初回治療時に発生しやすい。

(3) 高度の好中球減少からの発熱性好中球減少症：好中球数が500/μL 未満，あるいは 1,000/μL 未満で 48 時間以内に 500/μL 未満に減少すると予測されるときに，腋窩温 37.5℃ 以上の発熱が生じた場合を，**発熱性好中球減少症** febrile neutropenia（FN）とよぶ。感染を併発している可能性が高いため，緊急性の高い状態である。投与された抗がん薬の種類・投与量によって好中球減少症の程度が規定される。発症した場合は，抗菌薬や G-CSF 製剤❶の投与が行われる。発症リスクの高い患者の場合は，G-CSF 製剤が予防的に投与されることがある。

(4) 分子標的薬の治療期間中における消化管穿孔

薬物療法に伴うがん緊急症が発症する可能性のある時期は，薬剤の投与中から治療終了後の経過観察の時期まで幅広い（◯68ページ，図2-15）。発症した場合には，専門診療科（外科，血管内治療科，放射線科，感染症科，救命救急科など）の支援も受けて，診療が行われる。

NOTE
❶G-CSF 製剤
　顆粒球コロニー刺激因子 granulocyte-colony stimulatingfactor の略。骨髄中の顆粒球（とくに好中球）の分化・増殖を促進し，好中球の機能を高めるサイトカインである。製剤の副作用として骨痛があり，まれに間質性肺炎をおこすことがある。

4　薬物療法のレジメン（治療計画）

がん薬物療法の治療計画を総括的に示したものを，**薬物療法レジメン**（化学療法レジメンまたは単に**レジメン**）という。これは薬物療法の根幹となるものであり，医療者が共有しておくべき不可欠な情報である。

1　レジメンの名称

がんの薬物療法には，薬剤の組み合わせなどにパターンがあり，レジメンには名前がつけられているものが多い。レジメンの命名に規則性はなく，名称は慣例的である。乳がんの EC 療法，大腸がんの FOLFOX 療法，CAPOX 療法のように，抗悪性腫瘍薬の薬剤名・商品名または略号のアルファベットの一部を並べた名称が多いが，肺がんの CDDP＋PEM 療法，卵巣がんの CBDCA＋PTX 療法のような A＋B 式の名称もある（◯表3-14）。

同一成分の薬剤であっても，剤形や薬物動態，投与期間などの違いにより複数のレジメンが存在する場合もある。たとえば，乳がんや胃がんなどのパクリタキセル（PTX）療法では，アルブミン結合型 PTX（アブラキサン®）による 3 週レジメン（3w-nabPTX）と，従来の PTX（タキソール®）による毎週レジメン（w-PTX）がある（◯図3-45）。

2　レジメンの構成

レジメンには，薬剤名，投与量，投与経路，投与時間，投与期間，治療間隔，休薬期間，投与回数（サイクル数）といった情報が含まれている（◯図3-45, 46）。

① 薬剤名　日本薬局方で定められた薬剤には，商品名と一般名がある。

○表3-14　がん薬物療法におけるレジメンの名称例

がん	レジメン名称	使用薬剤
大腸がん	FOLFOX(フォルフォックス)療法	folinic acid：レボホリナート(フォリン酸) fluorouracil：フルオロウラシル oxaliplatin：オキサリプラチン
	CAPOX(カポックス)療法	capecitabine：カペシタビン oxaliplatin：オキサリプラチン ＊XELOX療法またはCAPEOX療法ともいう
	SOX療法	S-1：エスワン®(テガフール・ギメラシル・オテラシルカリウム配合) oxaliplatin：オキサリプラチン
	FOLFIRI療法	folinic acid：レボホリナート(フォリン酸) fluorouracil：フルオロウラシル irinotecan：イリノテカン
肺がん	CDDP＋PEM療法	cisplatin(CDDP)：シスプラチン pemetrexed sodium hydrate(PEM)：ペメトレキセドナトリウム水和物
乳がん	EC(イーシー)療法	epirubicin：エピルビシン cyclophosphamide：シクロホスファミド
	PTX療法	paclitaxel：パクリタキセル
卵巣がん	CBDCA＋PTX療法	carboplatin(CBDCA)：カルボプラチン paclitaxel(PTX)：パクリタキセル
精巣がん	BEP(ベップ)療法	bleomycin：ブレオマイシン etoposide：エトポシド cisplatin：シスプラチン
B細胞性悪性リンパ腫	R-CHOP(アールチョップ)療法	rituximab：リツキシマブ cyclophosphamide：シクロホスファミド doxorubicin hydrochloride：ドキソルビシン塩酸塩 Oncovin®：オンコビン®(ビンクリスチン硫酸塩) prednisolone：プレドニゾロン

臨床の現場でよく用いられるのは商品名であるが，後発医薬品(ジェネリック医薬品)が普及してきたことから，商品名だけでなく一般名も知っておくべきである。

②投与量　原則として，体表面積 body surface area(BSA)あたりの1日投与量(mg/m²/day)で表記される。体表面積(BSA〔m²〕)は身長(L〔cm〕)と体重(BW〔kg〕)から算出されるが，計算式は複雑であるためコンピュータソフトや計算表などが用いられる。一般的に，大がらの患者は小がらの患者と比べてBSAが大きいため，実際の投与量は相対的に多くなる。

③投与経路　経口投与(PO)，皮下注射(SC)，急速静注(bolus IV)，点滴静注(DIV)，持続静注(CIV)，動脈内注入(IA)，髄腔内注入(IT)などがある。

④投与時間　静脈内投与を行う薬剤のなかには，投与時間によって薬効や毒性が異なってくるものがある。レジメンに記された投与時間の遵守が大切である。

3w-nabPTX 療法の薬剤	投与量 (mg/m²/day)	投与経路	投与時間	投与期間 (day)	治療間隔
アルブミン結合型パクリタキセル (アブラキサン®)	260	DIV	30分	1	3週間

	投与日(day)																					
	1	2	3	4	5	6	7	8	9	10	11	12	13	14	15	16	17	18	19	20	21	22
アブラキサン®	↓										休薬											

a. 3w-nabPTX 療法

w-PTX 療法の薬剤	投与量 (mg/m²/day)	投与経路	投与時間	投与期間 (day)	治療間隔
パクリタキセル(タキソール®)	100	DIV	1時間	1/8/15/22/29/36	8週間

	投与日(day)									
	1	8	15	22	29	36	37	43	50	56	57
タキソール®	↓	↓	↓	↓	↓	↓		休薬			

b. w-PTX 療法

◉図 3-45　乳がんに対する PTX 療法

SOX 療法の薬剤	投与量 (mg/m²/day)	投与経路	投与時間	投与期間 (day)	治療間隔
テガフール・ギメラシル・オテラシルカリウム配合(エスワン®)	80	PO	分2(1日2回に分けて投与)	1〜14	3週間
オキサリプラチン(エルプラット®)	130	DIV	2時間	1	

	投与日(day)																					
	1	2	3	4	5	6	7	8	9	10	11	12	13	14	15	16	17	18	19	20	21	22
エスワン®	↓	↓	↓	↓	↓	↓	↓	↓	↓	↓	↓	↓	↓	↓		休薬						
エルプラット®	↓								休薬													

◉図 3-46　大腸がんに対する SOX 療法

　⑤ **投与期間・休薬期間・治療間隔**　原則として，投与初日を day 1(1日目)とする。投与開始日から投与終了日までが投与期間，その翌日から次サイクルの投与開始前日までが休薬期間となり，両者を合わせた期間が治療間隔となる。たとえば治療間隔が3週間ごとのレジメンでは，1サイクル目の day22 は2サイクル目の day1 に相当する(◉図 3-45-a, 図 3-46)。

　⑥ **投与回数**　術後補助化学療法や術前化学療法では投与回数(サイクル数)が決まっているが，進行再発がんの場合には投与回数の規定はなく，がんが進行(PD)に移行するまで継続されるのが一般的である。

3 レジメンの根拠

　がんの薬物療法レジメンは，臨床試験を通じて，人体に対する安全性と有効性が段階的に検証されて確立してきた投与計画である。これらの多くは診療ガイドラインに，科学的根拠(エビデンス)に基づく標準治療として提示されている。なお，標準治療の「標準」とは「最良の」の意味であり，「中等度の」という意味ではないことに留意が必要である。

5　薬物療法の実際

　がんの薬物療法は，その目的，方法，対象年齢，治療の場(入院・外来)などの視点からさまざま手法が開発されている。

1 目標の違いからみた薬物療法

　がんに対する薬物療法の反応性(有効性)は，がんの種類よって差があり，およそ A から C の 3 つに区分される(◉図 3-47, 48)。

区分	治療効果	がん	治療目標
A	寛解～治癒	急性白血病，悪性リンパ腫(急速進行型)，胚細胞腫瘍(おもに精巣腫瘍)，絨毛がん	強度 を重視
B	延命	慢性白血病，悪性リンパ腫(緩徐進行型)，多発性骨髄腫，小細胞肺がん，非小細胞肺がん，胃がん，乳がん，卵巣がん，大腸がん，膀胱がん，前立腺がん，悪性黒色腫	
C	延命～緩和	頭頸部がん，甲状腺がん，食道がん，膵臓がん，胆道がん，肝細胞がん，腎細胞がん，子宮頸がん，子宮体がん，脳腫瘍，骨・軟部肉腫	継続 を重視

◉図 3-47　治療効果による 3 区分と治療の目標

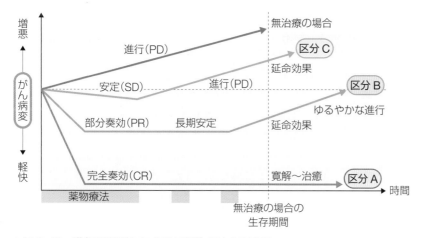

◉図 3-48　進行再発がんにおける薬物療法の反応性
区分 A，B，C は◉図 3-47 に対応している。

　1 区分 A　薬物療法によって，完全寛解（病変がすべて消失した状態）となり，治癒に到達できる可能性がある。

　2 区分 B　薬物療法の効果は部分奏効（病変は縮小するが残存）にとどまるが，その状態がある程度の期間において持続し，延命効果が得られる。

　3 区分 C　薬物療法による奏効の程度が低くなり，その状態の持続期間も短くなるが，症状緩和の効果と若干の延命効果が得られる。

　これらの区分から，薬物療法の有効性と限界を明確にしたうえで，「なにを目標（到達点）に薬物療法を行うのか」という治療の大方針が決められる（●図 3-48）。

◆ 寛解〜治癒を目標とした薬物療法

　この治療の目標は，薬物療法によってがんの消失が確認され（完全寛解または完全奏効），その状態が永続すること（治癒）である。治療の対象は，抗悪性腫瘍薬の効果がきわめて高い血液がんと，区分 A の進行固形がん，および根治手術を前提として術後補助化学療法または術前化学療法が行われる場合である。

　すべてのがん細胞の根絶を目ざすため，できる限り治療計画（レジメン）を変更なく実行し，完遂することに重点がおかれ，治療強度を重視した治療が行われる。とくに，血液がんや胚細胞腫瘍に対する薬物療法（区分 A）では，複数の薬剤を併用した多剤併用療法が行われるため，副作用の発生頻度や程度が高まり，十分な副作用対策が必要となる。

　たとえば，B 細胞性悪性リンパ腫に対する導入療法では，初発症例に第一選択で R-CHOP 療法が行われる（●図 3-49-a）。このレジメンは，リツキシマブ，シクロホスファミド，ドキソルビシン塩酸塩，ビンクリスチン硫酸塩，プレドニゾロンの併用療法である。

　また，急性白血病❶に対する寛解導入療法や地固め療法，造血幹細胞移植併用の大量化学療法などもこれに相当する（●図 3-49-b）。

　固形がんでは，胚細胞腫瘍（多くは精巣腫瘍）の BEP 療法（ブレオマイシン塩酸塩，エトポシド，シスプラチンの併用療法）などがある。

◆ 延命〜症状緩和を目標とした薬物療法

　この治療の目標は，薬物療法によって腫瘍の縮小や進行の抑制を得ることによって，生存期間の延長と，苦痛の軽減および QOL の改善をはかることである（●128 ページ，図 3-36）。治療の対象は，治癒が不可能な進行がん（Ⅳ期）または手術後の再発がん，再発を繰り返す難治性の血液がんである。いずれも区分 B，C に相当する。

　がんの種類によって，有効性が確立しているレジメンは異なる。また，症例ごとに腫瘍の進展状態や身体的状態もさまざまであるため，治療によって得られる効果や副作用の個人差は大きい。こうした状況においても薬物療法には一定の治療強度が必要であり，根拠なく薬剤を減量したり，治療期間を長く空けたりすれば，本来の治療効果が得られなくなってしまう。

NOTE

❶急性白血病の薬物療法

　急性白血病の治療においては，まず寛解をめざした寛解導入療法が行われる。通常 7〜8 日間，抗がん薬が投与され，骨髄中に存在する白血病細胞が全体の 5％未満で「寛解」とされる。この際，ほかの正常血球も減少する。

　寛解導入療法で寛解が得られたと判定されたら，ほかの血球細胞数の回復を待って，すぐに地固め療法（強化療法）が行われる。ここでの目標は，残存している白血病細胞をさらに死滅させ，再発を予防することである。

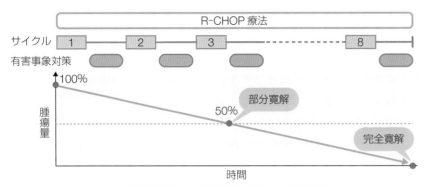

a. B細胞性悪性リンパ腫に対するR-CHOP療法

副作用対策として，発熱性好中球減少症には抗菌薬やG-CSF製剤の投与，粘膜障害には口腔ケアなどが行われる。また，蓄毒性の副作用として，末梢神経障害も生じる。

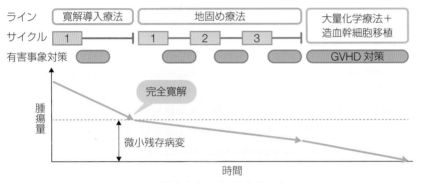

b. 急性白血病に対する化学療法

副作用対策として，発熱性好中球減少症には抗菌薬やG-CSF製剤の投与，輸血が行われる。粘膜障害には口腔ケアを行い，止瀉薬・鎮痛薬の投与も行われる。

◎図3-49　寛解～治療を目標とした薬物療法の例

　延命～症状緩和を目標とした薬物療法は，症例ごとの病状変化に応じて治療の有効性と毒性などのリスクが検討され，患者・家族の意向を十分配慮したうえで計画し，施行される。さらに，高度の副作用によって治療を中断・中止することなく治療が継続できるよう，きめ細かなケアが重要となる。

2　単剤療法と多剤併用療法

　すべてのがんにすべての抗悪性腫瘍薬が有効であればよいが，現実にはそうではない。これまでの研究から，がんの種類によってそれぞれの薬剤の抗腫瘍効果が異なることが明らかとなり，有効性が示されている薬剤を複数組み合わせて，より高い抗腫瘍効果が得られるレジメンが開発されてきた。1種類の薬剤のみを用いた治療を**単剤療法**とよぶのに対し，作用機序の異なる薬剤を組み合わせて行う治療を，**多剤併用療法**という。

　細胞傷害性抗がん薬を組み合わせて行う多剤併用療法は，それぞれの薬剤において，①単剤療法での抗腫瘍効果がみとめられている，②作用機序が異なる，③毒性ができるだけ重複しない，といった条件のもとに，2～3剤を組み合わせて行うのが基本である。人体が耐えられる上限に近い投与量で，

最大の抗腫瘍効果を得ることを目標とする。こうした工夫によって，がん細胞の薬剤耐性を抑えることも期待できる。

　最近では，分子標的薬のモノクローナル抗体薬と抗がん薬を組み合わせた多剤併用療法も多く行われ，抗腫瘍効果が格段に高まってきている。たとえば，B細胞性悪性リンパ腫に対するリツキシマブ＋CHOP療法（R-CHOP療法），HER2陽性乳がんに対するトラスツズマブ＋PTX療法，大腸がんに対するベバシズマブ＋FOLFOX療法，RAS遺伝子野生型大腸がん❶に対するパニツムマブ＋FOLFIRI療法などである。

　また，低分子阻害薬は単剤療法がほとんどであったが，肝臓がんや腎細胞がんでは，免疫チェックポイント阻害薬（ICI）との併用療法が行われている。

▭ NOTE
❶RAS遺伝子野生型大腸がん
　パニツムマブなどの抗EGFR抗体薬は，RAS遺伝子に変異がない野生型に効果が期待できる。RAS遺伝子に変異がある変異型には効果が期待できず，ほかの治療法が検討される。

3　全身療法と局所療法

　薬物療法の基本原則は，静脈内投与または経口投与による全身療法であるが，いくつかの特定の状況下では局所療法の効果がみとめられている。

◆ 全身療法の特徴

　全身療法の特徴は，身体全域を治療範囲としている点である。すなわち，全身療法では原発腫瘍・リンパ節転移・遠隔臓器転移のすべてのがん病変が治療の対象となっており，手術や放射線療法が局所的治療であるのとは対照的である。ただし，多くの抗悪性腫瘍薬は中枢神経に移行しにくいため，脳転移の予防効果や治療効果が得られる薬剤は限られている。

　また，全身療法の場合には，正常細胞もがん細胞と同等の影響を受けることになるため，相応の副作用を伴うことになる。

◆ 局所療法の特徴

　局所療法の特徴は，できるだけがん病巣にしぼって抗がん薬を投与することによって，高濃度の薬剤を病巣に到達させ，より高い抗腫瘍効果を得ること，さらには全身に循環する薬物の量を減らすことで副作用を軽減できる点にある。その一方で，①対象領域外の治療効果はきわめて低くなる，②投与経路の確保に一定の技術を要する，③カテーテル操作に伴う血管損傷・血栓形成・感染症などの合併症がおこりうる，などの問題点に留意が必要となる。

　たとえば，肝細胞がんに対する肝動脈内注入や，卵巣がんに対する腹腔内注入，がん性心膜炎に対する心膜腔内注入，血液がんの中枢神経浸潤に対する髄腔内注入などがある。

　なお，現在行われている局所療法には，細胞傷害性抗がん薬が用いられている。

▌肝動脈化学塞栓療法

　肝細胞がんで肝臓内に病変が多発している症例に対する治療の1つに，肝動脈化学塞栓療法 transcatheter arterial chemoembolization（TACE）がある。これは，血管造影室で行われる。カテーテルを鼠径部の動脈から肝動脈まで挿入し，さらに目的とする病巣近くの細い血管までカテーテルを進め，その先端

から抗がん薬を病巣に向けて注入する。同時に，病巣へ向かう血管を人工的に塞栓し，血流を遮断する。

　一般に，肝細胞がんの病巣が肝臓に複数存在する場合に行われる。高濃度の抗がん薬が病巣に到達することで高い抗腫瘍効果が得られ，さらに血管塞栓術によって病巣への血流が減って腫瘍の増殖が抑制される。

4　集学的治療における薬物療法

　がん病変に対する治療法が単独治療から集学的治療へと進歩したことによって，がんの治療成績は格段に向上した。たとえば，手術療法と組み合わせて行われる術後補助化学療法や術前化学療法によって，再発率の低下（治癒率の向上）が期待できるようになった。

◆ 微小残存病変

　局所進行期（Ⅲ期）の固形がん，すなわち比較的大きい原発腫瘍に所属リンパ節転移を伴っている状態では，限局期（Ⅰ期またはⅡ期）に比べて手術後の再発率が高い。原発腫瘍があった局所からリンパ節転移をおこし，遠隔転移での再発がおこりうる。たとえば，がん病変を摘除する手術が行われて，その後の画像検査で肉眼的に病変が確認できなくなったとしても，術前にがん病変がある程度進展していた場合には，体内には肉眼的にとらえられないがん病変が残存していることがあり，再発の原因となる。このような潜在するがん病変を，**微小残存病変** minimal residual disease（MRD）または**微小転移病変** micrometastasis という。

　放射線療法や薬物療法が有効ながんの場合には，手術療法と放射線療法・薬物療法を組み合わせて微小残存病変の根絶を目ざせば，再発率の低下（治癒率の向上）が期待できる。こうした考え方で行われるのが**術後補助化学療法**である。最近では，術前に治療を設定する**術前化学療法**もしばしば行われるようになった。

◆ 術後補助化学療法

　術後補助化学療法 adjuvant chemotherapy（アジュバント化学療法）とは，術後再発のリスクが高い症例に対して手術後に行う薬物療法で，術後再発率の低下（治癒率の向上）を目的とする（◉図3-50-a）。おもに局所進行期（Ⅲ期）が対象となるが，海外ではⅡ期のハイリスク症例に適用することもある。術後2か月以内に開始されることが多い。治癒を目ざす薬物療法であるため，できる限り計画どおりの治療強度を維持することが求められる。

　治療の対象となる病巣が肉眼的に確認のできない微小残存病変であることから，治療効果をCT検査などで可視的に確認することはできない。したがって，抗腫瘍効果に確固たる根拠のある薬物療法，つまり進行再発がんに対して有効性が確立しているレジメンが適用される。細胞傷害性抗がん薬だけでなく，分子標的薬やホルモン療法薬も用いられる。

　施行対象は，乳がん，胃がん，大腸がん，非小細胞肺がんなどである。

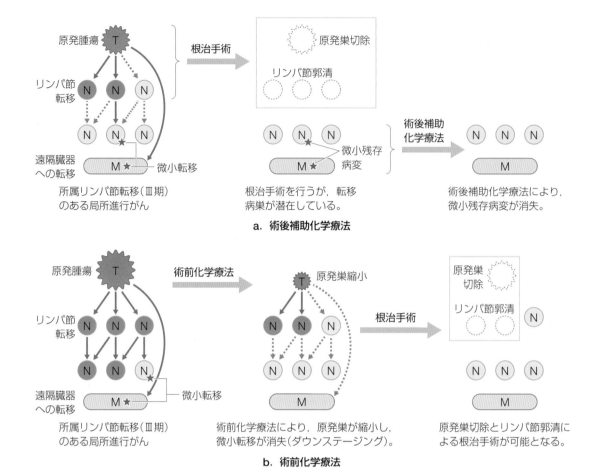

a. 術後補助化学療法

b. 術前化学療法

◎図 3-50　集学的治療における薬物療法

◆ 術前化学療法

　術前化学療法とは，手術療法前に行う薬物療法である。ネオアジュバント化学療法 neo-adjuvant chemotherapy（NAC）ともいわれる。腫瘍をあらかじめ縮小させることによって，根治切除率の向上や術後再発率の低下（治癒率の向上），手術部位の機能温存や整容性・審美性の保持が期待できる（◎図3-50-b）。術後補助化学療法と同様，治癒を目ざす薬物療法であるため，できる限り計画どおりの治療強度を維持することが求められる。

　術後補助化学療法と比べた場合のおもな利点は，次の3つである。

（1）より早期から残存微小病変に対する治療ができる。

（2）腫瘍に対する治療薬の反応性を評価できる。

（3）薬物療法が有効であれば（腫瘍が縮小すれば），さらに術後補助化学療法を併用する場合に確信をもって行える。

　術前化学療法のおもなリスクは，次の2点である。

（1）薬物療法による副作用が高度に出現した場合や遷延した場合には，手術の時期が遅れる可能性がある。

（2）薬物療法の期間中に腫瘍が増大してきた場合には，手術不能となる可能

性がある。

　おもに細胞傷害性抗がん薬と分子標的薬が用いられ，施行対象は乳がん，頭頸部がん，食道がん，膀胱がんなどである。

　最近では，限局期（Ⅰ・Ⅱ期）や進行期（Ⅳ期）の症例に対しても手術を行う前に薬物療法を行って手術範囲を縮小し，手術部位の機能温存や整容性の保持を目的とする方策がとられることもある。

5　高齢者に対する薬物療法

　加齢とともに，身体にはさまざまな負の変化が生じることが知られている。たとえば，筋肉や骨量の減少と脂肪の増加，臓器機能の予備力の低下，ADL の低下などである。これらは直接的または間接的に体内における薬物の吸収・体内分布・分解・排泄といった薬物動態に影響を与えるため，がん薬物療法においても，その有効性が低下したり，副作用の程度が強くなる可能性がある。

　とくに副作用の発現においては，検査データ上は正常値であっても，薬物療法が負荷となって非高齢者よりも高度となりやすい。高齢者の副作用は早期にあらわれて急速に悪化し，重症度が高く，遷延する傾向があり，さらに個人差も大きい。

　高齢者に有効で副作用が軽度にとどまる高齢者向けレジメンは少なく，まだ十分に確立されていないのが現状である。したがって，標準的治療のレジメンを改変して施行されることも多いが，慎重に経過観察を行い，副作用発生時には迅速に対応することが求められる。

6　入院薬物療法と外来薬物療法

　薬物療法を入院と外来のいずれで行うかは，おもにレジメンや患者状態などから判断され，さまざまなパターンが存在する（◉表3-15）。

◉表3-15　入院薬物療法と外来薬物療法のパターン

パターン	例
長期入院を要する（1 か月以上） 　　　　　入院	・急性白血病における寛解導入療法・地固め療法 ・肺がん・食道がんにおける化学放射線療法
短期入院を繰り返す（1 か月以下） 入院 …… 入院 …… 入院 …… 入院	・卵巣がん・子宮頸がん・胃がん・胚細胞腫瘍・肺がんにおけるシスプラチン投与時 ・ハイリスク症例
初回導入は入院，それ以降は外来施行 入院 …… 外来・外来・外来・外来・外来・外来	・新規抗がん薬（分子標的薬）導入時 ・新規レジメン導入時
初回から外来施行 外来・外来・外来・外来・外来・外来・外来・外来	・乳がんにおける術前化学療法 ・乳がん・大腸がんにおける術後補助化学療法（ともに十分な外来管理が可能な場合）

◆ 入院薬物療法

入院が不可欠となるのは，次のような場合である。

(1) 24時間点滴など，1回の治療が長時間となる場合

(2) 化学放射線療法などのほかの治療と併行して行われる場合

(3) モノクローナル抗体薬によるインフュージョンリアクションや，タキサン系薬による急性過敏反応など，初回投与時に急性毒性を伴うリスクがある場合

(4) 低分子阻害薬の投与や，体腔内投与を行う場合など，投与中または投与後の患者状態をしばらく観察する必要がある場合。

(5) 高度の毒性が例外なく発生する場合：たとえば，急性白血病に対して強力な薬物療法を行った場合には，高度の口内炎や下痢が引きおこされ，また，高度の骨髄抑制に伴って易感染となるため，アイソレータ❶による管理が必要となる。また，輸血も頻回となるため，入院が必要である。

(6) 患者の全身状態が不安定な場合

◆ 外来で行われる薬物療法

外来での薬物療法は，入院を要するような状況以外で行われ，実施にあたっては次の条件を満たす必要がある。

(1) 全身状態が保たれ，定期的な通院に支障がない。

(2) 併存疾患・合併症が軽度で，外来管理が可能である。

(3) 高度な有害事象 (Grade 3〜4) が出現する可能性が低い。

(4) 外来で行うことについてのインフォームドコンセントが得られている。

(5) 通院に際して大きな支障がなく，付き添いや交通手段を確保できる。

経口薬は (1)〜(4)，非経口薬 (おもに点滴治療) は (1)〜(5) を満たす必要がある。

一般に，経口薬のみのレジメンでは外来診察の際に処方が行われ，非経口薬 (点滴薬や静注薬など) が含まれる場合には一定の基準 (医療者の常駐など) を満たした外来化学療法室 (▶318ページ) などで施行される。

患者は治療期間の大半を自宅などの医療施設外で過ごすことになる。そのため，良好な全身状態が保たれるように，環境を整える必要がある。さらに，患者と家族が治療について正確に理解し，適切なセルフケアを行えることも重要となる。

よって看護師は，服薬指導や，発熱などの緊急時への対応を含めたセルフケアの説明を行い，さらに家族などの支援能力や定期診察のスケジュールなどを適切に把握しなければならない。

NOTE

❶アイソレータ

空気感染を予防するための装置で，ベッドの頭側に設置される。HEPA (ヘパ) フィルター (▶307ページ) を通過させた清浄な空気を層状にして，患者の頭側から足もとの方向へと一定の方向・速度で送る (ラミナーエアフロー laminar air flow〔層流〕) ことで，微生物，とくに真菌であるアスペルギルス属菌による肺感染症を減らすことができる。

D 放射線療法

1 放射線療法の特徴

　放射線療法は，手術療法・薬物療法とともに，がん治療における三本柱とされる。治癒を目ざすものから症状の緩和を目ざすもの，また手術の前後に行われるものなど，放射線療法が行われる目的は幅広い。治療の実施に際しては，急性期有害事象や晩期有害事象に注意が必要である(●179ページ)。

　放射線療法は手術療法と同様に局所的な治療であるが，低侵襲である点と，臓器の形態・機能の温存が可能である点に大きな特徴がある。そのため，高齢者や，合併症で手術困難な患者も対象となりうる。また外来通院で実施できることも多く，患者のQOLを考慮した治療を行うことができる。外来通院の患者は，照射内容に応じて日常生活での注意点を理解する必要があり，看護師による生活指導が大きな役割をもつ。

　わが国は，高齢化の進行とともに，高齢のがん患者数も増加の一途をたどっている。そのため，合併症のあるがん患者や，二次がん・三次がんといった重複がんの患者が増加しており，低侵襲である放射線治療の役割が大きくなっている。とくに近年の放射線治療技術の進歩により，線量集中性を高めた定位放射線治療や，放射線に弱い近接した臓器を避けながら不整形な腫瘍の形状に合わせて照射できる強度変調放射線治療(IMRT)など，より安全で根治性の高い治療が盛んとなっている。

1 放射線療法の基礎知識

　放射線は，原子核から出る高速の粒子の流れ(**粒子線**)と，原子核の内外から放出される**電磁波**の総称で，空間や物質を介してエネルギーを伝える(●図3-51)。

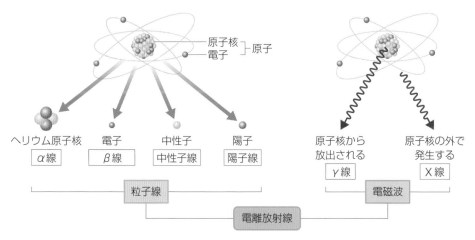

●図 3-51　電離放射線の種類

①**電磁波** 原子核外で発生するX線と，原子核内で発生するγ(ガンマ)線がある。電磁波は光子線であり，質量をもたない。可視光線や紫外線も同じ光子線であるが，X線やγ線はこれらに比べて高いエネルギーをもつ。

②**粒子線** α線，β線(電子)，陽子線，中性子線といったものがあり，質量をもつ。なお，電子線は放射線物理学上は粒子線に分類されるが，放射線医学の分野では電子線とそれ以外の粒子線を区別して扱うのが通常である。

放射線のうち，対象を電離する能力をもつ**電離放射線**❶が一般的にいわれる放射線で，その電離作用によるDNA損傷が放射線療法に利用される。放射線を出す物質を**放射性物質**といい，放射性物質が放射線を出す性質を**放射能**❷という。

> NOTE
> ❶**電離放射線**
> 原子に衝突して電子をはじき飛ばし，イオン化するはたらきを電離とよぶ。正確には紫外線も電離作用を有するが，便宜的に電離放射線とはよばない。
> ❷**放射性物質と放射能**
> 放射性物質と放射能は混同されやすい。「放射能の漏洩(ろうえい)」や「放射能汚染」といった表現をしばしば見かけるが，正確には「放射性物質の漏洩」，「放射性物質汚染」である。

◆ 放射線の単位

放射線に関する単位として，ベクレル(Bq)，グレイ(Gy)，シーベルト(Sv)が使われる(▶図3-52)。放射線療法では，Gyを用いて処方線量を決定する(▶167ページ)。放射線防護ではSvが用いられる。

● **ベクレル(Bq)** Bqは線源強度をあらわす単位で，1秒間に1つの原子核が崩壊する際の放射能を1Bqとする。

● **グレイ(Gy)** 物質が放射線から受けるエネルギーは，単位質量あたりの

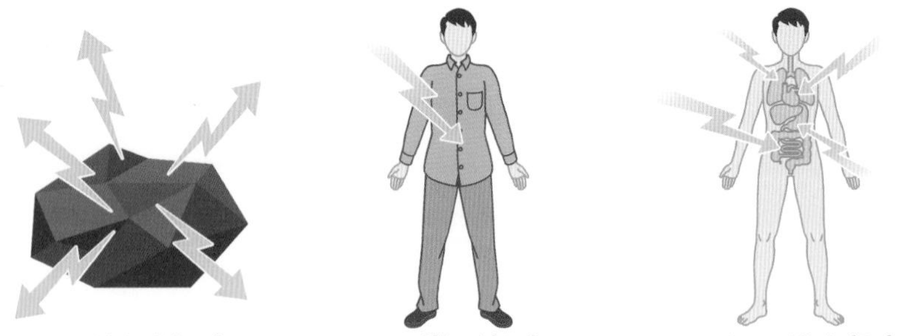

a. ベクレル(Bq)
放射能の量の単位。放射性物質の含まれる量をあらわすときに使われる。

b. グレイ(Gy)
放射線を受けた物質が吸収するエネルギー量(吸収線量)をあらわす。

c. シーベルト(Sv)
放射線の量を人体への影響の大きさであらわす。

▶図3-52 放射線の単位

plus 電離放射線の発生

放射性物質の原子核は不安定で，自然に壊変して別の原子核に変化する。この現象を**崩壊**とよび，このときに放射線が放出される。原子核の崩壊によって放出される放射線は3種類あり，原子核から飛び出るヘリウム原子核がα線，原子核から飛び出る電子がβ線，原子核から放出される電磁波がγ線である。

α線は中性子捕捉療法(▶175ページ)や一部の内用療法，β線はヨウ素131などを用いた内用療法(▶178ページ)，γ線はガンマナイフ®(▶175ページ)や密封小線源療法(▶176ページ)などで用いられている。

なお，中性子線や陽子線は，おもに自然崩壊ではなく，原子炉や加速器などにより人工的に発生させる粒子線である。X線は，X線管などを用いて発生させる電磁波で，γ線とは異なり，原子核の外で発生する。

エネルギー吸収量(**吸収線量**)であらわし，単位は Gy を用いる。1 kg の物質に 1 J(ジュール)のエネルギーが吸収されたときの吸収線量を 1 Gy とする。

● **シーベルト(Sv)**　被曝による人体への影響は，放射線の種類やエネルギー，被曝の部位や範囲によって異なる。放射線の種類やエネルギーの違いをあらわすために線質係数・放射線加重係数があり，ある 1 点の吸収線量に線質係数をかけたものを**線量当量**，臓器全体の平均吸収線量に放射線加重係数をかけたものを**等価線量**という。さらに各臓器の等価線量に組織加重係数をかけて足し合わせて全身の被曝量をあらわしたものを**実効線量**という。ただし，実際の放射線防護においては，等価線量・実効線量の実測は困難なため，線量当量を測定して代用している。線量当量・等価線量・実効線量という異なる概念が同じ Sv という単位であらわされるため，混同しないように注意する。医療において一般的に使用される X 線，γ 線，電子線では線質係数が 1 なので，線量当量(Sv)は吸収線量(Gy)と等しくなる。

◆ 放射線の特徴

がんの放射線療法に用いられる放射線には，次のような特徴がある。

● **X 線**　X 線には，そのエネルギーに応じた深さで線量がピークとなり，その後は徐々に減衰していくという特徴がある(**◎図 3-53**)。たとえば 6 MV❶の X 線を照射した場合，皮膚表面での線量はピークの 30% 程度であり，体表から 1.5 cm の深さで線量がピークとなり，徐々に減衰していく。実際の治療においては，複数方向からのビームを組み合わせることが多い。

● **電子線**　電子線は 4〜20 MeV❷程度のものを用いる。表面から 1〜数 cm をピークとして X 線よりも急速に減衰するため，皮膚がんなど表在性の腫瘍の放射線療法において，深部まで照射したくない場合に，病変の厚みに応じたエネルギーを選択して用いられる。

● **粒子線**　陽子線や重粒子線❸といった粒子線は，飛程の終末で最もエネルギーを放出する(ブラッグピーク)ため病巣への線量集中性がよい。とくに重粒子線療法は放射線の生物学的効果も高く，高い治療効果が期待されている。建設費用や治療装置に巨額のコストがかかるため施設数はまだ限られる

□ **NOTE**

❶**MV(メガボルト)**
　M(メガ)は 100 万倍，V(ボルト)は電圧の単位である。6 MV の X 線とは，600 万ボルトの電圧で加速された電子から生じた X 線であることを示す。放射線療法の外照射ではおもに 4〜15 MV の X 線が用いられる。

❷**電子ボルト(eV)**
　放射線のエネルギーをあらわす単位として，電子ボルト electron volt(eV)が活用される。MeV は「メガエレクトロンボルト」と読む。

❸**重粒子線**
　電子より重い粒子線はすべて，広義の重粒子線であるが，日本の放射線医学においては，ヘリウム(He)より重い原子番号をもつ原子の原子核(重イオン)ビームをさす。がん治療においては，古くから炭素線が用いられており，「重粒子線」といった場合，炭素線をさすことが多い。

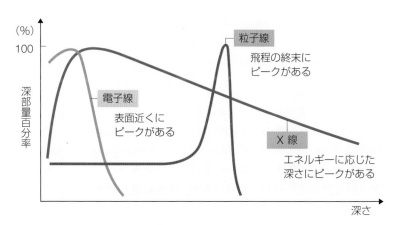

◎**図 3-53　X 線・電子線・粒子線の特徴**

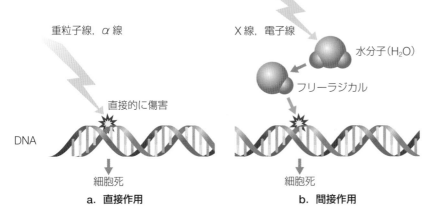

a. 直接作用　　　　　　　　b. 間接作用

◎図 3-54　放射線による DNA の傷害

が，2021 年 1 月時点では国内に 23 の粒子線治療施設がある。

● **直接作用と間接作用**　一般に放射線療法では，細胞内の DNA を主要な標的物質として放射線が作用することで，生体への影響が生じる。放射線の作用には，放射線が直接的に DNA を傷害する直接作用と，間接的に DNA を傷害する間接作用がある（◎図 3-54）。重粒子線や α 線は，直接作用が大きい。一方で，X 線・電子線は，放射線が DNA に直接作用する割合は約 1/3 にすぎない。

　X 線や電子線が組織に含まれる水分子（H_2O）などに作用すると，それらが分解されてヒドロキシラジカル（・OH）などのフリーラジカル❶が発生する。フリーラジカルは非常に反応性の高い物質であり，組織や DNA を傷害する。DNA 損傷の結果，細胞は機能を維持できずに死にいたり，組織や臓器レベルでの影響へとつながっていく。

2　放射線療法の進歩

　放射線療法の進歩は，放射線生物学的な進歩と放射線物理学的な進歩が両輪となって進んできた。

● **生体の放射線感受性**　放射線療法では，正常な細胞への影響をできるだけ少なくする必要がある。個体・組織・細胞が，ある線量の放射線から受ける影響の程度を，**放射線感受性**とよぶ。放射線感受性は，細胞の修復能や細胞周期の時期，照射時の酸素濃度，増感剤（◎170 ページ）や防護剤の使用によって変化する。同じ線量でもより効率的な放射線治療が行えるよう，正常細胞とがん細胞の放射線感受性にどのような差があるかといった放射線生物学的な研究が進められてきた（◎図 3-55）。

● **放射線物理学面での進歩**　病変部に放射線量を集中させて周囲の正常組織にはできるだけあたらないように空間的線量分布を改善したり，治療装置の機械的精度を向上させたりするなど，放射線物理学面での研究も進められている。さらに，処方線量が正しく腫瘍組織に照射されるか，周囲の重要臓

NOTE

❶フリーラジカル

　フリーラジカルとは不対電子をもつ原子または分子で，一般的に不安定・短寿命で反応性が高い。放射線によって水分子が電離または励起（高いエネルギー状態になること）すると，ヒドロキシラジカル（・OH）が発生する。

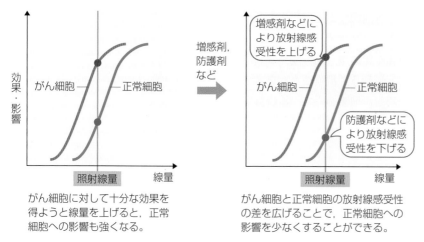

がん細胞に対して十分な効果を
得ようと線量を上げると，正常
細胞への影響も強くなる。

がん細胞と正常細胞の放射線感受性
の差を広げることで，正常細胞への
影響を少なくすることができる。

◎**図 3-55　がん細胞と正常細胞に対する照射線量の影響**

主治医からの紹介	放射線治療科の受診	放射線療法の実施	治療中の診察	治療後の診察
• 病状に対する説明 • 放射線治療科への紹介	• 放射線療法が適応となるかの判断 • 患者に対する治療効果や有害事象の説明 • 患者の納得と同意 • 治療計画とスケジュールの決定	• 単独療法 • 集学的治療	• 急性期有害事象への対処	• 経過観察（局所効果，急性期有害事象の消失確認，再発・転移の有無） • 晩期有害事象が生じた場合の対処

◎**図 3-56　放射線療法の流れ**

器への線量が制限以下となっているかなど，治療計画をより正確に評価するための計算アルゴリズムの開発も進められている。

　とくに近年は，陽子線や重粒子線などの大がかりな粒子線治療装置のほか，ガンマナイフ®やサイバーナイフ®などの定位放射線治療専用装置（◎175ページ）なども広まりつつある。通常の放射線発生装置においても，コンピュータ技術の目ざましい進歩などもあり，原体照射法から定位放射線治療，強度変調放射線治療，画像誘導放射線治療へと，高精度化が進んでいる。

2 放射線療法の流れ

　ここでは，一般的な外照射（体外から照射する方法，◎172ページ）について，放射線治療科の医師が患者の診察を行い，治療計画をたて，治療を実施し，治療後の経過観察を行うまでの一連の流れを見ていく（◎図3-56）。

1 放射線療法前の診察

　放射線療法は，まずがん患者が放射線治療科を受診して，放射線腫瘍医の診察を受けることから始まる。主治医によってがんの確定診断・病期診断がなされたうえで，主治医からの紹介により放射線腫瘍医の診察を受けるのが

一般的であり，まずは主治医と放射線腫瘍医が治療方針や患者の状態を共有することが重要となる。

　放射線腫瘍医は，がんの種類や組織型，進行度，これまでの治療歴，放射線療法と同時あるいはそのあとに行う併用療法などを考え，期待できる効果と有害事象について患者に説明し，同意を得て，治療計画のスケジュールを決めていく。

◆ 適応の判断

　放射線療法は，同じ局所療法である手術療法とは異なり，麻酔や切開が不要で侵襲性が低く，さまざまな状態の患者に対応することができる。期待できる治療効果と予想される有害事象のバランスが重要であり，すべての患者に対して行えるわけではない。

　たとえば，治療室に入れないほど全身状態がわるい患者や，認知症・精神疾患で照射中の安静が保てない患者では，本来は適応であったとしても現実的に放射線療法は実施不可能である。

◆ 診療ガイドラインと EBM・NBM

　近年はさまざまな腫瘍に対する診療ガイドラインが作成されており，エビデンス（根拠）に基づく医療（EBM）に基づいた治療が推奨されている。しかし，ガイドラインに示された治療法はすべての患者に適するものではなく，診療行為を拘束するものではない。

　実際の治療においては EBM をもとにしつつ，患者の希望を聞きとりながら，物語（ナラティブ）に基づく医療❶narrative based medicine（NBM）による判断を加えていく。

◆ インフォームドコンセント

　期待できる治療効果と予想される有害事象についてしっかり説明したうえで，患者の同意を得るというインフォームドコンセントは，ほかの治療法と同様に進める（●86ページ）。

　加えて，放射線療法は1〜2か月以上にわたるため，日常生活における注意事項についての説明が必要となる。限られた外来診察の時間で，放射線腫瘍医から説明しきれない部分については，看護師からの説明が重要となる。

NOTE

❶物語に基づく医療
　患者が語る病の体験を医師・看護師などの医療者が真摯に聞き，その理解を深め，また会話を通して問題解決に向けた新しい物語をつくりだしていくこと（▶207ページ）。

---

column　　**がん放射線療法認定看護師**

　がん放射線療法認定看護師は，日本看護協会の定めた認定看護師資格の1つで，指定の研修を受けて審査に合格した看護師である。2020年12月時点で全国に356名とまだ人数は少ない。

　放射線療法に伴う有害事象の予防と，緩和およびセルフケア支援，安全・安楽な治療環境の提供を担う。連日照射を行う放射線療法では，患者と接する機会の多い看護師が果たす役割は大きい。とくに認定看護師の提供する専門的ケアは，放射線療法を受ける患者とその家族にとって心身ともに大きなたすけとなる。

パンフレットなどを活用し，照射法や部位に応じた食事・入浴・排尿などの指示・注意点を患者・家族に伝える（⊙283ページ）。

◆ 注意が必要な場合

▌注意が必要な疾患

放射線療法による有害事象には，治療中や治療直後にあらわれる急性期有害事象のみならず，照射終了後半年以上経過してから生じる肺線維症や白内障，潰瘍形成などの晩期有害事象がある（⊙179ページ）。

人工透析患者や膠原病（なかでも活動性の全身性強皮症や全身性エリテマトーデス〔SLE〕）の患者では重篤な有害事象の発症リスクが高く，とくに注意をはらう必要がある。場合によっては1回線量あるいは総線量を減らすことも考慮される。

コントロール不良な糖尿病患者では有害事象が増強する可能性があり，専門医による適切な血糖コントロールが望ましいが，通常は線量の調節までは行われない。

また，抗血小板薬や抗凝固薬の併用は，直腸出血（放射線直腸炎）などの出血を伴う晩期有害事象のリスクを高める。照射終了後の経過観察中の患者に対し，がんの主治医とは別の医師から抗血小板薬や抗凝固薬が処方される可能性もあるため，注意が必要である。

▌注意が必要な局所状態

照射される局所の状態が，有害事象の発生にさまざまな影響を及ぼす。肺への照射における間質性肺炎や，頭頸部領域への照射における口腔衛生状態などには注意が必要であり，とくに口腔衛生状態に関しては照射前の適切な歯科処置が有効である。また，照射部位の皮膚と粘膜の早期反応においては，軟膏の塗布，喫煙や飲食物など日常生活への注意が必要となる。

▌妊娠中の患者

まれではあるが，妊娠中のがん患者に治療を行う場合もある。0.1 Gy の照射で，妊娠早期の器官形成期であれば奇形発生の，中・後期であれば胎児の発達障害や発がんといったリスクが問題となる。腹骨盤の照射はいうまでもないが，それ以外の部位への照射であっても，治療部位によっては散乱線によりこれに近い線量となる場合もあるので，ほかの治療法を選択したり，人工妊娠中絶後や出産後に放射線治療を行ったりするといった検討が必要になる。そのため，主治医・産婦人科医を交えた綿密なディスカッションが必要となる。

2 治療計画

放射線療法の効果を確実に期待するには，腫瘍に十分な線量を照射する必要がある一方で，有害事象を減らすために正常組織への照射線量は極力抑えなければならない。また，直線状に広がる放射線を複雑な形状の腫瘍に限局して照射するには，さまざまな工夫が必要となる。

そこで，放射線療法を開始する前にまず治療計画用の CT を撮像する。こ

の画像を治療計画用コンピュータに転送し，標的の体積（**標的体積**）と周囲の正常臓器（**リスク臓器**）を描出したのち，照射の方法と，放射線を照射する範囲（**照射野**），および**照射線量**を決定していく。これらの一連の作業を**治療計画**とよび，放射線腫瘍医がおこなう。

◆ 治療計画用の CT 画像撮影

治療計画用の CT 画像は治療時と同じ条件で撮像することが重要である。体位を再現できるよう，CT の寝台はリニアック（◯171ページ）と同様にクッションなしの平坦なかたい台となっている。また上肢の挙上などといった姿勢も，補助具を用いて治療時と同じ状態とする。

肺や上腹部などの呼吸性移動がある部位の場合は，息をとめずに浅い呼吸を続けたまま撮像する方法や，呼吸性移動を加味した 4D-CT❶ を撮像する方法，吸息あるいは呼息の状態で息をとめて撮像する方法などがとられる。

頭部や頸部などの治療では，照射時の体動によるズレを避けるため，熱可塑性樹脂による固定具（シェル）も利用されている（◯285ページ, 図 5-20）。

前立腺に代表される骨盤内臓器の治療では，蓄尿・排尿および排便・排ガスの指示を適宜追加する。

◆ 照射野の設定

放射線の照射野を設定する際には，まず標的体積と，その周囲のリスク臓器 organ at risk（OAR）を決定する作業が必要であり，これは**輪郭入力** contouring とよばれる。標的体積の基本的な考え方は，国際放射線単位測定委員会（ICRU）のレポート 62 において，**肉眼的腫瘍体積** gross tumor volume（**GTV**），**臨床的標的体積** clinical target volume（**CTV**），**内的標的体積** internal target volume（**ITV**），**計画標的体積** planning target volume（**PTV**）の 4 つが定義されている（◯図 3-57）。

これらのうち CTV がもっとも重要であり，放射線腫瘍医が解剖学的な知見や画像診断などをもとに，腫瘍の局在や浸潤傾向，リンパ液の流れなどの情報から総合的に判断する。CTV に呼吸などの体内臓器の動きを考慮した

NOTE

❶4D-CT

4 次元 CT ともよばれる。心臓や肺などの生理的移動・運動をともなう臓器について，CT 画像を高速で連続して撮影し，それを動画として再構成したものである。臓器の位置・形態の経時的変化を観察できる。

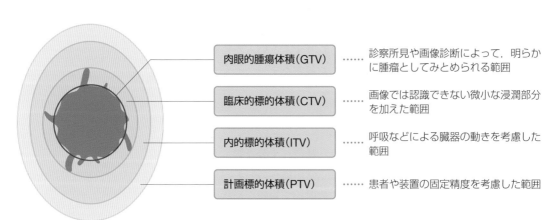

肉眼的腫瘍体積（GTV）	…… 診察所見や画像診断によって，明らかに腫瘍としてみとめられる範囲
臨床的標的体積（CTV）	…… 画像では認識できない微小な浸潤部分を加えた範囲
内的標的体積（ITV）	…… 呼吸などによる臓器の動きを考慮した範囲
計画標的体積（PTV）	…… 患者や装置の固定精度を考慮した範囲

◯**図 3-57　ICRU レポート 62 による標的体積の基本的な考え方**

ものが ITV であり，さらに照射時の位置精度を考慮して誤差を加えたものが PTV であるが，ほとんどの場合 ITV は省略されて，GTV→CTV→PTV の順に作成される。PTV 決定後，これに対し通常 5〜8 mm ほど余分（マージン）を加えて照射野が設定される。これは，照射野の端では線量が低下するためである。

最終的には，PTV に対する線量だけでなく，リスク臓器の**耐容線量❶**も考慮して，放射線のエネルギー・照射方向・照射野が決定される。

◆ 処方線量の決定

照射範囲が決定されると，次は処方線量が決められる。放射線療法では，1 日 1 回の照射を週 5 回，数週間かけて照射する**分割照射**が基本となる。1 回線量×回数＝総線量として処方線量が決定される。各種ガイドラインなどで疾患ごとに標準的な線量が示されているが，組織型や照射範囲の大きさに合わせて調整される。

1 回線量はほとんどの場合 1.8〜2 Gy が用いられ，総線量は固形がんの根治照射では 60〜70 Gy 程度，術前・術後照射では 30〜50 Gy，悪性リンパ腫などの造血器腫瘍では 30〜40 Gy などが用いられる。緩和照射では，1 回線量は 3〜8 Gy などに上げる一方で総線量は 8〜30 Gy 程度とし，短期間で終わるように設定する。

1 日 1 回 2 Gy 程度の分割照射に対する例外として，多分割照射・加速多分割照射・寡分割照射・単回照射がある（◐plus）。抗がん薬を併用する化学放射線療法では，1 回線量と総線量を放射線療法単独より抑える場合もある。

3　放射線療法中の診察

実際の照射は診療放射線技師が行う。あらかじめ体表面にインクや専用シールで照射位置を示すマークをつけておき，これを基準に日々の照射を行う。固定具を使用している場合は，固定具にマーキングする場合もある。

一般的に治療期間中は診察を週 1 回行う。必要に応じて急性期有害事象の対処を行う（◐179 ページ）。治療期間中に腫瘍の縮小や，浮腫・るい瘦によ

NOTE

❶耐容線量

正常組織に回復不能な障害を生じる線量をいう。照射後 5 年で 5% の症例に障害を生じる最小耐容線量（TD5/5）と，照射後 5 年で 50% の症例に障害を生じる最大耐容線量（TD50/5）があり，臓器ごとの数字が示されている。ただし，これは 1 回 2 Gy で臓器全体を照射した場合などの数値であり，1 回線量や照射体積によっても異なってくるので注意が必要である。

---

plus	多分割照射・寡分割照射・単回照射

1 回線量を 1.2 Gy 程度に下げ，5〜6 時間空けて 1 日 2 回行い，総線量を 2 割程度増加させて局所制御を高める照射方法を**多分割照射**という。Ⅱ期喉頭がんなどで用いられることがある。

一方，総線量の増加ではなく治療期間の短縮を目的として 1 回 1.5 Gy で 1 日 2 回，総線量 45 Gy を照射する**加速多分割照射**（加速過分割照射）も行われている。細胞増殖速度の速い小細胞肺がんの限局期に対し

て，ガイドラインで推奨される標準治療となっている。乳がんの術後照射や前立腺がんなどでは，1 回線量を 2 Gy よりも上げて総線量を若干下げる**寡分割照射**も行われている。

また，骨転移に対する緩和照射（◐169 ページ）や脳転移に対する SRS（◐174 ページ）では，分割照射ではなく**単回照射**がおこなわれる。

る体型変化が生じた際には治療計画を変更することもあるため，医師・技師・看護師でつねに患者の状態を共有する。

4 放射線療法後の診察

　放射線療法を終えたあとは，局所効果の確認や，急性期有害事象の消退の確認，再発・転移の有無の確認のために経過観察が行われる。また，まれではあるが晩期有害事象（◐180ページ）が生じた場合の対処も必要である。

◆ 経過観察

　経過観察を行うのは，紹介元の主治医や放射線治療科の医師のどちらかの場合もあるが，両者で行う場合もあり，施設や疾患などの状況によりさまざまである。一般的に，再発頻度の高い2年までは月1回，以降は3か月に1回，4～5年までは半年に1回の頻度で，再発・転移や晩期有害事象に注意しながら経過観察を行う。乳がんや前立腺がんなど経過の長いものでは，年1回で10年程度まで経過観察を行う。

◆ 治療効果の判定

　治療が終了したあと1か月程度で急性期有害事象の改善や腫瘍縮小がみとめられるので，このころに画像診断や生検などによって効果判定を行う。ただし，根治照射においてはすでに耐容線量近くの高線量を照射しているので，もしこの時点で腫瘍の残存が確認されても，照射の追加はほぼ不可能である。

3　放射線療法の実際

　放射線療法には，根治的か緩和的かといった目的による分類のほか，他治療との組み合わせによる分類，発生装置による技術的な違いによる分類がある。

1 目的別の分類

　放射線療法が単独で行われる場合には，治癒を目ざす治療としての**根治照射**と，局所的な症状をやわらげる**緩和照射**とに大きく分けられる。

◆ 根治照射

　根治照射とは，がんの治癒を目ざして放射線療法を行うものである。根治照射は，①放射線治療が第一選択である場合（早期喉頭がんなど），②手術と同等の選択肢として患者の希望に応じて選択する場合（前立腺がんなど），③手術が第一選択であるが，なんらかの理由で行えないために放射線療法が選択される場合（食道がんなど），に分けられる。

◆ 緩和照射

　緩和照射とは，腫瘍の治癒や局所制御ではなく，症状の緩和を目的として

行うものである。根治照射に比べて，1回線量を上げて少ない治療回数で終わるようにすることが多い。比較的長期の予後が期待できる場合には，長期の安定した症状緩和を目ざして，根治線量に近い線量を照射する場合もある。

▌骨転移に対する緩和照射

骨転移に対する照射は最も多く行われている緩和照射の1つである。疼痛コントロールや，脊髄圧迫などの神経症状の改善，骨折予防などが目的とされる。多くは30 Gy/10回で行われるが，20 Gy/5回や8 Gy/1回といった，より短期の場合もある。

緩和照射を行った有痛性の骨転移の患者のうち，8割程度で疼痛改善の効果が得られ，さらにその半数で疼痛の消失が得られる。ただし，照射期間の終盤で多少の改善が得られ，終了後1か月程度で最も効果が得られるというように，即効的ではない。また，照射後の骨硬化には数か月を要し，しばらくは骨折などに注意をはらう必要がある。

脊椎転移による脊髄圧迫はがん緊急症の1つであり，照射開始時の歩行機能が照射後の機能改善に反映されるので，可能な限り早期の照射開始が必要である。発症から24〜48時間以内の照射開始が望ましいが，放射線療法にこだわらず，除圧固定術の適応がないかを考慮するなど，整形外科と連携することも重要である。

▌脳転移に対する緩和照射

脳転移に対する緩和照射もよく行われる。多発脳転移に対する30 Gy/10回の全脳照射や，3 cm以下かつ4個以下程度の少数転移に対する20 Gy程度の定位放射線療法（◉174ページ）が行われている。定位放射線療法のほうが局所制御率は高いが，新病変の出現率は全脳照射のほうが低い。全脳照射では晩期の認知機能低下が問題となることもあるが，脳以外の活動性病変の有無などを考慮し，予後とのバランスを考えた治療法の選択が必要となる。

▌緊急照射

放射線療法では一般に緊急的な対応が必要となることは少ないが，がん緊急症においては緊急照射を行う。緊急照射とは，症状の急速な進行に対処するため，依頼の当日などの可及的早急に開始されるべき放射線療法である。前述の脊髄圧迫に対する治療のほかに，腫瘍などによる上大静脈の閉塞や狭窄によって上半身のうっ血をきたす上大静脈症候群に対する治療があげられる。

2　組み合わせによる分類

◆ 単独療法と集学的治療

放射線療法は，単独で行われる場合と，集学的治療の一環として手術・薬物療法と組み合わせて行われる場合とがある。

▌単独療法

局所病変に対して根治を目的として行う場合，放射線療法単独でも治療効果が十分なため，標準治療として選択される場合がある。代表的なものとし

て，早期喉頭がんや前立腺がんがある。また，標準治療は後述する化学放射線療法だとしても，全身状態がわるくほかの治療を組み合わせるのが困難な場合などでは，放射線療法が単独で行われる場合もある。

▋集学的治療

● **手術療法との組み合わせ**　同じ局所療法である手術療法との組み合わせでは，術前照射と術後照射および術中照射がある。

1 術前照射　手術がやや困難な場合や根治切除を確実としたい場合に，原発巣の縮小（ダウンステージング）を目ざして 40〜50 Gy 程度の線量を照射する。ただし，照射部周囲の正常組織における炎症性変化が強まり，術後合併症も増加するため，対象は限られる。直腸がんや肺がん，膵がんで行われる場合がある。

2 術後照射　術後腫瘍床（切除前に腫瘍があった場所）の顕微鏡的残存に対し，40〜60 Gy の照射が行われることがある。照射を行う場合，腫瘍の再増殖を防ぐという点においては照射は術後の早い時期に行うほうが望ましいが，術後合併症のリスクを避けるため，多くは術創が安定する術後 1〜2 か月程度に開始する。早期乳がんの乳房温存術後や，進行頭頸部がんに対する根治術後などがある。

3 術中照射　切除困難または非治癒切除の膵がんなどに対し，開腹手術時に直視下で照射する治療である。腫瘍部の厚みに応じたエネルギーの電子線で，1回 20 Gy といった大線量を照射する。一定の除痛効果や局所制御が得られるが，予後延長効果は明らかでない。最近は，通常の外照射による化学放射線療法が標準的であり，術中照射は専用装置が必要なこともあり，あまり行われていない。

● **薬物療法との組み合わせ**　全身療法である薬物療法との組み合わせも行われており，**化学放射線療法**とよばれる。局所の放射線療法の効果をより高める**増感作用❶**のために薬物が投与される場合もあれば，照射範囲外の顕微鏡的病変に対する治療効果を期待して薬物療法が併用される場合もある。

　併用のタイミングによって，放射線療法と同時に薬物療法を行う**同時併用**と，どちらかを先行させる**逐次併用**がある。いずれの場合も放射線療法と薬物療法の両方の有害事象が重なり，とくに同時併用では有害事象の増強に注意を要する。

　さらには，手術・薬物療法・放射線療法の3つをすべて組み合わせる場合もある。

◆ 集学的治療の例

▋食道がん

　現在，遠隔転移のない進行食道がんに対しては，術前化学療法と手術の組み合わせが標準治療であるが，化学放射線療法は手術困難・拒否の食道がん患者にとって根治を期待できる治療法である。また，早期食道がんの内視鏡切除後に，予想よりも深部まで進展していた場合，術後照射として化学放射線療法を加える場合もある。

▭ NOTE
❶ 増感作用
　薬剤の同時併用により，放射線による DNA 損傷の修復を妨げたり，細胞周期を放射線感受性の高い G_2・M 期でとめたりすることで，放射線によるがん細胞の致死効果を増強する作用をいう。ただし正常細胞に対する毒性も増強するため，併用には注意が必要である。

　化学放射線療法では放射線照射単独よりも食道粘膜炎や放射線肺炎などの有害事象が高度となるため，対処が重要である。

▊ 乳がん

● **乳房温存術後の照射**　乳がんの乳房温存術後においては，残存乳腺に対する放射線療法が標準治療となっている。放射線療法によって局所再発が約1/3に減少する。古典的には残存乳房全体へ50 Gy/25 回/5 週間の照射を行うが，最近では1回線量を上げて 40 Gy/16 回/3 週間程度に短縮する寡（か）分割照射（●167 ページ，plus）が多くなっている。また，乳房全体ではなく摘出部近傍に限局した短期間高線量の加速部分乳房照射（APBI）でも，症例を選べばほぼ同等の効果が得られるとされ，一部の施設で行われはじめているが，長期成績のデータはまだ不十分である。

● **乳房切除後の照射**　乳房切除術後の場合は，原発巣の進行度や腋窩リンパ節転移の個数に応じて胸壁および鎖骨上リンパ節領域に術後照射が行われるが，温存術後と違って全例ではない。

　また，乳がん術後は，温存術と切除術のいずれにおいても，ホルモン感受性に応じた薬物療法として，ホルモン療法ないし抗がん薬投与も行われるのが通常である。ホルモン療法と照射を同時に行うことはあるが，抗がん薬と照射を併用することはない。

3 技術別の分類

　放射線療法は，機械で発生させた放射線を身体の外から照射する**外照射**と，体内に放射性物質を入れて内部から照射する**内照射**に大別される（●図 3-58）。

　全国に 850 程度ある放射線治療施設のうち，9 割以上で**リニアック❶**とよばれる放射線治療装置を用いた外照射による治療が行われている。リニアックによる治療では，おもに X 線と電子線が用いられるが，ほとんどが X 線によるものである。

　内照射は，密封された放射性物質を腔内や組織内に挿入して治療する**密封小線源療法**（腔内照射，組織内照射）と，放射性医薬品を内服や注射により体内に投与し，体内の特定の部位に集まるという性質を利用して治療する**内用療法**に分けられる。密封小線源療法と内用療法は，国内 100〜200 程度の施設で行われているが，患者数としてはそれぞれ全体の数％以下である。

🔲 NOTE

❶リニアック

　直線加速器 linear accelerator ともよばれ，外照射で用いる高エネルギーの X 線発生装置を備えた放射線治療装置である。通常，「リニアック」「ライナック」と呼称される。電子を高電圧で加速して金属ターゲットに衝突させ，X 線を発生させて照射する。この加速された電子を直接照射するのが，電子線治療である。

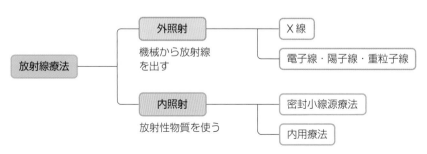

●図 3-58　外照射と内照射

◆ 外照射

▌ 照射野の整形

　リニアックのスタンドには，大きなアーム形状のガントリとよばれる放射線発生装置が設置されており，ここから高エネルギーのX線・電子線が照射される（●図3-59-a）。ガントリは治療台のまわりを360度回転し，任意の方向から放射線を照射できる。

　ガントリ内で生成されたX線は，ガントリに内蔵されたモノブロック，あるいはマルチリーフコリメータ（MLC）を通過して，任意の照射野に整形され，対象に照射される（●図3-59-b）。

▌ 固定照射と運動照射

　ガントリを固定して行うものを**固定照射**という（●図3-60-a）。一方向からの照射（一門照射）では，X線が深部量百分率に応じて減衰しながら体内を通過していく。

　対向する二方向からの照射（対向二門照射）では，それぞれの方向からの線

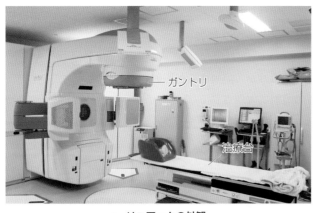
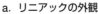

a. リニアックの外観

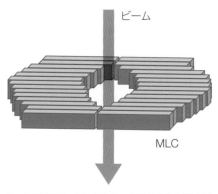

b. マルチリーフコリメータ（MLC）の模式図

●図3-59　リニアック

ガントリの照射口には，各種コリメータ（絞り）に加えて，マルチリーフコリメータ（MLC）やモノブロックなど，照射野を整形する装置が設置されている。MLCは，金属板が櫛の歯状に取り付けられたもので，これをがんの形状に沿って調整することにより，ねらった部分へ集中性の高い線量を照射する。

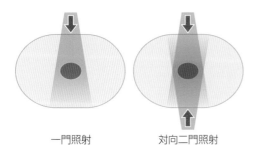

a. 固定照射

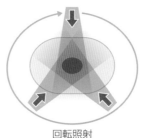

b. 運動照射

●図3-60　固定照射と運動照射

量が加算されて全体的に比較的均一な照射となり，腫瘍およびその周囲のリンパ節領域などがまんべんなくカバーされる。よって，最も一般的な照射法である。

　ガントリが回転しながら照射する**運動照射**は，その回転角度により，振り子照射と回転照射（360度回転）に分けられる。回転照射では中心部が円柱状の高線量域となり，周囲に裾野のように低線量域が広がる（◐図3-60-b）。

▮ 三次元原体照射（3D-CRT）

　三次元原体照射 3D-conformal radiotherapy（3D-CRT）では，CT画像をもとに標的を立体的にとらえ，腫瘍の形状に沿った線量分布を形成することができる（◐図3-61-a）。これによって，正常組織への照射を抑えることができる。

▮ 強度変調放射線療法（IMRT）

　強度変調放射線療法 intensity modulated radiotherapy（IMRT）とは，リスク臓器などに近接した標的に対して限局した照射が必要となる場合に，空間的・時間的に放射線の強度を変調させたビームを利用して，標的の形状と一致した立体的な線量分布を作成して治療する方法である（◐図3-61-b）。

▮ 画像誘導放射線療法（IGRT）

　画像誘導放射線療法 image-guided radiotherapy（IGRT）とは，治療計画時の腫瘍やリスク臓器の位置情報と治療時の位置情報のズレを画像から検出し，自動的に補正して照射するものである。日々の治療における患者の体位や位置に生じる誤差を極力抑えて正確な治療を行うことで，病変周囲の正常組織の線量を軽減することができる。

　IGRTでは，X線を主として赤外線・可視光・超音波なども用いられる。リニアックにあらかじめ内蔵されているものや，あとづけで追加されるものなど，さまざまな仕様のものがある。最近ではMRIとリニアックを組み合わせた機種も発売されている。

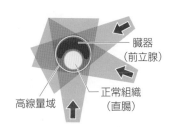
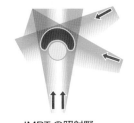

a. 3D-CRTとIMRTの照射野の違い

三次元原体照射でも腫瘍の形状に合わせた照射は可能だが，照射野は凸型の線量分布となる。IMRTでは，照射角度によって強度を変更することで，リスク臓器を避けて凹型の線量分布をつくることができる。

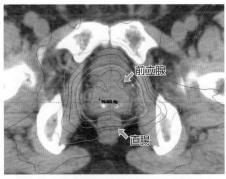

b. IMRT（前立腺への照射例）

標的である前立腺を十分にカバーしつつ，近接する直腸を避けて，後方が凹型の線量分布となっている。IMRTを用いることで高線量の照射が可能となり，手術と同等の治療成績が得られる。

◐**図3-61　3D-CRTとIMRT**

定位放射線療法

　定位放射線療法とは，数 cm 以下の小さな病変に対して細いビームを多方向から照射して高線量を局所集中的に照射する方法で，１回照射によるSRS❶と，分割照射によるSRT❷に分けられる。SRSでは 18〜20 Gy/回，SRTでは 30〜50 Gy/3〜5 回など，通常の外照射に比べて高い１回線量を用いる（●図 3-62）。定位放射線療法はおもに脳に対して行われ，肺や肝臓などの体幹部臓器に対する SRT はとくに，SBRT❸と呼称される（●図 3-63）。

　専用の照射装置に，ガンマナイフ®とサイバーナイフ®がある。

NOTE

❶stereotactic radiosurgery の略で，定位手術的照射ともよばれる。

❷stereotactic radiotherapy の略で，定位放射線治療ともよばれる。

❸stereotactic body radiotherapy の略で，体幹部定位放射線治療ともよばれる。

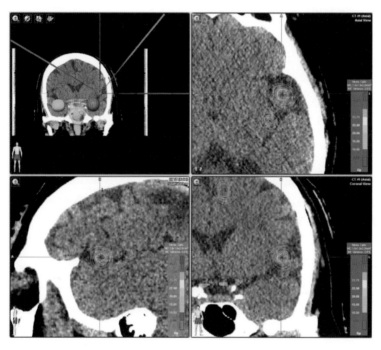

●図 3-62　SRS（脳転移への照射）
この症例では，数 mm〜1 cm ほどの小さな脳転移３個に対してリニアックによる SRS を行っている。集中した線量分布であり，病変周囲の脳組織にはごく一部しか照射されない。脳転移は多発することが多いが，数個までであれば同時に照射可能である。

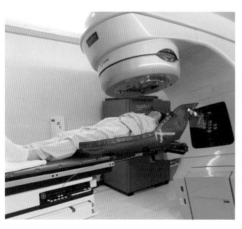
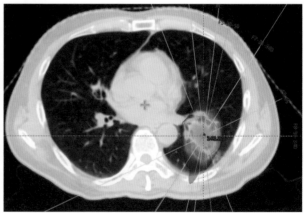

●図 3-63　SBRT（肺への照射）
左：体動による位置誤差を抑えるため，ブルーのクッション状の固定具で姿勢を補助している。
右：左肺の肺がん T2N0 に対する SBRT（48 Gy/4 回）の線量分布図。多方向（ここでは７方向）から集中的に照射し，病変を黄〜赤で表示されている高線量域でカバーしつつ，周囲の肺に照射される体積を最小限に抑えている。早期肺がんに対する SBRT は，手術不能・手術拒否例に対する根治治療の選択肢として確立されている。

● **ガンマナイフ**® 　ヘルメット型のヘッドに約 200 個のコバルト 60(^{60}Co)の線源を配置し，個々の線源から発生する γ 線を，脳の小病変に一点に収束させて病巣を破壊する❶。頭部専用の機器で，ピンやマウスピースで頭蓋骨を固定する必要がある。

● **サイバーナイフ**® 　細い X 線を発生する小型リニアックを，関節を有するロボットアームで動かすことにより，3 次元的にさまざまな方向から病変の形状に沿わせて照射することができる。線源は 1 つであり，頭部以外も治療対象となる。頭部治療の場合は，顔面全体を強固なシェル（◎285 ページ，図 5-20）で固定して行う。

● **リニアックによる SRS，SRT**　近年では，通常のリニアックの機械的精度が向上して SRS や SRT が可能となり，多くの施設で行われるようになってきた。リニアックによる SRT は汎用性が高く，肺や肝臓，前立腺といった体幹部の腫瘍に対しても行われるようになっている。

▌陽子線・重粒子線療法

粒子線療法は病巣への線量集中性がよく，とくに重粒子線は，これまで放射線抵抗性・難治性とされた腫瘍に対しても効果が期待できる。先進医療として行われてきたが，2016 年および 2018 年の診療報酬改定により，骨軟部腫瘍・小児がん・前立腺がんおよび頭頸部がん（一部）などが保険適用となった。しかし設備投資が巨額となり，医療費も高額となるので，適応の決定や施設の適正な配置など，検討課題は多い。

▌中性子捕捉療法

中性子捕捉療法 boron neutron capture therapy（BNCT）は薬剤と組み合わせて行う放射線療法である。まず患者にホウ素 10(^{10}B)を含む薬剤を投与してから，病変部へ体外から中性子線を照射する。するとがん細胞に取り込まれたホウ素が中性子線と衝突して核反応がおこり，α 線（ヘリウム原子核）とリチウム原子核が発生する。α 線とリチウム原子核は非常に強い電離作用でがん細胞を破壊するが，飛程がごく短いため周囲の正常細胞にはほとんどダメージを与えない。治療効果はがん細胞のホウ素取り込み量に依存する。

中性子線の発生源として，原子炉や専用の加速器が必要となるため，BNCT が可能な施設はごく限られる。

◆ 小線源療法

▌密封小線源療法

密封小線源療法とは，放射線を出す小さな線源を腫瘍の近傍または内部に挿入・配置することにより，局所に線量を集中させて局所制御を目ざす治療である。線源として，ヨウ素 125(^{125}I)，イリジウム 192(^{192}Ir)，金 198(^{198}Au)などの放射性同位元素をカプセルやヘアピン，針，粒状などの形状の金属容器に密封したものが用いられる。放射性物質の管理が必要となるため，実施はある程度大規模な施設に限られるが，疾患によっては標準治療となっている。

● **分類**　小線源療法はいくつかに分類される。まず線源の挿入法によって，

□ NOTE
❶ **ガンマナイフ**® **の構造**

コバルト 60 線源

ヘルメット

治療台　　照射
　　　　　ユニット

組織内に刺入する**組織内照射**と，腔および子宮内腔などの，もともとある体内の腔に挿入して治療する**腔内照射**に分けられる。

また，時間あたりの線量（線量率）による分類では，放射能の弱い線源で数日〜数か月かけて治療する**低線量率照射** low dose rate（LDR）と，強い線源を用いて10分程度の短時間で治療する**高線量率照射** high dose rate（HDR）がある。LDR は用手的に線源挿入を行うため医療者の被曝がわずかながら生じる。HDR では線源そのものではなくアプリケータとよばれる器具を挿入してから**遠隔操作式後充填装置** remote after loading system（**RALS**）を接続して照射するので，高強度の線源でも医療者は被曝しない。アプリケータは中空の棒状・針状で，内部の任意の位置に線源を移動させて照射できる。

さらに線源の留置時間によって**永久挿入**（永久刺入）と**一時挿入**（一時刺入）に分けられる。永久挿入では，挿入された線源はそのまま体内に残るが，減衰に伴って経時的に放射線の放出は弱まっていく。一時挿入では，一定の照射時間を終えたら線源を抜去する。

● **前立腺がんにおける組織内照射**　低〜中リスクを主とした局所限局性前立腺がんに対して，小線源療法が適応となる。放射性ヨウ素（ヨウ素125）をチタン製カプセルに密封したヨウ素125シードとよばれる線源を用いた低線量率照射（LDR）で，一般に**シード治療**とよばれる（◯図3-64）。病状に応じて，小線源単独で行われる場合と，外照射やホルモン療法が併用される場合とが

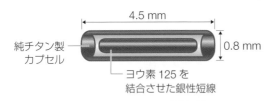

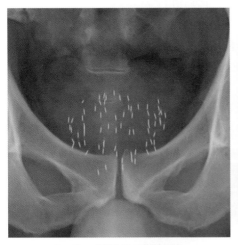

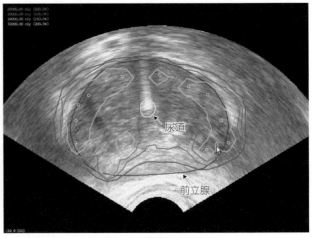

a. ヨウ素125シード線源の模式図

b. シード刺入後の単純写真
前立腺全体に数十個のシードが挿入されている。

c. シード治療の線量分布
経直腸超音波で前立腺（赤），尿道（黄）の位置を確認しながらシード（黄の小丸）を挿入する。尿道や直腸には高線量域（緑色や青色）がかからないように線源を配置する。

◯**図3-64　前立腺がんにおける組織内照射**

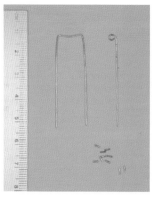

a. 組織内照射に用いるイリジウムヘアピン(上)，放射性金粒子(下)

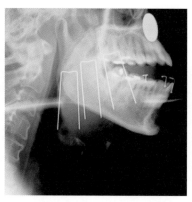

b. 刺入されたイリジウムヘアピン
舌がんに対して，イリジウムヘアピンが3本刺入されている。一時刺入であり，数日〜1週間ほどで抜去する。

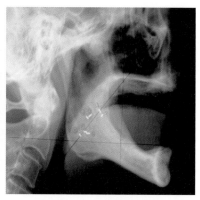

c. 刺入された放射性金粒子
頬粘膜がんに対して，放射性金粒子が7個刺入されている。線源を取り出さない永久刺入である。

◯**図 3-65　舌がんにおける組織内照射**

ある。腰椎麻酔あるいは全身麻酔下に経直腸超音波をガイドとして用手的に50〜100個ほどの線源を挿入する。

　入院は3泊4日と短期間だが，ヨウ素125は半減期❶が約2か月（59.4日）と比較的長いため，退院後も周囲の被曝がわずかながら発生する。患者の生活に強く制限をかける必要はないが，1〜2か月程度は乳幼児や妊婦との近距離の接触に配慮する。

● **舌がんにおける組織内照射**　Ⅰ・Ⅱ期舌がんのような口腔がんの小腫瘍では，放射性金粒子（金198グレイン）やイリジウム192ヘアピンを腫瘍に刺し，腫瘍のごく近傍のみをカバーする限局した照射を行う（◯図3-65）。放射性金粒子は永久刺入，イリジウムヘアピンは一時刺入である。刺入した線源から周囲にγ線が照射されるため，線源の種類や個数によるが，患者は数日〜1週間ほど放射線管理区域内の放射線治療病室に入院しなければならない。線源抜去後には粘膜炎が徐々に出現するが，数週間で改善する。

● **子宮頸がんにおける腔内照射**　子宮頸がんにおいては，Ⅰ期からⅣA期までの広い病期が放射線療法の適応となり，とくに局所進行期であるⅢ期・ⅣA期では手術は困難なため，放射線療法が第一選択である。いずれの病期においても，子宮傍組織への浸潤や骨盤内の所属リンパ節領域をカバーする外照射の全骨盤照射と，子宮の局所病変に対して高線量を集中させる小線源療法を組み合わせて治療するのが原則である。

　密封小線源を照射したい位置に移動させるために，病巣部やその近くにアプリケータを挿入し，アプリケータの中に密封小線源を通して照射を行う。標準的には，子宮内にタンデム1本，腔内にオボイド2本の計3本のアプリケータを用手的に留置したあと，アプリケータと遠隔操作式後充塡装置（RALS）を接続して，高線量率照射（HDR）を行う（◯図3-66）。とくにⅢ期とⅣA期などの局所進行例に対しては，腔内照射と組織内照射を組み合わせたハイブリッド照射や，組織内単独照射が行われる。

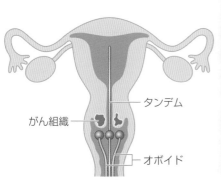

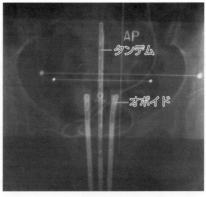

a.　アプリケータの設置
イリジウム 192 などの密封小線源を，アプリケータ（タンデム，オボイド）内のいくつかのポイントに，静止させることにより，病変近傍から集中的かつ効率よく放射線を照射する。

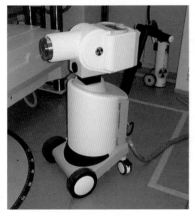

b.　RALS 本体

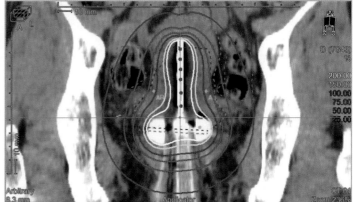

c.　RALS の線量分布図
中心のタンデムは底部まで挿入し，子宮の頸部から底部までカバーして照射する。

○**図 3-66　子宮頸がんにおける腔内照射**

非密封放射線療法（内用療法）

非密封放射線療法とは，放射性医薬品を内服や注射によって体内に投与し，それらが特異的に病巣に集積する性質を利用して治療するもので，**内用療法**ともよばれる。甲状腺がんの転移や，前立腺がんの骨転移に対して行われる。

● **甲状腺がんにおける内用療法**　分化型甲状腺がんの一部には，正常な甲状腺組織のようにヨウ素を取り込む性質がある。ヨウ素 131（^{131}I）製剤を内服すると，このような甲状腺がんに取り込まれ，ヨウ素 131 から放出される飛程数 mm の β 線によって腫瘍細胞が傷害される。甲状腺の全摘術を行ったあとの腫瘍床や，甲状腺がんの術後の肺転移に対して行われる。

● **骨転移における内用療法**　前立腺がんの骨転移に対しては，α 線源であるラジウム 223（^{223}Ra）が用いられている❶。ラジウムは，カルシウムと同じアルカリ土類金属元素であり，骨に集積する性質がある。α 線は高い生物学的効果をもつが，一方で飛程が短く，体内では 0.1 mm 未満である。そのため，骨転移へ集積しても，骨髄まで飛程する線量はごくわずかに抑えることが可能で，骨髄抑制をおこしにくい。

NOTE
❶かつては骨転移に対する内用療法としてストロンチウム 89（^{89}Sr）が用いられていたが，2019 年に供給停止となり，現在では用いられていない。ストロンチウムも同じくアルカリ土類金属元素であるが，ラジウム 223 が α 線源であるのに対し，ストロンチウム 89 は β 線源である。

4 有害事象への対策

　放射線療法による有害事象は，基本的に照射部位にみられるため，あらかじめおこりうる有害事象を予測して対処することが可能である。IMRT などの高精度放射線治療では，多方向から複雑な照射を行うため，疾患の局在と照射範囲が直感的に理解しにくい場合もある。

　放射線療法による有害事象には，治療中から治療終了後 3 か月ごろに生じる**急性期有害事象**と，その後半年から数年，ときには 10 年以上経過してから生じる**晩期有害事象**がある（◉表 3-16）。

　例外的な全身症状として，照射開始まもない早期に悪心・嘔吐や全身倦怠感などの**放射線宿酔**がときにみられるものの，制吐薬などの投与や照射休止が必要となることはまれである。

1 急性期有害事象への対策

　急性期の有害事象は多くが，照射開始から 2〜3 週で出現し，線量の増加とともに症状が増強し，照射終了後少し遅れて数週間ほどで改善する。しかし急性期有害事象によって照射を休止または中止してしまうと，放射線療法の効果は大きくそこなわれてしまう。これを避けるために，必要に応じて対症療法を加えるのはもちろんであるが，より重要な対策として，予想される有害事象について患者に説明し，重症化を予防する対策を照射開始前から行う必要がある。そのため，放射線腫瘍医および看護師は，食事・入浴などの生活に関してていねいに指導する必要がある（◉285 ページ）。

● **皮膚炎・粘膜炎**　一般的には，照射開始から 2〜3 週で皮膚炎や粘膜炎が出現する。照射期間の終盤に向かうにつれて増強し，照射終了直後はさらにやや増強し，その後 1 か月程度で消退する。

　①**皮膚炎**　症状が強ければステロイド軟膏が必要となる。予防的に保湿剤を使用することもあるが，強いエビデンスはない。照射範囲の皮膚には，衣服や掻爬などといった物理的刺激を避けるように指導する。

◉表 3-16　**放射線療法における有害事象**

臓器・組織	急性期有害事象	晩期有害事象
皮膚	脱毛，紅斑，水疱形成，びらん	色素沈着，萎縮，瘢痕・潰瘍形成，浮腫
粘膜	充血，浮腫，びらん，被膜形成	線維化（腸管狭窄），潰瘍，穿孔
肺	放射線肺炎	放射線肺線維症
脳・脊髄	浮腫，脳圧亢進	放射線壊死，放射線脊髄症，末梢神経麻痺
骨・骨髄	骨髄障害，骨芽細胞減少	成長障害（小児），骨折，骨壊死，再生不良性貧血，白血病
眼	結膜炎，角膜炎	白内障，角膜潰瘍
泌尿器	膀胱炎，腎炎	膀胱萎縮，直腸出血，腎硬化
照射範囲に依存	——	放射線発がん

②**脱毛**　放射線が毛根へ作用して，照射範囲の脱毛が生じる。低線量であれば脱毛は一過性であり，照射終了後数か月で発毛するが，高線量ではそのまま永久脱毛となる。

③**粘膜炎**　口腔・咽頭や食道への照射にともなう粘膜炎は，咽頭痛や嚥下困難などにつながって経口摂取に影響する。そのため，照射早期から栄養管理と薬物療法を行う必要がある。とくに頭頸部がんの患者は，もともと口腔衛生が不良であることが多く，さらに放射線療法によって強い口腔・咽頭粘膜炎が生じるため，治療開始前から歯科を受診して口腔ケアを開始する。予防的に胃瘻を造設する場合もある。

④**唾液腺機能低下・味覚障害**　口腔領域では唾液腺機能低下と味覚障害も問題となる。これらは粘膜炎に比べて遷延し，回復に半年から1年ほどかかり，口腔乾燥が十分に回復しないこともある。

● **腸炎**　照射によって腸管粘膜の炎症がおこり，腹痛・軟便・下痢などの腹部症状を生じる。大半の患者では消化のわるいものの摂取を避けるなどの生活指導や，整腸薬・止痢薬の使用で対応可能だが，子宮頸がんなどで骨盤の広い範囲に化学放射線療法を行う患者では，増悪して脱水となり，補液を要する場合もある。

● **骨髄抑制**　全脊髄照射などの広範囲の骨髄に照射される一部の例を除いてあまり問題とならないが，薬物療法との併用例では注意が必要である。

● **放射線肺炎**　前述の有害事象と異なり，放射線肺炎は亜急性期の有害事象で，照射中ではなく照射後数週から半年と遅れて発症するので注意が必要である。間質性肺炎や膠原病などの基礎疾患がある患者では，致命的となるおそれもあるため，肺への照射体積が大きくならないように治療計画を作成する必要がある。

2 晩期有害事象への対策

晩期有害事象には，発症頻度は低くてもいったん発症すると不可逆性のものが多い。よって早期発見および発症時の対応も重要だが，発症のリスクを抑えるように治療計画を作成することがより重要となる。

● **脳壊死**　頭部への照射の場合，50 Gy 以上の通常照射や定位放射線療法で脳壊死がおきる可能性がある。副腎皮質ステロイド薬や抗痙攣薬によって対処し，場合によっては外科的切除も行われる。

● **放射線脊髄症**　過線量の照射を受けた脊髄の障害により，筋力低下や感覚消失，麻痺などが引きおこされることがある。下肢麻痺などをおこすとQOL が著しく低下するため，頸部や胸部への放射線療法では脊髄への総線量が 50 Gy をこえないように，治療後半では照射野から脊髄を外すよう計画を変更する，IMRT を用いるなどで対処する。

● **白内障**　水晶体は放射線感受性が高く，10 Gy 以上で白内障が発症する。ただし，白内障は眼内レンズによって改善が得られるため，眼窩近傍に腫瘍がある場合には，水晶体を避けて照射することで腫瘍への線量が低下してしまうといった状況は避けなければならない。

● **放射線肺炎・肺線維症**　亜急性期の放射線肺炎は，晩期では肺線維症に移行する。肺線維症は，通常は臨床的に問題とならないが，放射線肺炎と同様に，もともとの肺の状態と照射範囲によっては慢性の呼吸不全につながる。

● **直腸出血（放射線直腸炎）**　子宮頸がんや前立腺がんなどに対する骨盤への照射後は2〜10%程度に直腸出血（放射線直腸炎）がみられ，止血薬やステロイド坐薬，レーザ焼灼（しょうしゃく）などで治療される。直腸潰瘍部の生検は病状を悪化させるので原則として避ける必要があり，照射歴のある患者が大腸内視鏡検査を受ける際は注意するよう伝える。

● **皮膚潰瘍**　皮膚潰瘍は再照射のような過線量でなければおこりにくいが，発症すると難治性である。潰瘍部の感染に注意しながら保存的に対処する。

● **浮腫**　乳がん治療における上肢や，骨盤・鼠径（そけい）部照射により，下肢に浮腫がみられることがあり，術後照射でその頻度がやや高くなる。マッサージや弾性ストッキングの着用といった対処が必要となる場合がある。

● **骨折・骨壊死**　下顎骨や大腿骨頸部などでは，骨折や骨壊死がみられることがある。下顎骨は，頭頸部腫瘍の場合に根治線量として60 Gy以上照射されることもあり，また歯性感染などもおこしやすく，下顎骨壊死がときにみられる。抜歯をきっかけに発症することも多く，照射前の抜歯などの歯科処置が重要である。大腿骨は荷重による頸部骨折のリスクがあり，骨盤部の照射ではできるだけ照射野から外し，大腿骨の線量は50 Gy以下に抑えるようにする。

● **不妊**　患者が生殖年齢あるいはそれ以前の小児である場合，生殖機能への影響は重要な問題となる。

　①**精巣**　精巣は放射線感受性が高く，2 Gy以上の照射で不妊となる。照射野に直接含まれなくても，骨盤部への照射に伴う0.1 Gy程度の散乱線で精子数の減少が数年続くことがある。そのため，若年・壮年者では，治療前に精子の凍結保存を行ったり，照射の際に鉛製の精巣シールドを使用して被曝線量を低減させたりするといった対策を考慮する必要がある。

　②**卵巣**　卵巣への放射線照射による不妊は2〜12 Gy程度からおこり，照射時の年齢が高いほどリスクが高い。卵子や卵巣組織の凍結保存を行ったり，照射範囲外に卵巣を移植するなどの対策が考えられる。男性不妊に対する精子保存に比して侵襲的な処置となるため，がん治療開始とのタイミングの調整がむずかしい。

● **放射線発がん**　放射線に伴う二次的な発がんとして，白血病は治療後数年以内でも発生するが，固形がんの多くは10年以上を経て発生する。割合としては軟部組織肉腫が多い。長期経過での再発がんと新規がん，放射線発がんの区別は必ずしも容易ではないが，放射線発がんの発生は5年生存例の1%未満であり，治療により得られる利益をそこなうものではない。

　小児・若年のがん患者は，転居などで経過観察が複数の医療機関にまたがる場合も多いため，本人や家族に放射線発がんについて説明しておく必要がある。また，放射線に限らず，薬物療法で用いられる抗がん薬にも発がん性があることは留意すべきである。

⬚ work 復習と課題

❶ 治療方針の決定において，キャンサーボード，セカンドオピニオン，インフォームドコンセントとは，それぞれどのようなものか。

❷ がん病変に対する診療とサポーティブケア・緩和ケアの併行診療とはどのようなものか。

❸ 鎮痛薬を投与する際の4原則とはなにか。

❹ がんゲノム医療における看護師の役割をまとめなさい。

❺ がんの治療として行われる手術には，どのようなものがあるか。目的と手技という2つの視点から述べよ。

❻ 術後回復に関連する ERAS とはどのような考え方か。

❼ 細胞傷害性抗がん薬，モノクローナル抗体薬，低分子阻害薬，免疫チェックポイント阻害薬は，それぞれどのような機序で作用するか。

❽ レジメンには，どのような情報が含まれているか。

❾ 微小残存病変とはどのようなものか。また，その根絶を目的としてどのような治療法が行われるか。

❿ 放射線による DNA への直接作用と間接作用とはどのようなものか。

⓫ 外照射における分割照射はどのように行われるか。

⓬ 放射線療法における急性期有害事象および晩期有害事象にはどのようなものがあるか。

第 **4** 章

がん患者の看護

本章の目標	□ ライフステージや臨床経過ごとのがん患者の特徴を理解し，対象に応じた看護について学ぶ。また，がん看護の場とその特徴を理解する。
	□ がん患者の全人的苦痛を理解し，苦痛マネジメントの方法を学ぶ。
	□ がん患者とのコミュニケーション技法，セルフヘルプグループにおける看護師の役割，家族の支援，就労支援と経済的支援など，がん患者の心理・社会的サポートについて学ぶ。

A　がん看護の対象と場

1　がん看護の対象とその特徴

　がん看護の対象は，子どもから高齢者まで多様な世代を生きている人々である（●図 4-1）。多くのがん患者は，日常生活や学校生活，仕事などとのバランスを取りながら治療に取り組んでいる。また患者は，がんという疾病やその再発に対する恐怖をかかえつつ，就労や経済的問題などの社会的な課題についても同時に取り組まなければならない。

1　ライフステージによるがん患者の特徴

　がんは 1981 年以来，長年にわたり，わが国の死因の第 1 位であり，国民病としてどの年代の人々も脅威をいだく疾患の 1 つである。しかし，ライフ

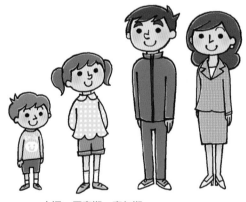
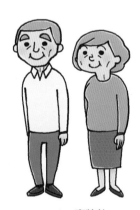

a. 小児・思春期・青年期
・患者数が少なく，疾患構成も多様であり，診療や相談支援の経験が蓄積されにくい。
・治療後も長期にわたりフォローアップが必要となる。
・年代によって就学・就労・生殖機能などの状況が異なり，心理・社会的状況もさまざまで，個々の状況に応じた多様なニーズが存在する。
・緩和ケアのために家族が離職する場合があるなど，家族の負担が非常に大きい。

b. 高齢者
・全身状態や併存疾患などにより，標準的治療の適応とならない場合がある。
・とくに 75 歳以上の高齢者が対象となるような臨床研究は限られている。
・認知症のため，がん医療における意思決定が困難になる場合がある。

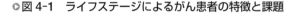

●図 4-1　ライフステージによるがん患者の特徴と課題

ステージが異なると，がんによりもたらされる脅威の特徴も異なる。

◆ 思春期・青年期のがん患者の特徴

　思春期・青年期は，人生において最も心身の変化をとげる時期であるため，重篤な病はその人にとって人生を揺るがす大きな脅威となる（○図4-1-a）。アイデンティティの形成過程で，がんに罹患することは，自分を見失い，自尊感情の低下をまねくことにもつながる。また，生殖機能をはじめとして身体的・精神的に急激に成長する時期であるため，がんやその治療は成長過程に少なからず影響を与える。患者は心身の成長・発達に対応する一方で，がんを受けとめ，治療を継続していく過程において，就学や就職，結婚などの人生の大きな課題をのりこえていかなければならない。

　さらに，思春期・青年期に発症するがんには，骨肉腫などの難治性の希少がんがある。こういった希少がんに対する診療体制は十分に整っているとはいえず，診断・治療を受ける過程でさらなる課題が生じやすい。

◆ 高齢がん患者の特徴

　わが国のがん患者の40％以上を，75歳以上が占めている。今後，高齢化にともないがん患者に占める高齢者の割合はさらに増えることが予測されており，高齢のがん患者へのケアの必要性が増すであろう。

　高齢がん患者は，全身状態が不良で併存疾患を有していることが多く，フレイルやサルコペニア❶などの影響も受け，治療に伴う有害事象のリスクが高い（○図4-1-b）。加えて，高齢者を対象としたがん治療のエビデンスは十分ではなく，標準治療の適応がむずかしいことが多いため，高齢者のがん治療の選択や継続については，リスクとベネフィットの観点から苦慮することが多い（○193ページ）。

　さらに，認知症を併存している患者も少なくないため，検査や治療法の開発が進み，がん治療の選択肢が広がっても，治療に対する意思決定が困難であったり，理解が不十分なまま治療を開始してしまったりするリスクをはらんでいる。

　また，高齢がん患者の治療の継続には，医療施設への入院や外来通院，在宅療養，高齢者施設における治療継続など，療養と生活の場の移行に対応しなければならない。そのため，通院や療養生活を支援する看護や介護が不可欠である。

| NOTE
❶フレイルとサルコペニア
　加齢に伴うさまざまな機能の低下により，疾病や身体機能障害がおこりやすくなった状態を，フレイルという。一方，加齢に伴う筋力の低下と筋肉量の減少をサルコペニアという。

2　経過によるがん患者の特徴と看護

　がんに罹患した患者は，診断期，治療期，再発・転移，エンドオブライフ（終末期）といった過程をたどる。

◆ 診断期のがん患者の特徴と看護

　人は，なんらかの身体の変調，あるいは健康診査の異常所見を契機に医療機関を受診する。診察や検査が実施され，がんの診断にいたる。診断期にあ

るがん患者は，がんに対する脅威から不安や恐怖をいだきやすい。患者はその不安や恐怖のなかで，がんに関する専門的な知識や情報を理解し，自分の病状を把握し，今後の治療について検討しなければならない。そのため，診断期の患者の看護では，危機的なできごとに対する患者の精神的反応や対処を的確にアセスメントし，患者が疾患や治療について正しく理解し，治療に向けて心身の準備ができるように支援しなければならない。

◆ 治療期のがん患者の特徴と看護

● **意思決定支援**　がんの診断がなされたあと，診断に基づく治療計画が提示される。患者や家族は，どのような治療を受けるかについて意思決定を行わなければならない。看護師は，がん患者が，診断・治療についての適切な理解に基づき，自身の価値や生き方を考慮した現実的な治療選択ができるよう，意思決定支援を行う。

● **機能改善ケア**　がん治療を控えた患者の看護では，栄養状態の改善や呼吸訓練などの，治療に備えた機能改善ケアが必要となる。

● **セルフケアの準備教育**　機能改善ケアと併行して，治療を自分自身で継続していくためのセルフケア行動の獲得にむけ，準備教育を実施する。治療に伴う有害事象や二次障害に対するセルフケアができるよう，専門職者からのアドバイスや評価が適宜得られるようなケアシステムを整える必要がある。入院・外来・在宅といった療養の場にかかわらず，指導を受けられる体制を整えなければならない。

● **多職種連携**　治療による有害事象に対する支持療法を含むサポーティブケア(◐87ページ)や，がんリハビリテーション(◐241ページ)を併行して行っていく必要がある。医師・看護師・薬剤師・理学療法士・栄養士などの専門職者は，チームとしてがん患者を支えていくために，連携・協働する必要がある。

◆ 経過観察中のがん患者の特徴と看護

　がん患者は，初期に計画されたがん治療を終えたとしても，再発・転移の早期発見や，治療などに伴う二次がんや新規がんの予防・早期発見のために，外来などにおいて数年にわたり経過観察を受ける。腫瘍マーカーや画像検査といった検査と診察を定期的に受け，健康維持・促進のための行動ができるよう，セルフケア指導が必要となる。また，セルフヘルプグループ(◐223ページ)や家族ケアについての情報提供も行っていく必要がある。

　がんに伴う苦痛や苦悩に対する緩和ケア(◐94ページ)は，診断当初より開始し，治療期も含めてすべての時期で実施されなければならない。

◆ 再発・転移に転じたがん患者の特徴と看護

　再発・転移は，それまでがん治療に懸命に取り組んできた患者に危機をもたらし，家族も同様に大きな衝撃を受ける。死への不安や恐怖に押しつぶされないよう，医療チーム全体が一致して精神的支援を行う必要がある。

原発巣周囲のリンパ節や周囲組織に加えて，骨や脳などの他臓器への転移は，患者にとって耐えがたい苦痛をもたらす。そのため，苦痛や苦悩に対する緩和ケアを積極的に実施しなければならない。

また，病状の進行を抑えるためにがん薬物療法や放射線療法などが行われる場合には，フレイルや低栄養を改善するなど，治療効果を高めるための全身管理が必要となる。

◆ エンドオブライフ（終末期）を迎えたがん患者の特徴と看護

治療が功を奏さず余命が短いと考えられる場合，がんに対する治療を中止し，緩和ケアを中心としたエンドオブライフに移行する。エンドオブライフでは，耐えがたい苦痛や自由に身動きのとれない身体的消耗にさいなまれるなかで，患者は死への恐怖や不安，焦燥感，無力感，いらだち，怒り，抑うつ気分など，全人的な苦痛をかかえる（◉201ページ）。そのため，まずは疼痛や息苦しさ，倦怠感などの身体的苦痛を緩和することが不可欠である。

身体的苦痛とともに精神的に消耗し，傷つきやすくなった患者は，生きる意味や意欲を失いがちである。看護師は患者に寄り添い，日々の丁寧なケアと献身により患者の信頼を得ながら，患者の苦悩や感情を察知し，患者のQOLの維持・向上に努める。患者や家族の意向にそった療養の場を検討するとともに，患者と家族，それぞれが大切なかけがえのない存在であることを感じ，確かめられる状況を整える。また，家族の予期的悲嘆❶を促すことも忘れてはならない。患者や家族が，最期まであきらめることなく，意味ある存在として生きていく勇気と希望をもてるよう，家族とともに日々のケアを工夫することが求められる。

3 がん看護の対象に共通する問題

がん看護の対象に共通する問題の１つとして，苦痛を体験することがあげられる。がん患者が体験する苦痛は，身体的苦痛・精神的苦痛・社会的苦痛・スピリチュアルペインに分けることができる（◉201ページ）。

◆ 身体的苦痛

身体的苦痛には，がん自体による苦痛と治療に伴う苦痛がある。浸潤性のがんの増殖や転移・再発に伴い，体性痛や内臓痛，あるいは神経障害性疼痛などの，耐えがたい疼痛にさいなまれる（◉95ページ）。加えて，根治を目ざす強力な治療による侵襲や有害事象により，さまざまな苦痛が生じる。たとえば，治療や病気の進行により，呼吸困難や倦怠感，腹満感や悪心・嘔吐などの消化器症状があらわれ，さらに有害事象として末梢神経障害や手足症候群（◉146ページ）が生じ，加えてカヘキシア（◉69ページ）によるるい痩や意識障害が生じるなど，患者は多様で厳しい身体症状に悩まされる。

このような身体的苦痛は，患者のADLを狭めると同時に，精神的な自律性にも影響をもたらす。痛みにさいなまれつづけるなかで，生きる希望が失われていくこともある。

<aside>
NOTE

❶予期的悲嘆

死別などの喪失のあとにみられる感情や身体感覚，認知・行動の反応を悲嘆反応という（◉203ページ）。患者の生存中から，患者やその家族が，死別を予期することによりあらわれる悲嘆反応を，予期的悲嘆とよぶ。予期的悲嘆は，①家族が死に向かっているという事実を否定しようとする時期，②事実に向き合う時期，③事実を受けとめ家族のためにできることを考える時期，の３段階を経過するとされており，喪失という現実に時間をかけて慣れていくとされている。
</aside>

◆ 精神的苦痛

　がんは，患者にとって，さまざまな喪失❶体験につながりやすく，精神的苦痛も大きい。がんになったことで，多くのがん患者は，死を意識し，不安や恐怖をいだくことで，それまでの自分自身がまるで失われたような体験をする。同時に，人工肛門の装着や四肢切断などといった，形態・機能の変化を伴う治療を受ける場合は，身体像（ボディイメージ❷）の変容を余儀なくされる。

　ほかにも，病気の進行や再発・転移に対する不安・抑うつなどの心理的な苦痛をかかえることも多い。つねにがんが頭から離れないといった消耗性のストレスや，重大な意思決定を繰り返し行うことへの葛藤と重圧に長期的にさらされることも精神的苦痛である。

◆ 社会的苦痛

　社会的な苦痛には，家庭生活や学校生活，仕事などで果たしている役割を治療継続のために変更せざるをえなかったり，ライフスタイルや生き方の変容をしいられることによる苦痛などがある。

　たとえば，母親役割を担っている人ががんになると，治療に伴う家事や育児がむずかしくなることがある。仕事をもっている人では，身体面のみならず，精神的な不安やうつが高じて仕事が手につかなくなったり，重大な判断を行えなくなったりする。社会的役割を失うことは，それまでの人間関係にも影響をもたらし，孤立感や自尊感情の低下などにつながり，さらに生きがいを見失ってしまうことにもなりかねない。

　また，経済的負担も患者や家族を苦しめる社会的苦痛の1つである。

◆ スピリチュアルペイン

　患者は，がんや死に対する脅威を感じて，ときに人生の意味や目的を失い，自分自身の存在に価値がなくなったと感じたり，深い苦悶に陥ったりすることがある。「自分とは」「生きるとは」「自分の人生とは」「自分の死とは」といった，自分自身の存在に深く根ざしている命・尊厳に対する本質的な悩みや問いかけを，スピリチュアルペインとして体験する。

　患者が体験している苦痛・苦悩を的確に理解するとともに，患者自身が自分らしく生きる意義を見失ったり，生きる意欲が低下したりしていないかにも目を向けていく必要がある。

2　がんサバイバーシップケア

1　がんサバイバーとがんサバイバーシップ

　近年，患者はがんと診断されてから死亡するまでの経過全体を通して生きているという視点を重要視した，**がんサバイバー**（体験者，生存者）という考

NOTE
❶喪失
　喪失とは，その人がもっているなにかが奪われる，あるいはなにかを失う状態，あるいは失った状態をいう。
❷ボディイメージ
　自分自身の身体に関するイメージのことである。

え方が着目されている。

　患者は，がんと診断された際，死に対する恐怖や人生設計をくつがえされる思いから，絶望や悲嘆を経験する。しかし，多くの患者はさまざまな方法で対処したり，他者からの支援を得たりするなどして，その脅威や心理的ダメージに適応し，がんの治療・療養を継続していく。

　がんサバイバーシップとは，このように，がんを経験している人，すなわちがんサバイバーとその家族・友人が，自分自身や生活・人生におけるさまざまな課題に向き合い，いまを生き抜いていくという経験とそのプロセスをさす。そして，そのなかで，人は長期的なストレスへ対応し，成長への契機となるレジリエンス（強靱さ）を獲得していくということに焦点をあてた考え方である。

2　がんサバイバーが直面する課題

　がん患者は増加の一途をたどっている。その一方で，がん患者の生存率は向上しており，医療の進歩により命が救われ，生活しながらがんの治療およびフォローアップを受けるがんサバイバーが増えている。

　しかし，すべての患者に治癒や健康状態の回復が保証されているわけではなく，がんサバイバーの多くは，疾病それ自体，あるいは治療の結果として，合併症や二次障害，QOL の低下を経験する。よって，がんサバイバーが直面する問題は，合併症や二次障害のほか，再発や死に対する恐怖，性機能障害や対人関係の変化への心配といった心理的問題から，勤務形態の変更，社会活動・家事役割の制限，収入減といった社会的な問題まで多様である。

　こうした問題に対して，アメリカでは 2005 年にアメリカ医学研究所 Institute of Medicine からサバイバーシップケアの本質的要素に関する勧告がなされ[1]，国をあげてがんサバイバーシップケアを推進している。

　わが国では，2012 年に策定されたがん対策推進基本計画（第 2 期）のなかで「働く世代や小児へのがん対策の充実」が取り上げられて以来，サバイバーシップケアの取り組みが強化されている。2018 年に策定されたがん対策推進計画（第 3 期）では，「ライフステージに応じたがん対策」のなかで，各世代において具体的に取り組むべき施策などが明記された。

3　がんサバイバーシップケアの実践

　がんサバイバーシップケアは，治療後だけでなく，がんの予防・早期発見の段階から始まる。また，地域やコミュニティにおいて，がんは死に直結するこわい病ではなく，適切な治療継続により治癒や延命が可能であるということを啓発することも含まれる（●28 ページ）。病院だけでなく，地域やコミュニティの多様な社会資源を活用し，病気の管理のほか，生活面や心理面のサポートを行い，社会的役割や経済的状況における課題を支援し，生きがいなどについても適切にサポートしていくことが重要となる。

1）Institute of Medicine：*From Cancer Patient to Cancer Survivor : Lost in Transition*. the national avademies press, 2005.

◆ ケアガイドライン

　アメリカでは，がんサバイバーシップケアが標準化され，どの地域においても必要なケアが受けられるよう，がん関連の学会などからさまざまな指針が発信されている。ケアガイドラインは，①がん治療やそれに伴う有害事象や二次障害に関する適切な情報提供，②経過観察や二次がん予防のためのセルフマネジメント支援，③就労や保険に関する制度適用，④心理・社会的ニーズに対する社会資源の紹介，といった内容が示されているものである。ケアガイドラインの目的は，①治療効果を最適化すること（有害事象などをコントロールして最大の治療効果をもたらすこと），②サバイバーシップの質と生存期間を最大限にすること，の2点である。

　たとえば，アメリカがん治療学会 American Society of Clinical Oncology（ASCO）によるサバイバーシップケアガイドには，次の内容が示されている。
（1）医療者は，患者が受けた治療の要点をわかりやすく伝え理解を促す。
（2）治療に伴っておこる長期的な問題や副作用への対応策について教育する。
（3）患者の治療や治療後の療養生活において，どのようなニーズが生じてくるのか，またそれらに対して「いつ・誰が・どこで・どのように」対応できるのかについて，前もって説明を行う。

　患者には，治療開始時や治療の節目に，●表4-1 に示す質問が投げかけられ，適切な情報や社会資源が紹介されている。

◆ アピアランスケア

　がん患者の QOL の向上に向けて，近年，がん治療に伴う外見（**アピアランス** appearance）の変化に対するケアが注目されている（●図4-2）。がん対策推進基本計画（第3期）では，取り組むべき施策として，「国は，がん患者のさらなる QOL 向上を目ざし，医療従事者を対象としたアピアランス支援研修等の開催や，生殖機能の温存等について的確な時期に治療の選択ができるよう，関係学会等と連携した相談支援及び情報提供のあり方を検討する。」とされ，取り組みが強化された。さらに第4期では独立した項目として記載され，拠点病院等を中心としたアピアランスケアにかかわる相談支援・情報提供体制の構築などを推進することとされた。

●表4-1　がんサバイバーシップケアのチェックリスト

①患者は，プライマリケアの専門家（かかりつけ医など）と関係づくりができているか。
②サバイバーシップケアの計画は，プライマリケア専門家あるいは長期フォローアップケアを行う専門家に引き継がれているか。
③ガイドラインなど，プライマリケア専門家が適用できる社会資源はほかにあるか。
④患者は，ケアチームメンバーとサバイバーシップケアを検討する機会がこれまでにあったか。
⑤ケアの移行に際して，誰がケアの調整を行うかについて，明確に患者と相談をしているか。

（American Society of Clinical Oncology：*Providing High Guality Survivorship Care in Practice：An ASCO Guide.* 2014 により作成）

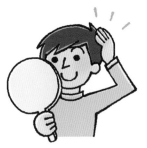

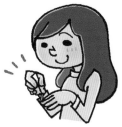
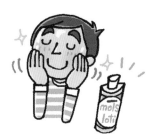
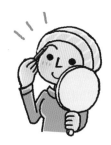

a. 脱毛	b. 爪への影響	c. 肌への影響	d. 眉毛・まつ毛の脱落
・脱毛がどの程度で，いつごろ始まるかについての情報提供。 ・ウィッグの購入先や使用方法などについての情報提供。	・爪の清潔・保湿と保護，切り方の指導。 ・マニキュアや絆創膏などの使用法の指導。 ・亀裂や剝離，爪甲脱落，爪囲炎への対応法の指導。	・皮膚の清潔・保湿の指導。 ・痤瘡様皮疹や色素沈着，手足症候群，放射線皮膚炎などへの対処法の指導。	・化粧品の使い方の指導 ・伊達メガネやつけまつげの紹介。

◎**図 4-2　アピアランスケアの例**
(国立がん研究センター中央病院アピアランス支援センター・横浜市医療局：横浜市×アピアランス支援センターアピアランスケアリーフレット. 令和元年 9 月〈https://www.ncc.go.jp/jp/ncch/division/appearance/100/index.html〉〈https://www.city.yokohama.lg.jp/kurashi/kenko-iryo/iryo/gan/taisaku/appearance.html〉〈参照 2022-09-08〉より作成)

▌がん治療にともなう外見変化

　がん治療に伴う有害事象や二次障害は，さまざまな外見の変化をもたらす。薬物療法や放射線療法では，脱毛や皮膚障害(色素沈着，皮疹，落屑，爪囲炎など)が生じる(◎146 ページ)。手術療法では，瘢痕や変形などが残ることもある。さまざまな外見の変化は，痛みや瘙痒感などの身体的苦痛をもたらすだけでなく，変化した外見に対する悲しみや不安，他者の目に対する気がねや心配を伴う。このような心身のストレスが高まると，「自分の魅力はなくなった」「人前に出るのが恥ずかしい」といったような自己イメージや自尊感情の低下をもたらすこともある。

▌アピアランスケアの実際

　アピアランスケアは，脱毛に対してウイッグの情報を提供し，相談にのるといった外見に関する問題に対応することだけを意味するものではない。自己イメージや自尊感情の低下をきたしている患者が，社会のなかで充実した生活や人生を送ることができるように，外見の変化に対応するための多様なケアを患者とともに考え，つくり出すことをいう。疾病や治療に対する患者の受けとめを理解し，患者の生活背景や生き方を知ったうえで，髪・爪・皮膚のセルフケアの方法など，具体的な情報提供を行い，相談・助言を行っていくことが求められる❶(◎図 4-2)。

4　AYA 世代のがん患者のケア

　国や学術団体によって定義は異なるが，一般的に 15〜30 歳前後の思春期・若年成人 adolescent and young adult を **AYA 世代**という。がんサバイバーのなかで，とくに AYA 世代の人々に対しては，その年代の特性やがんの特徴から，特別な配慮を要する。

▭NOTE
❶国立がん研究センター中央病院には，アピアランス支援センターが併設されており，外見の問題に関する実践と研究，教育活動を通して，患者が「社会に生きる」「人として生きる」ことを支援している。皮膚科医・形成外科医・腫瘍内科医がスタッフを併任し，臨床心理士・薬剤師・看護師も含めたチームを形成して，新たな課題の解決や検証を行っている。

◆ AYA世代のがん患者の課題とがん対策

　2012年に策定されたがん対策基本推進計画(第2期)以降，思春期・青年期のがん患者をAYA世代と位置づけ，この世代の特徴を考慮した診断・治療が円滑に行われるよう，診療体制の強化がはかられるようになった。患者の個別性を重視し，教育や就労，生殖機能温存などに関する情報提供・相談窓口などについて，医療施設や教育現場，職場，行政などが連携・協働して支援体制を整えられるよう，さまざまな施策や診療報酬の改定などが進められた。

　2015年の「がん対策加速化プラン」(◐11ページ)では，AYA世代のがん対策について，就学・就職時期と治療時期が重なるため，働く世代のがん患者への就労支援とは異なった観点が必要であることが示された。さらに，心理・社会的な問題や教育の問題への対応を含めた相談支援体制や，生殖機能障害や性に関するボディイメージの変化などのセクシャリティの問題に対応できる体制，緩和ケアの提供体制など，総合的な対策のあり方を検討する必要があることが示された。

　2018年に策定されたがん対策基本推進計画(第3期)では，年代や個々の状況に応じたニーズに対応できる体制の整備の必要性が指摘され，現在，AYA世代のがんの診療体制および相談支援・就労支援体制の検討が進められている。同時に，がんとの共生のために，AYA世代のがん経験者の長期フォローアップ体制の整備が進められている。

◆ 看護の特徴とポイント

　看護師は，AYA世代の特徴(◐185ページ)を十分に理解したうえで，個別性に応じた看護を提供しなければならない。また，医療施設のみならず，教育現場や職場，家庭との連携を十分にはかり，AYA世代のがん患者が，がんによりもたらされる脅威に押しつぶされないように精神面の支援体制をつくる必要がある。勉学や仕事の環境を整え，患者が自身の未来についての方向性を見失わないよう，相談・支援を行っていくことが求められている。

　とくに，がん治療に伴う容姿の変化は，この世代の患者にとって，自己イメージを大きくそこなうことになるため，アピアランスケアが欠かせない。

　また，がんやその治療が妊娠・出産に影響を及ぼすおそれがある場合，それは患者にとって将来にかかわる重要な課題となる。妊孕性の温存に関する情報提供は，治療開始前に慎重に行われるべきである。

　このような特徴から，AYA世代のがん患者に対する看護のポイントは，①予防・早期発見に向けた対応，②精神的サポート，③長期フォローアップケア，の3つにまとめることができる。

▊ 予防・早期発見に向けた対応

　AYA世代の人々は，まさか自分ががんになるとは思っていない。そのため，がんが進行しても重大な病気と結びつかず受診が遅れたり，受診したとしてもがん専門医の適切な診断を受けるまでに時間を要したりすることがあ

る。脳・中枢神経系腫瘍，乳がん，子宮頸がん，大腸がん，白血病といった
AYA 世代に特徴的ながんの特徴を理解し，適切な受診につながるよう，学
校保健や地域医療の場においても相談に応じていく必要がある。

精神的サポート

　思春期・青年期にがんを発症することは，自分自身の存在について脅威を
もたらす。「自分はどうなってしまうのか」「なぜ自分なのか」「自分の未来を
思い描くことも絶たれてしまうのではないか」といった悲痛な体験をする。
ときには，感情的になったり，自虐的になったりすることもある。そのため，
さまざまな精神的ストレス，将来への不安や死への恐怖などを受けとめる精
神的サポートが必須となる。同時に，がんや治療に伴う苦痛，治療が生殖機
能に及ぼす影響，晩期合併症，学業や就業への影響，仲間や家族との関係性
といった幅広い課題に対応していくための支援も必要である。

　こうした患者への精神的サポートにおいては，まず看護師自身が患者の言
葉にできない思いに気づき，それを受けとめることが大切である。そして，
患者のニーズを的確に把握し，患者や家族を中心とした多職種によるサポー
トネットワークを形成し，連携・協働の強化をはかる必要がある。また，経
済的負担を軽減するために，臨床心理士や医療ソーシャルワーカー，社会保
険労務士などによる情報提供や就労支援(◯229ページ)などを含めた幅広い
支援が求められる。さらに，同年代の患者どうしによるピアサポート(◯224
ページ)も，重要なサポート資源となる。

長期フォローアップケア

　AYA 世代のがん患者には，治療による晩期合併症や二次がんの予防・早
期発見を行うための長期フォローアップが必要である。患者とその家族が，
放射線療法や抗がん薬治療などの影響による二次がんの発症リスクを的確に
理解できるよう，成長・発達過程を考慮した患者教育が必要となる。また，
がんの治療や合併症に伴う運動制限などが原因で，肥満や生活習慣病が引き
おこされることもある。運動療法や作業療法などを行うことで，さまざまな
リスクに備えることが重要である。

5　高齢がん患者へのケア

◆ 高齢がん患者の課題とがん対策

　高齢がん患者は，全身の状態が不良であることや併存疾患があることなど
により，標準治療の適応とならない場合や，主治医によって標準治療を提供
すべきでないと判断される場合がある。これらの判断は医師の裁量によると
ころが多い。よって，がん対策推進基本計画(第3期)では，取り組むべき施
策として，高齢のがん患者に適した治療法や診療ガイドラインを確立するた
めの研究を進めるとともに，高齢者のがん診療に関する診療ガイドラインを
策定することが明示された。

　近年では，国内外で，老年腫瘍学や老年がん看護学などの専門分野の学会
や診療部門が設けられるようになり，高齢がん患者の診療やケアのためのガ

イドラインなどの開発が行われている。

◆ 看護の特徴とポイント

　高齢がん患者は，加齢に伴う身体機能の変化や併存疾患，加齢に関連する心理・社会的要因により，特有のニーズや複雑な問題を有する（◐185ページ）。そのため，高齢のがん患者の看護を行うには，がんの診断・治療・看護に関する基本的知識や技術のみならず，老年医学や老年看護学の基本的知識や，がんと老化の相互作用などに関する知識が必要となる。

　看護師は，前述の知識を基盤とし，個々の健康状態を総合的に把握したうえで，全身状態を維持しつつ効果的に治療を継続するためのリスクアセスメントや安全マネジメントを行う。また，高齢者が納得し，安心して意思決定を行うための支援も重要となる。さらに，高齢者の日常生活機能やQOLを維持・充実できるように，多様な専門職者によるチームアプローチを行う。個々の患者が望む生き方を支援していくために，環境やシステムを整えて活用していくことが重要である。

　高齢がん患者に対する看護のポイントは，①総合的な健康状態の査定，②意思決定支援，③効果的で安全な治療継続と療養の場の移行支援の3つにまとめることができる。

▍総合的な健康状態の査定

　高齢がん患者の健康状態の総合的な査定として，身体機能や認知機能，栄養状態，心理的・精神的状態，併存疾患と治療状況，生活環境の問診が，各種検査と併行して行われる。そして，予備能力や治療効果，安全性，がんや治療の受けとめ，価値観などを考慮し，治療法の選択が行われる。全治療過程を通じて，がん専門の医師や老年医学専門の医師，看護師，薬剤師，栄養士，理学療法士，心理療法士などの多領域の専門職者らにより，明らかになった問題についての検討が行われる。

　このように，総合的に健康状態を評価し，見いだされた問題を検討し，専門職者による治療やケア，支援を提供することを，**高齢者総合的機能評価** comprehensive geriatric assessment（**CGA**）という（◐図4-3）。CGAに基づき，高齢がん患者ががん治療に耐えうるか否かが検討され，健康状態に合わせた治療法の選択が行われる。CGAを系統的に多面的に実施していくには，患者や家族の理解や努力が必要となる。看護師は，患者と家族に検査の目的や意義を十分に説明し，患者の緊張や不安をやわらげ，いつもとかわらない状態で適正な評価が受けられるように支援していく必要がある。

　CGAでは，高齢者の健康状態は「成人と同様に標準的な治療が受けられる」「治療強度を弱めたか，毒性の少ない治療を受けられる（vulnerable）」「治療の効果が望めない，あるいは耐えられないほど状態が悪い（frail）」などに分類される。成人と同じ治療は受けられない状態（vulnerableやfrail）と評価された高齢者には，併存疾患のコントロールや栄養状態の改善，リハビリテーションを実施し，全身状態を少しでもよい状態に改善し，がん治療の選択の幅が広がるように，多様な専門職者による支援を行う。看護師には，

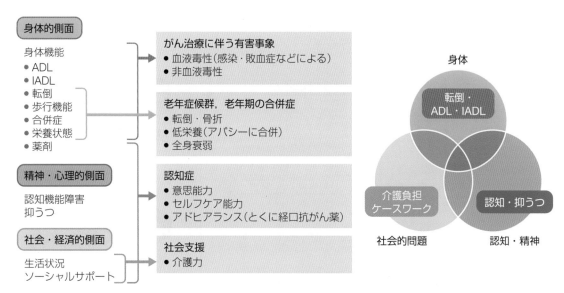

◎**図 4-3　高齢者総合的機能評価（CGA）**
（日本がんサポーティブケア学会：高齢者がん医療 Q&A 総論．2020 年 3 月〈http://jascc.jp/wp/wp-content/uploads/2020/03/
　501ec314f7e8e08138be7ed233062ef0.pdf〉〈参照 2022-09-08〉による，一部改変）

患者の全身状態を把握しつつ，専門職者との連携をはかり，患者の生活機能を高め，治療に対する心身の備えが整うよう支援することが求められる。

▍意思決定支援

高齢がん患者の治療選択に関しては，CGA に基づく治療適応のほかに，高齢者の生き方や価値観も考慮に入れる必要がある。さらに，認知機能障害や精神的状態についても把握しておかなければならない。

国立がん研究センターでは，『高齢者がん診療における意志決定支援の手引き』[1]を開発している（◎図 4-4）。手引きでは，医療・ケアチームのメンバーが意見交換を行いながら，高齢がん患者や家族を擁護しながら支援が行えるよう，意思決定支援のプロセスを 6 つのステップで進めることとしている。

●**STEP 0：本人の意思決定をなぜ支援するのか？**　医療者や家族を含めた支援者は，「患者本人が決めること」を支援し，本人が納得したうえで選択できるよう支援する。

●**STEP 1：意思決定のための環境を整える**　患者本人の価値観と予想される結果とを十分に照らし合わせたうえで意思決定が行えるよう，信頼関係を構築し，本人が安心して希望や懸念を話せるような場を設けることが求められる。そのためには，①信頼関係を築ける支援者の態度，②物的環境の整備，③患者の体調への配慮，の 3 点に留意する。

●**STEP 2：意思決定の段階**　意思決定は，①意思形成支援，②意思表明支援，③意思実現支援という段階が重要である❶。

　■ NOTE
　❶意思決定の 3 段階
　①意思形成支援は，本人の意思を明確にするための支援である。適切な情報提供のうえで適切な認識がなされ，適切な環境で選択肢を検討できるように支援する必要がある。
　②意思表明支援は，自分の意思を他者に適切に表明するための支援である。
　③意思実現支援は，意思表明を実現するために，本人の能力を最大限活用して本人が主体的に取り組めるような支援を行うことである。

1）国立がん研究センター：高齢者がん診療における意志決定支援の手引き．2020 年 3 月発行〈https://www.ncc.go.jp/jp/epoc/
　division/psycho_oncology/kashiwa/research_summary/050/isikettei_pnf.pdf〉（参照 2022-09-08）．

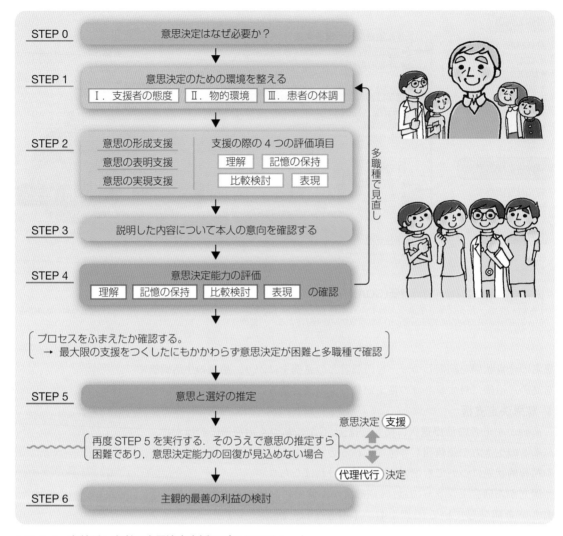

図4-4　高齢がん患者の意思決定支援のプロセスチャート
(国立がん研究センター：高齢者がん診療における意志決定支援の手引き. 2020〈https://www.ncc.go.jp/jp/epoc/division/psycho_oncology/kashiwa/research_summary/050/isikettei_pnf.pdf〉〈参照 2022-09-08〉による，一部改変)

● **STEP 3：説明した内容について本人の意向を確認する**　本人の理解・認識を本人自身の言葉で答えてもらい，理解の程度を確認する。

● **STEP 4：意思決定能力を把握する**　意思決定能力とは，ある特定の事項に対して意思決定できる能力をいう。能力が不十分と考えられる場合は，提供する情報の適切性や，説明の適切性，ストレス状況の有無などを評価するとともに，本人の意向を確認する支援ができる第三者の必要性を検討する。

● **STEP 5：本人の意思と選好を推定する**　収集した情報から，選択肢に本人の意向や選択が反映されているといえる根拠を，多職種で検討する。

● **STEP 6：主観的最善の利益の検討**　本人の意思の推定がむずかしい場合，家族を含めた医療・ケアチームで協議し，「もしもいま，本人の意思決定能力が回復するとしたら，本人はなにを望むのか」という，主観的最善の利益(本人の価値観などをふまえた最善の利益)の観点から判断を行う。

効果的で安全な治療継続と療養の場の移行支援

　高齢がん患者は，全身状態が不良で併存疾患を有していることが多く，治療に伴う有害事象のリスクが大きい。効果的に安全に治療を継続するには，リスクアセスメントや安全マネジメントが重要となる。

● **有害事象のセルフケア**　有害事象について継続的に観察できるよう，高齢者や家族に，簡潔に記入できる観察記録を提供する。その記録を定期的に評価しながら，セルフケアの工夫点や改善点を提案していく。抗がん薬治療による末梢神経障害や手足症候群（○146ページ）は，四肢の感覚・運動神経障害をきたすため，転倒や受傷の危険がある。皮膚の保護や保湿，環境整備や歩行時の留意点について，薬物療法の開始前にわかりやすく説明する。

● **ADL の維持・改善**　病状の進行などに伴い，栄養状態や認知機能が低下すると，生活機能の低下につながり，さらにうつ状態などに陥る危険もある。食事・睡眠・清潔を保ち，活動性を保持するなど，ADL の維持・改善は，高齢がん患者のケアの基本である。

● **療養の場の移行支援**　がん治療を継続する高齢者は，有害事象や全身状態の悪化により，緊急入院や予定外の再入院となることがある。入院期間が短縮化するなか，短い入院期間中に患者の全身状態を改善させ，病院と診療所の連携をはかり，スムーズに在宅医療へ移行できるよう支援する必要がある。

3 がん看護の場とその特徴

　がんの治療や療養の場は，医療機関に限らず，自宅や地域・施設，学校や職場などに広がっている（○14ページ，図1-3）。がん患者は，これらの場を移行しながら生活・療養している。看護師は，このようながん患者が治療や療養を継続するうえでかかえている課題やニーズを把握し，連携・協働すべき専門職者について検討する必要がある。患者が適切な資源と支援を得られるように相談や調整を行い，患者や家族にとって最善の状態につなげていくことが重要である。

1 入院しているがん患者の看護の特徴

　医療機能の分化が進んでいるわが国において，がん患者の治療を行う医療機関は，おもに急性期病院である。がん患者は，外来で診断・検査を受け，必要最小限の期間で入院する。そのため，診断・検査の期間内に，患者がどのようにがんを受けとめ，治療や予後についてどの程度理解しているかについて，的確に把握し，共有しておくことが重要になる。

　がん治療は患者に大きな侵襲をもたらす。がん治療に伴う有害事象については，診療ガイドラインなどの標準化されたアセスメント指標を用いて，重症度を的確に観察・把握することが求められる。

　がん薬物療法や放射線療法などは，退院後に継続して実施される場合が多い。そのため，入院中に外来通院治療や，治療継続のためのセルフケアにつ

いてオリエンテーションやリハーサルなどを行い，患者の自己効力感を高める必要がある。

2　外来がん看護の特徴

　がん薬物療法や放射線療法の多くは，外来で実施される（◉317ページ）。安全性を担保しつつ，短時間で治療を実施するために，専門職者によるチームが構成される。チームは有害事象や緊急時に対するマニュアルを作成し，標準的なケアを組織的に実施していく必要がある。

　がん患者は，仕事と家庭生活を両立させながら，がん治療を継続していかなければならない。看護師は，患者の身体面のみならず精神面や社会面における課題やニーズについて把握し，必要とされる資源や情報の提供，ほかの専門家への橋渡しなどを適宜行っていくことが重要である。

3　在宅におけるがん看護の特徴

　40歳以上でがんの終末期にある患者，あるいは高齢で介護を受けながらがん治療を行う患者は，在宅医療・在宅介護制度に基づいて，住み慣れた家で訪問診療や往診，訪問看護，介護サービスを受けることができる（◉329ページ）。

　在宅でがん治療を継続する場合には，がんや併存疾患の進行，有害事象ならびに二次障害を早期発見し，それらに対応するための複雑な治療の管理が求められる。また，病状の進行や治療法の変更，再発治療などのため，入退院が繰り返される場合もあり，療養の場が移行するたびに，患者は生活様式を再編成する必要に迫られる。

　さらに，がんの再発・転移により苦痛や神経障害，嚥下障害などが生じ，ADLの自立度が徐々に低下することもある。患者や家族にとって，移りかわる病状や死への脅威は，療養生活を継続するうえで不安や不確かさをもたらす。治療の効果がなく病状の進行を抑えることができなくなった場合は，余命について考えざるをえない。住み慣れた家で自分らしく最期のときを過ごしたいと望んだとしても，疼痛をはじめとするさまざまな苦痛により，在宅では適切な介護が受けられない場合は，入院が必要となる場合もある。

　在宅でがん治療や緩和ケアを行っていく場合には，訪問看護ステーションが中心となって，患者・家族のニーズに合わせて，在宅医療と介護の連携や調整を行っていくことになる。訪問看護師により，必要な医療機器や医療資材が患者・家族のセルフケア能力に応じて整えられ，安全に安心して自宅での管理ができるように，セルフケア指導が行われる。また，在宅診療・訪問看護・介護サービスなどが，診療報酬・介護報酬の範囲内で効果的に活用されているかを確認し，患者や家族を中心とした療養環境を整えることも，訪問看護師の重要な任務である。

4　移行期の患者の看護

　序章で示したAさんは（◉1ページ），診断のための外来診療→手術のため

の入院→外来での抗がん薬治療と就労支援→緩和ケアのための再入院→訪問診療・訪問看護による在宅療養と，療養の場を移行しながらさまざまな治療やケアを受けている。このように，患者は療養の場がかわるたびに新しい環境に適応しつつ，医療のしくみにも対応していかなければならない。また，がんの再発や進行に対する不安をかかえながら，病状の進行による多様な苦痛に対応する必要もある。そのため，療養の場が移行することに対し，不安や懸念をいだきやすい。

　看護師は，それぞれの場において，適切ながん看護を提供すると同時に，患者が必要な医療や支援を受けるための環境を整備する必要がある。また，異なる治療を受けたり，療養の場が移行したりする際には，移行期に対応した看護が必要となる。

4 地域包括ケアにおけるがん看護

　厚生労働省は，2025年をめどに地域の包括的な支援・サービス提供体制（地域包括ケアシステム）の構築を推進している（●14ページ）。

　地域包括ケアシステムにおいて，治療・療養の場を移行しながら生活を続けている患者・家族の状況に対応するためには，がん診療連携拠点病院（●13ページ）をはじめとするがん治療機関と，地域におけるかかりつけ医や訪問看護ステーションの看護師，ケアマネジャーなどが連携を強化し，患者の生活の場である在宅医療と介護サービスとを有機的に結びつけていく必要がある（●329ページ）。

1 入院中のケア

　退院後も途切れることなく適切なケアを行っていくためには，患者や家族のニーズを把握し，がん専門病院や地域の連携病院，かかりつけ医のいる診療所，訪問看護ステーション，介護老人保険施設などが，治療とケアの方向性や具体的な計画について検討し，それを共有する必要がある。

　看護師は，患者が入院したときから，患者や家族と話し合いのできる信頼関係を築き，病状が悪化する前から，療養の場の移行について段階的に話し合う機会を設ける必要がある。さらに，積極的ながん治療が終了する場合には，在宅で生活するのか，あるいは療養型病院や緩和ケア病棟，ホスピスへの転院を希望するのかについて，患者や家族の社会的・経済的環境を考慮しながら，計画的に情報収集や連携の準備を進めておく必要がある。

　その際，訪問診療や訪問看護で受けられる支援などを具体的に説明し，介護保険の活用を提案したり，希望時にすみやかに入院できるようにあらかじめ調整したりする必要がある。また，緊急時の入院受け入れの保証について，主治医と患者・家族が話し合う機会を設けることも重要である。

2 地域におけるケア

　がん患者の在宅医療を推進するためには，病院や診療所，訪問看護ステー

ション，薬局，地域包括支援センターなどの医療・福祉機関や，そこに従事する多職種が連携する必要がある。多くの場合，訪問看護ステーションの看護師が連携の要となる。

　たとえば，膵頭部がんをわずらう要介護状態の高齢女性の場合には，以下の連携が必要になる。

(1) 病状が進行して手術がむずかしい場合には，胆汁のドレナージを病院で実施し，ドレナージ管理を診療所のかかりつけ医と訪問看護ステーションの看護師で行う必要がある。

(2) がん疼痛に対しては，まず病院で疼痛コントロールを行ったのち，在宅で同様の処置を行う必要がある。

(3) 在宅でのがん薬物療法は，病院に通院して実施する場合と，在宅においてかかりつけ医が実施する場合がある。在宅での治療を希望する場合，かかりつけ医による治療管理が可能かどうかを検討する必要がある。また，病院へ通院する場合は，その付き添いを家族が担えるか，どのような社会資源が利用可能かについて検討する必要がある。どちらにおいても，病院と診療所の間で情報の交換・共有が必須である。

(4) 在宅でのケアを継続するには，さまざまな介護サービスについて地域包括支援センターに相談をする必要がある。病状が進行した場合は，活用できるサービスも変化するため，頻回に相談を行う。

(5) 患者の病状，生活や生き方を重視しながら，治療と介護をタイミングよく，またバランスよく提供できるよう，看護師は，家族の支援状況も考えながら，専門職者間および施設間の調整を行う。

B　がん患者の苦痛のマネジメント

1　がん患者の苦痛の種類

　がん患者は，がんの病態や治療によって生じる痛みに加えて，倦怠感や呼吸困難などの身体的症状，治療や症状のコントロールがうまくいかないのではないかという不安，がんと診断されたことによる死への恐怖や絶望感など，さまざまな苦痛を体験する。苦痛は苦悩 suffering とも表現され，がん罹患や治療過程でおきるさまざまなできごと・状況によって生じる「個人の不快な緊張状態」といえる。人が苦痛をどのように知覚するかは個人の特性によるところも大きく，臨床的に同じ状況であっても，患者ごとに苦痛の強さや持続性は異なる。

　がん患者の苦痛は，身体的苦痛だけでなく，社会的苦痛(●188ページ)・精神的苦痛・スピリチュアルペイン❶を合わせた**全人的苦痛**❷total pain(トータルペイン)である。身体的苦痛・社会的苦痛・精神的苦痛・スピリチュアルペインは互いに影響し合うとされている(●図4-5)。

NOTE

❶スピリチュアルペイン

　霊性の苦痛，魂の苦痛ともよばれる。死への恐怖や絶望感，自身の信条や希望の喪失，罪責感，後悔の念などから生じる深い痛み，苦悩，魂の孤独による苦痛である(●188ページ)。

❷全人的苦痛

　ホスピス運動において重要な役割を果たしたイギリスの医師，シシリー=ソンダース D.C.M.S. Saunders により提唱された。全人的苦痛は患者だけでなく家族にも影響を及ぼす。

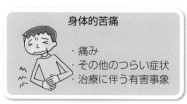

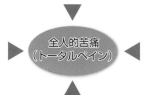

◉図4-5　がん患者における全人的苦痛
がん患者の苦痛とは全人的苦痛であり，それぞれの苦痛は互いに影響し合う。

　近年では，低侵襲の手術・検査の普及，免疫チェックポイント阻害薬など
の分子標的薬の導入，有害事象に対する支持療法の進歩により，疼痛や悪心，
感染などをある程度マネジメント（管理）することが可能となってきている。
しかし，がんと診断されたときの患者の不安や恐怖は，医学の進歩によって
ただちに解消されるものではない。患者の苦痛を最小限にするために，多職
種が連携して苦痛のマネジメントに取り組む必要がある。苦痛のマネジメン
トにおいて，患者を直接観察し，調整役となる看護師の果たす役割は大きい。
ここでは，具体的な身体的苦痛とともに，心理的苦痛に対する適応支援につ
いて述べる。

2　身体的苦痛

　がん患者の身体的苦痛は，①がんの病態に関連して生じるものと，②がん
治療に伴って生じるものがある（◉95ページ）。がんが増殖・浸潤して臓器や
神経を圧迫することで生じる痛みに対しては，症状マネジメントが行われる。
しかし，治癒を目ざして行われる手術療法・薬物療法・放射線療法は，治療
そのものが侵襲的であり，これらの治療による有害事象や合併症が加わると，
さらに身体的苦痛は増強することとなる。

1　がんによる身体症状

　がんの症状は，がんの発生早期では無症状であることも多い❶。がんの進
行とともにさまざまな症状があらわれるが，がんが発生した臓器，がんの広
がり，がんの進行の状況により，出現する身体症状は異なる（◉表4-2）。た

NOTE
❶がんによる疼痛は，がん
の診断時には20〜50％，
進行がん患者全体では
70〜80％に存在するとい
われる。

◎表4-2 おもながんと身体症状

がんの種類	おもな身体症状
肺がん*	咳，痰，血痰，呼吸困難，胸痛，発熱
乳がん	乳房のしこり，皮膚のくぼみ・引きつれ，乳頭からの分泌物
食道がん	のどの違和感・痛み，食物のつかえ感
胃がん*	胸やけ，胃痛，出血
大腸がん**	血便，排便異常
肝臓がん	肝硬変症状（食欲不振，全身倦怠感，腹水，黄疸）
膵臓がん*	腹痛，食欲不振，体重減少，黄疸
白血病・悪性リンパ腫	発熱，易疲労感，出血症状，体重減少，リンパ節腫脹，腫瘤
子宮頸がん・子宮体がん*	不正性器出血，帯下，月経異常
前立腺がん*	排尿困難，頻尿，残尿感，夜間頻尿

　* 早期では症状がない。
**　部位により症状が出にくい場合がある。

だし，がんに特有な身体症状は少なく，たとえば呼吸困難は慢性閉塞性肺疾患（COPD）の患者においてもみられるため，総合的なアセスメントが重要となる。

　また，がんの増殖により正常組織の栄養や酸素が奪われると，体重減少や貧血がみられるようになる。さらに，エンドオブライフ（終末期）になると，痛みのほかに全身倦怠感や食欲不振，便秘，不眠などの出現割合が高くなる。

　このような身体症状はADLを制限するばかりでなく，死を連想することにより無力感をいだかせ，身体のコントロール感覚を失わせるため，適切にマネジメントすることが重要である。

2 がんの治療に伴う苦痛

◆ 手術療法に伴う苦痛

　手術後の患者には，侵襲に対する内分泌系・神経系・免疫系などの生体反応がおこるほか，創部の痛み，挿管による嚥下時痛，安静による身体痛などが生じる。また合併症として，無気肺・肺炎・出血・感染・縫合不全や，腸閉塞・イレウスなどが生じる可能性がある（●126ページ）。

　手術療法による苦痛のマネジメントの基本は，まず，手術に関する説明を十分に行い，患者が心身の準備・調整を万全にして手術にのぞめるように支援することである。また，術後は十分な観察により，合併症を早期に発見し，対処することが重要である（●253ページ）。

◆ 薬物療法・放射線療法に伴う苦痛

● **抗がん薬による副作用**　抗がん薬はがん細胞の活動や増殖を抑える効果

がある一方で, 正常な細胞にも影響を与える。副作用の内容や程度, 出現時期は, 使用する薬剤の種類・投与量・投与期間などにより変化する。

近年では, がん細胞のみに特異的に作用する分子標的薬や免疫チェックポイント阻害薬が使用されるようになってきており, このような新しい薬物療法に特有の副作用にも対応していかなければならない(◐144, 270ページ)。

● **放射線療法による有害事象** 放射線療法による有害事象には, おもに放射線治療中や直後におこる急性反応と, 半年から数年たってからおこる晩期反応がある(◐179ページ)。おこりうる有害事象を予測し, 患者のセルフケアを支えるとともに, 症状に適切に対応していく必要がある(◐285ページ)。

● **副作用・有害事象の予測** 薬物療法や放射線療法では, 治療する部位や使用する薬物, あるいは放射線量によって, 副作用・有害事象の種類と出現時期をある程度予測することができる。患者自身によるモニタリングやマネジメントが, 症状の早期発見や緩和に有効であり, 看護師による準備教育が重要になる(◐239ページ)。

一般的に副作用・有害事象は, 治療の回数が多くなるほど重症化しやすく, 症状マネジメントがむずかしくなる。

③ 精神的苦痛

1 喪失・悲嘆と危機

● **喪失** がん患者のほとんどは, がんと診断されたときやがんの治療を受けたとき, さまざまな喪失を体験する。たとえば, 喉頭がん患者は喉頭摘出により声を失い, 乳がん患者は乳房切除により乳房を失う。

また, 薬物療法の副作用である倦怠感や悪心・嘔吐などの苦痛症状に伴い, 家庭や社会における役割が変化することで生じる喪失もある。脱毛・皮膚障害・性機能障害などに伴って, 親しい者との交流や関係性が変化することによる喪失もある。さらには, 自分の生命が危険にさらされていると認識することで生じる喪失もある。

● **悲嘆** がんと診断されることは, 命がおびやかされ, 人生をくつがえす脅威を伴う喪失体験である。告知の直後は頭が真っ白になり, ぼう然となる。息苦しさなどのパニック症状にみまわれるとともに, 「なにかの間違いだ」「なぜ私が」「なにも手につかない」「私はもうだめだ」などの言葉に表現される絶望・怒り・無関心・否認・拒否・あきらめなどの感情があらわれる。これを**悲嘆反応**という。このようなときには, なにも手につかなくなるなど, 日常生活にも大きな影響をおよぼす❶(◐図4-6)。

その後, 時間とともに状況を認識して受けとめ, 喪失から生じるさまざまな変化を自覚し, 大きく揺れ動きながらも新しい環境に適応していく。この過程は, **悲嘆作業(グリーフワーク)**とよばれる。悲嘆反応と悲嘆作業は, 一般的におこる自然な反応である。

● **危機** 個人がもっている通常の適応能力では困難な状況におかれると,

◻ NOTE

❶さらに再発進行がんの告知を受けた患者は, 生命への危機感が一層深まり, 不安定な情緒反応を示す。治療に伴い外観が変化した場合も, 悲嘆反応を伴う。

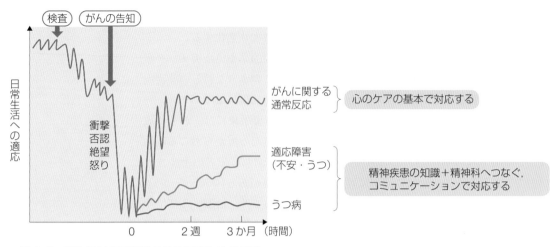

●**図 4-6 がんに対する通常の心の反応とその対応**
(日本サイコオンコロジー学会監修：ポケット精神腫瘍学——医療者が知っておきたいがん患者さんの心のケア．p.10，創造出版，2014 による，一部改変)

強い不安や緊張，混乱が引きおこされる。この状況を**危機**という。危機が長期化することにより不安やうつなどの適応障害となり，さらにはうつ病などの精神障害に発展することもある（●図 4-6）。

　喪失を認識したあとは，初期において危機に発展しやすい。体重の変化や睡眠，食事パターンの変化を観察し，身体機能や心理・社会的機能の低下，社会的孤立などの人間関係をアセスメントすることが重要である。

2 適応への支援

◆ 悲嘆反応への対応

　看護師は，患者の喪失体験について理解し，喪失に伴って生じる悲嘆反応と悲嘆作業を観察し，適切な介入や支援を適宜行うことで，患者が危機に陥るのを予防する必要がある。困難をのりこえることができれば，人は大きく成長することができる。

● **具体的な対応**　患者の悲嘆反応には次に示す対応が有効である。身近な人にも説明し，理解を得ることが重要である。

　①**否認への対応**　安全や安楽を確保したケアを保証していく。否認反応が過ぎるまであたたかく見まもる。

　②**怒りへの対応**　症状や気持ちがコントロールできない場合の表現である。怒りを言葉にすることを促す。

　③**孤立・無関心への対応**　プライバシーを保護しながら，大切な存在であることや，ともにいることを伝える。

　④**抑うつへの対応**　共感的な態度で接する。不眠や食欲不振，その他の症状，日常生活への影響の程度を観察し，抑うつの程度を判断し，必要に応じて専門医に紹介する。

　⑤**拒否への対応**　おきている状況をわかりやすく説明する。

　まず，悲嘆反応が一般的で健康的な反応であることを説明し，感情を表現するように促す。また，患者がこれまでに体験した喪失に対してどのような対処をしてきたのか，どのような方法が効果的であったのかについて話し合うことで，対処能力を高める。家族や身近な友人などによる情緒的支援も，患者が危機に陥るのを防ぐのに有効である。

　すべての状況において，寄り添うことが重要となる。寄り添い，傾聴することで，患者に安心感を与え，感情の表出へとつなげる。また，ストレスに対処できるよう，リラクセーション技術の習得やサポートグループへの参加を支援する。

　否認が長期化して日常生活に適応できない時期が長引き，筋緊張や息苦しさ，集中力・注意力・意思決定能力の欠如などの症状がみられる場合は，正常な悲嘆の経過から逸脱している危険性があるため，注意する。

◆ 危機モデルと看護介入

　患者が危機に陥った場合の対応については，フィンクの**危機モデル**，アギュララの**危機問題解決モデル**を参考にするとよい[1]。

▋ 危機モデル

　フィンク S. L. Fink は，危機に対して適応にいたる過程を，①衝撃の段階，②防御的退行の段階，③承認の段階，④適応，の 4 段階にしている。

● **具体的な支援**　それぞれの段階に応じて以下の支援を行う[2]。

　①**衝撃の段階**　自己の存在が脅威にさらされているため，安全を確保し，そばで見まもりつつ安楽をはかる。

　②**防衛的退行の段階**　自分をまもるために否認したり，現実逃避をしたりする。心理的にエネルギーをたくわえている時期でもあるため，強要せずに見まもることが大切である。

　③**承認の段階**　危機である現実に直面している段階である。安全を確保しながら励ましつづける。

　④**適応の段階**　積極的に状況に対処していく時期である。患者に知識や技術を提供するとともに，環境を整える支援を行う。そして，患者が自分自身で解決する能力を高めることができるように支援する。

▋ 危機問題解決モデル

　アギュララ D. C. Aguilera は，危機にいたる過程に焦点をあて，危機へ陥るのを予防するための問題解決モデルを示した。このモデルでは，人がストレスにさらされた際にバランスを保持するための要因として，①できごとに関する知覚，②社会的支援，③対処（コーピング❶）機制の 3 つをあげている。3 つの要因のうち，1 つでも欠けると危機に陥る。

● **問題解決のアプローチ**　3 つの要因について適切かどうかを判断し，充

▭ NOTE

❶**対処（コーピング）**

　人間がさまざまなストレスにさらされたとき，状況の混乱や危機を回避し，克服するために，みずからの判断で意思決定を行い，行動することをいう。問題中心の対処と，情動中心の対処に大きく分けられる。

　問題中心の対処では，苦痛をもたらす厄介な問題を巧みに処理して変化させることにより解決しようとする。

　情動中心の対処では，感情をまぎらわせることによって対処しようとする。

1）小島操子・佐藤禮子編：危機状況にある患者・家族の危機の分析と看護介入──事例集フィンク/コーン/アギュレラ/ムース/家族の危機モデルより．pp.1-9，金芳堂，2011.
2）能登英恵：フィンク理論を用いて乳がん患者の心理状態を考える．市立三沢病院医誌 18(1)：28-32，2010.

足(最適化)に向けて支援する必要がある[1]。判断は次のように行う。

　①**できごとに関する知覚**　これは，がんの診断・治療や自分の状況などをどのようにとらえているかということである。とらえ方を把握し，知覚がゆがんでいないか，現実的な知覚であるかを確認する。たとえば，限局性の胃がんは，治療を行えば5年相対生存率は97%以上であるにもかかわらず，がんの診断を死に直結させて，「自分は死ぬ」という考えに陥ってしまっている場合は，ゆがんだ知覚と判断される。

　②**社会的支持**　家族・友人など周囲の人々に情緒的・手段的に頼れる人がいる場合は，適切であると判断される。

　③**対処機制**　その状況を解決するために，理解したり情報を集めたり，なんらかの対処をしている場合は適切と判断される。

4 苦痛のアセスメントとマネジメント

1 苦痛のアセスメント

　がん患者の苦痛は，がんの病態や治療の経過によるものだけでない。がんに罹患したことに関連して，不快で情緒的なさまざまな感情が生じており，これらも苦痛の一部となってあらわれる。よって総合的なアセスメントが重要であり，次の点に留意して情報を的確に収集する。

（1）1つひとつの苦痛ではなく，患者の反応全体を多面的にとらえる。

（2）言葉だけでなく，表情や行動，姿勢，人との交流の様子から，苦痛の表現を読みとる。

（3）患者が苦痛症状をどう認識しているかを把握する（患者の認知・知覚）。

（4）原因となる苦痛症状が，ほかの症状や日常生活動作，社会的役割に及ぼす影響を考慮する。

（5）患者のセルフケア能力を評価する。

（6）これまで患者が行ってきた苦痛への対応とその効果を評価する。

（7）どのような緩和を期待しているかを聴く。

▌苦痛の認知状況を把握する

　苦痛は患者の主観的体験であり，苦痛の内容や程度，それによりもたらされる影響には，本人の認知・知覚が大きく関係する。患者がどのようなつらさをかかえてきたか，またはかかえているのかという過去から現在までの症状体験を傾聴することは，心理・社会的苦痛やスピリチュアルペインを明らかにすることにつながり，治療的介入にもなる。

▌患者のセルフケア能力の評価

　がん患者に必要なセルフケア能力として，以下が知られている[2]。

（1）体調の変化をとらえる能力

1）越智彩美ほか：S状結腸切除術後に緊急人工肛門造設術を受けた患者の術前の看護介入を振り返る——アギュララの危機理論を用いて．STOMA 24(1)：9-11，2017．
2）吉田久美子・神田清子：治療期にあるがん患者のセルフケア能力．日本がん看護学会誌 26(1)：4-11，2012．

（2）自主的に判断して保健行動を形成する能力

（3）がんの存在にとらわれないよう思考をやわらげて前に進む能力

（4）人とのつながりを保ち，社会生活を調整する能力

（5）生き方を見つめ，自己の発達を促す能力

　それぞれの能力を評価し，セルフケア能力が総合的に高まるよう，介入を検討する。

■ 患者の物語から苦痛を知る

　がん患者の苦痛は経過とともにさまざまに変化し，また同じ進行期の患者でも痛みの種類や程度は異なる。とくに，がんが再発した場合や，抗がん薬治療が後方治療に移行した場合，治療の中止が決定された場合，エンドオブライフへいたった場合などでは，患者のがんに対する認識や人生観は大きく変化し，その苦痛はより一層個別的になる。通りいっぺんのケアではなく，患者の意志や生き方にそったケアが提供できるよう，物語（ナラティブ）に基づいたアセスメントやアプローチが重要となる。

2 苦痛のマネジメント

■ ガイドラインの活用

　患者の苦痛をマネジメントするためには，身体的苦痛があらわれるしくみを理解し，症状緩和のための最新の知識と技術を身につけることが不可欠である。日本癌治療学会や日本緩和医療学会から，制吐薬の使用法や，疼痛に対する薬物療法，苦痛緩和のための鎮静法，消化器症状・呼吸器症状や泌尿器症状の緩和に関するガイドラインが提示されている（◐表4-3）。ガイドラインには，エビデンスに基づいた症状緩和の方略が示されている。また，患者と家族のための治療ガイドも発刊されているので，患者教育の際の教材として活用されたい。

■ セルフケア能力を高めるための支援

　セルフケア理論❶や成人学習理論❷などを活用しながら，患者が主体的に苦痛をマネジメントできるよう，セルフケア能力が向上するよう支援を行う必要がある。

　その際，まずは症状の程度について，患者と医療者の理解をすり合わせることが重要である。医療者は，疼痛スケールや有害事象共通用語規準（CTCAE，◐92ページ）などを用いて苦痛を評価するが，がんの進行やそれに伴う治療中止をおそれて，患者がみずからの苦痛を正しく申告しない場合

─ NOTE

❶セルフケア理論

　オレム D. E. Orem は，セルフケアの看護理論を提唱し，「セルフケアとは，個人が生命や健康，安寧を維持していくうえで，自分のために活動をおこし，やりとげることである」と定義した。セルフケア要件には次の3つがあるとされる。
①普遍的セルフケア：すべての人間に共通にみられる。
②発達的セルフケア：さまざまな発達段階やできごと，発達を阻害するできごとに関連しておこる。
③健康逸脱に関するセルフケア：疾病や障害が原因で生じる。
　①～③の要件でセルフケアができなくなったときに，看護師はセルフケア不足を援助する必要がある。

❷成人学習理論

　成人教育の理論家であるノールズ M. S. Knowles により体系化された自己主導的な学習を用いた成人学習理論をアンドラゴジーandoragogy という。これまでの患者教育は，子どもを対象とした学校教育と同様に，知識・技能の伝達を中心に行われていた。

　これに対して，アンドラゴジーでは，①自己概念，②学習経験，③レディネス（学習への準備性），④方向づけ，⑤動機づけ，の5つの観点から教育を展開していくことが重視されている。対象者の経験や考えを引き出し，内的動機づけにより学習を促す方略である。

◐ **表4-3　苦痛緩和のためのおもなガイドライン**

- 『がん疼痛の薬物療法に関するガイドライン2020年版』（日本緩和医療学会）
- 『がん患者の消化器症状の緩和に関するガイドライン2017年版』（日本緩和医療学会）
- 『がん患者の呼吸器症状の緩和に関するガイドライン2016年版』（日本緩和医療学会）
- 『がん患者の泌尿器症状の緩和に関するガイドライン2016年版』（日本緩和医療学会）
- 『リンパ浮腫診療ガイドライン2018年版』（日本リンパ浮腫学会）
- 『制吐薬適正使用ガイドライン第2版』（日本癌治療学会，2015年）
- 『患者さんと家族のためのがんの痛み治療ガイド増補版』（日本緩和医療学会，2017年）

がある。がんの進行にかかわらず，苦痛を適切に評価することが適切な治療につながることを患者に伝え，苦痛の状態について，患者と医療者の双方が正しい認識をもてるようにはたらきかける。

　現在は，がんの治療は外来で行われることが多いため，患者が適切にセルフモニタリングを行い，セルフケアを行う必要がある。さらに，実践したセルフケアによって症状が緩和されたか，どのようなセルフケアが効果的であったかなどについて，看護師と患者が話し合い，ともにふり返る（フィードバックする）ことが大切になる。患者のセルフケアを医療者が承認し，評価することで自己効力感が高まり，セルフケアを継続しようという意欲や自信につながる。

▌苦痛マネジメントのポイント

　以上のことから，患者の苦痛をマネジメントするには，次のような介入が必要となる。

(1) 傾聴する。
(2) 苦痛を受けとめる。
(3) 苦痛症状のマネジメント方略（薬物療法・非薬物療法）の知識・技術に精通する。
(4) 苦痛緩和のためのガイドラインを使用して有効な方法をとる。
(5) 患者と医療者の苦痛緩和の目標を一致させる。
(6) セルフマネジメントへの動機づけを強化し，セルフケア能力を高める。
(7) 実施と継続のための学習支援・情報提供を効果的に行う。
(8) 医療者と患者による症状マネジメントを実施する。
(9) 症状マネジメント方略の評価・フィードバックを行う。
(10) 体験の意味づけをする。

5　事例による苦痛マネジメントの実践

　ここでは，これまで学んできた患者の苦痛マネジメントについて，肺がんによるがん疼痛をかかえる患者Cさんの事例を通して実際の流れを見てみよう。

1　Cさんの苦痛とそのアセスメント

> **事例❶ 肺がんによるがん疼痛をかかえるCさん**
> ▶ **診断から入院まで**
> 　Cさん，60代，女性。主婦。夫と2人暮らしで，長女は同じ市内に住んでいる。右中葉肺腺がん，T4N1M1a，ⅣA期（進行期のがんで，左肺への転移あり）と診断され，手術の適応とはならず，薬物療法を受けることになった。二次治療を行ったが，倦怠感と悪心が強く，食事摂取量が低下し，体重が減少した。肋骨への転移による疼痛が出現したため，夫と長女に付き添われて疼痛コントロールと放射線療法の目的で入院となった。

　医師は，Ｃさんと家族（夫と長女）に対して，「薬物療法を２種類行いましたが，肋骨への転移巣が大きくなったことで痛みが強くなっています。まずは放射線療法で転移したがんを縮小させながら，薬剤などを使って痛みをコントロールしていきましょう。そのあとで薬物療法を今後どうしていくかを相談しましょう」と説明した。

　疼痛緩和と副作用症状の改善のため，◐表の薬剤が処方されている。

◐**表　疼痛緩和と副作用の予防のために処方されている薬剤**

薬剤商品名（一般名）	用法・用量	備考
オキシコンチン® 錠 5 mg （オキシコドン塩酸塩水和物徐放錠）	1 日 2 回，12 時間ごと（7 時と 19 時）に 1 錠	オピオイド薬
オキノーム® 散 2.5 mg （オキシコドン塩酸塩水和物）	突出痛に対して使用	オピオイドレスキュー薬
カロナール® 錠 500 （アセトアミノフェン）	毎食後 1 回 2 錠	非オピオイド薬，解熱・鎮痛効果
タケプロン®OD 錠 15 mg （ランソプラゾール）	1 日 1 回，就寝前に 1 錠	胃粘膜を保護
酸化マグネシウム 330 mg	毎食後 1 回 1 錠	便秘のコントロール
ラキソベロン® 内用液 0.75% （ピコスルファートナトリウム水和物）	便秘時	便秘のコントロール

入院初日

　看護師はＣさんに，「痛みはつらいですよね。くわしく教えていただけますか」と話し，「痛いところはどのあたりですか?」「どんな痛みですか?」「痛みが強くなるのはどんなときですか?」など細かく聴いていった。Ｃさんは涙を浮かべながら「痛いのは右の胸と右肩から背中にかけてです。

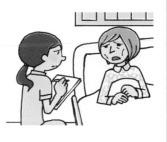

じっとしていてもズーンと重い痛みが胸にずっとあるんです。肩や背中は腕を動かすととくに痛いです。痛みが一番つらい。夜，痛みで目がさめます。これがなければ動けるのに」と語った。また，困っていることを聴いたところ，「背中に手が届かないから，背中を洗ったり着替えができない」とも語っていた。

　また，「家事をすべて自分でやりたいのに全然できないの。役たたずでなんのためにいるのか……」「夫が定年を迎えてからは，時間をみて夫と旅行をしたいと思っていたのに，がんのために夫には迷惑ばかりかけているの」と，家事のできない自分をせめるとともに，夫のことを気にかけていた。また，「抗がん薬治療を中止してこの先どうなるのかしら。気持ちの整理がつかないの。自分ではがまん強いと思っていたのに情けない」と，自己の存在について揺らいでいる気持ちを語った。「いままで気分転換はガーデニングや娘とのお茶会だったけどそれも痛みでできない。もうあきらめるしかないんでしょうか」と，将来を悲観した様子もみられた。

　看護師が，Ｃさんに，「痛みがらくになって退院したら，こう過ごしたい

というご希望はありますか？」とたずねたところ，「夫に迷惑かけずに，昔のように自分で全部家事ができるようになりたい」と話していた。夫は，「これまで家事は妻にまかせきりでしたが，定年を迎えましたし，積極的にやっていこうと思っています」と話していた。長女は，「仕事があるため毎日というわけにはいきませんが，なるべく母の様子を見に来ようと思います」と話していた。

　まずは痛みを緩和するための支援を行い，次に自宅で過ごすための支援を行うこととなった。

入院の経過

　入院生活が始まった。看護師から，「自分の痛みのパターンを知ると，ご自宅に帰ってからも，痛みによってお薬を使い分けたりして，自分で痛みを軽くしながら生活できますよ」と伝えると，「私はなにをすればよいですか」と主体的な姿勢がうかがえた。

　そこで，数値評価尺度（NRS，●96ページ）を用いて痛みの程度を数値化して記録し，視覚化する方法を提案した（●図4-7）。この記録をCさんにフィードバックしたところ，「こうしてグラフで見ていくと，変化がよくわかります」と話した。

　入院2日目のお昼に，前日の疼痛と，レスキュー薬❶であるオキノーム®散を内服したタイミングについてCさんとふり返りを行った（●図4-7）。Cさんは，「昨日からレスキュー薬を3回飲んだんです。まず，朝の7時にオキシコンチン®を飲んだあと，痛みがなくなるかと思って待っていたんですけど，よくならないので，7時30分ごろレスキュー薬を飲みました。次は17時で，このときはお風呂に入ったら痛みが強くなってしまったので飲みました。昨夜は痛みでときどき目がさめてしまい，がまんできずに今朝7時にも飲みました」と話した。看護師が「1日のうちでも痛みが強い時間帯はいつですか？　痛みが強くなる動作はありますか？」と問いかけたところ，「痛みは夜中から朝7〜8時ぐらいが一番つらいです。ベッドから起き上がるときなど前かがみの姿勢をしたときと，右腕を肩より上に上げたときに強くなる気がします。今日のお風呂のときにどうなるか見てみます」と自分なりの分析をしながら疼痛マネジメントに関心を示した。

　再度，疼痛スケールによる評価を行ったところ，オキノーム®散の最高血中濃度となる内服後1〜2時間でもNRS5/10と，強い痛みを感じていた。

　一方で，看護師が，「医師の診察の際に，痛みについて伝えましたか？」とたずねたところ，「先生には，オキシコンチン®を増やすことを提案されたけど，まだがまんできるので，増やさなくていいですと伝えました。副作用で便秘になったり頭がぼんやりするのも心配だし，いざとなったときに増やせないと困るでしょ」と答えた。

NOTE
❶レスキュー薬
　突出痛に対して頓服で使用する即効性のある鎮痛薬をレスキュー薬とよぶ（●104ページ）。痛みが増強する前に服用することが重要である。

◆ Cさんの苦痛の種類

　Cさんの苦痛を，身体的苦痛・精神的苦痛・社会的苦痛・スピリチュアルペインごとに整理すると，●図4-8のようになる。Cさんの苦痛は全人的苦痛である。それぞれの苦痛についてアセスメントを行い，Cさんと家族のニーズにそって対応を考えていく。

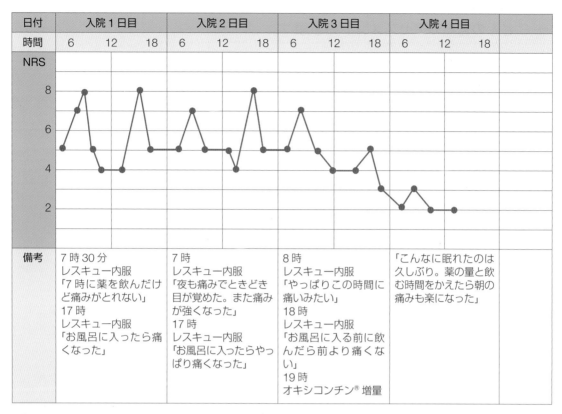

日付	入院1日目			入院2日目			入院3日目			入院4日目			
時間	6	12	18	6	12	18	6	12	18	6	12	18	
備考	7時30分 レスキュー内服 「7時に薬を飲んだけど痛みがとれない」 17時 レスキュー内服 「お風呂に入ったら痛くなった」			7時 レスキュー内服 「夜も痛みでときどき目が覚めた。また痛みが強くなった」 17時 レスキュー内服 「お風呂に入ったらやっぱり痛くなった」			8時 レスキュー内服 「やっぱりこの時間に痛いみたい」 18時 レスキュー内服 「お風呂に入る前に飲んだら前より痛くない」 19時 オキシコンチン®増量			「こんなに眠れたのは久しぶり。薬の量と飲む時間をかえたら朝の痛みも楽になった」			

▶図4-7　NRSを用いたCさんの痛み評価の経過表

身体的苦痛
- 右前胸部痛
- 右肩甲骨部から背部にかけての疼痛
- 体重減少
- 不眠
- 痛みのため右上肢の可動制限があり、背中に手が届かず、背中を洗うことや更衣ができない。

社会的苦痛
- 定年を迎え、夫と2人で旅行にでかけるのが楽しみだったが、夫に迷惑ばかりかけている。
- いままでできていた役割が果たせずつらい。
- 楽しみだったガーデニングもできない。

全人的苦痛
（トータルペイン）

精神的苦痛
- 薬物療法を中止したままで、この先どうなるのか不安で気持ちの整理がつかない。
- 不安で落ち着かない。
- 一番つらい痛みをなんとかしたい。

スピリチュアルペイン
- なぜこんなことになったのか。
- 私がこんな状態だから、家事ができず、申しわけない。
- 痛みがこんなにあると、自分はなんの役にもたたない。

▶図4-8　Cさんの苦痛の分類

　Cさんはなによりも痛みをとってほしいと思っていた。痛みをコントロールして自宅で過ごしたいと強く希望しており、家族も協力的で、Cさんの希望をかなえてほしいと思っていたため、まずは疼痛緩和ケアを行い、退院後のセルフマネジメントを最終目標として支援の計画をたてることとした。

◆ Cさんの苦痛のアセスメントの手順

アセスメントは具体的には以下の手順で行った。

▌①セルフケア能力の評価

まずは，Cさんがセルフケアを行えるかを見きわめることが重要である。Cさんは痛みの程度や性質を明確に医療者に伝えており，また疼痛のマネジメントにも積極的に興味を示していることから，セルフケア能力があると判断した。

▌②動機づけの強化と共同目標の設定

痛みを軽減しながら，自宅でセルフケアが可能となるように，段階的に目標を設定し，その目標を患者・家族と医療者で共有する。Cさんの場合，まずは①夜間に睡眠でき，ADLが自分でできるようになること，次に②退院してから自宅での生活を送れるようになること，の2つを共同目標として設定した。

▌③疼痛と服薬状況のアセスメント

疼痛に対して適切に対応するためには，まず部位や程度・強さといった痛みの性質を知ることが大切である。収集した情報の分析により，Cさんの痛みは，胸膜浸潤による内臓痛と，肋骨転移による右胸部と背部の体性痛と判断された。この場合，徐放剤により持続痛を抑えつつ，レスキュー薬を適切に用いて突出痛を抑えていくことが重要となる。

Cさんは入院後も，からだや腕を動かしたときの突出痛や，夜間・明け方の痛みに苦しんでいた。処方された薬物の効果を評価するため，Cさんの服薬状況を確認することにした。Cさんは，痛みをがまんして，痛みが強くなってからレスキュー薬を服用していた。痛みが強くなってからではレスキュー薬の効果は得られにくいため，レスキュー薬の使い方についての再指導が必要と考えられた。

痛みの評価を行ったところ，オキノーム®散の最高血中濃度となる内服後1〜2時間でもNRS5/10と，強い痛みを終日感じていたことから，ベースであるオキシコンチン®量が不足していると考えられた。しかしCさんは，オピオイド薬についての誤った認識から，痛みの程度について，医師に正確に伝えていない様子であった。オピオイド薬の使用法や副作用への対応について，再指導が必要と考えられた。

▌④痛み以外の苦痛のアセスメント

がんそのものや疼痛に伴う精神的苦痛についても適切にアセスメントする必要がある。

Cさんは，治療の一次中止を告げられ，また激しい疼痛から，今後の見通しをもてず，強い不安から精神的苦痛を感じていた。

また，長く家庭での家事役割を担ってきたCさんは，痛みのせいで家事が担えず，家族に迷惑をかけているという思いから，自己の存在意義について不安に感じ，自尊感情が低下していた。楽しみにしていた夫との旅行や趣味のガーデニングをあきらめなければならないのではないかと，将来に対す

る希望も失っていた。

　Cさんが今後の療養生活を希望をもって前向きに進められるよう，精神面の支援と，社会的な支援を行う必要性が考えられた。

2　Cさんの苦痛緩和のためのケアの実践

　これまで行ったアセスメントをふまえ，まずはCさんの身体的苦痛を最大限取り除くために以下の看護を実践することとなった。

　疼痛緩和はおもに薬物療法によるところが多い。適切な薬物療法を継続し，疼痛をコントロールするための支援を行う必要がある。

● **疼痛スケールの共有**　NRSなどの疼痛スケールの結果をCさんと共有することで，Cさん自身が疼痛のパターンや薬物の効果について視覚的に理解し，認識することができるようになった。患者が自分自身の苦痛を認識することは，治療継続の動機づけとなり，またセルフマネジメント能力の向上にもつながる。

● **レスキュー薬の使い方の指導**　オキシコンチン®は持続型の鎮痛薬であり，即効性はない。突出痛が発生する際には，レスキュー薬であるオキノーム®散を早めに内服することで，痛みの増強を抑制できることを説明した。

● **オピオイド薬についての正しい情報提供**　Cさんは，オピオイド薬❶について，誤った理解をしていた。そこで看護師は，次の説明を行った。

• オピオイド薬のおもな副作用は，悪心・嘔吐，眠け，便秘であるが，悪心・嘔吐と眠けは，投与初期と増量時に出現することが多く，数日以内に治まっていく。

• 副作用の便秘は，緩下薬でコントロールが可能である。

• オキシコドン塩酸塩のような強オピオイドには有効限界❷がないため，副作用を考慮しながら，痛みの強さに応じて増やしていくことが可能である。

　Cさんの入院中に，このような疼痛緩和のための看護が実践された。

NOTE

❶オピオイド薬
　オピオイド鎮痛薬は，疼痛の神経伝達を遮断することによって，鎮痛や鎮静作用などを示す薬物の総称である。モルヒネやオキシコドン，コデインなどの医療用麻薬の多くはオピオイドに分類される（◐101ページ）。

❷有効限界
　投与量を増やしても鎮痛効果が得られなくなることを有効限界という（◐102ページ）。おもに弱オピオイド薬でみられ，強オピオイド薬の多くにはみとめられない。

事例❷　薬物療法についての再指導後のCさん

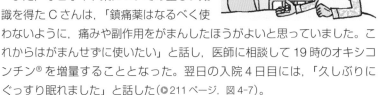

　入院3日目，薬物療法についての再指導を受けたCさんは，前かがみの姿勢や入浴などで突出痛が発生する可能性があるときには，オキノーム®散を事前に内服するように行動が変化した。

　また，オピオイド薬についての正しい知識を得たCさんは，「鎮痛薬はなるべく使わないように，痛みや副作用をがまんしたほうがよいと思っていました。これからはがまんせずに使いたい」と話し，医師に相談して19時のオキシコンチン®を増量することとなった。翌日の入院4日目には，「久しぶりにぐっすり眠れました」と話した（◐211ページ，図4-7）。

3 Cさんが自宅で日常生活を送れるようになるための支援

事例❸　退院に向けての支援

　疼痛コントロールが安定し，Cさんは，レスキュー薬の使用や，痛みが強いときの医師・看護師への相談など，自信をもって行うようになり，笑顔も増えてきた。そのため，退院に向けての支援を行うこととなった。

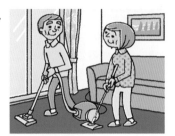

　Cさんは，「入院前に家ではオキシコンチン®を7時と19時に内服していたけど，朝食の準備などで飲み忘れることも多かったんです。いまもカロナール®を毎食後に内服しているけど，夕食時間の19時から朝食の8時まで時間があいて，痛みが出てしまいます」と話した。また，前かがみの姿勢が疼痛増強につながるため，「家で布団から1人で起き上がったり，掃除や洗濯ができるのかしら。ガーデニングはもうできないのかしら」と心配していた。

　そこで，退院後の日常生活を円滑に送り，希望をもって治療に取り組めるよう，理学療法士や作業療法士とともに支援することとなった。

　Cさんは，夜間に睡眠がとれるようになり，疼痛コントロールを自信をもって行えるようになってきたため，2つ目の共同目標である「退院してから自宅で日常生活を送れるようになること」に取り組むこととなった。

● **内服時間の調整**　自宅での療養生活は，入院時と違って，日常生活を送りながら自分で服薬時間の管理を行っていかなければならない。無理なスケジュールでは，服薬アドヒアランスの低下につながり，適切な疼痛コントロールがむずかしくなる。退院後の患者の生活スタイルに合わせて，無理のない服薬計画を患者とともに検討し，家族にも協力を得ることが重要である。

　Cさんは，鎮痛薬の服用時間を不安に感じていたため，家事がひと段落して飲み忘れしにくく，かつ朝7〜8時に鎮痛薬の血中濃度が下がらないよう，オキシコンチン®を10時・22時に服用し，カロナール®を6時・14時・22時に服用するよう，変更した。

● **起き上がり方の工夫**　前かがみの姿勢は，肋骨に負担がかかり疼痛増強の原因となる。この疼痛は，CさんのADLを著しく阻害していた。病院ではギャッチアップすることで緩和できるが，自宅のベッドは電動ではない。そこで，理学療法士の協力を得て，仰臥位から座位になるのではなく，まずは右側臥位となり，片手で痛い部分を抑え，もう片手で身体を支えながらゆっくり起き上がるという方法を指導し，練習を行った。

● **社会資源についての情報提供**　Cさんは自宅では和室に布団を敷いて寝起きしていた。看護師は，介護保険を申請すれば，電動ベッドや手すりの借用もできることを情報提供した。

● **家事の工夫と分担**　Cさんは「家事をすべて自分でやりたいのに，実際

にはできない」と，家庭での役割の喪失感をいだいていた。そのため看護師
は，家事を具体的な動作に分けながら，Cさんにできることと手伝いが必要
なことを書き出し，Cさんと話し合って次のような具体的な対処方法と分担
についてリストをつくり，家族に相談することとした。

- 床掃除の際，いままでは雑巾がけをしていたが，ウェットシートをつけた
  フローリングワイパーであれば，Cさんにも可能である。
- 掃除機は重たいため，負荷がかかり痛みが増強するので，夫に頼む。
- 洗濯物を洗濯機から取り出すときに何度も前かがみになることで痛みが増
  強するので，毛布用の大きめの洗濯ネットに洗濯物をまとめて入れておき，
  取り出す回数を少なくする。
- よく使う食器や鍋などは，低いところや高いところにしまうのではなく，
  体幹と同じぐらいの高さの棚に置いておくことで，腕を上げたり前かがみ
  になったりする回数を減らす。

Cさんは，「工夫すれば結構自分でもできますね。できないことだけ夫に
頼めばいいのよね。夫の運動不足の解消にもいいわね」と笑顔で話した。そ
の後，作業療法士とともに実際の動き方を練習した。

● **気分転換やリラクセーション**　不安や恐怖などの精神的な苦痛は，疼痛
を増強させる因子❶となるため，人や自然とふれ合うなどの気分転換やリラ
クセーションにより，みずから精神的安定を導き，疼痛を緩和すること❷も
セルフケアの重要な要素の1つである。

Cさんは，入院前は，夫との旅行を楽しみにして，趣味のガーデニングや
長女との会話を楽しむことで気分転換をし，治療に前向きに取り組んでいた。
退院後も，Cさんがこれらの楽しみを継続しながら，希望をもって治療を継
続し，Cさんらしい人生を送ることができるよう，支援する必要がある。

看護師は，夫に対し，Cさんは旅行を楽しみにしているため，退院後にま
ずは近場の日帰り旅行を計画してはどうかと提案した。長女に対しては，仕
事が忙しいときには電話だけでもよいので話をするよう提案するなど，Cさ
んの対処（コーピング）行動を強化できるようなはたらきかけを行った。

また，日常的に手軽にリラクセーションができる方法として，自分ででき
るハンドマッサージ方法や温罨法の指導などを行い，患者の対処行動の強化
につなげた。

◻NOTE

❶痛みを増強する因子
- 不快感
- 不眠
- 疲労
- 不安
- 恐怖
- 怒り
- 悲しみ
- 抑うつ
- 倦怠感
- 孤独感
- 社会的地位の喪失

❷痛みを緩和する因子
- ほかの症状の緩和
- 睡眠
- 理解
- 人とのふれ合い
- 創造的な活動
- 緊張感の緩和
- 不安の軽減
- 気分の高揚
- 快の感情（ここちよさ，
  気持ちよさ）

4 支援によって得られた結果

Cさんは，痛みに恐怖を感じることで生活がおびやかされ，ADLとQOL
が低下していた。しかし，鎮痛薬の増量や，レスキュー薬の服薬指導，Cさ
んの日常生活に合わせた支援により，ふだんの痛みがNRSの1〜2となり，
睡眠もとれるようになった。ADLが拡大し，自宅での疼痛マネジメントに
自信をもつことができ，Cさんと医療者の共同目標は達成された。

また，Cさんが夫に「家に帰ったら，ここは手伝ってね」と笑顔で伝える
など，家庭での役割を再構築している様子が見られた。その後，放射線療法
が終了してCさんは退院となり，自宅療養を開始した。

C　がん患者に対する心理的・社会的サポート

　がん患者は，長期にわたりさまざまな治療に取り組む。その間，がんそのものや治療に伴う苦痛，死への恐怖，生活上の負担や困難をかかえた日々を送ることとなる。そのため，心理的・社会的サポートは重要であり，そのニーズは診断時から長期にわたり存在する。

　臨床現場では，診断・治療が優先されることが多く，心理的・社会的サポートに関して十分な情報提供がなされているとは言いがたい。診断の時点から，患者が利用可能なサポートの選択肢について説明し，必要なときにサポートが受けられるように体制を整えておかなければならない。

　ここでは，看護師が提供するおもな心理的・社会的サポートのうち，がん患者とのコミュニケーション，がん患者が主体となって進めるセルフヘルプグループ，家族への支援，社会的サポートについて学ぶ。

1　がん患者とのコミュニケーション

　医療者と患者の効果的なコミュニケーションは，患者の満足度や治療遵守（コンプライアンス）の向上，情報の理解の促進，心理的ストレスの軽減につながり，医療者の満足度や達成感にも影響する。しかし実際には，さまざまな要因から，がん患者と医療者の間では情報や気持ちのすれ違いがおこりやすい。

　患者はがんやがん治療に関する複雑で高度な知識を理解しなければならず，また限られた時間のなかで，自分自身にとって最善の治療法を選択しなければない。医療者は，患者が十分に情報を理解してがん治療にのぞんでいると思いがちであるが，患者は診断を受けた混乱のうちに治療法を選択しなければならず，結果として自分の意図とは異なる治療を選択してしまったということもありうる。

　実際に，患者と医療者のコミュニケーションに齟齬があった場合には，患者の意思決定における満足度やQOLが低下するという報告もある[1]。たとえば，がん治療による副作用について，医師は十分に説明したと思っていても，患者は「自分におきる可能性はほとんどないだろう」と誤解してしまうことがある。もしその患者が副作用に悩まされた場合には，医師への不満につながる場合もあるだろう。

　ここでは，がん患者と医療者間の適切なコミュニケーションを促進するために必要な基本的知識と具体的な方法について述べる。

1）Sjolander, C. et al.：Striving to be prepared for the painful：Management strategies following a family member's diagnosis of advanced cancer. *BMC nursing*, 10(18), 2011.

1 がん医療におけるコミュニケーションの特徴

がん患者のおかれている状況

　がんと診断された患者の多くは，死や苦痛のイメージをいだきやすい。とくに再発・転移をおこした場合は，治療法があったとしても，ほとんどの人が死を意識する。また，治療の選択に際しては，最新のがん医療に関する知識と情報を整理して理解し，患者自身の生活や人生，価値観や信条と重ね合わせて，最善の決定を行う必要に迫られる。さらに，治療においては，長期にわたってさまざまな専門職者とかかわりながら，いつ再発・転移がおこるかわからないという不確かな状況に対処し，希望をもって治療を継続していかなければならない。

　このように，がん患者はストレスに満ちた状況のなかにおかれている。

コミュニケーションにおいて留意が必要な状況

　アメリカがん研究所 National Cancer Institute（NCI）は，がんコミュニケーションに関するガイドラインを開発しており[1]，患者と医療者間のコミュニケーションにおいて，以下の状況に留意すべきとしている。

（1）わるい知らせの受けとめ
（2）生命の脅威をもたらす病に対する情緒的反応への対処
（3）複雑な情報の理解・想起
（4）多様な医療者とのコミュニケーション
（5）予後に関する統計の理解
（6）希望を維持しながら不確かさに対処する
（7）長期にわたり関係性を維持できる信頼の構築
（8）臨床試験の可能性を含む治療に対する意思決定
（9）健康推進行動の促進（予防や早期発見のための行動）

2 患者中心のコミュニケーション

　がん医療においては，患者のニーズや価値観・信条，個別の体験を考慮しながら，必要な情報や相談の場を提供し，共同で治療やケアの計画を検討するなど，患者が治療やケアに主体的に参加できるよう環境を整え，患者と医療者の関係性を促進することが不可欠である。このような患者中心の医療を進めるためには，患者を中心としたコミュニケーションのあり方が重要となる。

　患者中心のコミュニケーションは，患者と医療者が互いに敬意をはらい，信頼のもとで意見交換を行って最善の選択を行い，目ざす目標を共有して行われる。つまり，双方が責任をもってかかわり合うという特徴がある。

1）Ronald M. E., & Richard L. S., : *Patient-Centered Communication in Cancer Care*. National Cancer Institute.（https://cancercontrol.cancer.gov/sites/default/files/2020-06/pcc_monograph.pdf）（参照 2022-09-08）.

◆ コミュニケーションにおける医療者としての姿勢

医療者と患者のコミュニケーションを良好に成立させるためには，次に示す姿勢が医療者には求められる。

（1）患者の現在の展望や見通しを引き出し，理解し，確認する。

（2）患者の家族背景や仕事，役割，病気の経過，経済状態などといった心理・社会的文脈のなかで患者を理解する。

（3）患者が直面している課題，たとえば，がんの診断や再発・転移，有害事象，医療費，療養環境などと，それらへの対応について，ともに理解するよう努める。

（4）提示された治療法を受けるかどうか，臨床試験を受けるかどうかなど，健康に関連する選択に意味を見いだせるよう，患者を支援する。

医療過誤や容認できないほど治療に遅れが生じた場合，あるいは患者が必要なサービスを得られなかったり，決定した選択に対して家族が異なった意向を示すといった事態が生じている場合には，患者と医療者のコミュニケーション過程になんらかの離齬やひずみが生じていることが多い。

◆ 患者中心のコミュニケーションの実践

患者中心のコミュニケーションを実践する際のポイントとして，①モチベーション（動機づけ），②見通しの共有，③適切な情報提供によるヘルスリテラシーの向上，④ゴールの設定，⑤患者ニーズの把握があげられる。

▌モチベーション（動機づけ）

患者の苦悩を癒すためには，今後の治療や生活に対するモチベーション（動機づけ）を高め，直面する課題に着実に取り組めるよう心の準備をしてもらうことが重要である。医療者は，患者との会話で心理的な負担を伴う話題を避けてしまいがちであり，患者の側も自分にとって不快な話題を避けがちである。また，患者の意思が医療者側の推奨する内容と異なる場合には，医療者側にそれを快く思わない気持ちが浮かんでくるかもしれない。

しかし，不安やおそれ，治療に対する期待・意向などについて，患者に率直に語ってもらうことにより，患者と医療者の間に信頼関係が構築され，精神的苦痛を軽減しつつ患者の意向にそった治療やケアの提案・実施が可能となり，患者の治療・生活へのモチベーションを高めることも可能となる。

▌見通しの共有

診断や治療計画についての目標を共有することにより，患者と医療者の相互理解がなされ，より強固な信頼関係を築くことにつながる。患者が状況や知識を十分に理解できておらず，目標の共有ができていない段階で，医療者が一方的に意見を述べたり，決断を迫る質問をしたりすることは避けなければならない。一方で，患者が受け身の場合には，自分の意見を表出できるように励ましたり，質問を投げかけたりする必要がある。

▌適切な情報提供によるヘルスリテラシーの向上

治療法の選択を支援する際には，医療者から科学的根拠（エビデンス）が伝

えられる。その際，患者の立場にたって適切に対応する必要がある。患者は，病状や治療・ケアの説明や情報には専門用語が多く含まれており，必要な知識を得ることがむずかしいと感じていることが多い。患者に対して教育的な介入を行い，より能動的なコミュニケーションを行えるように支援し，患者の関心にこたえられる適切な情報資源を提供するなど，患者のヘルスリテラシー❶を高めるようにかかわることが重要である。

医学的内容について理解を促す際には，資料や映像などのメディアを用いて説明すると効果的である。とくに統計に関する情報を伝える場合，統計学の用語を理解するのは容易ではないため，工夫が必要となる（◉21ページ）。がんの治療実績については，たとえば薬物療法を途中でやめた場合には腫瘍の縮小効果が望めない，などといった，治療の経過によって得られる効果が異なることについても理解を促す必要がある。

■ ゴールの設定

個々のコミュニケーションの場面においては，それぞれゴールを設定する。治療法を選択する際の相談や有害事象の理解を促す場面では，データに基づいて具体的な説明を行うことができるため，明確なゴールを設定しやすい。しかし，不安や恐怖などの情緒的な問題を解決する場面では，明確にゴールを設定することがむずかしい。患者の反応を見ながら質問を促し，課題解決に向けての方向性を見つけ出していく必要がある。

患者と医療者は異なる予測や意向をもつため，それぞれが想定するゴールは同じではないかもしれない。しかし，患者は医療者とゴールがズレていることに気づいても，それを表出することは少ない。会話が一方向になっていたり，ちぐはぐになっていると感じた場合は，会話を一時中断して，患者が情報を反芻し，整理して理解するための時間をつくることが大切である。互いに想定するゴールを理解し，それを共有できるように配慮することが求められる。

■ 患者ニーズの把握

患者の状況や場面ごとに注意をはらい，患者のニーズを把握することが重要である。

たとえば意思決定のための情報提供を行う場面では，患者の混乱やとまどい，抵抗などを見逃さないように注意する必要がある。患者は，理屈ではわかっていても動揺していることが多い。また，身体的な苦痛によりコミュニケーションが困難な場合もある。このような場合には，詳しい情報を提供するよりも，安心できるようそばに寄り添い，見まもることが必要となる。

また，たとえば「合併症はまれな確率で出現する」という情報提供を行った場合，医療者はその確率を5％程度と認識していても，患者は30％ぐらいに考えているかもしれない。このように，複雑で専門的な内容の理解を要する場面や，心理的な動揺が予測される場面では，患者の理解や受けとめ方を確認しながら進めることが重要である。

痛みなどの症状がある場合は，患者はがんが進行しているのではないかとの懸念をいだき，痛みをがまんして医療者に話さないことがある。患者が自

□NOTE
❶ヘルスリテラシー
　自分の健康に関する決定に必要となる情報を適切に収集して正しく理解し，活用していく能力のことである。

分の状態をどのように理解しているのか，どのような見通しをもっているのか，また，どこにこだわり，なにを大切にしたいと考えているのかを話すことができるように，十分な時間をとって信頼関係を築く必要がある。

　また，信頼関係を築くためには，十分な情報交換も必要である。医療者から一方的に説明されるだけで質問しづらいような状況では，信頼関係を築くことはむずかしい。情報不足や誤解・不信感が生じてしまうと，受けている治療・ケアに対しても不安が高まり，よいことばかりを強調しがちな民間療法などに興味をもってしまうかもしれない。医療者を信頼できない環境での治療や入院生活は，患者にとって精神的に大きな負担となる。

◆ 効果的なコミュニケーションによって得られる成果

　効果的なコミュニケーションにより，次の成果（アウトカム）が期待できる。

　①**患者と医療者の関係性の深まり**　互いに信頼関係が深まり，互いに尊敬の念をもってかかわることができるようになる。効果的な情報交換が行われ，情報の適切な評価が可能となる。

　②**患者における成果**　患者がみずからの意思決定へ積極的に参与できるようになり，質の高い意思決定が可能となる。適切な社会資源を活用し，セルフケアが浸透して，よりよい治療と生活の環境を整えることが可能となる。また，疾病や治療についての知識・理解が向上することにより，治療・ケアへの主体的な参加やエンパワメント❶につながる。

　③**治療・ケアにおける成果**　効果的なコミュニケーションにより，ケアがつねに最適なものとなるように調整することが可能となり，患者の QOL が向上し，症状のコントロールが良好に行われるようになる。また，有効な情報を得られることにより，社会的な支援の強化にもつながる。

□ NOTE
❶**エンパワメント**
　個人や集団が自分自身の力で問題を解決する能力を獲得すること，およびその過程。

3　わるい知らせを伝える際の注意点

　がんの診断や再発は，患者にとって命や人生をくつがえす脅威をもたらす。強い不安が生じ，患者は情報を正確に理解することがむずかしい状況におかれる。そのため，わるい知らせ（バッドニュース）を伝える際には，次に示す点について十分な注意をはらう[1]。

　①**準備**　前もって，面談が重要なものであることを伝える。家族の同席を促すことは，患者の認識を高めることになる。面談当日は，プライバシーが保たれる部屋・時間を確保する（●86ページ，図3-2）。

　②**面談の始め方**　患者は重要な面談に際して緊張しているため，突然わるい知らせを伝えるのではなく，患者の現在の状況を聞くことなどから始める。患者の気がかりなどを聞くことで，病気の状態に対する認識はどうか，わるい知らせを聞く準備ができているかを把握し，伝え方を検討する。

　③**わるい知らせを伝える**　まずは「あまりよい話ではありません」といった注意表示となる言葉をかけることによって，患者に心の準備を促す。たと

1）内富庸介・藤森麻衣子編：がん医療におけるコミュニケーションスキル——悪い知らせをどう伝えるか。医学書院，2007.

えば，がんであることを伝える場合には「がん」という言葉をきちんと用いるなど，わるい知らせを明確に伝えることが大切である。ただし，何度も繰り返すのではなく，2回目以降は患者が使う言葉に応じて「あなたの病気」などのようにおきかえる。また，十分に共感的な態度を示し，信頼関係の構築に努める。

④**今後のことを話し合う**　患者は，今後の治療方針や日常生活への影響など，さまざまなことについて医療者と話をしたいと考えている。治療やケアはチームでかかわることを伝え，必要に応じて専門家を紹介する。

⑤**面談をまとめる**　伝えた内容の要点をまとめ，患者の理解を確認する。メモなどを書いて説明した場合にはメモを手渡す。医療者が責任をもって診療にあたることを伝え，患者・家族・医療者が一丸となって病気に取り組んでいこうという意志を伝える。

4 コミュニケーションにおいて看護師が配慮すべき点

看護師ががん患者とのコミュニケーションをとる際の態度には，①わかろうとする誠実な態度で接する，②患者個人の信条や価値観，生活や人生を考慮する，③互いに思いや考えをやりとりするといった3つがとくに重要である。

■ わかろうとする誠実な態度で接する

コミュニケーションにはいくつかの配慮すべき点はあるが，型どおりの方法があるわけではない。受容的な態度をとるといっても，患者の言葉をおうむ返しを繰り返すばかりでは，真剣に患者のことを考え，共感していることを相手にわかってもらうことはできない。死を意識して不安に陥り，自分の人生を揺るがされる事態に直面して，これからの人生について深く考えようとしている患者の気持ちは，簡単にわかるものではないだろう。

がんになったことがなく，当事者の気持ちになることはむずかしいにしても，「わかりたい」「あなたの気持ちを受けとめたい」ということを，自分の率直な言葉で伝えることはできる。わからないことでも，できるだけわかろうとする姿勢や，理解できていないことを自覚したうえで，しっかりと患者にかかわっていこうとする努力といった，正直さ・誠実さが求められる。

■ 患者個人の信条や価値観，生活や人生を考慮する

がんの診断や再発について説明するのは，多くの場合，医師である。一方，重い現実を突きつけられた患者がそれらに向き合っていく過程に寄り添っていくのは，看護師の役割である。患者それぞれの信条や価値観，生活や人生を抜きにして，患者の支援はできないため，看護師はまずそれらを把握する必要がある。

次の事例に示すDさんには，どのようなかかわりが必要だろうか，考えてみよう。

事例 再発・転移を宣告されたDさんと受け持ち看護師X

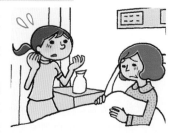

Dさん，45歳女性。右乳がんのために乳房切除術および術後補助化学療法として抗がん薬治療を受けた。3年目のMRI検査で乳がんが再発し，肺へ転移していると診断され，主治医との相談により抗がん薬治療を長期間行うこととなった。継続的な抗がん薬治療のために皮下埋没型中心静脈ポート(CVポート)を留置するために入院してきた。

受け持ち看護師Xが，入院時オリエンテーションで入院までの経過を確認した際，Dさんは，「3年目の診察で，再発して肺に転移しているって突然宣告されたの。がんの勢いをとめるために抗がん薬治療を受けるのはしょうがないわね。やめるわけにもいかないようだし……」と話した。受け持ち看護師Xは，Dさんの言葉に驚きの表情を隠せず，「だいじょうぶですか」と何度も心配そうに言葉をかけていた。

その後，Dさんは夜勤の看護師Yに対し，「お昼の看護師さんは，再発を宣告されたと話したら驚いたみたい。何度も『だいじょうぶですか』と心配そうに聞かれたわ。こっちは転移についてひどく落ち込んでもいないし，ふつうにかかわってくれればいいのに，再発や転移って聞いただけでかわいそうに思われるのは心外だわ。本当に私の気持ちをわかってくれて，本当にたすけてほしいときに支えてくれれば，それでいいのよ。ひどく過剰に心配されすぎるのは困る」と話した。

その一方で，「表面的ななぐさめの言葉というのはすぐわかる。心からのひとことなら支えられる」とも話していた。Dさんは，高校受験を控えた長女のことが気がかりな様子で，「治療のために通院するのはしかたがないけれど，副作用でぐったりしたくない。娘も勉強と部活を両立しようとがんばっている。できる限り支えてあげたいから副作用で寝込んでもいられない。いつまで母親でいてあげられるかわからないから……」と涙ぐんでいた。

Dさんは，再発・転移という事実を受けとめ，治療に対する心身の準備を進めようとしている。受け持ち看護師Xは，Dさんが再発・転移という事実をどのように受けとめているかに着目しているというよりは，その事実に打ちひしがれている「かわいそうなDさん」という先入観で接している。そのため，いくら心を込めてなぐさめたとしても，Dさんにとってはいらないおせっかいに思えてしまう。

この事例において最も大切なのは，Dさんがどのように再発・転移の事実を受けとめて対処しているかを，日常の会話のなかから読みとることである。Dさんが一番心配していることは，長女の高校受験であり，抗がん薬治療を長く続けながらどれだけ娘を支えていけるかということである。再発・転移という事態に感情移入しすぎると，人と人とのあたり前のやりとりができなくなってしまう。この事例では，入院に際してなにが心配なのか，退院後はどのような生活を望むかといった，母親としての役割を担うDさんの生活に密着した会話が求められる。

▌互いに思いや考えをやりとりする

　傾聴するだけのかかわりでは，一方通行のコミュニケーションで終わってしまう。患者に返す言葉は，看護師の臨床経験や人生経験，価値観などによって異なるのが当然であり，うまく返事をしようとする必要はない。問題解決にとって重要となるのは，病気や治療に関する真剣な会話だけとは限らない。「娘さんは勉強も部活動もがんばっていますね」と話せば，娘のことが気がかりなＤさんの気持ちを理解していることが伝わるだろう。

　また，患者が話したい話題をくみとることも大切である。Ｄさんは自分の時間に限りがあることを実感し，いつまで母親として娘と接することができるのかと自問している。これは，家族には話しづらい気持ちなのかもしれない。もし看護師が「死にかかわる内容だから，話を続けるとＤさんを傷つけるかもしれない」と話題をかえたり会話をやめたりしてしまうと，Ｄさんの気持ちを聞き出すことができなくなってしまう。それでは，自分自身に答えのない問いを続けるＤさんを孤立させてしまうかもしれない。

　Ｄさんの心理的負担が気がかりなのであれば，「娘さんのことを聞いてもいいですか」と確認してみればよい。Ｄさんが話したくなさそうであれば「いまはこの話はやめましょうか」，Ｄさんの事情にふみ込みすぎたと思ったならば「ちょっと言いすぎましたか」など，看護師が自分の考えや思いを伝えればよい。「私はあなたの気持ちを知りたい」ということを，自分の言葉で伝えることが大切なのである。

2　セルフヘルプグループ

1　セルフヘルプ活動とセルフヘルプグループ

　病気や交通事故，家族との死別など，同じような苦しみや悲しみを経験した人や，同じ問題をかかえている人が，互いを理解してたすけ合いながら，それぞれの問題の解決を目ざす活動を，**セルフヘルプ活動（自助活動）**という。多くの場合は，数名の当事者が参加する**セルフヘルプグループ**という集団で行われる。セルフヘルプ活動は，ミーティングというかたちで行われることが多い。

　セルフヘルプ活動は，参加メンバーの自発性に基づいて行われ，メンバー間の信頼と相互作用により生まれる自尊感情の回復やエンパワメントによって，共通の問題解決の糸口を見いだすことを目的にしている。

　がんの経験者は，がんや死に対する脅威を感じ，不安にかられたとき，それをなんとか調整しようと考えをめぐらせたり，試行錯誤したりする。がんという同じ苦しみをかかえた人々が経験を共有し，互いを理解してたすけ合うというセルフヘルプ活動によって，がんに対する不安や治療に伴う苦痛のコーピングがうまくなされることが期待される。

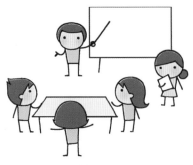

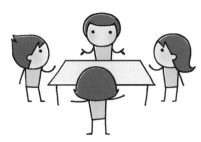

　a．専門職者のガイドによる　　　　　　b．当事者だけによるセルフヘルプ
　　　セルフヘルプグループ　　　　　　　　　グループ

▶図4-9　セルフヘルプグループにおける2つの形式

2 セルフヘルプグループの形式

　セルフヘルプグループには，①専門職者のガイドによるセルフヘルプグループと，②当事者だけによるセルフヘルプグループの2つがある（▶図4-9）。②のグループでは当事者だけでサポートをすることになり，これを**ピアサポート**という。

　専門職者のガイドによるセルフヘルプは，専門職者が先導役となって問題解決へと向かうよう支援する。ピアサポートは，専門職者が介在せずに当事者だけが参加して，たすけ合いながら問題解決を目ざす。

3 セルフヘルプグループの活動

▌セルフヘルプ活動の心構え

　セルフヘルプグループにおける活動では，参加するメンバーと支援する専門職者，関係するすべての人々が次の意識をもつことが大切である。

　①**他者とともに共通の問題を分かち合う**　同等の関係のなかで，自発的かつ情緒的に抑圧されていないかたちで，情報や感情，考えなどを交換する。

　②**他者の体験に耳を傾け，意見や考えを伝え合うことで，新たな気づきが生まれる**　メンバー間の援助力の源は，それぞれの経験に基づく知識・技術にあるため，専門職の知識・技術よりも実用的でより包括的である。また，ここで得られる体験的知識は，活動が行われるなかで蓄積されて体系化されたものであり，単なる素人の知識とは異なるものと考えられている。

　③**他者を援助することで自己をたすける**　メンバーが援助者の役割をすることで，自分自身の問題をよく理解できるようになる。また，「自分も役にたっている」と感じることで，自尊感情を回復することができる。

▌セルフヘルプ活動の実践

　実際の活動は次のように行われる。

　①**人数**　グループのメンバーが個々に自分の体験を語り，問題を共有するには，人数があまり多くないほうがよい。相互作用を円滑にするには，6〜8人が適切である。

②**時間**　1回のグループ活動は，集中力の持続や疲れを考慮して90〜120分程度が適当である。

③**回数**　ミーティングの開催回数は，グループを形成するメンバーの特徴(疾病や病期，年齢，職業などの社会的役割など)によって異なる。共通の問題が浮かびあがり，それに対する解決の方向性を検討するためには，少なくとも複数回の開催が必要となる。定期的なミーティングだけでなく，会誌の発行や，研修会・セミナーの開催などにより交流を深め，課題や知識の普及をはかる活動が行われることもある。

④**活動方針の明示**　活動に際しては，グループの活動方針やモットー(標語)などを掲げておくことも有効である。ミーティングが始まる前に，心構えについて，「時間や話題をひとり占めしない」「他者の言葉に耳を傾ける」「自分の考えや気持ちをあらわしてみよう」といったようにわかりやすい言葉で伝えることも効果的である。

⑤**安全・安心の保証**　グループへの参加に際しては，匿名性を保持する。名札を準備した場合には，本名ではなくニックネームや仮名を書いてもよいことを伝える。また，ミーティングで話し合った内容については，口外しないことをメンバー間で約束する。

4 セルフヘルプグループにおける専門職者の役割

　セルフヘルプグループにおける看護師の役割は，患者がセルフヘルプグループへの参画に関心をもっているかを察知し，患者のニーズを実際の活動に結びつけることである。たとえば，グループの相談役を務めたり，活動に必要な資源に関する情報を提供したり，学習会を共同開催したりするといった具体的な助力などが考えられる。看護師がグループの講師として参加することもあるが，その場合も1人の参加者としてほかのメンバーと平等な立場にたち，ともに考える姿勢で接することが必要である。

　専門職者のガイドによるセルフヘルプグループでは，専門職者が先導役となってグループの活動を支援する。看護師として参加した場合には，誰かの主張に肩入れすることや，問題解決に向けてグループ活動を方向づけるといった意図的なかかわりは避けるべきである。グループの話し合いや活動が円滑に進むように援助し，グループの中核メンバーが新規メンバーを導いていけるように援助することが，看護師の役割となるだろう。

5 セルフヘルプグループの機能と成果

● **機能**　セルフヘルプグループにはさまざまな機能がある。看護師は，グループ活動のプロセスを通して，それぞれの機能が適切に展開されているかを見まもり，ときには支援する仲間として助言する。

　①**認知の再構築**　セルフヘルプグループの活動を通して，メンバーのかかえている問題に対する認識(認知)が変化し，問題解決に向かうためのエネルギーが生まれてくる❶。

　②**適応技術の学習**　活動を通して，メンバーが自分の問題に対処するため

NOTE

❶乳がんと診断された女性の例をあげる。この女性は，腫瘍が大きいため乳房の切除が必要であり，女性性がそこなわれることに大きな喪失感をもっていた。この女性がセルフヘルプグループに参加し，乳房切除術を受けたほかの患者も同じように悩みぬいたことや，意を決して手術にのぞんだあとに乳房の再建術を受けたことなどを聞き，自分ひとりの悩みではないことを実感し，不安が緩和された。そして乳房再建術という新たな選択肢を再認識できるようになり，自身に最適な治療について，現実的に考えることが可能となった。

に必要な技術を学習することができる。たとえば，乳がん女性のセルフヘルプグループのメンバー間では，治療に伴う有害事象対策について，経験に基づく知識・技術が共有されることが期待される。

　③**情緒的サポート**　同じ経験をしている当事者として，互いに尊敬の念をもつようになる。メンバー間で互いに励まし合ったり，苦しみや喜びの感情を共有したりするようになり，もしメンバーが否定的な感情を発散したとしても，それを受容するような情緒面のサポートがなされる。このような仲間からのサポートを受け，がんに罹患した自分でも，意味ある存在として生きていくことの大切さを実感することができるようになる。

　④**個人的な情報の提供**　セルフヘルプグループでは，ほかの人には話せないような個人的な経験・考え・感情を表出することができる。なぜ自分ががんになったのかという答えのない問いや，再発におびえて仕事が手につかないことなど，これまで家族にさえ打ち明けてこなかった心の叫びをさらけ出したとしても，ほかのメンバーはそれらの話の内容を傾聴し，受容し，理解してくれる。

　⑤**社会化**　セルフヘルプグループの活動を通して，メンバーは社会的孤立感を克服し，ほかの人々と交流ができるようになる[1]。

　⑥**活動への共同参加**　セルフヘルプグループに参与することで，参加しているメンバーに共通する問題に気づくことがある。これは，問題の解決に向けた意見交換や，専門職者から知識を得るための研修会や講演などを共同企画することにもつながる。他者と協働し，より効果的な解決策を得られるという体験を積み重ねるなかで，自分たちのもつ潜在的なエネルギーや能力に気づくことが期待される。

　⑦**自己信頼・自尊心の獲得とエンパワメント**　最終的には，セルフヘルプグループの活動を通して，メンバーに自尊心がめばえていく。自分らしく生きていくための力を失っていた患者が，再び勇気や自信をもつことでよりよく生きる意欲をおこし，問題にたち向かう力を獲得する。

● **成果**　セルフヘルプグループに参加することで得られる有益な成果（アウトカム）として，抑うつ・不安などの精神症状の改善，人生に対する満足感，自尊感情の増大などがあげられる。さらに対人関係の改善，社会役割の遂行，生活への適応，QOLの向上，疾患の受容といった成果がもたらされる。

3 家族への支援

1 がん患者の家族が直面する課題

　がんは，患者の家族にも脅威や不安をもたらす。家族は，「なぜ自分の家族ががんになったのか」「がんによって愛する家族の命が奪われるのではないか」という不安や恐怖におそわれ，また「どのように言葉をかけたらいいのか」「苦しい治療をかわってあげることはできないのか」といったように，家族としてどのようにがん患者を支えたらよいのか，とまどいや葛藤が生じる。

さらに,「治療が長引けば仕事はどうなるのか」「治療費がかさむと自分たちの生活はどうなるのか」といった社会的な不安や心配は家族全体に及び,家族がこれまでつちかってきた支え合いの関係性にひずみが生じることもある。また,患者が家族に迷惑や心配をかけたくないと考えて苦痛や苦悩をひとりでかかえると,家族はなにも相談してくれない患者に対して距離を感じ,気持ちのすれ違いが生じることもある。このような事態が生じると,家族間で互いの気持ちや考えを共有し,知恵や資源を出し合って支え合うといった,家族が本来もつ力を発揮することがむずかしくなる。

逆に,がんの脅威を家族で支え合ってのりこえることができれば,家族のきずながさらに強まり,家族全体が生産的な相互作用(支え合い,励まし合い,協力,連携,共同など)を発揮できるようになる。

2 家族に対する支援のポイント

看護師による患者家族への支援のポイントとして次のものがあげられる。

▌家族のがんに対する理解・受けとめ方を把握する

家族に対する支援は,まず家族がどのようにがんを理解し,受けとめているかを確認するため,タイミングよく話を聞くことが重要となる。これは,患者の配偶者やキーパーソン❶だけでなく,患者の子どもについてもいえる。

家族は,自分たちのことは二の次で,患者のことで頭がいっぱいになっていたり,不安を払拭するために無意識的に病状を軽くとらえたりしていることもある。医師から病状の説明がなされたあとに,看護師が家族に対して,不安や負担を感じていないかと気づかって声をかければ,家族は自分の気持ちや考えを冷静に見つめることができるようになる。

▌子どもに対しては慎重にかかわる

子どもに対しては,より慎重にかかわらなければならない。まず,親である患者が子どもに対し,どのように事態を受けとめてもらおうとしているのかを確かめる必要がある。看護師が,患者の親としての子どもへの思いや不安を受けとめれば,患者が子どもへの接し方について見通しをもって考えるきっかけになる。

患者が必要とする場合には,医療者が子どもに直接,病気や治療についてわかりやすく説明し,疑問に答え,不安や心配について耳を傾けることもある。この場合,説明のあとには,子どもの受けとめ方などについて患者と話し合うことが重要である。子どもを含めた家族全員が患者の病気と治療を理解し,家族間で支え合う具体的な方法や心がけなどが見いだせるよう,支援していく。

▌家族の対処能力を促進する

家族の理解や受けとめ方を把握したあとは,家族が認識している課題を医療者も共有する必要がある。課題を解決するためにどのような情報やサポートが必要なのか,家族間でなにを協力し,調整すればよいかなどについて,具体的に家族間で話し合うよう提案する。医療者が家族の話し合いに直接立ち入ることはないが,家族間で決断に迷ったり,情報や知識を必要としてい

NOTE
❶キーパーソン
療養生活における主たる支援者のこと。

たりする場合には，気がねなく医療者に声をかけてほしいと伝えておくことが重要である。

　もし，予測される事態について家族が検討できていない場合には，前もって検討しておくべき課題や必要な備えについて，具体的に提示しておく必要がある。家族や親族以外の資源については，気づいていなかったり，わかっていてもうまく活用できないこともある。たとえば，在宅ケアのための公的な手続きや地域の医療・介護に関する情報，家族によるケアや介護の方法などについては，患者の治療経過にそって，段階的に情報を提供し，指導を行う。必要に応じて，医療ソーシャルワーカーや臨床心理士，ケアマネジャー，訪問看護師などの専門職者を紹介することも求められる。

▌家族への精神的サポートを行う

　患者と同じように，家族に対する精神的サポートも必要である。家族の存在を気にかけ，言葉からだけでなく，表情や態度からも不安や心配を察していく。看病やさまざまな対応・調整に日々心をくだいている家族に対し，ねぎらいや励ましの言葉をかけることも大切である。また，患者のケアについて家族の意向や思いを聞き，患者にとって最善のケアを家族とともに計画・実施していくことは，家族の達成感や満足感を高めることにつながる。

　家族がいだいている不安や心配，患者の苦しみをかわることができないつらさや自責の念といった胸に秘めた思いは，同様の体験をしているほかの家族と共有・共感することによって軽くすることができる場合もある。がん患者の家族に対するサポートグループや患者相談窓口などといった，家族の精神的サポートに活用できる情報の提供を行うことが重要である。

4　社会的サポート

　がん患者が治療と生活を維持していく際，就労の問題や経済的負担に直面することがある。2014（平成26）年に報告された東京都の「がん患者の就労等に関する実態調査」[1]によると，831人のがん患者うち25.8％が，がん罹患により昇格・昇進などの処遇に影響があったと感じており，また56.8％が個人の収入が減ったと回答している。50.4％が家計を維持するために貯蓄を切りくずしている実態も明らかになっている。したがって，がん患者に対する就労支援および経済的負担への支援は重要課題である。

　わが国では，2012年のがん対策推進計画（第2期）から，がん患者の就労支援や二次がん予防などが盛り込まれるようになり，病院内への社会保険労務士の配置や，医師と企業が病状や仕事内容を情報交換する文書のひな形の作成，短時間勤務などの配慮を企業に促すなどの対策が進められた。さらに2018年の第3期の基本計画においては，分野別施策のなかに「がん患者等の就労を含めた社会的な問題（サバイバーシップ支援）」が取り上げられ，が

1）東京都福祉保健局：「がん患者の就労等に関する実態調査」報告書（平成26年5月）（https://www.fukushihoken.metro.tokyo.lg.jp/iryo/iryo_hoken/gan_portal/soudan/ryouritsu/other/houkoku.html）（参照 2022-09-08）.

ん患者の離職防止や再就職支援の充実が強く求められ，就労支援における医療機関・職場・地域のさらなる連携の必要性が指摘された(◎11ページ)。

1 がん患者の就労支援

◆ 就労支援のための資源

　がん患者が，働きながら療養と生活を維持していくには，医療機関・職場・地域において，多様な人々からの支援を患者自身がうまく活用しなければならない(◎図4-10)。がん患者が仕事と治療を両立させるための支援に関する情報は，さまざまな機関から提供されている(◎表4-4)。看護師には，各機関や専門職者の役割と支援内容について，的確に情報提供することが求められる。

● **医療機関**　医療機関では，看護師や医師のほか，医療ソーシャルワーカー(MSW)や作業療法士(OT)・理学療法士(PT)などが，仕事をつづけながら療養していくための情報提供や調整を行っている。全国のがん診療連携拠点病院や小児がん拠点病院，地域がん診療病院に設置されている**がん相談支援センター**では，がん治療・療養生活に関する情報提供を行っている。

● **職場**　職場では，産業医や産業保健スタッフが，職場における治療継続や，療養と仕事のバランスなどについて相談にのり，情報提供を行っている。

● **社会保険労務士**　労働上の課題については，社会保険労務士により，専門的な情報提供や相談支援が行われている。社会保険労務士は，労働問題や社会保険を専門とする国家資格であり，人事労務管理のコンサルティングや年金相談，労働社会保険手続きの代行など，治療と仕事の両立を就労面から助言している。

● **ハローワーク**　ハローワークでは，長期療養者の就職支援事業として，

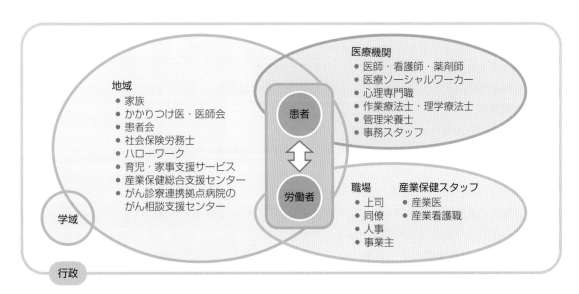

◎**図 4-10　がん患者を取り巻くプレイヤー**
(高橋都：働くがん患者への支援──政策の展開と今後の課題．緩和ケア 29(1)：16-20, 2019 による，一部改変)

表4-4　がん患者の仕事と治療の両立支援に関する情報の例

【医療者向け】
- 『事業場における治療と仕事の両立支援のためのガイドライン』（厚生労働省，31年3月改訂版）[1]
- 『がん専門相談員のための社会保険労務士との連携のヒント』（国立がん研究センターがん対策情報センター，2014年7月）[2]

【患者向け】
- 『患者さんのためのがん治療による症状で困ったときの職場での対応ヒント集　第1版』（厚生労働科学研究費補助金，2018年3月）[3]
- 『がん治療スタッフ向け　治療と職業生活の両立支援ガイドブックVer.1』（厚生労働科学研究費補助金，2017年3月31日）[4]
- 『がん治療と就労の両立支援度チェックと改善ヒント』（厚生労働科学研究費補助金がん対策推進総合研究事業，2017年3月）[5]
- 『がんと仕事のＱ＆Ａ　第3版』（国立がん研究センターがん対策情報センター，2019年4月）[6]

1) https://www.mhlw.go.jp/content/000492961.pdf（参照2021-05-26）
2) https://ganjoho.jp/data/hospital/consultation/files/shorosi_guide01.pdf（参照2021-05-26）
3) https://www.ncc.go.jp/jp/cis/divisions/05survivor/pdf/kanjamuke_v1.pdf（参照2021-05-26）
4) https://www.ncc.go.jp/jp/cis/divisions/05survivor/pdf/ryoritsushien_vol1.pdf（参照2021-05-26）
5) https://www.ncc.go.jp/jp/cis/divisions/05survivor/check/index.html（参照2021-05-26）
6) https://ganjoho.jp/data/public/qa_links/brochure/cancer-work/cancer-workW.pdf（参照2021-05-26）

患者の希望や医学的状況をふまえた職業紹介や，就職後の職場定着への支援を実施している。

◆ 就労支援に関する専門職者の連携

専門職者どうしで連携をとり，有効なはたらきかけを行う必要がある。

● **患者のニーズの把握**　まず，医師・看護師は，仕事と治療の両立に関する問題の有無や，専門家による支援のニーズについて確認する必要がある。ニーズに応じて，適切な専門職を紹介し，相談できる機会を設けることが重要である。

● **職場状況の確認**　併行して，患者本人を通じて職場側の支援体制について，おもに以下の点を確認する。
（1）休暇制度や時差出勤など，勤務にかかわる制度の有無
（2）人事や労務担当者・上司・産業医など，医療機関との情報共有の窓口を担う担当者
（3）診断書などの情報共有のための書類，面接の形態

職場との連携では，主治医が患者に同意を得たうえで，職場への情報提供が行われる。

● **患者会などの紹介**　患者会やサポートグループでは，同じような体験をしている他者の考えや経験を聞いて，意見交換を行い，生活や仕事上の困難に対する具体的かつ実践的な対処法を知ることができる。

● **看護師による就労支援のポイント**　就労支援で重要なことは，患者が生活や生き方を模索する過程をサポートすることである。これまで仕事が生きがいと考えていた人が，大きな責任を伴う仕事に復帰することがむずかしい状況におかれていたり，自身のがんについて職場の上司や同僚に誤解なく理

解してもらうことに苦心していたりすることはめずらしくない。看護師は，患者の考えや気持ちを受けとめ，患者がさまざまな変化に対応できるよう，状況を整理したり，活用できる資源をともに考えたりすることで，患者を支えることが重要である。

2　経済的サポート

◆ がん患者の経済的問題の状況

　2,786人のがん患者を対象にした経済的な自己負担額の調査[1]では，経済的な年間負担額は平均92万円であり，がん患者の約6割は経済的な困りごとがあるとしている。経済的理由が治療に影響したとする患者は6%であり，経済的理由により薬物治療を変更した患者の内訳は，予定した薬剤を変更した患者が41%，無投薬となった患者が37%と報告されている。経済的な負担は，がん患者の生活基盤を揺るがすだけではなく，治療継続にも影響をもたらす深刻な問題である。

◆ がん患者に対する経済的サポート

● **がん患者が利用できる制度**　おもな公的な制度には，以下のものがある。

　①**高額療養費制度**　保険診療における医療費が高額になった場合に，一定の基準によって定められた自己負担限度額までに負担を抑える制度である。上限額は，年齢や所得に応じて定められており，いくつかの条件を満たすことで，負担をさらに軽減するしくみも設けられている。支給申請書の提出先は，患者が加入している公的医療保険（健康保険組合，協会けんぽ，後期高齢者医療制度，共済組合など）である。

　②**傷病手当金**　会社員や公務員などの公的医療保険の被保険者が，病気やけがで仕事を休み，給料が支給されないときや減額された場合に，生活を保障するために支給される給付である。

　③**障害年金**　病気やけがによる障害によって，日常生活や仕事が制限されるまたは困難な場合に支給される給付金である。

　公的な制度のほかに，個人が加入しているがん保険や特定疾病保障保険などを用いることもできる。一度がんと診断されるとがん保険や特定疾病保障保険への新規加入が困難となる場合がある。がん経験者が加入できる医療保険も増えているが，保険料は1.5〜2倍程度の場合が多い。

● **情報提供**　国立がん研究センターがん情報サービス[2]では，がん患者や家族に対し，仕事や家事，育児などの生活上の問題や，医療費・生活費などの経済的な問題に対する公的な助成・支援制度や介護・福祉サービスの活用について，情報提供を行っている。また，がん診療連携拠点病院などでは，がん相談支援センターを設け，利用できる制度・支援のしくみや，それを受け

1）濃沼信夫研究代表：厚生労働科学研究費補助金第3次対がん総合戦略研究事業——がんの医療経済的な解析を踏まえた患者負担の在り方に関する研究，平成24年度総括・分担研究報告書．2013.
2）国立がん研究センターがん情報サービス（https://ganjoho.jp/public/support/backup/index.html）（参照 2021-04-16）.

るための手続きについての情報提供を行っている。

● **看護師の役割**　経済的なサポートは，どの世代においても必要な支援である。働く世代においては，就労支援と合わせて行われることが重要となる。看護師は，生活費や治療費を支援する制度について理解しておかなければならない。具体的な申請や相談に関しては，主治医を介して，医療ソーシャルワーカーへの照会が行われる。

　経済的支援に関する相談は，患者にとって遠慮があったり自尊心の低下を伴ったりすることもあるので，プライバシーに十分配慮したうえで行うことが重要である。

🖊 work　復習と課題

❶ AYA 世代のがん患者の特徴と看護のポイントを述べよ。

❷ 高齢がん患者の特徴と看護のポイントを述べよ。

❸ がん看護の場について，それぞれの場の患者の特徴と看護のポイントを述べよ。

❹ がん患者の全人的苦痛(トータルペイン)を具体的に述べよ。

❺ 悲嘆作業(グリーフワーク)とはどのようなものか。

❻ がん患者の苦痛マネジメントのための支援にはどのような方法があるか。

❼ がん患者とのコミュニケーション過程において，重要となるのはなにか。

❽ セルフヘルプグループとはどのようなものか。また，そこにおける看護師の役割とはなにか。

❾ がん患者の家族，とくに患者の子どもに対する支援においては，どのような注意が必要か。

❿ がん患者の就労支援に関与する資源にはどのようなものがあるか。

参考文献
1. アラン=ガートナー・フランク=リースマン著，久保紘章監訳：セルフ・ヘルプ・グループの理論と実際. pp.27-28, 川島書店，1985.
2. 加未佐和子・高橋都：がん患者の就労問題の現状と課題. 癌と化学療法 46(10)：1473-1477, 2019.
3. 窪田暁子：セルフヘルプ・グループ. 保健の科学 44(7)：484-488, 2002.
4. 黒田ちはる：がんになったら知っておきたいお金の話. 日経メディカル開発，2019.
5. 小島操子・佐藤禮子監訳：がん看護コアカリキュラム. pp.24-42, 医学書院，2007.
6. 坂本はと恵：がん治療を受けながら働く人々に医療者はどうかかわるべきか？. がんと化学療法 46(10)：1478-1481, 2019.
7. 立松典篤：がん患者の地域社会での生活を支援する——在宅支援と就労支援. 理学療法京都 49：29-34, 2020.
8. 日本サイコオンコロジー学会監修：ポケット精神腫瘍学——医療者が知っておきたいがん患者さんの心のケア. 創造出版，2014.
9. 福岡欣次：がんという言葉の社会的な意味. 浅野茂隆ほか編：ガン患者ケアのための心理学——実践的サイコオンコロジー. pp.22-31, 真興交易医書出版部，1997.
10. 山崎喜比古・三田優子：セルフ・ヘルプ・グループの展開とその意義. 園田恭一・川田智恵子編：健康観の転換. pp.180-182, 東京大学出版会，1995.
11. 淀川キリスト教病院ホスピス編：緩和ケアマニュアル，改訂第4版. p.34, 最新医学社，2001.
12. Epstein, R. M. and Street, R. L.：Patient-centered communication in cancer care：promoting healing and reducing suffering. 2007.(http://outcomes.cancer.gov/areas/pcc/communication/monograph.html)(参照 2021-05-26)

第 **5** 章

がん治療に対する看護

A がん治療における看護の重要性

1 がん治療における患者のストレス・葛藤

　がん治療の飛躍的な進歩によってがん患者の長期生存が可能になり，いまでは一部のがんは慢性疾患としてとらえることもできるようになった。しかし，すべてのがんに対して根治的な治療法が完全に確立しているわけではなく，いまもがんに対する死のイメージは払拭できていない。よって，多くのがん患者は死の回避や延命を求め，再発や転移の不安にまどわされない日常生活の維持を期待する。

　近年では，患者の QOL を考慮したさまざまな治療方法が開発され，さらに治療早期からの有害事象対策により，治療を受けるがん患者の苦痛はかつてに比べて軽減できるようになった。また，薬物療法や放射線療法の多くが外来で受けられるようになったことで，社会や家庭での役割を担いながら治療を継続できるようになってきた。しかし，どのがん治療でも，その効果にはつねに不確かな要素が伴い，また不快症状や身体機能の変化・喪失がもたらされた場合には，新たな生活様式の獲得が必要になる。さらに，治療の長期化や就労の不安，経済的な問題などが大きなストレスとなって患者の負担となることもある。

　このように，治療への期待と，治療に伴うさまざまなストレスとの間で，がん患者は心配や不安，葛藤を経験している（●図5-1）。がんの治療過程における看護では，このような状況にいる患者が治療に納得して参加し，治療の目的を達成して最大の利益が得られるよう，治療前から一貫した支援を提供することが重要である。期待した効果が得られない場合もあるが，患者・家族の落胆や葛藤を理解し，次の治療・療養への意思決定を支援することも，看護師の重要な役割である。

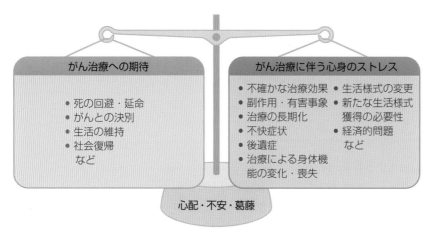

◉図 5-1　治療への期待とストレスによる葛藤

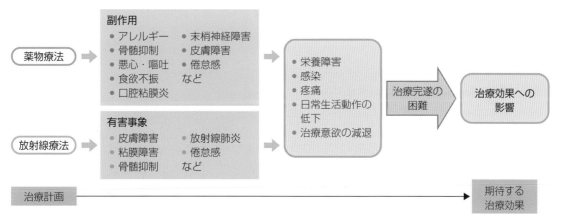

◉図 5-2　治療完遂の阻害要因

2　治療完遂の重要性

　治療に対して患者が期待することは，目的の治療効果を得ることである。そのためには，手術が予定どおりに行われ，薬物療法や放射線療法が計画どおりに進められることが重要である。しかし，どのがん治療にもさまざまな有害事象があり，これらが治療完遂の阻害要因になる。医療者は，おこりうる有害事象を予測して事前に予防策を講じ，また悪化を予防するために患者のセルフケアを支援し，期待する治療効果が得られるように取り組む必要がある。

1　治療完遂の阻害要因

　がんの薬物療法と放射線療法にはさまざまな有害事象がある（◉図 5-2）。薬物療法における悪心・嘔吐のように，治療と併行して行う支持療法により患者の負担がかなり軽減できるようになったものもあるが，多くは確立され

た予防方法や治療方法がないのが現状であり，治療の途中で，薬剤の減量や治療の中断・中止を決定せざるをえないこともある。

　たとえば，治療による骨髄抑制は感染リスクをもたらし，味覚障害や口腔粘膜炎は低栄養状態につながる。また，末梢神経障害や手足症候群により，感覚麻痺や歩行障害がもたらされ，日常生活動作に影響をおよぼす。このような症状は身体的な不快症状だけでなく，患者の治療への意欲や取り組みの姿勢にも影響をおよぼす。

　命がけで治療にのぞんでいる患者に最大の利益がもたらされるよう支援するためには，患者の病期を把握し，症状や生活背景，自己管理力などの十分なアセスメントのもと，その患者にとっての阻害要因をいかにコントロールするかが重要であり，看護師には専門的で確かな実践力が求められる。

2　長い治療過程への支援

　がん治療は長期間に及ぶことがあり，治療完遂をむずかしくする要因の１つとなっている。ここでは，乳がんに対する長期的な治療を受ける患者の例を見てみよう。

> **事例　乳がんのホルモン療法を受けるＴさん**
>
> 　Ｔさん，40代，小学校教員。長男（17歳）と次男（14歳），50代の夫の４人家族。夫は２年前から単身赴任のため，現在は息子と３人暮らし。乳がん（Ⅰ期）と診断され，右乳房温存術後に放射線療法とホルモン療法（抗エストロゲン製剤＋LH-RHアゴニスト）が計画された。
>
> 　術後２か月が経過し，ホルモン療法を実施しながら復職することとなった。ホルモン療法開始直後から軽度のホットフラッシュ❶があったが，Ｔさんは，「症状が気になるけど，再発予防のためにがんばります」と，内服治療を継続しながら勤務していた。
>
> 　半年後の外来受診時に看護相談室を訪れて，「この治療は続けたほうがいいんですよね。再発が100％予防できるわけではないし，このままがんばる意味があるのか，わからなくなってしまいました。治療をやめたいとは先生に言いにくくて……」と話した。看護師が「いまの治療を続けることを迷っておられるのですね。そう思われる理由をもう少し話していただけますか？」とたずねると，Ｔさんは「ホットフラッシュは以前よりは少なくなっているのですが，続けたいと思っていた仕事なのに，このところちょっと疲れるというか気持ちがついていかなくて。周囲にはこのつらさはなかなかわかってもらえないし，子どもが受験生なので家族には余計な心配をかけたくないし……。この状態が何年も続くのかと思うと，続ける自信が萎えてくるんです」と話した。

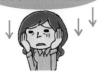

不確かな治療効果
仕事　子どもの受験
再発の不安　副作用
長期ホルモン治療

■NOTE
**❶ホルモン療法による
　ホットフラッシュ**
　乳がんのホルモン療法により，エストロゲン作用が抑制され，更年期と同様の症状があらわれることがある（○140ページ）。ほてりやのぼせのほか，動悸や不安，睡眠障害を伴うこともある。ホルモン療法によるホットフラッシュは，半分以上の患者にあらわれるといわれているが，しだいに軽減することが多い。

　治療過程においては，有害事象の重症化といった身体的理由だけでなく，Ｔさんのように治療・療養生活のストレスや意欲減退によって治療継続が困難になる場合もある。長期にわたる治療過程を支えるためには，有害事象

の予防や症状緩和のためのケアはもちろん，患者が治療経過のなかで遭遇^{そうぐう}するさまざまな不安や心配，問題，ジレンマに適切に対処できるように支援していくことが必要である。

　また，がん治療の場が入院から外来に移ってきている今日においては，Tさんが利用した看護相談室の設置や電話相談など，新しい支援方法の開発を含めた外来看護の充実が課題である(◐317ページ)。治療過程における患者の意思や不安，希望を受けとめ，不本意な中断にならないように，組織的な支援体制を構築する必要がある。

3　患者の主体的な治療への参加

　がんの治療過程において，患者はさまざまな有害事象を経験し，治療後には機能障害や後遺症が残ることもある。また，治療の効果は，不確かであることが多い。このような苦痛や不安を伴う治療・療養生活をのりきるためには，患者自身が意思決定して治療に参加し，みずからの健康管理に取り組むこと，つまり患者が主体的に治療へ参加することが重要である。看護師は，治療の準備段階から患者に寄り添い，一貫した支援を提供しなければならない。

1　セルフケア行動の促進

　患者の主体的な治療参加を支援する際には，患者がみずからの健康のために意図的な行動がとれるようにすること，つまりセルフケア行動の促進が有効である。オレムは，意図的行為をセルフケア行動の活動形態として説明し，評価的操作と移行的操作，および生産的操作という連続した行為からなるとしている[1]（◐図5-3）。

　セルフケア行動とは，患者がみずからの病状や治療の意味を探求・理解し，自分のとるべき行動を判断・意思決定して，行為を遂行することである。た

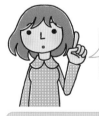

① 評価的操作	② 移行的操作	③ 生産的操作
（探究・内省的行動）	（判断し決定する）	
● 現在どのような状況か	● なにが実行できるか	● 行為の実施
● どうすべきか	● なにを実行すべきか	● 行為の評価

◐**図 5-3　セルフケアにおける意図的行為の3局面**

1）オレム，D. E. 著，小野寺杜紀訳：オレム看護論 看護実践における基本概念，第4版. pp.251-256, 医学書院，2005.

とえば，薬物療法を受けている患者であれば，自分の治療の特徴や予想される副作用を知ることで，副作用や病状悪化の徴候に注意をはらい，予防行動がとれるようになる。そのことが症状の早期発見・早期対応，副作用の予防や悪化の防止につながっていく。

2 セルフモニタリングの促進

　がん治療の過程では，ときには生命にかかわる有害事象が生じることがある。がん治療を安全に実施するためには，特定の身体指標や健康状態を示す症状に注意をはらい，観察・記録すること，つまり**セルフモニタリング**が大切なセルフケア行動となる。

　たとえば，胃切除術後の患者では，食事摂取状況や食欲，体重，排泄状態が術後の回復を示す重要な身体的指標となる。また，薬物療法や放射線療法を受けている患者では，それぞれの治療に特有な有害事象の発現状況とその重症度が，治療継続のための重要な指標となる。これらについてセルフモニタリングすることにより，健康状態や治療への患者自身の認識が深まり，適切な行為や対処法をとれるようになる。

　また，モニタリングされたデータは，治療継続や回復の指標となり，患者と医療者が協働して治療を進めるためのコミュニケーション手段ともなる。

3 アドヒアランスを高める支援

●**コンプライアンス**　医師が処方した抗がん薬を指示どおりに内服し，看護師や薬剤師，栄養士が推奨する療養法を実行することは，治療を安全かつ効果的に行うための基本であり，治療に同意した患者に期待される役割である。この，医療者の指示を患者が実行することはコンプライアンスとよばれるが，この言葉には，医療者主導の治療に患者が受動的に参加するという考え方が含まれている。従来の医療ではコンプライアンスの遵守が重視されていた。

●**アドヒアランス**　今日では，患者の主体的な治療参加が重視されるようになり，アドヒアランスという概念が用いられるようになった。WHOの定義では，アドヒアランスとは，患者が主体的となり，自身の病態を理解し，医療従事者の推奨する方法に同意し，服薬，食事療法，そして生活習慣の改善を行うこととされており，服薬に限らず，あらゆる療養行動を包含する，主体的な治療への参加を示す概念である。

　がん患者が，適切な治療を継続できなくなる理由は，がんの部位や進行度，受けている治療の目的やその効果などによってさまざまである。アドヒアランスを高めるためには，指示された治療法の実施を阻害している要因を見きわめ，その理由を患者とともに探求し，阻害要因に対して患者が自分なりの工夫を見いだせるように支援することが必要である。

4　治療継続のための管理

1　治療計画の理解と治療過程の管理

　がんの薬物療法で使用する薬剤は毒性が強く，不正確な投与量や投与速度は患者を生命の危険にさらすことになる。また副作用のなかには，アレルギー反応やインフュージョンリアクション（◉137ページ）のように重篤化しやすい急性症状もある。放射線療法は薬物療法に比べると低侵襲であるが，治療継続が困難になるような皮膚・粘膜障害や骨髄抑制が発現することもある。手術療法では，術前の心身の準備が不完全である場合，手術が延期される可能性もあり，また部位や術式によっては特有の術後管理方法が必要となる。さらに術前治療による有害事象を残したまま手術を受けることや，術後の回復途上で薬物療法や放射線療法が開始されることもある。

　長期にわたるがん治療において，最大限の治療効果が安全にもたらされるよう患者を支えるために，看護師は治療計画を熟知し，治療過程で生じる健康問題に適切に対応できる実践力を身につけ，治療過程全体を管理する必要がある。

2　治療に向けた準備教育

　治療に向けた準備教育とは，治療や治療中の健康管理方法について理解が進むように支援し，治療に取り組むためのレディネス（◉266ページ）を整えることである。侵襲を伴う長期の治療を受けるがん患者にとって，準備教育はとくに大切である。

　患者が主体的に治療に参加できるよう準備教育を行うためには，まず患者のセルフケア能力についてアセスメントする必要がある。病気や治療に対する認識や取り組む姿勢，困難や問題に直面したときの対処方法，得られるソーシャルサポートについてアセスメントし，セルフケア能力が不足していないかを把握する。

　治療の開始は，初期治療にしても再発時の治療にしても，がん告知や再発告知の衝撃から間もないことが多く，不安が高まっていることが多い。強度の不安があると学習が困難となるので，患者の不安の程度や情報の受け入れ状況を把握し，説明の時期を考慮する必要がある。

　教育内容を決定する際には，患者のニードや関心事項について把握することも大切である。たとえば，薬物療法を受ける予定の女性からは，脱毛がいつから始まるのか，あるいはウィッグ（かつら）はいつ準備すればよいのかと質問されることが多い（◉269ページ，column）。このようなニードにこたえられるよう，説明の順番や方法に配慮する。

3　治療に関する情報提供

　治療完遂のためには，患者が自分のおかれている状況について認識を深め

られるように，治療の目的や具体的な方法について情報提供を行うことが重要である。治療についての説明の責任者は医師であるが，看護師は患者の理解がより深まるように，医師との連携のもと情報提供を行う。

その内容は，治療方法とその経過，治療中に発現する可能性がある有害事象や合併症，治療後に予想される身体機能の変化と対処方法などについてであり，具体的かつ現実的な情報提供を行う。治療や療養生活に関しては，健康管理の方法や仕事などの活動の調整方法，セルフモニタリングなどについて，その人の日常生活を維持しながら，治療の継続に役だつ情報を提供する。

また，不安や心配ごとに対処しながら長い治療過程をのりきるために，相談室やがん患者サロン，電話相談といった資源に関する情報提供も行う。

4　治療前のリスク管理

がん治療を受けている患者は，治療の影響で免疫機能が低下し，易感染状態にある場合が多い。また，薬物療法や放射線療法による口腔・咽頭粘膜炎の発症は，経口摂取困難や誤嚥の原因となり，低栄養につながる。易感染状態や低栄養は治療の中断の主要な要因であるため，治療前からの継続的なリスク管理が必要となる。

◆ 口腔衛生の管理

口腔は空気や食物・水の入り口であり，その衛生状態は全身の健康状態に直接的・間接的に影響する。口腔ケアは，がん患者に対する重要なケアの1つである。

看護師が行う口腔ケアにより，薬物療法や放射線療法に伴う口腔粘膜炎の発生が予防され，また発生したとしても持続時間の短縮や重症度の改善が可能となる。今日では，歯科医師や歯科衛生士による専門的口腔ケアを中心に，多職種によるチームアプローチが浸透しつつあり，がん治療の完遂に貢献している。

◆ 栄養管理

がんの治療では，その過程において栄養障害が生じることが多い。その原因はさまざまで，①がん自体によるもの，②がん治療によるもの，③がんによる心理的影響によるもの，の3つに大きく分けられる（▶表5-1）。

▌ がん自体が原因となる栄養障害

がん患者の体重減少や低栄養状態❶は，がんの部位や進行状況によるが，31～87％にみられるという[1]。がんが食道や腸にできると狭窄や閉塞を引きおこし，疼痛や便秘，悪心・嘔吐，食欲不振によって必要な食事摂取ができなくなる。また，腹膜播種があると，腸管癒着や腸管運動障害が引きおこされ，腸閉塞や麻痺性イレウスを発症して，食事や飲水ができなくなることが

NOTE

❶がん患者の低栄養

がんの存在や進行に伴って骨格筋が減少しつづけ，栄養補給によっても改善が見込めず，身体的な機能障害が進行していく病態は，カヘキシア（悪液質）とよばれる（▶69ページ）。

1）Huhmann, M. B. and Cunninggham, R. S.：Importance of nutritional screening in treatment of cancer-related weight loss. *The Lancet Oncology*, 6：334-343, 2005.

○ 表 5-1　がん患者の治療過程にみられる栄養障害の原因

がん自体による栄養障害		• 消化管内腔の狭窄や閉塞による通過障害，食欲不振，摂食・嚥下への影響 • 腹膜播種によるイレウス症状 • カヘキシアなど
がんの治療による栄養障害	手術療法	• 手術侵襲による消化機能の低下 • 胃切除による食物貯留機能の低下，ビタミン B_{12} 吸収障害 • 膵臓切除に伴う膵内分泌機能の喪失あるいは低下など
	薬物療法	悪心・嘔吐，食欲不振，口腔粘膜炎，味覚異常，下痢，便秘など
	放射線療法	食欲不振，悪心・嘔吐，味覚異常，口腔粘膜炎，口腔乾燥，胃部不快感，腹部膨満感，下痢，便秘，開口障害など
	造血幹細胞移植	口腔 GVHD（移植片対宿主病），腸管 GVHD など
がんによる心理的影響		不安や抑うつによる摂取量減少など

ある。一方，頭頸部のがんでは，疼痛や異物感などのために摂食・嚥下がうまくいかなくなる。

▋ がん治療が原因となる栄養障害

　がんの治療も栄養障害の原因となる。どの治療法においても正常な組織や臓器への影響を避けることができず，さまざまな有害事象や後遺症を伴う。とくに薬物療法と放射線療法では，高頻度に栄養障害が発生する。

● **薬物療法**　悪心・嘔吐，食欲不振，味覚異常などの消化器症状が発生することが多い。これらの有害事象がコントロールされないと，体重減少や脱水，電解質異常などを引きおこす危険性がある。

● **放射線療法**　さまざまな有害事象が生じるが，とくに頭頸部がんでは口腔粘膜炎や味覚障害，口腔乾燥，嚥下障害が発現しやすく，これらが栄養障害の原因となる。

● **手術療法**　手術侵襲に伴う腸蠕動停止や筋タンパク質量の低下などに起因した体重減少が一時的にみられる場合がある。消化器がんの術後においては，消化機能の喪失や低下による栄養障害がみられることがある。

▋ がんによる心理的影響

　がんと診断されたことや治療のストレスが原因となる不安や抑うつなどの心理的変化も，栄養状態に影響をもたらす。

　がん患者の栄養状態の改善については，B 項（● 248 ページ）を参照されたい。

5　がんリハビリテーションの支援

　医療の進歩により，がん患者の長期生存が可能となっている。アメリカで誕生したがんサバイバーシップ（● 188 ページ）の概念は，がんの進行や病期，生存率にとらわれるのではなく，これらをこえたところで，生ある限りがんとともに生きるという，がん患者の生き方の転換を意味する理念と活動として，わが国にも急速に広まり，浸透してきた。

　がん患者は，がんに罹患したことによって，またがんの進行や治療によって，身体的・心理的・社会的，あるいはスピリチュアルな要素を包括した苦

痛をかかえている（●200ページ）。がんサバイバーとしてがんとともに生き抜くためには，身体的機能のみならず，心理的・社会的な観点も含めた全人的視点から，その人らしい日常生活を回復するための支援，すなわち，**がんリハビリテーション**の観点からの支援が不可欠である。

1　がんリハビリテーションの目的と分類

● **目的**　がんリハビリテーションの目的は，「がんとその統合的な治療過程において受けた身体的および心理的なさまざまな制約に対して，個々の患者が属するそれぞれの家庭や社会へ，可能な限り早く復帰することができるよう導いていくこと」とされている[1]。また，アメリカがん看護学会は，がんリハビリテーションを「個々人が，それぞれの環境において，がんによって課せられた制限のなかで最適な機能を獲得することを援助するプロセス」と定義している[2]。

　がん患者は，先ゆきの不確かな治療過程のなかで，複数の機能障害を経験し，さらにがんの進行に伴う障害の悪化や二次障害を経験することがある。そのため，がん患者のリハビリテーションでは，もとの生活に戻ることを支援するというよりも，その局面でのその人の新しい日常生活をつくることへの支援が大切となる。よって，がんリハビリテーションは，がんと診断されて治療が開始される前から，治療期・進行期を経て終末期まで，障害の予防，機能の維持・回復，QOL向上を目ざして一貫して行われる。

● **分類**　がんリハビリテーションは，その対象・目的によって，予防的リハビリテーション・回復的リハビリテーション・維持的リハビリテーション・緩和的リハビリテーションの4つに分けられる（●表5-2）。

2　がんリハビリテーション支援の実際

◆　食道がん患者に対する周術期リハビリテーション

　食道がんの手術は，頸部・胸部・腹部の広範囲に手術操作が加えられることが多く，侵襲の大きい治療の代表である。また，食道再建に伴い術後に嚥下機能が低下したり，リンパ節郭清により反回神経麻痺が残ることがある。機能障害や合併症を予防して早期回復をはかるために，周術期リハビリテーションが重要となる。

　リハビリテーションは，主治医による処方のもと，リハビリテーション科の医師，理学療法士，栄養士，摂食・嚥下障害看護認定看護師，看護師，歯科医師，歯科衛生士などで構成されたチームによって進められる。

　リハビリテーションプログラムの例を●図5-4に示す。手術が決定したら，患者自身がリハビリテーションに主体的に取り組めるよう，目的や具体的なスケジュール，実際の方法などについてオリエンテーションを行う。

1）辻哲也編：がんのリハビリテーションマニュアル．p.23，医学書院，2011.
2）Mayer, D. and O'Connor, L.：Rehabilitation of persons with cancer：an ONS position statement. *Oncology Nursing Forum*, 16(3)：433, 1989.

⊙表5-2 がんリハビリテーションの分類

分類	対象	目的	アプローチの例
予防的リハビリテーション	がんの診断後,手術・放射線療法・薬物療法を受ける患者	機能障害を予防する。	・術後肺合併症予防のための呼吸練習 ・感染予防のための口腔ケア方法の習得 ・廃用症候群予防のための筋力増強,ADL訓練 ・乳がんや婦人科がんなどの術後リンパ浮腫の予防方法の習得
回復的リハビリテーション	治療後に機能障害や能力低下のある患者	最大限の機能回復をはかる。	・頭頸部がんや食道がん術後の摂食・嚥下訓練 ・胃・食道切除術後の食事のとり方の習得 ・乳がん術後の上肢機能訓練 ・喉頭摘出術後の代用音声獲得 ・薬物療法や造血幹細胞移植後の筋力・持久力訓練 ・前立腺がんや子宮頸がんなどの術後排尿障害に対する排尿訓練
維持的リハビリテーション	がんが増大しつつあり,機能障害や能力低下が進行しつつある患者	拘縮や筋萎縮,筋力低下,褥瘡などの廃用症候群を予防するとともに,セルフケア能力や移動能力の増加をはかる。	・呼吸機能の低下に見合った日常生活動作の工夫 ・末梢神経障害に対する安全な移動や生活の工夫 ・廃用症候群予防のための歩行プログラム実施 ・心理的安定のためのリラクセーションや気分転換法の習得 ・倦怠感の予防や緩和のための運動療法やリラクセーションなど
緩和的リハビリテーション	終末期の患者	身体的・精神的・社会的にQOLの高い生活を送ることができるようにする。	・安全な移動動作の方法,補助具の活用 ・安全な食事摂取のための摂食・嚥下訓練 ・呼吸困難感の緩和のための呼吸法,リラクセーション ・疼痛緩和のためのポジショニング,リラクセーション ・心理的支援のための日常会話,患者のそばにいること

術前	→	手術	→	術後1日目	→	術後2日目〜

- オリエンテーション
- 呼吸リハビリテーション
  - ・腹式呼吸,排痰訓練
  - ・インセンティブスパイロメトリーの使用
  - ・下肢筋力増強運動
- 心肺機能強化トレーニング
- 口腔ケア
- 栄養改善

- 呼吸リハビリテーション
- 離床〜歩行練習（循環動態をモニタリングしながら進める）

- 呼吸リハビリテーション
- 歩行練習（回復状況に応じて歩行距離拡大）
- 摂食・嚥下リハビリテーション

⊙図5-4 食道がん患者に対する周術期リハビリテーションプログラムの例

　消化器がんで腹部手術を行う予定の患者に対しては,術前に専門的な運動療法や呼吸リハビリテーションを行うことが提案されている[1]。また,術前のエルゴメータを用いた心肺機能強化トレーニング❶は,最大酸素摂取量の増加に加えて,下肢筋力増強や呼吸機能維持の効果も報告されており[2],術後の早期離床や肺合併症予防が期待される。

NOTE
❶固定式自転車のペダルを漕ぐことによって負荷をかけて運動を行うものである。ペダルを漕ぐ重さを変化させて,負荷を調整することができる。

1）日本リハビリテーション医学会：がんのリハビリテーションガイドライン,第2版.pp.28-31,金原出版,2019.
2）小池有美ほか：胸部食道癌患者に対する術前心肺機能強化トレーニング効果に関する前向き研究.日本消化器外科学会雑誌43(5)：487-494,2010.

事例　**早期離床のための術後のリハビリテーション**

　Nさん，70歳，男性。食道がんと診断され，胸腔鏡下食道切除術・腹腔鏡下再建術を受けた。

　術後はICUに入室した。呼吸・循環動態は安定しており，家族の声かけにうなずいてこたえた。

　術後1日目：全身状態が安定していることと，Nさんの離床への意欲を確認したあと，看護師は，医師・理学療法士とともに呼吸・循環動態や表情など観察しながら，ファウラー位→端座位→立位→足踏み→歩行へと慎重に離床を進めた。

　術後2日目：経過が順調であることを医療チームで評価し，病棟への転棟許可を確認した。病棟への移動時は，疲れたときに座位がとれるサドルつき歩行器❶を用いた。Nさんは，途中座位をとることなく，同じフロアの病棟にスムーズに移動することができた。

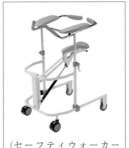

（セーフティウォーカーGB-510〈写真提供：株式会社オージー技研〉）

NOTE
❶歩行器
　肘掛けとハンドグリップで上半身を支えることが可能な歩行の補助具である。サドルがついているものは，必要時に座位をとることができ，術後の歩行訓練に役だつ。

◆ 薬物療法による倦怠感に対するリハビリテーション

　薬物療法による有害事象はさまざまであるが，なかでも倦怠感は高頻度にみられ，日常生活の大きな妨げとなる。倦怠感の軽減は容易ではないが，理学療法士や訓練をうけた看護師による運動療法，あるいはウォーキングが倦怠感の軽減に効果があることが報告されており，ガイドライン[1]により実施が推奨されている。

　ただし，薬物療法を受けている患者は，貧血や心肺機能障害，骨転移などがある場合も少なくないため，主治医の処方のもと，十分なアセスメントを行いながら安全に進めなければならない。

◆ 造血幹細胞移植患者のリハビリテーション

　造血幹細胞移植を受ける患者は，前処置として大量化学療法あるいは全身放射線照射を受ける（◐301ページ）。治療に伴うさまざまな有害事象に対応するため，治療期間中はクリーンルームに滞在し，行動範囲が制限される。そのため，筋力低下や心肺機能の低下，さらには廃用症候群を引きおこす可能性が高くなる。これらを予防して日常生活に復帰するためには，移植前からのリハビリテーションが重要となる。

　また，造血幹細胞移植中・移植後の有酸素運動により，運動耐容能や筋力などの身体機能が改善すること，また倦怠感が軽減すること，さらにはQOLが改善することも明らかとなっており，ガイドライン[2]により実施が強く推奨されている。

1）日本リハビリテーション医学会：がんのリハビリテーション診療ガイドライン，第2版．pp.220-232，金原出版，2019.
2）日本リハビリテーション医学会：前掲書．pp.202-210.

3　チームでの情報共有とリスクマネジメント

　がん患者のリハビリテーションは，医師や看護師，理学療法士などで構成されるリハビリテーションチームによるチームアプローチが基本となる。治療と同時にリハビリテーションを開始する場合が多く，安全に効果的なリハビリテーションを進めるためには，目標をチーム内で共有し，密にコミュニケーションをとることが大切である。

　がん患者には，病態の進行によって骨転移や心肺機能の低下，筋力の低下などがおきることがあり，また治療の影響により貧血や出血傾向などをきたしていることもある。リハビリテーションを進める際には，がんの進行を把握して全身状態のアセスメントを的確に行い，安全管理に努める。

　病気の進行や治療の有害事象によって全身状態が変化した場合には，計画した訓練を中止または変更しなければならないこともある。看護師は，患者の心身の変化やリスク因子を把握し，リスクマネジメントを行うことが求められる。

6　チームアプローチの調整

　より質の高いがん医療の提供を目ざして，がん治療は，看護師・医師・薬剤師といった複数の職種はもちろん，緩和ケアチームや栄養サポートチーム nutrition support team（NST）❶などの高い専門性をもつ医療職が連携して行われる，（●図 5-5）。

　この医療チームにおいて，患者に最も身近な存在として，24 時間，全人的視点から生活援助と診療の補助にあたる看護師には，多職種が連携して効果的なチームアプローチが実施できるよう調整する役割が求められる。治療にかかわる専門職が増えれば，それだけコミュニケーション経路が複雑になり，患者・家族を混乱させてしまうこともある。目標や情報の共有が適切で

□NOTE

❶NST
　医師・看護師・薬剤師・管理栄養士などの多職種により構成されるチームである。患者の栄養状態を評価し，栄養や食事の相談にのり，適切な栄養補給や栄養食事指導を行うことにより，栄養状態を改善する役割を担う。

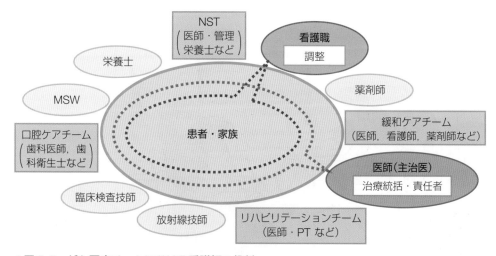

●図 5-5　がん医療チームにおける看護師の役割

効果的にできているかを評価し，改善策を提案することも重要である。

　また，患者・家族の治療に対する理解やニードを把握し，多職種のもつ専門性を活用できるように調整することも大事な役割である。

　ここでは，治療の中止をのぞむ肺がん患者に対するチームアプローチの例をみてみよう。

事例　治療の中止を望むSさんへのチームアプローチ

　Sさん，75歳，男性。妻(70歳)と2人暮らし。長女家族が近所に住んでいる。妻と長女はSさんの外来受診時には必ず付き添っており，献身的である。

　Sさんは，3年前に右肺がん(腺がん，ⅠB期)と診断され，右肺葉切除術を受けたあと術後補助化学療法として経口抗がん薬であるユーエフティ®の投与が開始され，外来でフォローアップを受けていた。しかし，1年前に腰椎転移と脳転移が発見され，外来化学療法を継続しており，これまでに治療レジメンを2回変更してきた。現在，Sさんは三次治療の化学療法(イリノテカン塩酸塩)を受けているが，1か月前から下痢に伴う食欲低下と体重減少，倦怠感が顕著になり，がん疼痛も悪化してきている。

　あるときSさんは，化学療法室で治療を受けている際に，「このごろ食欲もなく，身体がつらくてしかたないので治療をやめたい。家ではほとんど横になっていて外出する気力もない。どんどん体力もなくなっていくし，腰の痛みもつらくて痛みどめのききもわるく，こんな状態で長生きしても……。妻と娘に，治療をやめたいなということを話したら，そんなこと言わずにがんばれと励まされてね。担当の先生も一生懸命に治療を考えてくれるので，なかなかやめたいと言えない」と担当看護師に訴えた。

　担当看護師は，Sさんの思いや身体のつらさを受けとめつつ，Sさんには，このことを医療チームに報告してSさんにとってよりよい方法を検討したいということを提案して，了解を得た。担当看護師はほかの看護師と担当医に相談し，Sさんの治療方針や療養生活への支援などについて，カンファレンスで検討することを提案した。そして，緩和ケアチームとNSTにもカンファレンスへの参加を依頼することとなった。

　担当医，化学療法室の看護師と薬剤師，緩和ケアチームの医師とがん看護専門看護師，薬剤師，NSTの医師，栄養師，看護師が集まってカンファレンスが開催された。カンファレンスでは，担当医からSさんの病態や使用

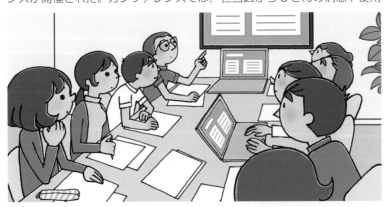

している抗がん薬の奏功率，予後予測についての情報提供がなされた。また，化学療法室の担当看護師からは，Sさんに出現している副作用の種類と症状の程度，生活状況，Sさんの治療に対する思いや治療中止に対する家族の反応などの情報提供がなされた。これらの情報をもとにSさんの現在の問題と近い将来おこりうる問題を検討し，今後の治療方針と療養生活への支援，疼痛コントロールの方法，栄養サポートについて話し合い，それぞれの方向性について共有した。

　後日，外来受診時に，担当医と化学療法室の担当看護師から，Sさんと家族に対し，カンファレンスで話し合った今後の治療方針や療養生活の支援，疼痛コントロール，栄養サポートについて提案することとなった。

　がんの進行によるさまざまな苦痛症状に加えて，家族や主治医の思いをくみ取り苦悩しているSさんに対して，看護師は，高度な専門性をもつ医療職の力を結集して，Sさんにとって最大の利益を導き出そうとしている。

　このように，患者の苦悩やニードをいち早くとらえ，連携する専門職へはたらきかけ，カンファレンスの場を設定するなどして，効果的なチームアプローチになるよう調整することも，看護師の大事な役割である。

B 手術療法における看護

　がん手術療法は，固形がんに対する根治性が最も高い局所療法として位置づけられている（◉111ページ）。がん患者にとって，手術ができるということは，からだからがんを排除できる可能性があるということでもあり，大きな期待をもつ。しかし同時に，手術は自己像を揺るがす危機的な経験でもある。手術は身体への侵襲が大きく，とくに根治を目的とする場合は広範囲の切除やリンパ節郭清が実施されることがあるため，病巣臓器の喪失や機能低下，外観の変化だけでなく，切除臓器とは直接関係のない機能障害や後遺症を残すこともある。

　また今日では，薬物療法や放射線療法と組み合わせて手術が計画されることが多く（集学的治療），がん患者は専門性の高い医学情報を理解したうえで意思決定をし，治療・療養生活を送らなければならない。そのため，がん手術療法を受ける患者の看護では，周術期だけでなく，治療全体を視野に入れた継続した支援を行うことが重要である。

1 アセスメント

　術中・術後の合併症を予防し，早期の術後回復を促進するためには，術前アセスメントが重要となる。がんの進行状況やこれまでの治療経過，術前治療の内容と有害事象の有無・程度，患者の治療への反応を含めて，手術によるリスクを総合的にアセスメントする。

2 手術療法に対する準備教育

　手術療法を受けるがん患者は，がんそのものの病態や術前治療に伴い，免疫機能や体力が低下していることがある。また，高齢者は全身の生理機能が低下していることも多い。このように，手術に耐えうるための予備力が低下している患者も多く，術後合併症のリスクが高まった状態にある可能性があるため，手術に対する心身の準備を整える看護が大切となる（●図5-6）。ここでは消化器がんを中心に，術前における身体的・心理的な準備教育について学ぶ。

1 口腔ケア

　術後合併症の1つである術後肺炎は，誤嚥や，挿管からの唾液の流れ込みにより引きおこされることがあり，口腔内や歯垢中の細菌が原因であることがわかっている。そのため，口腔ケアを効果的に実施して唾液中の細菌数を減少させることが，術後肺炎の予防につながる。

　消化器がんや頭頸部がんの手術後には，絶食により唾液分泌が減少して口腔内の自浄作用が低下するため，含嗽により口腔内の湿潤を維持することを含めた口腔ケアが必要となる。

　患者自身による十分な歯みがきでも一定の効果があるが，歯石や歯垢を機械的に除去して口腔の清掃を行う専門的な口腔ケアの有効性が明らかになっている。したがって，口腔ケアの準備教育としては，患者のセルフケアを基本としつつ，看護師によるセルフケア支援と歯科医師・歯科衛生士による専門的口腔ケアを組み込んだチームアプローチを，術前・術後で一貫して行うことが重要である（●図5-7）。

● **看護師によるセルフケア支援**　患者が口腔ケアの必要性を理解しているか，適切な歯みがき方法を習得できたか，口腔ケアの実施状況はどうかといった点をアセスメントし，その評価を患者にフィードバックする。術後の回復状況に応じて，口腔ケアやセルフケアの援助を行い，退院後も口腔ケアを継続できるように支援する。

2 栄養状態の改善

　消化器がんの患者は，術前からすでに低栄養状態にあることがある。そこ

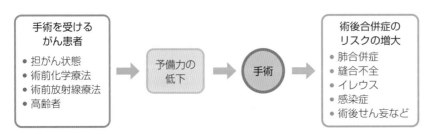

● **図5-6　予備力の低下と術後合併症のリスクの増大**

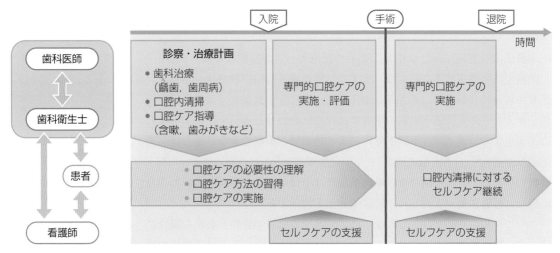

●図 5-7　周手術期の口腔ケアに対するチームアプローチ

●表 5-3　術前栄養療法が適応となる目安（欧州静脈経腸栄養学会の推奨）

1	6 か月で 10〜15%以上の体重減少（健常時との比較）がある場合
2	BMI が 18.5 kg/m² 未満
3	主観的包括的栄養評価（SGA）がグレード C（中等度の栄養不良）
4	血清アルブミンが 3.0 g/dL 未満（肝・腎障害は除く）

（Weimann, A. et al.：ESPEN guidelines on enteral nutrition：surgery including organ transplantation. *Clinical Nutrition*, 25：224-244, 2006.）

に手術という大きな侵襲を受けることで，エネルギーの供給量が減少する一方で，消費量が増加するため，さらに低栄養に陥りやすくなる。低栄養に陥ると生体機能を維持する能力が低下し，回復の遅延や合併症を引きおこす要因となる。

　したがって，手術前には詳細な栄養アセスメントを行い，栄養状態を改善しておくことがきわめて重要となる。また，消化器がんの患者は，術後に栄養に関するセルフケアを必要とする場合が多いため，自分の栄養状態に注意をはらい，栄養維持のために適切な行動をとることができるように援助する。

◆ 栄養状態の評価

　上部消化管のがん患者は，嚥下障害や通過障害のために十分に食事が摂取できないことが多い。また，下部消化管のがん患者は，腸管の通過障害による便秘や下痢，食欲低下，あるいは腫瘍からの出血などから，低栄養状態となっていることがある。

　栄養状態のアセスメントは，体重の変化や検査データ，主訴や観察結果などから総合的に行う。欧州静脈経腸栄養学会 European Society for Clinical Nutrition and Metabolism（ESPEN）では，術前の栄養療法が適応となる栄養不良の目安を示している（●表 5-3）。これらの栄養状態の評価に手術侵襲の程度を加味して，術前の栄養療法の必要性と方法が検討される。

◆ 栄養療法の実施

　栄養療法の実施にあたっては，NSTや医療チームが協働して取り組む。

　栄養療法の選択にあたっては，まずは可能な限り**経口摂取**が検討される。患者の状況に合わせて，きざみ食やミキサー食，分割食など，食事形態や回数をかえたり，食欲低下のある患者には好みに合わせた食品を選択するなどの工夫をする。通過障害や嚥下障害により必要量が摂取できない場合は，天然濃厚流動食❶（自然食品流動食）や半消化態栄養剤❷の経口摂取によって補う。

　経口摂取が不可能な場合や，経口摂取だけでは必要な栄養素を摂取できない場合は**経管栄養**が実施され，経腸栄養剤を投与する。

　さらに経腸栄養剤が投与できない場合や水・電解質の管理が必要な場合には，**中心静脈栄養**が実施される。しかし，腸管を用いないことは免疫系の破綻につながるため，できるだけ腸管の非使用期間を最短にし，経口摂取や経腸栄養を継続することができるように支援していくことが重要である❸。

3　禁煙指導

　喫煙は健康にとって百害あって一利なしであり，手術患者の呼吸機能や循環機能だけでなく，創傷治癒，術後創の感染管理などにも悪影響をもたらす。術後合併症予防のためには，できるだけ早期からの禁煙が大事である。また，喫煙は日本人のがん発症リスクとして確実なものと評価されており（●24ページ），がん予防の観点からも禁煙指導が重要である。

4　手術に伴う機能障害への準備

　たとえ生命がたすかるためではあっても，身体の一部や機能を喪失する手術を受けることは，患者にとって非常に大きなストレスであり，自己の存在をおびやかす危機となる。がん手術療法では，さまざまな合併症，術後の機能障害，機能喪失や後遺症が予想される（●図5-8）。術後の負担を軽減し，適切に状況へ対処していくためには，術前からの準備を支援していくことが

─ NOTE

❶天然濃厚流動食

　経腸栄養剤は天然濃厚流動食と人工濃厚流動食に分けられる。

　天然濃厚流動食は，重湯，牛乳，卵，野菜などの天然の食品をすりつぶして裏ごしするなどして，消化をよくしたものである。

❷半消化態栄養剤

　人工濃厚流動食は，窒素源の違いによって，半消化態栄養剤，消化態栄養剤，成分栄養剤に分類される。半消化態栄養剤は，タンパク質が中途消化されたものを含む。消化態栄養剤は，アミノ酸と低分子ペプチド（アミノ酸が2～3分子つながったもの）を窒素源とする。成分栄養剤は窒素源がアミノ酸からだけなる。

❸近年では，免疫賦活栄養剤 immunonutrition の研究・開発が進められている。免疫賦活栄養剤とは，患者の免疫機能の増強や調整を目的に，アルギニンやグルタミン，ω-3系脂肪酸などを複合配合した経腸栄養剤である。周手術期管理に使用され，待機手術患者に対する感染性合併症の減少と在院日数の短縮に有効であることがほぼ一定した評価となっており，適応患者などについて検証が続けられている。

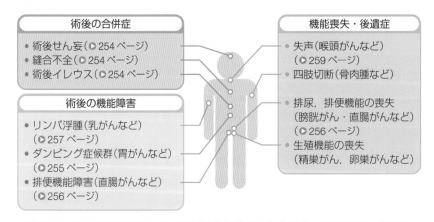

術後の合併症
- 術後せん妄（●254ページ）
- 縫合不全（●254ページ）
- 術後イレウス（●254ページ）

術後の機能障害
- リンパ浮腫（乳がんなど）（●257ページ）
- ダンピング症候群（胃がんなど）（●255ページ）
- 排便機能障害（直腸がんなど）（●256ページ）

機能喪失・後遺症
- 失声（喉頭がんなど）（●259ページ）
- 四肢切断（骨肉腫など）
- 排尿，排便機能の喪失（膀胱がん・直腸がんなど）（●256ページ）
- 生殖機能の喪失（精巣がん，卵巣がんなど）

●**図5-8**　がんの手術療法において予想されるおもな合併症・機能障害・機能喪失・後遺症

大切である。

◆ 予期的心配を導く予期的指導

脅威となるできごとが予測されるときに，先のことを思い悩むこと，つまり**予期的心配**をしておくことは，脅威が現実になったときの心理的負担を軽減し，対処行動の促進にも役だつ。手術を受けるにあたって，自分の生命や生活，価値観に対してもたらされる重大な影響について術前に思い悩むことが，術後の苦痛や課題に対処し，ボディイメージを修正して，新たな健康管理能力を身につける力となっていく。

予期的指導とは，このような予期的心配を促進して，予測される脅威に対して適切に対処できるよう準備を整えることを支援する指導である。

予期的指導のポイントとして以下のものがある。

①**現実的かつ具体的な情報提供**　手術がいつ・どのような状況で実施されるか，痛みや不快症状はどのようなもので，どのような対応があるか，外観や機能にどのような変化が生じ，どのような方法で補うことができるのか，といった具体的で詳細な情報を提供する。パンフレットや映像教材などの利用も効果的である。

②**感覚情報の提供**　胃チューブの挿入時の感覚や，術後の疼痛といった予測される感覚情報についても，事前に伝えておく。

③**事実を伝える**　都合のわるいことを避けたり，可能性の低いことを取りあげたりせず，その患者に予想される範囲の事実だけを伝える。

④**感情表出の促進**　不安や疑問に思っていることを表出できるようにかかわり，不安や問題にうまく対処できるよう援助する。

◆ 安全の保障と自己効力感を高める支援

術後の現実的な見通しをもつための情報を提供すると同時に，予測される外見や身体機能の変化があったとしても，「やっていけそう」と思えるような，安心と安全のための支援も大切である。情報提供とは，単にデータや知識を提供するだけではなく，患者に希望や勇気を伝えるケアでもある。具体的な援助の準備や変化への対処方法を伝え，困難や問題に対して自己効力感を高めることができるように支援する。

③ ケアプランと意思決定支援

近年では，術前治療や術後補助療法を含めた治療計画に基づいて，手術が実施されることが多くなっている。そのため，がん手術療法を受ける患者のケアプランも治療計画全体を対象とし，そのなかで手術療法の目的が達成できるように立案される。この一連の集学的治療をふまえて，手術に対する意思決定を支援する必要がある。

ここでは，乳がんの患者を例に，ケアプランと意思決定支援の実際について見ていく。

> **事例**　乳がん患者のケアプランと意思決定支援
>
> 　Ｕさん，42 歳，女性。百貨店勤務。夫(45 歳，会社員)と長男(17 歳，学生)，次男(15 歳，学生)の４人暮らし。入浴中に胸のしこりに気づき，かかりつけの医院を受診したところ，乳がんの疑いで専門病院を紹介された。精査の結果，乳がん(ⅡB 期)と診断された。
>
> 　医師から治療方法について，次の２つの選択肢が提示された。
> ・選択肢①：術前化学療法(EC 療法❶＋ドセタキセル)⇒乳房部分切除術＋リンパ節郭清⇒術後放射線療法＋ホルモン療法
> ・選択肢②：乳房切除＋リンパ節郭清⇒放射線療法＋ホルモン療法＋術後補助化学療法
>
> 　Ｕさんは，がんになった衝撃や，治療が長期にわたること，副作用や手術への不安などで頭がいっぱいであったが，夫や看護師である義理の姉と相談して①案を選択した。化学療法中は，脱毛，倦怠感，食欲不振があったが，仕事をしながら治療を終え，治療効果は完全奏効(CR)で，予定どおり手術のため入院となった。

□ NOTE
❶EC 療法
　アントラサイクリン系製剤であるエピルビシン塩酸塩と，アルキル化薬であるシクロホスファミド水和物の組み合わせによる薬物療法のレジメンである(◉149 ページ，表 3-14)。

1　治療計画にそったケアプラン

▐ 術前の患者の心身の準備促進

　全身状態をアセスメントし，術後合併症のリスクを評価する。とくに術前化学療法については，副作用についてのアセスメントが必要である。Ｕさんに使用されるドセタキセルは，爪の変色や剝離といった副作用が予測されるため，程度によっては爪の保護などの対応が必要となる。

　また，手術に対する理解を深め，不安が軽減するよう支援を行う。術後に予測される機能障害や後遺症について現実的な情報提供を行い，予期的心配を促す。

▐ 術直後の合併症の予防と早期回復の促進

　手術による侵襲からの早期回復がはかられるよう，全身状態の観察や異常の早期発見に努める。ドレーンからの排液の量や性状から，後出血などの合併症の徴候や創傷の治癒状態を把握する。また，術後疼痛をコントロールし，早期離床を促進する。

▐ 術後のセルフケア行動獲得の支援

　術後は，手術による身体機能の変化に対応するため，健康管理や患側上肢の訓練に主体的に取り組めるように支援する。乳がん術後は，患側の可動域訓練❷やリンパ浮腫予防のほか，患側の保護が継続して実施できるような教育的支援が行われる。

□ NOTE
❷患側の肩関節可動域訓練の開始時期は，有害事象の出現を減らすため，術後早期よりも，術後 5～8 日目から行うことが推奨されている[1]。

2　意思決定の支援

　がん治療においては，さまざまな段階で意思決定が必要となる。とくに初期治療段階における意思決定は，治療や療養生活の出発点となるため，大切

1）日本リハビリテーション医学会：前掲書，pp.99-102.

である。また手術療法では，外見の変化や機能の喪失を伴う場合もあり，その後の生活に大きな変化を与えることもあるので，患者が治療内容を十分に理解して，納得して意思決定を行うことができるように支援する。

　Uさんのように術前化学療法を受ける場合には，「術前化学療法の効果がなかったらどうなるのか」「早く手術したほうがいいのではないか」など，手術に同意したあともメリットとデメリットに関して悩むこともある。看護師は，手術を含めた治療計画全体について理解し，患者の葛藤や迷いを受けとめ，患者が現在の自分にとって最良の選択であると納得して手術にのぞめるよう，支援することが大切である。

4　術後の症状管理と合併症予防

1　術後疼痛

　術後疼痛は，手術による組織損傷や末梢神経損傷，あるいは発痛物質によって引きおこされる急性疼痛である。患者が感じる疼痛は，生理的な知覚によるものだけでなく，不安や恐怖，過去の体験などのさまざまな要因に影響された主観的な苦痛体験であることを十分に認識しておく必要がある。

　術後疼痛は急性疼痛であるが，手術による神経損傷や瘢痕形成などによって，慢性疼痛が引きおこされることもある。がん手術療法後に多い慢性疼痛には，乳房切除後疼痛，頸部郭清後疼痛，開胸後疼痛，幻肢痛・断端肢痛，骨盤内郭清後疼痛などがある。

◆ 術後疼痛による影響

　術後疼痛があることで，全身が硬直して呼吸筋の動きが抑制され，痛みをおそれて排痰ができなくなる。また，脈拍数の増加や血圧の上昇，消化管運動の回復遅延などをまねくこともある（◉図5-9）。さらに，疼痛により不安

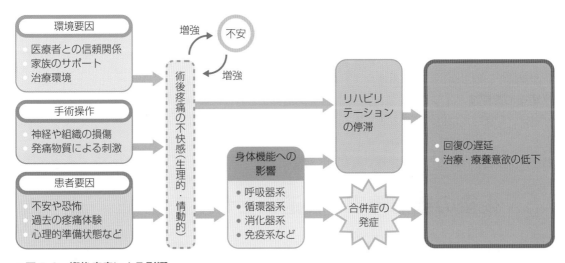

◉図5-9　術後疼痛による影響

や不眠が引きおこされ，不安や不眠は疼痛を増大させる。

　こうした悪循環に陥ると，患者は心身ともに衰弱し，術後の回復に大きく影響する。そのため，術後の急性疼痛に対しても，全人的な視点から苦痛緩和に努める必要がある。

◆ 術後疼痛のマネジメント

▎薬物による疼痛コントロール

　近年では，術後疼痛に対して予防的なコントロールを行うことが標準的となっており，とくに患者が痛みを感じたときに自己判断であらかじめ設定された量の鎮痛薬を追加投与できる**自己調整鎮痛法** patient-controlled analgesia（**PCA**）が普及している。

　PCA は，主観的な不快症状である疼痛に対して，患者が主体的に参加できるマネジメント方法であり，術前からその目的や使用方法に関するオリエンテーションを十分に実施することが重要である。

▎安楽を促進するケア

　術後は，創部痛以外にも，同一体位による腰背部痛や，術中の体位に関連した肩こり・背部痛，あるいはドレーンや創部を気にした緊張による筋肉痛など，さまざまな不快症状が出現する。これらの不快症状に対しては，罨法やマッサージ，音楽療法，あるいは歩行や体操といった全身運動が効果的である。

　患者がかかえているさまざまな不安が疼痛に影響することもあるため，心理的ケアも大切である。

2　術後合併症への対応

　がん手術療法においては，リンパ節郭清術や，再発により同じ臓器に手術操作が複数回加わること，担がん状態による予備力低下，および術前治療の影響といった要因が術後合併症のリスクとなるため，予測して対応しなければならない（◐127 ページ）。

● **術後せん妄**　術後せん妄は高齢者に発生頻度が高いため，とくに高齢のがん患者においては術前・術後を通して予防に努める。

● **縫合不全**　呼吸器疾患や糖尿病などの既往歴や低栄養，薬物療法や放射線療法などが，縫合不全のリスク要因となる。そのため，術前からの栄養状態の改善や，糖尿病に対する血糖コントロール，呼吸訓練などを支援する。

● **術後の腸閉塞・イレウス**　広範なリンパ節郭清による腸間膜の癒着や，疼痛コントロールに用いられるオピオイド薬による腸管運動の抑制などが要因となる。適切な疼痛コントロールと，早期離床・早期摂食によって，腸蠕動運動の促進をはかることも有効である。

5　術後の機能障害・後遺症とセルフケア

　がん手術療法では，がん病巣だけでなく，周辺組織の切除やリンパ節郭清が行われるため，それぞれの術式に特有な機能障害・後遺症を残すことがあ

る。手術による機能喪失に加えて機能障害や後遺症をかかえることは，患者の術後の QOL に重大な影響を及ぼす。機能障害を予防し，後遺症による生活への影響が最小になるよう，エビデンスに基づく最良のケアを提供しなければならない。

　ここでは，臨床でよく見られる胃切除術後のダンピング症候群，直腸切除術後の排便機能障害，リンパ浮腫について取りあげる。

1 胃切除術後のダンピング症候群に対するケア

　胃切除術による胃の容量の減少や，幽門括約筋の喪失によって，食事内容を胃に貯留しておく機能が著しく低下することにより，血管運動性症状や腹部症状といった機能障害をきたす症候群を，**ダンピング症候群**という。食後約 30 分でおきる**早期ダンピング症候群**と，食後 2〜3 時間でおきる**晩期ダンピング症候群**がある（◯図 5-10）。

　ダンピング症候群の発症時期は，術後の食事練習を開始して間もない時期から，術後数年までと幅広い。時間がたってからも生じる場合，徐々に食事への慎重さが薄れたり，食事にかける時間が短くなったりするためである。

　症状が長引くと，食べるとまたつらい症状がでるのではないか，どうすれば症状がよくなるのかわからない，といった不安が生じ，不眠や抑うつ状態につながるおそれもある。機能の変化に対応するため，適切なセルフケアを実施することが必要となる。

◆ ダンピング症候群に対するセルフケア支援

● **身体変化に対する認識の促進**　これまでの食習慣を変更することは大きな負担となるが，自分の身体の形態や機能がどのように変化したのか，どのような合併症や後遺症の可能性があるのかを理解することは，食品の選択や食べ方を変更するための動機となる。

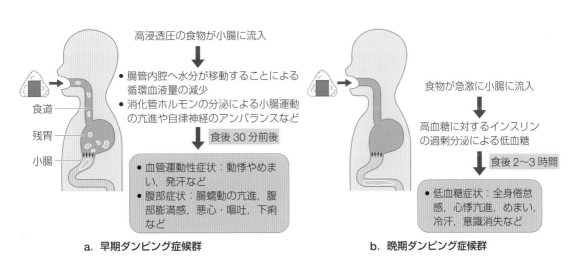

a. 早期ダンピング症候群　　　　b. 晩期ダンピング症候群

◯**図 5-10　ダンピング症候群**

● **適切な食べ方の獲得へのサポート**　早期ダンピング症候群を予防するためには，よくかんで食べる(ひと口20回以上)，少量ずつ摂取する，食事中の水分を制限して食間に水分をとるように指導する。

晩期ダンピング症候群を予防するためには，時間をかけてよくかんで食べるよう指導する。また炭水化物にかたよった食事を避け，高タンパク質(魚，卵，肉類，大豆製品など)の食事とし，前駆症状や低血糖症状がみられたら砂糖水や氷砂糖などをとるように指導する。

● **継続するための支援**　自己管理を継続していくためには，食事に関する不安やストレスについての感情の表出を促し，患者の食習慣を大切にした新しい食事方法を提案し，家族にも協力を要請する。また，自己管理が良好な場合には，うまくできていることや努力について肯定的なフィードバックを行い，患者の自己効力感を高める。

2　直腸切除術後の排便機能障害に対するケア

直腸がんに対する術式として，以前は肛門を含めてがんを切除して人工肛門を造設する腹会陰式直腸切断術(マイルズ法)が一般的であったが，近年では，肛門を温存する術式として低位前方切除術が広く実施されている。

低位前方切除術では，便を保持する機能をもつ直腸の切除とリンパ節郭清に伴い，自律神経や残存直腸，肛門括約筋などに損傷が生じることがある。そのため，頻便(1回排便量は少量)，便失禁，ソイリング❶soiling，周期性排便❷，便秘や下痢などの症状が出現する。

これらの症状は，外出や人との交流，仕事や趣味の活動などに支障をきたすため，日常生活動作の低下や自尊感情の低下などをもたらす。とくにソイリングがQOL低下に及ぼす影響は大きい。

NOTE

❶ソイリング
気づかないうちに少量の便や粘液がもれること。

❷周期性排便
数日間排便がなく，その後に大量の排便があること。

◆ 排便機能障害に対するセルフケア支援

● **排便機能の保持・強化**　肛門をぎゅっと締めてから弛緩させる運動や，仰臥位で腰部を挙上する運動，座位で膝の間にはさんだクッションをつぶす運動などによって，骨盤底筋群や肛門括約筋を強化すると，機能障害の軽減が期待できる。

● **食事の工夫**　便がゆるいと失禁やソイリングがおこりやすく，かたいと便秘の原因となるため，適切な便の性状となるような食事の工夫も重要である。大腸切除術後の腹痛を伴わない下痢の場合は，食物繊維の多い食事とするなどして排便を促進させると，効果がある。冷たい食べ物や飲み物は，腸蠕動運動を亢進して下痢につながるので注意が必要である。また，食べすぎないように調整することも大事である。

● **排便パターンの把握**　自分の排便状態に注意をはらい，継続して調整していくことで，徐々に排便パターンを把握できるようになる。日常生活ではこのパターンに合わせて，食事と排便の間隔を考慮して外出時間を調整し，腹部の保温に留意する。

● **皮膚の衛生保持**　肛門周囲の皮膚を清潔に保つためには自動洗浄器つき

のトイレが有効である。外出時に使用できる場所を把握しておくと安心できる。

● **ストレスへの対処**　排泄機能障害は自尊心にも影響を及ぼし，患者は大変なストレスをかかえる。患者の症状の1つひとつに対応する支援を行うとともに，排便機能の回復状況と，今後の機能の限界について，現実的な情報提供を行うことが重要である。

　不安で外出をためらうこともあるだろうが，ストレス解消のためにも，外出を促すことが大切である。適度な運動によって腸蠕動運動が促進され，排便コントロールがよくなる場合もある。また，自信をもって外出できるようになることは，趣味や仕事の再開につながる。排便だけにとらわれない日常性を取り戻すための支援を行うことが重要である。

3　リンパ浮腫に対するケア

　リンパ浮腫❶とは，リンパ液の輸送障害と処理能力不全によって，四肢にリンパ液がうっ滞しておこるむくみであり，乳がんや婦人科がん(卵巣がん，子宮頸がんなど)における手術後に多く見られる。前立腺がんや膀胱がんなどの泌尿器系がんの術後に発症することもある。リンパ浮腫が進行すると，皮膚や皮下組織の線維化が進行し，弾力性が失われてさらに浮腫が悪化する。

　がんの手術後は，リンパ流の変化を想定し，浮腫の発症を予防することを目標として，セルフケアを継続できるよう支援する。

◆ リンパ浮腫予防のためのセルフケア支援

● **セルフモニタリング**　リンパ浮腫の病態や原因，予防方法について基本的な知識を提供するとともに，リンパ浮腫を早期に発見するため，みずからの身体に注意をはらい，初期徴候に気づくことができるように支援する。

● **スキンケア**　スキンケアの基本として，清潔，保湿，および保護が重要であることを説明する。保清は，皮膚に化学的・物理的な刺激の少ない方法で行う。洗浄剤は弱酸性のものを使用し，やわらかいタオルや手でやさしく洗う。保湿については，刺激の少ない保湿クリームやハンドクリームをこまめに使用する。また，患側での血圧測定や採血などは避け，爪切りやむだ毛処理の際には，皮膚を傷つけないように注意する。

● **セルフリンパドレナージ**　リンパ液の流れを促すために手を用いて行うマッサージを，マニュアルリンパドレナージ(用手的リンパドレナージ)とよび，専門的な知識と技術をもった医療者により行われる。一方，症状悪化の予防や発症予防のために患者自身により行われるものは，セルフリンパドレナージとよばれる[1]。セルフリンパドレナージを行う際は，強く圧迫するのではなく，表皮近くのリンパ液の流れを促進するよう，手を皮膚に密着させて皮膚をずらすような感覚で行う。すでにリンパ浮腫を発症した患者への効果は報告されているが，予防の効果は明らかではない。

NOTE

❶リンパ浮腫
　写真の症例では，左腕に浮腫が見られる。

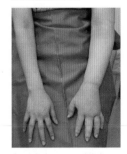

(写真提供：リムズ徳島クリニック)

---

1) 増島麻里子編著：病棟・外来から始めるリンパ浮腫予防指導．p.154，医学書院，2012.

● **日常生活における予防対策**　日常生活のなかには，リンパ浮腫のリスク要因が多くひそんでおり，手術から10年後に出現することもある。負担の少ない方法で予防策を生活に組み込んで，日常的に行えるよう支援する。おもに次の点に注意するよう指導する。

(1) 皮膚を傷つけない：深爪やささくれ，あかぎれをつくらないようスキンケアを行う。日焼けや虫刺されを予防する。患肢への点滴は避ける。

(2) 圧迫刺激を避ける：衣類や下着による締めつけや，アクセサリー・バッグによる圧迫を避ける。患側での血圧測定は避ける。

(3) 患肢への負担や過労を避ける：重いものを持たない。疲労を感じたら腕を挙上して休息する。

(4) 適度な運動とバランスのよい食事を心がけ，適正体重を維持する。

◆ **リンパ浮腫軽減のための複合的理学療法**

リンパ浮腫が生じたときは，マニュアルリンパドレナージ，スキンケア，圧迫療法，圧迫下での運動療法を基本とした複合的理学療法により，リンパ液の流れを改善する。

リンパ浮腫の軽減・悪化の予防においては，早期の対処が重要であり，患者のセルフケアの強化が大切となる。

6　術後の機能喪失に対するセルフケア支援

手術療法において，がんの根治を優先するために，手足や臓器，声といった身体の一部や機能を喪失することがある。大きな喪失を体験している患者に対しては，悲嘆作業(●203ページ)のなかでボディイメージを修正し，新たな生活能力の獲得に向けたセルフケア支援が必要となる。

ここでは，喉頭がんにおける喉頭全摘術後の失声および自然呼吸経路の喪失について取りあげる。

事例　**喉頭全摘術を受けるKさん**

Kさん，70歳，男性。自営業(建築業)，妻と2人暮らし。長男家族が近所に在住。妻と長男を頼りにしている。

数か月ほど前から，のどにいがらっぽい感じがあった。タバコの吸いすぎと思い放置していたが，嗄声もみられるようになり受診した。検査の結果，喉頭がんのT3N0M0(腫瘍は大きいが限局していて転移はみとめられない)と診断された。医師より，腫瘍の大きさから喉頭全摘術が必要と説明された。

Kさんは，切除する場所や術後の身体変化について，医師からイラストを用いた説明を受けた。声が出なくなること，のどから呼吸するようになることは理解できたが，自分の身体がどうなるのかを具体的にイメージできず，「そんなからだでは人前に出られないじゃないか，仕事はどうなるのか」などと混乱していた。

1 喪失に対する予期的悲嘆の促進

　言語的コミュニケーションは，他者との関係性を形成するための重要な手段であり，声を失うということは，人間として生きていることの根本をおびやかすことである。また，気道経路が変化することは，食事や整容，安全面において多くの課題が生じる。

　70歳となっても現役で建築関係の自営業を営んでいるKさんにとって，失声は重大な問題である。まずは，Kさんが不安や心配，悲しみや怒りなどの感情を十分に表出できる機会をつくることから始める。また，失声や永久気管孔について，具体的かつ現実的にイメージできるように情報提供を行い，Kさんが誤った認識をもっている場合は修正し，予期的悲嘆（◯187ページ）の作業が進むよう支援する。

2 重要他者の活用

　健康の回復と引きかえに，自分の大事なものを喪失してしまう手術を決断しなければならない人にとって，重要他者や信頼している人からの支援は，納得した意思決定を行うためのあと押しとなる。また，現実を受け入れ，変化した身体機能をコントロールして，ボディイメージを修正していくためのエネルギーにもなる。

　Kさんの場合には，キーパーソンである妻や息子から必要な支援が得られるよう支援する。

3 代替能力獲得への支援

■ 失声に対する代用音声の獲得

　治療により形態や機能が失われる場合，それを補う機器や動作などについて，術前から提案し，その管理方法などを指導する。パンフレットや映像教材を使い，患者が術後の生活をイメージして，前向きに手術を向かえられるよう，心理面も含めて計画的に支援する。同じ手術を受けた体験者に話を聞く機会を設けることも効果的である。

　喉頭摘出による失声の代用音声としては，食道を用いる発声法のほか，電気式人工喉頭（電気喉頭）がある（◯図5-11）。それぞれ特徴があるため，患者

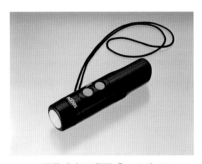

a. 電動式人工喉頭「マイボイス」

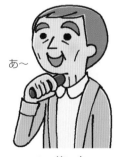

あ〜

b. 使い方

◯図5-11　電気式人工喉頭
振動を発する電気式の機器をのどに押しあてて使用する。機器から発せられた振動音は，舌や唇の形状に応じて話し言葉に変換されて，本人の口から発せられる。音程や抑揚を本人が操作しながら発声するものは訓練を必要とするが，発声パターンが固定されているものは，簡便で，術後すぐに使うことができる。
（写真提供〔a〕：セコム株式会社，センシンメディカル株式会社）

の生活と希望にそったものを選択して使用できるように支援する。

▮ 永久気管孔の管理

　喉頭全摘出に伴い，頸部前面に永久気管孔が造設される。気道の開孔部より，虫や異物を吸い込んだり，入浴時に水が流入するなどの危険性があり，安全対策が必要となる。また，鼻機能が変化することで異臭に対する知覚が低下し，息こらえができないために食事摂取や排便に変化がおきることなどについて説明し，適切に対処できるよう支援する。

　気管孔をエプロンガーゼでカバーし，襟つきの服を選ぶことで，異物吸い込みや排痰による汚染を予防し，また外観を整えることができる。入浴時には，湯船につかるのはわきの高さまでと決め，肩にあたためたタオルをかけて保温すると安全に入浴できることなどを指導する。

▮ 自尊感情維持の支援

　術前に，Kさんは「こんなからだじゃ人前に出られないじゃないか」と話していた。人は，身体の外観や機能が変化することで，自尊感情の低下を経験する。まずは，安心して不安や心配，苦悩を表出できる環境を整え，徐々に喪失した機能にかわる新しい機能を獲得できるよう支援することが，自尊感情の回復につながる。また，重要他者からの肯定的な支援やメッセージは，自己存在の意味を確認することにつながり，自尊感情を回復させるエネルギーになる。

7　がんに特徴的な手術とケア

　がんの病期や患者の状態によって，手術療法の目的や治療全体における位置づけは異なってくる。看護師は，それぞれの手術の特徴を理解し，適切なケアを提供する必要がある。

1　機能温存術

　機能温存術とは，標準治療と同等の治療効果を保ちつつ，切除範囲を縮小して身体や臓器の機能を温存することを目的とした手術である。乳がんに対する乳房温存術や，骨肉腫に対する患肢温存術などがある。

● **ケアの視点**　機能温存術は，患者の心身の負担軽減につながる術式である。しかし，たとえば乳房温存術では，術前化学療法や術後補助化学療法，術後放射線療法が併用されることが多く，治療は長期化する傾向がある。それぞれの術式の長所・短所を十分に理解したうえで，ケアを行うことが大切である。

　直腸がんにおける低位前方切除術では，排便機能障害が発生する可能性がある。生活への影響を少なくするためのリハビリテーションを推進し，患者自身が身体機能をコントロールできるように支援する必要がある。

2　機能再建術

　機能再建術とは，手術で変化・喪失した身体の一部や臓器を再形成する手

術であり，乳房切除術後の乳房再建術や喉頭全摘術後の発声機能再建術，食道切除後の胃や結腸，空腸を使った消化管再建術などがある。

　ただし，乳房の再建によって局所再発を発見しにくくなるというリスクが生じる。また，人工膀胱を造設したとしても，尿意がないため排尿管理が必要になるといった課題も生じる。それぞれの術式の長所・短所を理解できるよう支援する。

● **ケアの視点**　乳房再建術は，ただ乳房の形をつくるだけのものではなく，患者自身のボディイメージの修正にもかかわり，患者にとって大切な治療である。再建術に対する患者の期待や意義について十分に時間をかけて確認し，適切な意思決定ができるように支援する。また，再建術に過度な期待や非現実的なイメージをもっている場合もあるので，医師と連携して図や写真などを用いた具体的な情報提供を行う。

　食道や胃の再建術では，術式に応じた新しい食べ方や調理方法を習得し，合併症や後遺症を予防できるように支援する。

3　転移巣に対する手術

　固形がんの遠隔転移がある場合には，すでにがんが全身に広がっている状態であるため，手術適応となることは少ない。ただし，肺や肝臓，脳への単独転移に対しては，根治を目ざす手術を検討する価値があるとされている。

● **ケアの視点**　根治を目ざして手術を受けた患者が，転移を告げられることは大きな衝撃であり，最初のがん告知以上に強いストレスであるとされる。危機に対するケアを十分に行い，再発に対する手術の意思決定を適切に行うことができるように支援する。

　開腹手術を複数回受ける患者の場合は，癒着による腸閉塞や麻痺性イレウスのリスクを念頭におき，予防的ケアに努める。

4　緩和手術

　緩和手術とは，根治手術が望めない進行したがん患者に対して，苦痛の軽減や QOL の改善を目的に実施される手術である（●118ページ）。例として，消化管の通過障害を改善するためのストーマ造設術や，胆汁閉塞を改善するための内胆汁瘻造設術などがある。

● **ケアの視点**　患者の全身状態や予後などについて慎重にアセスメントし，手術が患者の利益となるかをチームで検討する。また，患者・家族が状況をどのように認識しているのかを確認するとともに，適切な意思決定が行えるように支援する。

　このような手術が適応となる患者では，予備力が著しく低下していることが多いため，術後合併症の予防や早期回復に努め，疼痛コントロールを積極的に実施する。

8 術後の継続支援

　近年では在院日数の短縮化が進み，手術患者においても，呼吸・循環・代謝機能の正常化や消化管の蠕動運動の回復など，ムーアの回復過程（◉125ページ）における変換期（侵襲後4〜7日）が終結するころには退院となる。しかし，がんの治療は手術だけで完結することは少なく，術後に計画されている治療に向け，心身の準備ができるよう支援する必要がある。

　また，がん患者は，手術が終わったあとも，身体機能の変化に応じた生活方法を学び，ボディイメージを修正し，新しい生活の構築に向けたリハビリテーションに取り組んでいくことが必要となる（◉図5-12）。

● **ケアの視点**　退院時の患者は手術侵襲からの回復途中にあることを念頭において，回復に重要な栄養摂取や感染予防の自己管理ができるように支援する。また，乳房切除術後のリンパ浮腫や胃切除後の貧血など，晩期に発生する合併症の予防や早期発見に関して教育的支援を行うことも必要である。

　胃切除術後の食事方法や，直腸がん術後の骨盤底筋群の訓練，喉頭全摘術後の発声練習など，退院後も継続した訓練が必要である。パンフレットなどの資料を提供し，相談外来や電話相談などの活用できる資源を紹介する。

　再発や転移への不安は，がん患者が生涯にわたってコントロールしていかなければならない課題である。患者のコーピング能力の強化を支援するとともに，サポートグループやがんサロン，患者会などの情報を紹介することも効果的である。

　退院したあとも，治療の評価や健康維持のために，定期的な受診が必要である。さらには，禁煙の継続，食事の工夫，運動，適性体重の維持といったがん予防行動や乳がんのセルフチェックなどは，異常の早期発見・早期対応につながるだけでなく，心理的な安定にも役だつ。よって，患者が主体的な健康管理行動をとることができるよう支援することも看護の役割である。

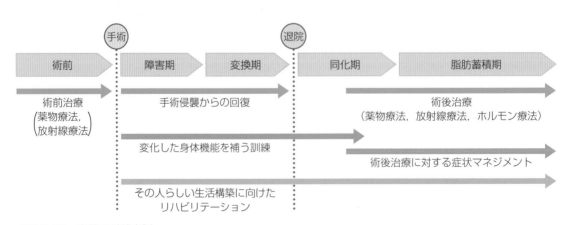

◉**図5-12　術後の継続支援**

C 薬物療法における看護

　ここでは，がん薬物療法を受ける患者の看護について，意思決定支援，アセスメント，準備教育，セルフケア支援といった視点から学んでいく。

1 治療計画の理解

　薬物療法に関して患者が意思決定（●131ページ）を行うにあたり，患者に理解してほしい項目を以下に示す。ただし，患者がこれらの情報を知ることで，かえって不安が増強して悩むこともあるので注意深い観察が必要である。
● **全体の治療計画**　造血器がんなどの一部のがんを除き，薬物療法のみで治療が終了することはほとんどない。自分が受ける全治療の計画を理解する必要がある。
● **薬物療法の治療計画**　自分が受ける薬物療法に関して，治療期間における入院の必要性，外来治療での通院のタイミング，内服スケジュールなどの詳細な計画を理解する。また，期待される効果を得るためには，自己判断で治療スケジュールを変更すべきではないことを十分に理解する必要がある。
● **期待できる効果**　期待される奏効率が低い場合でも，患者が「がんばって治療を受ければ治る」と思っていることは少なくない。薬物療法に期待できる一般的な効果を患者が理解することは重要である。
● **副作用**　自分が受ける薬物療法や，身体の状態から想定される副作用を知り，その対処にはセルフケアが不可欠であることを理解する。

2 アセスメント

　薬物療法の看護においては，安全かつ確実な治療の実施，副作用の予防と症状の緩和，その人らしく治療を継続するための生活の調整という視点で，使用する抗がん薬の特性を考慮しながら，アセスメントを行う（●表5-4）。
　副作用が患者の生活に及ぼす影響は重大であるため，治療を開始する前に，疾患・治療の情報と患者の個別的な情報とを関連づけて，そのリスクについて包括的なアセスメントを行う必要がある。インフォームドコンセントの場面では，アセスメントに必要な多くの情報を得ることができるため，看護師も同席することが望ましい（●86ページ，図3-2）。

1 治療当日のアセスメント

　治療当日のアセスメントには，治療可能かどうかの判断が含まれる。薬剤の投与が開始される前の患者基礎情報（患者ベースライン，●132ページ）を把握することはとくに重要であるため，アセスメントツールなどを利用して，必要な情報をもれなく収集できるようにする（●表5-5）。
　治療可否については基本的に医師が判断するが，薬物療法においては，患

○ 表5-4 薬物療法の基本的アセスメントに必要な情報

情報の種類	必要情報	注意すべき項目
身体的側面 （患者基礎情報 に加える）	身体計測値	・体表面積，BMI を含む
	既往歴	・基礎疾患の詳細情報 ・アレルギーの有無（皮膚消毒薬や保護薬を含む）
	現病歴 ・現在の疾患の状況 ・過去に受けた治療	・疾患の自覚症状と生活への影響 ・医学的な病状 ・手術療法，放射線療法 ・詳細な薬物療法情報，および副作用の出現状況と残存症状
	検査データ一般 ・基礎疾患に関連したデータ ・異常値は時系列で収集	・末梢血塗抹標本検査 ・生化学検査 ・血清免疫学検査：感染情報（HBV は抗原と抗体）[*1]，腫瘍マーカー ・免疫チェックポイント阻害薬の場合は，膵機能・甲状腺機能・副腎機能など
心理社会的側面 （患者基礎情報 に加える）	家族構成	・家族役割
	職業と経済的状況	・仕事の内容，職位，休職可能期間 ・保険[*2]（健康保険，がん保険などの任意保険の加入状況） ・自宅，職場，病院の地理的な関係と移動手段[*3]
	疾患と治療の受けとめ	・患者が理解している病状（告知状況） ・患者，家族の受けとめ ・子どもへの告知状況と受けとめ
	ストレス対処とセルフケア	・過去の治療の副作用出現時における対処方法や考え方 ・セルフケアの方法
治療	レジメンと薬剤 ・薬剤投与のスケジュール[*4] ・使用する抗がん薬の特性 ・副作用予防のための薬剤 ・過去に受けた薬物療法	・入院や外来など，治療計画 ・投与経路 ・1 回の治療に必要な時間，各サイクルの薬剤投与日，各サイクルに必要な日数 ・高頻度の副作用および副作用の増強要因：過去に投与された抗がん薬，性別，基礎疾患など ・前投薬の必要性 ・当該レジメンの（施設内）マニュアルの内容（例：観察の頻度やモニターなどの必要物品）
	リスク要因	・高齢者，機能低下，栄養状態の低下，HBV キャリア[*1]，使用薬剤（モルヒネなど），精神的問題，口腔疾患（齲歯，歯周炎など），血管の状態

＊1 HBV は薬物療法による再活性化のリスクがある。
＊2 薬物療法では，高額な医療費の支払いが長期にわたることや仕事の継続が困難になることも多いため，社会保障制度を利用しても経済的に困窮する場合がある。
＊3 外来治療では，アルコールを含有する一部の抗がん薬の投与や，抗がん薬投与後の身体状態の変化という点から，通院手段の情報が必要となる。
＊4 抗がん薬の投与スケジュールは，間隔，薬剤投与日，投与時間などがレジメンとして決められている。

者の治療にかかわるすべての医療者が，それぞれの専門的視点でリスクアセスメントを行い，必要に応じて主治医に対して疑義照会できるシステムをもっていることが望ましい。CTCAE（●92 ページ）など，医療チームのメンバーが共有できるツールを用いる方法もある。

　治療中に発生する過敏症やインフュージョンリアクション，抗がん薬の血管外漏出，下痢，急性嘔吐などの重篤化を回避する処置やケアを行うためには，治療実施中の観察に基づいたアセスメントが不可欠である。

◉表5-5　薬物療法当日のアセスメントに必要なチェック項目

チェック項目	内容
治療スケジュール	サイクル数，レジメン内容と注意すべき事項(がん緊急症など)
測定値データ	体重，体温，脈拍，血圧，SpO_2(必要時)
血液検査データ*1	白血球，好中球，赤血球，ヘモグロビン，血小板，γ-GTP，AST，ALT，ALP，総ビリルビン，尿素窒素，クレアチニン，総タンパク質，アルブミン，カリウム，カルシウム，CRP
自覚症状と当日の状況	• 前回投薬〜当日までの副作用の出現状況 • 当日の自覚症状(倦怠感，悪心・嘔吐，異常の自覚) • 不安の程度(治療への気がかりの有無) • 治療開始前までの食事と水分の摂取状況 • 排便状況
内服薬	• 基礎疾患に対する内服(降圧薬，血糖降下薬など) • 薬物療法の前投薬
その他	• 朝の採血部位*2

*1 薬剤によっては，甲状腺機能，グルコース，HbA1c，KL-6，マグネシウムなどの検査も必要となる。
*2 抗がん薬の血管外漏出を予防するため，24時間以内に穿刺した血管の末梢側の血管を避けて投与する。

2 治療期間中のアセスメント

治療期間中はさまざまな副作用が出現するが，副作用とがんの進行による症状とが類似していることもある。たとえば，抗がん薬による副作用の代表的なものに悪心・嘔吐がある。しかし，悪心・嘔吐は，消化器系臓器へのがんの進展や，転移性脳腫瘍において出現する症状の1つでもある。よって，投与された抗がん薬の副作用の特徴を十分に理解しておく必要がある(◉144ページ)。

また，同じ副作用であっても，生活への影響は患者により異なる。情報を詳細にアセスメントすることで，患者がかかえる問題をより具体的にとらえることができる。◉図5-13に，R-CHOP療法❶を受ける患者のアセスメント例を示す。

一般に，患者の気持ちは身体症状に合わせてつねに変化する。実際に副作用を体験すると，治療前に考えていたようにはいかずに「気持ちが沈む」「復職が困難」など，治療前には見えていなかった問題が発生する。看護師が優先すべきと考える問題と，患者を悩ませている問題とが乖離(かいり)しないよう，患者と十分にコミュニケーションをとり，治療を継続するための生活調整について考えなければならない。

3 薬物療法に対する準備教育

がんの薬物療法における準備教育では，オリエンテーションが行われる。その内容は，点滴治療の実施日時，内服治療の開始日，その後の治療スケジュール，および副作用の発生のメカニズムと対処方法に関することが中心となる。

薬物療法では，薬剤師も薬剤指導や副作用管理などを行うため，情報共有

NOTE

❶R-CHOP療法

リツキシマブ(R)と，シクロホスファミド(C)，ドキソルビシン塩酸塩(H)，ビンクリスチン硫酸塩(O)，プレドニゾロン(P)による薬物療法のレジメンである(◉149ページ，表3-14)。

■**患者情報**
・年齢50歳(会社役員)，3人暮らし　妻：高校教師，長男：大学生，長女：高校生
・びまん性大細胞型B細胞リンパ腫(Ⅱ期)，R-CHOP療法(放射線療法併用なし)2サイクル目

治療の情報	患者情報	アセスメント	看護計画
■治療について			
・次回からの治療時間はR：4時間，CHOP：3.5時間となる予定。 ・RとCHOPを同日もしくは2日に分けるという選択肢がある。 ・ドキソルビシン，ビンクリスチン，シクロホスファミドのそれぞれで，好中球減少の発生頻度が高い。	・仕事が多忙で外来治療を希望している。 ・治療中の業務軽減は可能だが，治療日以外には休みたくない。 ・好中球減少(500〜1,000/mm³)をみとめたが発熱はなし。治療後1週間は倦怠感が持続する。 ・1サイクル目の状況から，セルフケア行動はとれている。 ・車で来院する予定である(電車の所要時間1時間)。	・治療は同日でも2日に分けて行っても問題はない。 ・リツキシマブの前投薬に抗ヒスタミン薬を使うため，自分で運転するのはよくない。治療日には，妻が送迎できるよう調整を検討する。 ・治療後以外に，ナディアの時期(◎241ページ)も仕事を休むほうがいいだろう。 ・発熱性好中球減少の体験がないので，早期発見と対処の指導が再度必要である。	・プレドニゾロンの内服忘れがないように指導する。 ・治療の受け方を患者と話し合う。運転について説明し，妻との調整をはかる。 ・1サイクル目の情報より，ナディアの時期を伝える。外出先での感染予防行動を再度指導する。 ・体温測定の習慣をつける。 ・発熱性好中球減少の発熱基準を用紙で説明し，該当する症状があった場合はすぐに連絡するよう指導し，連絡方法を説明する。 ・体調不良時は仕事を休むことを提案する。
■副作用について			
・ドキソルビシン，シクロホスファミドの催吐性のリスクが高い。 ・ビンクリスチンは神経障害の頻度が高く，便秘に注意が必要であり，緩下薬が予防的に処方されている。	・嘔吐はないが，軽い悪心がある。入院中は食事量が維持できる。 ・緩下薬で便秘はなし。「会社に行くから，下剤を使って下痢になるのが心配だ」という発言あり。 ・1サイクル目は，治療日から3日間緩下薬を内服した。	・外来でも制吐薬を継続。 ・自宅での食事量を維持できるよう，妻の支援が必要である。 ・ビンクリスチンの副作用と緩下薬とを関連づけていない。 ・セルフケアの力はある。	・便秘がおこる理由と，緩下薬の内服について説明する。 ・食事について妻と話し合う。 ・神経障害症状について説明し，軽度でも医療者に伝えるよう指導する。 ・外来看護師に情報提供する。
■患者・家族について			
・患者の状態より，一般的な治療の完全奏効率は75%である。	・患者と家族の理解に問題なし。 ・患者は「治ることだけを考えないとこんな治療受けられないよ。髪も抜けちゃうし，仕事にも行きたくないよね」と言う。	・患者は，疾患にも治療にも不安をかかえている。 ・看護師に気持ちを話さないタイプではないように見える。	・治療効果を得るためには，必要に応じて仕事を休むなどの生活調整を行い，予定どおりの治療を完遂することについて話し合う。 ・疾患や副作用に対する受けとめについて，さらに情報収集し，患者にかかわる医療者で共有していく。

◎図5-13　薬物療法を受ける患者のアセスメントの例

しながら協働する。

● **パンフレットの活用**　一般に，薬物療法を受ける患者用に作成されたパンフレットを用いて説明する。パンフレットには，薬物療法に共通するものや，疾患別・レジメン別に作成されたものがあり，これらを利用することで，患者にわかりやすく・もれなく説明することができる。看護師は，レジメンや副作用への対処方法に関する正しい知識をもち，パンフレットの内容を十

分に理解したうえで，説明することが大事である。

● **患者のレディネスを高める**　患者が，治療の説明，もしくは病状告知を受けてから治療が開始されるまでの期間は短い。今日では入院期間の短縮化に伴い，外来で病状や治療の説明を受けることも多い。また手術後に薬物療法を受ける場合には，身体機能の回復状況が十分でないこともある。これらの結果として，一部の患者では，治療を受けるためのレディネス❶が十分に整わないという問題が生じる。患者のレディネスを高めるためには，オリエンテーションの日時を患者と話し合って設定するなどの工夫をする。

　治療の同意後でも，患者が迷っている場合には再度インフォームドコンセントが必要となる。迷っている理由や気持ちについて患者から聞きとり，情報提供を行う。また，外来で診断を受けて入院治療を受ける場合には，外来と病棟の看護師が連携することが必要となる。

● **準備教育の進め方**　準備教育を行う際は，患者にパンフレットを手渡してその内容の順番どおりに説明するのではなく，まずは「いまから説明を始めてよろしいですか」「一番気になっていることはなんですか」といった準備性を問うことから始め，多少順序をかえてでも，患者の関心に合わせた指導を行うとよい。ただし説明を聞くことで不安が強くなる場合もあるので，説明時には患者の反応に十分注意する。患者の支援者となる家族が，準備教育に参加できるように調整することも大切である。

　一方，すでに薬物治療を受けた経験がある場合は，過去に受けた治療で体験した症状や，過去の治療との違いなどを説明するほうが効果的なこともある。多くの知識や情報を一度に提供したり，複雑なセルフケアの指導を行うことは患者を混乱させるため，患者が理解して実践できるように，基本的な内容に焦点をしぼるべきである。セルフケア指導については後述する。

NOTE
❶レディネス
レディネス readiness とは，ある行動の習得に必要な条件が用意されている状態をあらわす。「学習の準備性」とも訳される。

4 副作用と合併症

　薬物治療によってあらわれる副作用の症状はさまざまであり，症状があらわれる時期も薬物によって異なる（○145ページ，図3-43）。また消化器症状のように，薬物以外の要因でも出現する症状については，副作用の出現時期以外の時期にも注意が必要である。多くの副作用は治療期間中または治療直後に生じ，治療が終了すれば症状は回復するが，治療終了後も症状が持続する長期症状や，治療終了後6か月から数年後に生じる症状もある。

　副作用は，ある薬剤に特異的な症状と，多くの薬物に共通する症状とがある。細胞傷害性抗がん薬は類似した副作用をもつが，分子標的薬は一般に標的分子に関係した特異的な症状が出現する。また，免疫チェックポイント阻害薬では，免疫関連有害事象（irAE，○142ページ）の出現時期が予測できない。使用する薬剤の添付文書で，発生時期や発生頻度を確認しておかなければならない。

　好中球減少症や急性過敏反応，急性嘔吐，下痢，便秘，血管外漏出などは，短期間に症状が重篤化して，早急な対応を要するがん緊急症（○67ページ）と

なる危険性があるため，とくに注意する。

　発熱性好中球減少症，悪心・嘔吐，倦怠感は，がん薬物療法に共通して発生頻度が高い。これらについては，セルフケアの方法と合わせて後述する。

1　急性過敏反応とインフュージョンリアクション

　急性過敏反応は，薬物投与時に免疫反応によって生じる有害な反応である（●137ページ）。すべての抗がん薬において発生する可能性がある。投与後早期に発生するアナフィラキシーでは，アナフィラキシーショックに移行する重症事例もある。

　インフュージョンリアクション（急性輸注反応，●137ページ）は，急性過敏反応と同様の症状のほか，薬剤によっては特有の症状を呈する。おもにモノクローナル抗体の投与中〜投与後24時間以内の発生頻度が高いことから，急性過敏反応と区別される。発生頻度が高い薬剤を使用する際には，予防薬を前投与する。予防薬には，ジフェンヒドラミン，副腎皮質ステロイド薬，アセトアミノフェンなどがある。

　いずれも早期発見と対処が重要であり，アナフィラキシーショック発生時に備え，急変対応の準備や手順を整えておく。

2　抗がん薬の血管外漏出

　殺細胞性を有する抗がん薬の多くは，薬液が血管外に漏出すると，皮下組織の炎症や壊死といった組織障害を引きおこすことがある（●146ページ）。こうした抗がん薬の血管外漏出は非常に重要な問題であり，ガイドラインも作成されている[1]。

　血管外漏出を引きおこす患者側のおもな要因として，以下のものがある。
- 高齢や糖尿病などによる血管の脆弱性
- 採血などによりすでに穿刺したことのある血管や，安静が保てない部位の血管
- 血管外漏出の既往など

　また，投与に関する要因としては，治療に要する時間や投与速度があげられる。

　漏出によって組織障害が生じるかどうかは，抗がん薬の種類や濃度，漏出した量による。ガイドラインには組織障害の予防方法が提案されているが，現時点では確実な対処方法がないことから，血管外漏出の予防と早期発見が重要となる。

3　下痢と便秘

　下痢と便秘は，多くの薬剤において発生する可能性のある副作用である。イリノテカン塩酸塩水和物は早発性下痢と遅発性下痢をおこす。また，分子

1）日本がん看護学会・日本臨床腫瘍学会・日本臨床腫瘍薬学会編：がん薬物療法に伴う血管外漏出に関する合同ガイドライン，2023年版．金原出版，2022．

標的薬や免疫チェックポイント阻害薬も下痢を引きおこす。下痢は，抗がん薬の直接作用以外にも，好中球減少症時の感染性腸炎などが要因となることもある。便秘は，一部の制吐薬の副作用として出現することがある。

　対処が遅れると，下痢は脱水症状，便秘は麻痺性イレウスなどの重篤な症状につながるため，早期に止痢薬あるいは緩下薬を投与する。

4　末梢神経障害

　末梢神経障害は，微小管阻害薬やプラチナ製剤などによる特異的な副作用である。神経細胞が変性することで発生し，多くが感覚障害であり，蓄積性に症状が増悪する。症状は手関節および足関節よりも先端に限局する。

　有効な治療法がないため，症状が増強した場合は，薬物の減量・休薬・中止が必要となる。治療終了後も症状が残ることが多く，不可逆的となる場合もある。

5　皮膚障害

　皮膚障害には，脱毛，色素沈着，皮膚乾燥，痤瘡様皮疹，脂漏性湿疹，手足症候群，爪囲炎などのさまざまな症状がある。皮膚乾燥，痤瘡様皮疹，脂漏性湿疹，爪囲炎は，上皮成長因子受容体(EGFR)を標的分子とする薬剤によって高頻度に出現する(●146ページ, plus)。手足症候群は，細胞傷害性抗がん薬のカペシタビンや，血管内皮細胞増殖因子(VEGF)を標的分子とする薬剤で出現する。

　いずれも保湿と清潔に加え，症状が悪化した場合にはステロイド外用薬で対処する。抗菌薬を使用することもある。

---

column　脱毛のケア

　抗がん薬による脱毛は，患者の大きなストレスとなるため，アピアランスケア(●190ページ)が重要である。脱毛は抗がん薬の投与後2〜3週間で始まり，治療終了後数か月ほどで毛髪が再生されるが，髪質が変化する場合もある。

　ウィッグ(かつら)は脱毛前から準備しておくことが望ましい。タイミングよくウィッグに関する情報を提供するためには，患者の気持ちを十分に聞くことが大切である。治療中は，心理的な苦痛や頭皮のトラブルに関して継続的にアセスメントを行う。患者が母親である場合，母親の外見が変化することに対する子どもの気持ちを考えて，悩んでいる場合も少なくない。まずは患者に寄り添い，思いを聞くことがケアの始まりである。

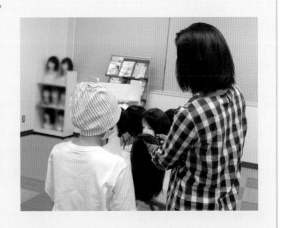

　施設によっては，併設の美容室などでウィッグに関する相談ができるので，適宜情報を提供していく。

6 腎毒性・肺毒性・心毒性

腎毒性・肺毒性・心毒性は，特定の抗がん薬によって出現する臓器障害であり，重篤化すると症状が残存するだけでなく，生命に影響を及ぼすことがある。

定期的な血液検査や画像検査を行うことに加え，自覚症状にも注意する。

7 長期合併症・副作用

薬物療法の発展に伴って生存期間が延長するなかで，長期合併症や副作用への対策の重要性が増している。妊孕性のある年齢では，ホルモン療法を含むがん薬物療法の副作用として，月経や精子産生への影響が不可逆的となり，閉経や無精子症となりうる。このことは，がんサバイバーがかかえる大きな問題となっている（●192ページ）。

薬物療法の終了後，半年から数年後に発生する二次がんは，治療薬物や総投与量の影響を受けるものであり，若年性のがんで問題になることが多い。

5 治療継続と生活調整に向けたセルフケア

薬物療法の効果を得るためには，レジメンに従って治療を継続することが原則である。しかし，副作用が強くなると，患者の苦痛が増すばかりではなく，治療の中断を余儀なくされることもある。

1 副作用とセルフケア

副作用のなかには，セルフケアによる緩和や，早期対処による重篤化の回避が可能な症状も多い。副作用のマネジメントは，出現の時期やあらわれ方など，症状別の特徴をとらえて行う（●図5-14）。

副作用対策の基本は，患者が症状を医療者に伝えることと，医療者が症状を正しく評価することである。そのうえで，看護師は，生活調整の視点から効果的なセルフケアの方法を提案する。看護師が副作用の対処方法を多く知っていればいるほど，患者に提案できる方法は多くなる。症状の評価には，CTCAE など，患者にかかわる医療チームのメンバーが共通して使用できるツールを用いるのが一般的である。

◆ 発熱性好中球減少症

発熱性好中球減少症（FN）は，好中球数が $500/\mu L$ 未満，あるいは $1,000/\mu L$ 未満で48時間以内に $500/\mu L$ 未満に減少すると予測される状態で，腋窩温 $37.5℃$ 以上（口腔内温 $38.0℃$ 以上）の発熱が生じた状態である（●148ページ）。血球数が最低値となる時期は**ナディア** nadir とよばれ，投与された抗がん薬の種類と用量の影響を受ける。

FN の場合には，感染を併発している可能性が高いため，対処が遅れると生命をおびやかす重篤な状態に移行することもある❶。

NOTE

❶FN による感染症はがん緊急症の1つであり，生化学検査，各種培養検査（血液培養は必須），胸部X線撮影を行い，抗菌薬のほか，重症度に応じて顆粒球コロニー刺激因子（G-CSF）製剤を投与するなど，緊急の対応が必要である。FN の発症頻度が20％以上の場合は，G-CSG 製剤の一次予防投与が推奨されている。持続型 G-CSF 製剤（ペグフィルグラスチム）は FN の発症抑制に用いられる。

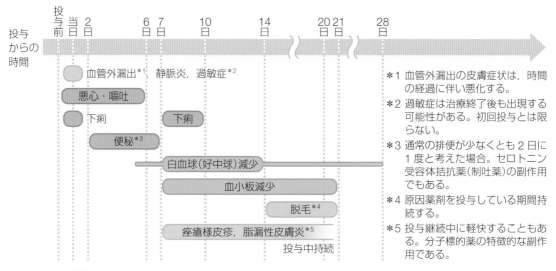

▶**図 5-14　薬物療法における代表的な副作用と出現時期の例**
有害事象と副作用の鑑別は困難であり，個人の要因（オピオイド薬の使用や原疾患の状況など）が関係するため，出現時期は一般的な目安とする。

● **感染予防のセルフケア指導**　おもに次の指導を行う。

（1）定期的に体温を測定する習慣をつけ，手洗い，うがい，口腔衛生を行い，外出時にはマスクを装着する。手洗いとうがいは，患者の家族にも習慣づける。

（2）免疫機能が低下している状態では創傷部の感染や治癒遅延のリスクが高くなるため，創傷をつくらないように注意する。

（3）原則として生ものの摂取は控える。大量化学療法などのように低菌食を必要とする治療もあり，その場合は施設のマニュアルや医師の指示に従う。

　患者に対しては，これらの感染予防行動により感染のリスクが低減することの理解を促す。さらに，重篤化予防のためには発熱時の早期対処が重要となるため，早急に症状を医療者に伝えることを厳守してもらう。とくに外来で治療を継続している患者には，発熱時の連絡方法を明確に指導し，十分に理解しているかを確認する。

● **カテーテル感染の予防**　中心静脈カテーテルによる治療を受けている患者は，ナディアにカテーテル感染に起因する敗血症のリスクが高まるため，とくに注意が必要である。院内の感染防止マニュアルや，中心静脈カテーテルの取り扱いに関するマニュアルがある場合は，それらを遵守する。

◆ **悪心・嘔吐**

　薬物療法の副作用としてみられる悪心❶・嘔吐は，患者に苦痛を与えるだけでなく，栄養状態の悪化や脱水などの問題を引きおこし，ときにがん緊急症としての対処が必要となる（◗289ページ，表5-10）。近年では，がん薬物療法において制吐薬が標準的に用いられるようになっており，制吐薬適正使

▭ NOTE
❶悪心 nausea
　嘔吐がおこりそうな不快な感覚をいうが，嘔吐を伴わないこともある。嘔気，むかつき，吐きけと同義である。本書では，CTCAEの用語に従って，「悪心」に統一している。

用ガイドラインも発表されている[1]。これらによりがん薬物療法における嘔吐の緩和が可能になってきているが，それでも大量化学療法に伴う悪心・嘔吐や，後述する予期性悪心・嘔吐の十分な緩和は困難である。

　抗がん薬投与に伴う嘔吐は，メカニズムや症状によって，次の4つに分類される。

　1 **急性悪心・嘔吐**　投与開始から24時間以内に，抗がん薬の消化管粘膜への直接作用によって出現する。

　2 **遅発性悪心・嘔吐**　抗がん薬の代謝に関係するもので，投与開始後24時間から数日持続する。

　3 **突出性悪心・嘔吐**　制吐薬の予防的投与を行っても出現する。

　4 **予期性悪心・嘔吐**　抗がん薬の投与前に出現する。

● **予期性悪心・嘔吐への支援**　症状緩和が困難という点で注意したい症状は，予期性悪心・嘔吐である。これは，治療前日に治療について考えたり，治療当日に病院や点滴を見て治療をイメージするなどの精神的な要因からおこるもので，嘔吐の体験や過度の緊張・不安が要因となることが多い。そのため，初回治療時の予防的な介入が有効であり，嘔吐出現後から対処しはじめるのでは遅い。

　予期性悪心・嘔吐の治療には，ベンゾジアゼピン系の抗不安薬が推奨されているが，眠けなどの副作用があることに加え，症状緩和が困難なこともある。薬剤師と連携して，患者が効果や眠けなどの副作用を理解し，きちんと内服できるよう支援する。また，不安や緊張をやわらげるようなリラクセーションや環境調整を行うことも効果的である。音楽を聞く，誰かと話すなどといったセルフケア方法を患者に提案するとよい。

◆ 倦怠感

　がんに関連した倦怠感とは，「がんやがんの治療によって引きおこされる，直前の行動とはつり合わず日常活動が妨げられるほどの，心身的に苦痛で消耗した，持続する主観的な感覚」とされる[2]。患者からは「だるい」「なにもする気にならない」などと表現される。倦怠感は主観的な症状であるため，生活への影響の程度など，客観的に評価する工夫が必要である。

　がん薬物療法に伴う倦怠感の原因は明らかではないが，薬物の直接作用によるものと，貧血や発熱などの副作用症状に関連するものとがある。薬物療法のスケジュールとは無関係に持続する場合には，ほかの原因も考える。たとえば，抑うつ症状をもつ患者では睡眠障害が必発であり，二次的に倦怠感を引きおこしていることも多い。このような場合には，原因と考えられる症状の緩和を優先して行う。

● **倦怠感の強い患者の支援**　倦怠感が強いときには他者から支援を受けることが必要になるが，倦怠感が患者の日常生活活動に及ぼしている影響をア

1）日本癌治療学会編：制吐薬適性使用ガイドライン，第2版．金原出版，2015.
2）National Comprehensive Cancer Network：Cancer-Related Fatigue. In *NCCN Guidelines®, Version 1.2021*. 2020-12-01.（https://www.nccn.org/professionals/physician_gls/pdf/fatigue.pdf）（参照 2021-10-29）.

セスメントし，過剰な支援とならないように注意しなければならない。家族が適切に支援できるよう，いつ・なにを・どの程度手だすけするのかについて具体的に助言する。倦怠感が強いときには，ふだんならなにげなくできることにも時間がかかるため，看護師は患者の行動が遅くても，せかしたりせずに見まもるよう心がける。

　また，優先度の高い活動から行うようにする。たとえば，友人の面会があって話しつづけてしまい，倦怠感が増強して食事ができなくなるといった状況は避けるべきである。

2 セルフケア指導

◆ 事例でみるセルフケアの問題点

　患者のセルフケア指導は，医師・薬剤師と連携して行うが，生活調整に関する指導については看護師が主体的に行う。ここではまず，セルフケアに問題のある2つの事例についてみてみよう。

> **事例❶ 行動の根拠を理解していないEさん**
>
> 　Eさん，72歳，女性。悪性リンパ腫の抗がん薬治療のため，入院している。オリエンテーションのあと，手洗い・うがいを順調に行っており，看護師は安心して見まもっていた。しかし，壊死起因性抗がん薬❶の投与の際，安静にするように指導したにもかかわらず，点滴スタンドを押して売店に行こうとするところを発見した。看護師が注意すると，Eさんは「だいじょうぶだよ，転ばないから。若い人も点滴を押して自由にしているし」と言う。看護師は，Eさんが行動の根拠を理解していないことに気づき，「では，手洗い・うがいはどうして必要なのかご存じですか」と確認したところ，「手洗いやうがいをすれば感染がおこらないから白血球が減らない」と話した。

NOTE
❶壊死起因性抗がん薬
　壊死起因性抗がん薬は，少量の漏出でも強い痛みが生じ，組織の壊死や潰瘍などの皮膚障害をおこす（○146ページ）。

　Eさんのような問題は，セルフケアの目的について理解できていないことからおこる。「感染予防行動は白血球（好中球）の減少を予防するためではなく，感染のリスクを低減するために行う」「点滴中の安静は，血管外漏出の予防のために必要である」という目的を理解してもらうことが大切である。問題がある場合には，再度指導する。

> **事例❷ 退院後を見すえた支援**
>
> 　Oさん，45歳，男性。悪性リンパ腫の抗がん薬治療のため入院し，感染対策の指導を受けた。手洗いはするが，うがいは習慣になっていないため，いつも忘れるという。看護師がうがいをするよう声かけを行うようにしたところ，Oさんはうがいを忘れなくなったが，「退院したら誰が声をかけてくれるのでしょう」と冗談まじりで看護師に言った。

　Oさんのように，セルフケアになんらかの支援が必要な場合には，いずれ患者自身がすべてできるようになるように意図して支援する必要がある。Oさんの場合，うがいを習慣化することが望ましいが，どうしても忘れる

のであれば，催促を他者に依頼するように提案することも必要だろう。

◆ セルフケア指導のポイント

● 症状の変化に合わせた支援　患者が症状を記録できるツールを提供し，それに基づいて医療者に症状を伝えてもらうことも有効である。日記のように時系列的に記入する様式が一般的で，治療スケジュールと症状を関連づけて自己管理できるようになっている(◎図5-15)。とくに注意してほしい症状については，自由記載欄などに記入しておくように伝える。薬剤の投与量などについては，必要に応じて医療者が記入する。薬物療法中は症状に変化が生じるため，患者から聞いたそのときの症状の程度に合わせて，支援をかえることも必要である。

お名前＿＿＿＿＿＿＿＿＿＿＿＿＿＿＿様

レジメン　R-CHOP(1サイクル21日間，＿＿＿サイクル予定)

R：リツキサン®(リツキシマブ)	1日目
C：エンドキサン®(シクロホスファミド)／H：アドリアシン®(ドキソルビシン)／O：オンコビン®(ビンクリスチン)／P：プレドニン®(プレドニゾロン)	2日目(あるいは1日目) プレドニン®は1～5日目
副作用予防薬 リツキサン® 開始前 □内服薬，□点滴 ／ CHOP 開始前 □点滴	投与前

＊お薬は商品名および(　　)内が一般名です

自覚症状を記載してください(＿＿サイクル目)

サイクル日数		1日目	2日目	3日目	4日目
日付		月　日(　)	月　日(　)	月　日(　)	月　日(　)
投与薬剤		リツキサン®	CHOP	プレドニン®	プレドニン®
副作用予防薬		点滴：＿＿＿＿	点滴：＿＿＿＿		
必要時間		約＿＿＿時間	約＿＿＿時間		
検査結果	白血球/好中球				
	Hb/赤血球				
	血小板				
	CRP				
体温	：	°C	°C	°C	°C
	：	°C	°C	°C	°C
副作用症状	かゆみ				
	倦怠感				
	血管痛など				
	かぜ症状				
	悪心				
	嘔吐(回数)	回	回	回	回
	指先のしびれ				
	排便回数	回	回	回	回
	他自覚症状				
【自由記載欄】 • 医療者に伝えたいこと • 気になること					

◎図5-15　患者の症状を記録するためのシート(一部)

レジメンに関することは，患者ごとに看護師が記載する。

　外来で治療を継続する患者であれば，電話などを利用して相談できる方法を提供する（●327ページ）。

● **セルフケアに対する評価**　患者のセルフケアに対しては，肯定的に評価して継続を支援する。誤った方法をとっている場合は，否定するのではなく，まずその方法を行っている理由を聞いたうえで，変更することについて話し合うようにする。

● **抑うつ症状への支援**　薬物療法を受ける患者は，個人差はあるものの，なんらかの精神的苦痛を体験しており，ときに憂うつ気分や不眠などといった抑うつ症状を併発する。症状が軽度のうちは，リラクセーションや散歩，短時間の昼寝などによって気分転換をはかるなど，セルフケアの方法を提案する。

　精神的苦痛を緩和するためには，ピアサポートを利用するのも1つの方法である（●224ページ）。気持ちのもち方や副作用への対処などについて幅広い相談ができるほか，参加することによって前向きな感情をもつことも期待できる。

　なお，抑うつ症状の評価はむずかしいため，不眠が数日間続く場合などは，早い時期に緩和ケアチームや精神科医師の診察を受けることが望ましい。

6　薬物療法におけるケアの実際

1　分子標的薬治療を受ける患者の看護

　分子標的薬も多くの副作用を有している（●137ページ）。

　インフュージョンリアクションは，投与中のみならず投与後にも発生することがあるため，自覚症状に関する指導が必要である。

　抗VGEFR（血管内皮細胞増殖因子）抗体薬の特徴的な症状に，消化管穿孔と高血圧がある。消化管穿孔は緊急対応を要するため，症状のセルフチェックと対応（受診や救急車要請）を指導することで，対処が遅れないようにする。高血圧症は，治療ごとに血圧測定を実施し，症状出現時は医師に報告する。既往に高血圧症のある患者や降圧剤の内服を開始した患者が通院で治療を受ける場合には，自宅での血圧測定を指導する。

　EGFR（上皮成長因子受容体）阻害薬に特徴的な皮膚障害症状である痤瘡用皮疹や乾燥，爪囲炎は，それぞれの出現時期がわかっており，清潔と保湿ケア，ステロイド外用薬の塗布，抗菌薬の内服により，症状の増悪予防効果が期待できる。看護師は，患者が継続的にセルフケアできるよう，説明だけではなく，実施状況と症状の状態を評価し，患者にフィードバックする。必要に応じてアピアランスケアを行う（●191ページ，図4-2）。

　分子標的薬の副作用の程度によっては，原因薬の減量・休薬が必要となるが，多くの場合，副作用が緩和すれば再開可能である。患者が症状を正しく医療者に伝えることができるよう支援する。

　経口分子標的薬による治療では，飲み忘れがあると治療効果が十分に発揮

されないため，服薬アドヒアランスを高める指導が求められる。

2 免疫チェックポイント阻害薬治療を受ける患者の看護

　免疫チェックポイント阻害薬（ICI）は新しい機序による薬剤であり，今後，ICI 治療を受けるがん患者はますます増加すると考えられる。ICI 治療では，自己免疫疾患様の免疫関連有害事象（irAE）が出現することがある（●142ページ）。インフュージョンリアクション以外の irAE は，出現時期の予測がつかず，突然出現する。さらに，初期症状は下痢や倦怠感など，がん患者にとってめずらしくない症状が多い。対処が遅れて重篤化すると致死的になることもあるため，これらの症状を見逃すことあってはならない。

　症状によっては，膵機能，甲状腺機能，副腎機能，CT，心電図，大腸内視鏡検査などの特殊な検査が必要となる。そのため，irAE の検査・治療は，関連する領域の専門医が協議して進めることになる。ICI による治療を受ける患者は，従来型の抗がん薬による治療歴があることが多いため，なかには従来型の抗がん薬の副作用が残存する患者や，がんの進行によるなんらかの症状を有する患者もいる。治療中の症状変化をアセスメントするためにも，治療前の症状の把握が重要である。

　たとえば，2型糖尿病治療中の患者の血糖コントロールが不良となった場合には，ICI 治療により1型糖尿病を合併した可能性を考え，検査がすすめられる[1]。

　ICI はほとんどの患者が外来で治療を受けるため，症状のセルフモニタリングの指導が重要である。

3 ホルモン療法を受ける患者の看護

　ホルモン療法が適応になる代表的ながんには，乳がんや前立腺がんがある（●139ページ）。ここでは乳がんのホルモン療法時のケアについて概説する。

　乳がんでは，エストロゲン受容体（ER）陽性例に対する補助療法として，ホルモン療法を5年間以上行うことが推奨されている。抗エストロゲン薬であるタモキシフェンクエン酸塩は，血栓症や子宮体がんのリスクとなるため，自覚症状の確認や定期的な検査を行うよう指導する必要がある。

　タモキシフェンクエン酸塩の代表的な副作用は，発汗やのぼせなどのホットフラッシュ，倦怠感，抑うつ気分などであり，更年期の症状と類似している。治療が5年間以上という長期に及ぶこともあるため，症状を緩和するためのセルフケアを実践できるよう支援する必要がある。適度な活動やリラクセーションで気分転換をはかるほか，腹式呼吸法を取り入れたり，体温を調整しやすい服にしたり，アルコールやカフェインなどといった症状に影響をおよぼす食品の過度な摂取を控えるといった対処法も効果が期待できる。患者に合った方法を選択して，継続することが大切である。

　近年では，出産可能年齢の乳がん患者も増加している。しかし，タモキシ

　1）日本臨床腫瘍学会編：がん免疫療法ガイドライン，第3版．p.76，金原出版，2023．

フェンクエン酸塩は催奇形性を有するため，ホルモン療法中の妊娠はすすめられず，治療選択時に悩みをかかえる患者もいる。看護師は，患者の迷いや悩みを傾聴しながら，価値観を理解する姿勢で寄り添い，患者が納得して治療を開始できるように支援する。

　閉経後の標準治療であるアロマターゼ阻害薬による代表的な副作用として，骨粗鬆症のリスクや関節症状がある。骨粗鬆症は骨密度検査で評価でき，治療も確立されている。看護師は，カルシウムやビタミン D を含んだバランスのよい食事や適度な運動を心がけ，指示された検査を受けるよう，指導する。関節症状はがまんせず，医師に相談するように伝える。

4 　術前化学療法・術後補助化学療法を受ける患者の看護

　根治手術前または手術後の化学療法（◯155 ページ）では，患者がレジメンにそったスケジュールで治療を完遂するための支援を行う。手術単一療法に比べて治療が長期間になることをふまえ，看護師は，個々の患者の治療計画を把握したうえで，患者が計画的に生活調整できるように，治療開始前からかかわる。副作用管理をはじめとする患者の体調管理は，決められたタイミングで治療を実施するうえで不可欠なため，看護師は患者がセルフケアを継続できるよう支援する。

● **術前化学療法**　期待した結果が得られない場合，患者の不安や落胆が強くなるのは当然であり，このような場合は，治療効果判定を把握したうえで精神的なサポートを行う必要がある。術前化学療法が終了する時期には，副作用症状の残存に配慮しながら手術の支援に移行する。

● **術後補助化学療法**　術後の体力の回復を待ち，薬物治療を開始するが，手術の影響が残る場合はフィジカルアセスメントを強化する。手術の結果で化学療法が必要となった患者では，病状進行に対する不安をかかえながら，新たな生活調整が必要になるため，思いを傾聴するとともに，困りごとが解決できるよう支援する。

5 　治療の移行・終了に対するケア

　遠隔転移をおこしている進行再発がん（Ⅳ期）では，薬物療法が終了となることがある。治療終了の理由は，患者が治療中止の意思決定を行った場合や，身体機能の低下により薬物療法の継続がむずかしくなった場合，適応となる抗がん薬を使いきってしまった場合など，さまざまである。適応薬が多いがんでは，数年にわたって薬物療法を受ける患者も多いが，なかには病状が安定した時点で治療を自己判断で中断する患者もいる。その場合，そのまま生存できる患者は皆無に等しい。

　がんの進行によっては，やがて訪れる薬物療法の終了，あるいは緩和ケアへの移行という状況を患者が認識していくことになる。この時期には「まだ効果があるかもしれない」という患者の気持ちを受けとめる一方で，楽観的なことをけっして言うべきではない。また，身体機能が低下した状態で受ける薬物療法は，患者に耐えがたい苦痛をもたらすため，薬物治療の継続・中

止については，インフォームドコンセントをはじめとした十分な支援が求められる。

　薬物治療の終了や緩和ケアへの移行を迎える患者は，医療から見放されるかのように感じるが，その後も医療者とのかかわりは緩和ケアにおいて継続される。患者が残された人生をその人らしく生きるためには，進行・再発の診断を受けた時点で，患者の状況がどのように推移していくのかを予見し，患者の身体機能や生活に合わせた治療を計画することが重要である。そのためには，患者と家族が，期待できる治療効果と病状について正しく理解する必要がある。また，薬物療法と緩和ケアの医療チームが，早期から連携するという視点をもつことも大切である。

7　曝露対策

1　がん薬物療法における曝露対策の必要性

　看護職の健康と安全に配慮した『労働安全衛生ガイドライン』には，業務上の危険な要因のうち化学的要因の 1 つとして，抗がん薬などの**ハザーダスドラッグ** hazardous drugs（**HD**）をあげている[1]。HD とは，曝露によって健康へ有害な影響をもたらすか，または有害な影響が疑われる薬品のことであり，がん薬物療法に用いられる薬の多くがこれに含まれる（◯表 5-6）。

　HD は，ヒトまたは動物に対して，次の（1）〜（6）の項目のうち，1 つ以上に該当するものと定義されている[2]。

◯**表 5-6　ハザーダスドラッグ（HD）に位置づけられる薬物**

HD	取り扱いに注意を要する抗がん薬	細胞傷害性抗がん薬	アルキル化薬
			抗がん性抗生物質
			白金製剤
			代謝拮抗薬
			トポイソメラーゼ阻害薬
			微小管阻害薬
			その他の抗がん薬
		分子標的薬（免疫チェックポイント阻害薬を含む）	
		その他	
	取り扱いに注意を要する抗がん薬以外の薬物		
	おもに生殖毒性を有する抗がん薬以外の薬物		

（日本がん看護学会・日本臨床腫瘍学会・日本臨床腫瘍薬学会編：がん薬物療法における職業性曝露対策ガイドライン 2019 年版．p.4，表 1，金原出版，2019 による，一部改変）

1）日本看護協会：看護職の健康と安全に配慮した労働安全衛生ガイドライン——ヘルシーワークプレイス（健康で安全な職場）を目指して．平成 30 年 3 月（https://www.nurse.or.jp/nursing/shuroanzen/safety/hwp_guideline/index.html）（参照 2021-07-27）．
2）日本がん看護学会・日本臨床腫瘍学会・日本臨床腫瘍薬学会編：がん薬物療法における職業性曝露対策ガイドライン 2019 年版．p.3，30-32，金原出版，2019．

（1）発がん性

（2）催奇形性または発生毒性

（3）生殖毒性

（4）低用量での臓器毒性

（5）遺伝毒性

（6）前記基準によって有害であると認定された既存の薬剤に類似した化学構
　　造および毒性プロファイル

　HD は多くの医療の現場で用いられており，その意味や，取り扱うときの曝露予防について理解することは，看護職が健康で安全に業務を行うために重要である❶。

◆ HD の飛沫が生じる機会と曝露の経路

　『がん薬物療法における職業性曝露対策ガイドライン 2019 年版』では，HD の飛沫が生じる機会と曝露の経路として，以下のものをあげている[1]。

● **飛沫が生じる機会**　HD の調製，運搬，保管，投与管理，廃棄，患者ケア時など，多岐にわたる。

● **曝露の経路**　おもな経路は，経皮・吸入・経口・経眼である。

（1）経皮：職業性曝露の主経路は経皮である。調製，調製済バッグの取り扱い，投与時のビン針の抜き差し，プライミング❷，患者の排泄物やリネンの取り扱い時などにおける接触のほか，汚染された環境表面との接触（ワゴン，輸液スタンド，机など）などにより，経皮的に曝露する。

（2）吸入：粉末の吸入，調製・投与管理時のエアロゾルの吸入，こぼれて気化した薬剤の吸入などによる。

（3）経口：HD 取り扱いエリアでの飲食，HD が付着した手指による飲食などからによる。

（4）眼：飛沫による。

❒ NOTE
❶従来，HD が付着している可能性のあるものには，感染性廃棄物を示すバイオハザードマークが用いられることもあった。しかし，HD の有するリスクは感染性廃棄物とは異なるため，「がん薬物療法における職業性曝露対策ガイドライン 2019 年版改訂委員会」は，新たに HD マークを作成し，HD を示す際には，このマークを使用することを推奨している。

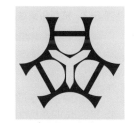

抗がん薬・取扱注意

❷プライミング
　ルート内を薬液で満たすことをさす。

2　曝露対策の考え方

● **ヒエラルキーコントロール**　アメリカの疾病管理予防センター Centers for Disease Control and Prevention（CDC）や国立労働安全衛生研究所 National Institute for Occupational Safety and Health（NIOSH）は，曝露に対する効果的な予防策を，**ヒエラルキーコントロール**に基づいて紹介している。日本の『がん薬物療法における職業曝露ガイドライン 2019 年版』においてもこの考え方が紹介されている[2]。これは，医療における労働安全に関する概念であり，最も効果が高いものから低いものへと類型化されている（●図 5-16）。

　最も効果が高いのは HD を用いないこと（除去）であり，次に毒性のない HD を用いること（置換）であるが，いずれも現実的ではない。3 段階目は，安全キャビネットや薬液がもれない器具を用いること（エンジニアリングコ

1）日本がん看護学会・日本臨床腫瘍学会・日本臨床腫瘍薬学会編：前掲書．p.3，30-32．
2）日本がん看護学会・日本臨床腫瘍学会・日本臨床腫瘍薬学会編：前掲書．p.5．

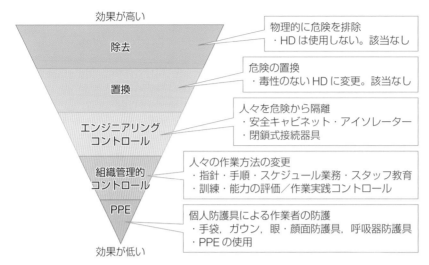

◯図 5-16　ヒエラルキーコントロール
（日本がん看護学会・日本臨床腫瘍学会・日本臨床腫瘍薬学会：がん薬物療法における職業性曝露
対策ガイドライン，2019 年版．p.5，金原出版，2019）

◯表 5-7　抗がん薬などに対する曝露防止対策

1. 調製時の吸入曝露防止対策のために，安全キャビネットを設置
2. 取り扱い時の曝露防止のために，閉鎖式接続器具等（抗がん薬の漏出および気化な
   らびに針刺しの防止を目的とした器具）を活用
3. 取り扱い時におけるガウンテクニック（呼吸用保護具，保護衣，保護キャップ，保
   護メガネ，保護手袋等の着用）を徹底
4. 取り扱いにかかわる作業手順（調製，投与，廃棄等における曝露防止対策を考慮し
   た具体的な作業方法）を策定し，関係者へ周知徹底
5. 取り扱い時に吸入曝露，針刺し，経皮曝露した際の対処方法を策定し，関係者へ周
   知徹底

（厚生労働省労働基準局安全衛生部：発がん性などを有する化学物質を含有する抗がん剤などに対
するばく露防止対策について．平成 26 年 5 月 29 日〈https://www.mhlw.go.jp/content/11300000/
000495981.pdf〉〈参照 2021-07-27〉，一部改変）

ントロール）であり，ついで作業方法の変更（組織管理的コントロール），そ
して，個人防護具（PPE）を確実に装着することとなっている。これらの対策
を確実に行うことが曝露予防の基本となる。

● **組織での取り組み**　厚生労働省は 2014 年に各都道府県宛に「発がん性な
どを有する化学物質を含有する抗がん剤などに対するばく露防止対策につい
て」を公表し，組織的に取り組むことを求めている（◯表 5-7）。

3　曝露対策の実際

　抗がん薬投与においては，調製，運搬，保管，投与管理，廃棄，患者ケア
時など，多岐にわたる曝露の機会があることを認識して，看護師自身が職業
性曝露を避ける行動をとることが重要である。

　具体的には，まず適切な個人防護具（ガウン，マスク，フェイスシールド，
手袋など）の着用を徹底することが重要である（◯図 5-17）。そして，作業手
順に熟練し，適切に行えることが必要とされる。曝露防止のための医療機器

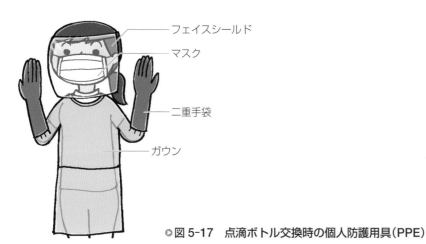

◖図 5-17　点滴ボトル交換時の個人防護用具（PPE）

も開発されており、取り扱い時の曝露防止のために、閉鎖式接続器具❶など
が活用されている。

● **静脈内投与の場合**　抗がん薬の調製やプライミング時には薬液がもれや
すいため、閉鎖式接続器具を用いるなどの対策を行い、適切な手順で行うこ
とがとくに重要である。個人防護具として、二重手袋とガウン・マスクを着
用する。閉鎖式接続器具を用いない場合は、フェイスシールドを着用する。

● **内服薬の場合**　内服薬の管理は、患者自身に行ってもらうことが基本と
なる。錠剤をつぶしたり、カプセル剤を開けたりしないこと、薬剤に触れな
いようにして内服することを指導する。看護師が服薬を介助する際、錠剤や
カプセル剤を扱う場合は一重手袋を装着する。散剤は飛散による曝露のリス
クが高いため、二重手袋・ガウン・フェイスシールド・マスクの着用を行う。

● **曝露のインシデントとその対応**　医療者側の問題として、もれた抗がん
薬に触れること、内服薬に直接触れてしまうことなどがある。いずれも適切
な個人防護具の着用と、適切な機器類の使用により予防する。また、薬液が
床にもれた場合に備えて、専用のスピルキット（N95 マスク、手袋、フェイ
スシールド、長袖ガウン、吸収性シート、専用の薬液の不活化液など）を常
備しておく。

▭ NOTE

❶閉鎖式接続器具
　HD を調整・投与する際
に、薬液そのものや気化・
エアロゾル化した HD が、
外部にもれ出ることを防ぐ
とともに、外部の汚染物質
の混入を防ぐための器具で
ある。閉鎖式薬物移送シス
テム closed system drug transfer
device（CSTD）と総称され
ることもある。

D　放射線療法における看護

　放射線療法は局所療法であり、薬物療法や手術療法と併用した集学的治療
として行われる（◖159ページ）。また、進行がんに対しては、骨転移におけ
る疼痛緩和など、症状緩和を目的として行われる。

　放射線療法を受ける患者の看護では、高精度な治療を確実に実施しつつ、
有害事象を減少させることが重要である。そのためには、装置・装具を効果
的に使用し、放射線防護方法を遵守し、患者の理解を深め、効果的なセルフ
ケアの促進を支える必要がある。また、放射線療法に携わる多職種医療チー
ムの専門的なかかわりを調整することも重要である。

1 アセスメント

　放射線療法を受ける患者には，①患者と治療の経過をふまえたアセスメント，②身体的アセスメント，③心理的・精神的アセスメントの3つの視点でアセスメントを行う(◉図5-18)。

1 患者と治療の経過をふまえたアセスメント

　放射線療法の実施にあたっては，十分な量の放射線を均一に照射し，かつ，周囲の臓器への影響を最小限にするために，画像診断などの多様な検査を行ったのち，治療計画が立案される(◉165ページ)。治療開始後は，計画どおりに照射を行うことと，有害事象へのケアが重要となってくる。患者と治療の経過をふまえたアセスメントを行うためには，次に示すポイントについて把握しておく必要がある。

(1) 治療の目的(根治か，緩和か)
(2) 手術療法や薬物療法との組み合わせ
(3) 患者の年齢，全身状態，これまでの治療歴と合併症
(4) 放射線の照射方法：照射の標的体積とリスク臓器，照射方法(外部照射，小線源治療，粒子線治療，内用療法)，スケジュール(1回線量，期間，併用療法)
(5) 予測される有害事象の種類，出現の時期，症状

2 身体的アセスメント

　放射線療法では，毎回の治療時に放射線を同一部位に照射する再現性が重要となる。放射線照射の再現性を阻害する身体的な要因や，有害事象を悪化させる要因，さらには治療に影響を及ぼす既往や医療機器についてもアセスメントを行う。

● **再現性を阻害する要因**　全身の苦痛や，乳がん術後における上肢挙上困難といった体位保持が困難となる病態がないかどうか確認する。また，口腔内の歯科修復金属や寝具など，照射範囲へ影響を及ぼす要因はないか，呼吸性移動による影響はないか，確認する。

● **有害事象を悪化させる要因**　照射野の齲歯などの口腔内の状態，糖尿病や低栄養状態，喫煙・飲酒，薬物療法併用の有無について確認する。食事の

①患者と治療の経過	②身体的	③心理的・精神的
・治療の目的 ・ほかの治療との組み合わせ ・患者情報 ・照射方法 ・予測される有害事象	・治療の再現性(体位保持，歯科修復金属，呼吸性移動) ・有害事象を悪化させる要因(口腔衛生状態，併存疾患，食事の嗜好など) ・医療用電子機器の使用	・放射線に対する不安はないか ・閉所恐怖症やパニック障害はないか ・体位保持の必要性を理解できるか

◉図5-18　**放射線療法のアセスメントのポイント**

嗜好(強い香辛料などの刺激物を好むなど)についても確認しておく。

● **既往歴・機器など**　密封小線源治療の場合，器具の装着に影響を及ぼす抗凝固薬の服用状況を確認する。また，ペースメーカや埋め込み型除細動器の装着の有無と，その動作異常に備えた支援体制を確認する。輸液ポンプ・心電図モニタ・パルスオキシメータなどの医療用電子機器は，放射線治療室内では誤作動を引きおこす可能性があるため，装着の有無を確認する。やむをえず持ち込む場合は，動作状況を監視し，誤作動などに対して早急に対処する体制を整備する。

3　心理的・精神的アセスメント

　がんと診断されたことによる不安や抑うつ状態，治療内容に関する不安，有害事象に対する不安などをアセスメントする。放射線療法においては，とくに放射線に対する漠然とした不安や恐怖を感じていることがあるので，留意する。

　放射線療法の治療室は薄暗い空間であり，固定具や顔に密着するシェルを装着することもある。そのため，薄暗い部屋に１人でいることができるか，閉所恐怖症やパニック障害がないか，指示された時間，１人で同一体位を保つことを理解できるかといった点のアセスメントも必要となる。

2　放射線療法に対する準備教育

1　効果的な治療を行うための準備

　患者の体位保持が困難な場合は，安楽な体位を工夫し，積極的な鎮痛薬の使用を検討する。また，乳がんの術後で上肢の挙上が困難な場合には挙上訓練を行うなど，同一体位を阻害する要因について，患者と相談しながら積極的に予防する。

　口腔内への照射では，照射野に歯科修復金属があると，放射線が散乱して腫瘍への照射線量が変化するとともに，周囲組織の粘膜障害を悪化させるため，事前に抜歯が必要である。

2　患者の不安への対応

　放射線療法を受ける患者には，放射線に対する不安があることをまず念頭におく。放射線に対するイメージについての世論調査では，「危険」や「不安」と感じている人が多く，「必要」や「役にたつ」などの肯定的な答えは少なかったと報告されている[1]。また放射線治療室は，患者にとって異質に感じられる空間であり，照射法によっては隔離も必要となる。

　患者は治療のためと納得してはいても，さまざまな不安をかかえやすいということを意識し，つねに患者の訴えに耳を傾けることが大切である。

---

1) 日本原子力文化財団：原子力に関する世論調査(2019年度)報告書. pp.83-84, 2020.

3　効果的な治療を行うためのケア

　放射線療法では，患者の病態に合わせて十分かつ効果的であり，同時に正常組織への影響が最小限となる治療計画をたて，それを実施することが重要である。治療計画をたてる際には，さまざまな画像検査が行われる。複雑な照射法を行う場合には，治療計画立案にも多くの時間を要する。特殊な装置による検査・治療が長時間行われるため，患者に目的や方法について事前に説明しておく必要がある。患者の痛みや不安が強いなど，身体的・心理的に特別な配慮が必要な場合には，放射線部門のスタッフと連携して対応する。

1　治療を受ける環境に関するケア

　照射範囲を設定する検査の際には，患者は治療時と同じ放射線治療台の上でCT撮影を受ける。放射線治療台はかたく，狭く，高い台であり，ここに移乗して短くて10分程度，長い場合は30分以上安静臥床する必要がある。また，赤外線を用いて位置の確認を行うため，部屋は暗くなっている。

　そのため，治療台への移乗方法（自力か，要介助か）や，安静を保持する方法を検討する必要があり，また患者がリラックスできる環境を整えることも重要となる（●図5-19）。

2　体位の決定と固定におけるケア

● **体位**　照射時の体位は，標的臓器に照射でき，かつ不必要な部位への照射を避けるように決定される。頭頸部であれば顎挙上，乳房や肺であれば上肢挙上などの体位となる。患者に対しては，治療の際にも同じ体位とすることを説明し，苦痛が少なく安定した体位について相談する。

● **固定用ベルト**　放射線の照射中には，同一体位を長時間保持する必要があるため，固定用ベルトなどを用いて患者の体動を抑制することとなる。患者の状態に合わせて最も安定した体位となるように調整し，治療が複数回にわたる場合には，毎回同じ位置に装着できるように，患者と固定具の位置関係をマーキングする。

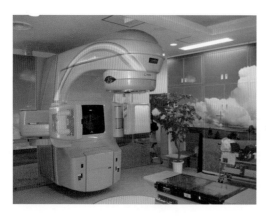

●図5-19　**放射線治療室の環境づくり**
開放感のある壁面にし，観葉植物を置くなど，環境に配慮する。
（写真提供：国立がん研究センター東病院）

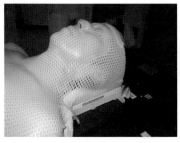

①加熱した熱可塑性樹脂を頭頸部にあ
　てて型をとる。

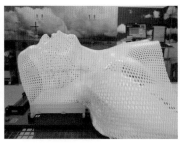

②シェルを作成する。

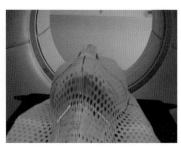

③シェルを装着して照射位置を決め，
　赤外線を用いて位置を合わせる。

▶**図 5-20　シェルの作成**
（写真提供：国立がん研究センター東病院）

3　マーキングに関するケア

　体幹部や四肢への照射においては，照射位置を患者の皮膚に直接マーキングする。脳や頭頸部への照射においては，体動によるずれを避けるため，熱可塑性樹脂（熱を加えることにより変形する樹脂）による固定具（シェル）を作成し，その表面にマーキングする（▶図 5-20）。このとき，患者がパニック障害や閉所恐怖症をおこすなど強い不安のある状態にないか確認し，進め方を患者とともに相談する。

4　治療継続と生活調整に向けたケア

1　治療継続・生活調整の支援

● **外来通院の時間調整**　放射線療法の多くは，外来で行われている。定期的な受診ができるよう，居住地，通院時間，付き添い者などを考慮して，治療日程を調整する。

● **不安の緩和**　患者は治療初期には，放射線や特殊な環境への不安に加えて，今後の経過への漠然とした不安などを感じている。また，治療を続けるにつれて有害事象による苦痛やセルフケアへの不安が高まり，治療後には晩期障害などに関する不安が生じる。このように，患者がかかえる不安はつねに変化する。看護師には，患者がいつでも不安を訴えられるよう，積極的に声をかけるなどのかかわりが求められる。

2　おもな有害事象への対応

　放射線療法による有害事象には，治療中から治療終了後に一過性で軽快する急性期有害事象と，急性の反応が軽快したあと数か月を経てから生じる晩期有害事象がある（▶179 ページ）。看護師は，治療の経過に伴う有害事象の特徴と，症状を悪化させる因子を把握し，患者のセルフケアを支える。

◆ 急性期有害事象への対応

　急性期有害事象は，細胞分裂が盛んな造血器系や，粘膜，皮膚，骨髄，腸上皮，生殖腺といった上皮組織へ放射線が影響することによりもたらされる。多くは治療中に生じ，照射線量の増加とともに症状が悪化する。症状が出現する時期や，重症度，持続時間は，組織を構成する細胞の寿命により左右され，照射が終了すれば一定期間を経て症状が緩和して消失する[1]。看護師は，これらの経過を理解してかかわることが重要である。

　放射線治療を受ける患者は，不安をいだきつつも治療効果を期待して長期の治療をのりこえようとするが，苦痛を伴う有害事象が生じてしまうと，治療に対するイメージが悪化し，闘病意欲が低下してしまう。また，重症化して治療の中断にいたることもある。治療効果を高めるために，有害事象を予測し，患者とともに積極的に有害事象対策に取り組む必要がある。

▌皮膚炎・脱毛への対応

　外部照射では皮膚を通して照射が行われるため，皮膚に反応が生じやすい。近年では，治療法の改善により皮膚への影響は減少しているが，頭頸部がんや外陰部がんなどの治療では強い皮膚障害が避けられず，予防のために患者のセルフケア指導が必須となる。

● **リスク要因のアセスメント**　放射線療法による皮膚炎・脱毛のリスク要因には，治療の要因と患者・環境の要因がある。

　①治療の要因

（1）照射法に関しては，多門照射（●172ページ）であれば1か所の皮膚面積あたりの照射線量が低下し，皮膚炎のリスクが低下する。

（2）皮膚炎はビームの入射面だけでなく，出射面にもおよぶ。たとえば仰臥位で前胸部から照射する場合には，背面部にも注意を要する。

（3）薬物療法を併用している場合には悪化しやすい。

　②患者・環境の要因　次の要因により，皮膚炎・脱毛のリスクが高まる。

（1）頸部，腋窩，乳房下（とくに乳房が大きい場合），会陰部，鼠径部など，しわが多い部分・皮膚が重なりすれ合う部分・湿潤しやすい部分。

（2）衣類の襟やシェルに接する部分など，物理的刺激がある部位。

（3）糖尿病や活動性の膠原病の既往

（4）皮下脂肪の厚い肥満患者は，皮膚線量が高くなる。

（5）毛布や湿布など，皮膚表面になにかを置くと，計画より表皮に近い部位で線量がピークになり，皮膚線量が増加する（ビルドアップ効果）。

● **症状のアセスメント**　皮膚炎・脱毛の評価規準を●表5-8に示す。これと併行して，瘙痒感や疼痛などといった患者の自覚症状についてもアセスメントする。

● **予防とケア**　皮膚炎・脱毛を予防するためには，できるだけ皮膚刺激を避けることが大切である。

1）日本放射線腫瘍学会：放射線治療計画ガイドライン2020年版，第5版．p.48，金原出版，2020.

●表5-8　CTCAE による放射線性皮膚炎の評価

CTCAE v5.0 Term 日本語	Grade 1	Grade 2	Grade 3	Grade 4	Grade 5
放射線性皮膚炎	わずかな紅斑や乾性落屑	中等度から高度の紅斑；まだらな湿性落屑。ただしほとんどがしわやひだに限局している；中等度の浮腫	しわやひだ以外の部位の湿性落屑；軽度の外傷や擦過により出血する	生命をおびやかす；皮膚全層の壊死や潰瘍；病変部より自然に出血する；皮膚移植を要する	死亡

(日本臨床腫瘍グループ：有害事象共通用語規準 v5.0 日本語訳 JCOG, 2022 年 9 月 1 日版.〈http://www.jcog.jp/doctor/tool/ctcaev5.html〉〈参照 2022-09-08〉による，一部改変)

　①**物理的刺激を避ける**　紫外線を避けて，衣類はやわらかく，照射部位が締めつけられないものを選ぶ。照射部位をこすったり，マッサージしたりしないように注意する。ひげをそる場合にはかみそりを使わず，電気かみそりで軽く行う。ガーゼ固定の絆創膏を照射部位に用いないようにする。

　②**化学的刺激を避ける**　石けんやシャンプーなどは，刺激の少ない弱酸性のものをすすめる。瘙痒感が強い場合には，抗ヒスタミン薬の経口与薬が行われる。軟膏の使用は医師の指示による。

● **セルフケア指導**　治療の初期は，全身的にも局所的にも無症状であり，症状の発生も軽い瘙痒感程度のものから始まるため，患者は有害事象について軽く考えがちである。しかし，有害事象が一度生じると治療中は改善がむずかしく，皮膚の損傷が強い場合には疼痛も強い。予防することの必要性と初期症状を発見することの重要性について説明し，患者の理解を深める。また，患者が実際に行っているセルフケア行動を確認することも必要である。

　①**皮膚観察の指導**　照射部位と皮膚炎が予測される範囲を説明する。照射ビームの入射面のみではなく，ビームの出射面の観察も指導する。初期の皮膚炎は，皮膚の変化がわかりにくい。背部や腋窩，陰部などの見えにくい部位についても，鏡で見るなどの具体的な方法を指導する。また，決まった時間に観察するように指導する。ただし，入浴直後は，皮膚がふやけていたり，赤くなっていたりして，皮膚炎を見落とす可能性があるため，入浴直後の観察は避ける。

　②**皮膚ケアの継続的な指導**　皮膚ケアは，紫外線を避け，衣類を調整し，入浴方法を工夫するといったように，生活全般にかかわるものである。患者と面談をする際には，皮膚の状態を観察するとともに，衣類の状態や生活状況についても確認する。

▋粘膜炎（口腔・咽頭部）への対応

　口腔・咽頭部では，唾液腺への照射によって唾液分泌障害が生じる。口腔の乾燥が生じるため，口腔内の自浄作用が低下して感染が生じやすい。

　粘膜炎の症状の多くは，治療終了後 1 週間程度で最も強くなり，2 週間程度で軽快するが，唾液分泌障害のための口腔乾燥や食事のしみる感じはしばらく持続する。

● **リスク要因のアセスメント**

1 **治療の要因**　唾液腺が照射野にある場合には，唾液分泌の低下によって口腔内が乾燥し，粘膜が損傷しやすくなる。

2 **患者の要因**　次の因子は粘膜炎を悪化させる。

(1) 齲歯，歯周病，智歯（第 3 大臼歯，親知らず），プラーク（歯垢），舌苔：歯やその周囲に異常があると，保清は困難であり，治療中は抜歯ができない。治療後の抜歯は骨髄炎の原因になるため，治療の 2 週間前に齲歯などの治療や抜歯を終了する。

(2) 義歯，歯科修復金属：散乱線を発生させるため，口腔粘膜炎を悪化させる。

(3) 喫煙，飲酒，刺激物の摂取：粘膜への刺激となる。

● **症状のアセスメント**　粘膜炎の症状の評価規準を ●**表 5-9** に示す。

● **セルフケア行動のアセスメント**　口腔・咽頭部への照射を行う場合には，治療開始前に口腔内の保清指導を行ってから治療を開始する。しかし，頭頸部や食道への照射において粘膜炎は必発であり，無症状の時期を経てから急激に激痛へと進行する。痛みが強くなるとセルフケアを怠ってしまうことが多いが，適切なセルフケアによって症状が緩和できていることを伝え，苦痛を緩和する方法をともに考えながら，セルフケア行動の継続を支える。

● **予防**　リスクの高い患者については，十分なアセスメントを行う。頭頸部照射の場合には，治療前から歯科医師や歯科衛生士と協力して齲歯治療やプラーク（歯垢）除去後に治療を開始する。

● **セルフケア指導**　弱くなっている粘膜への刺激を避けるとともに，保湿・清潔に努めて感染を予防する。具体的には，歯ブラシはやわらかいものを使用し，食事では刺激物や熱いものは避け，禁煙・禁酒を指導する。また，唾液分泌が低下しているため，頻回にうがいを行う。

　症状出現の時期はほぼ予測できる。症状にあわせて食事をやわらかくし，刺激の少ないものにするなどの工夫をする。食物が粘膜炎に接触すると，激痛となる。食事摂取状況をアセスメントし，鎮痛薬の使用も検討する。

▷**表 5-9　CTCAE による粘膜炎の評価**

CTCAE v5.0 Term 日本語	Grade 1	Grade 2	Grade 3	Grade 4	Grade 5
口腔粘膜炎	症状がない，または軽度の症状；治療を要さない	経口摂取に支障がない中等度の疼痛または潰瘍；食事の変更を要する	高度の疼痛；経口摂取に支障がある	生命をおびやかす；緊急処置を要する	死亡
咽頭粘膜炎	内視鏡的所見のみ；通常の経口摂取が可能な軽微な症状；軽度の疼痛があるが鎮痛薬を要さない	中等度の疼痛があり鎮痛薬を要する；経口摂取の変化；身のまわり以外の日常生活動作の制限	高度の疼痛；十分な栄養や水分の経口摂取ができない；身のまわりの日常生活動作の制限	生命をおびやかす；緊急処置を要する	死亡

（日本臨床腫瘍グループ：有害事象共通用語規準 v5.0 日本語訳 JCOG, 2022 年 9 月 1 日版.〈http://www.jcog.jp/doctor/tool/ctcaev5.html〉〈参照 2022-09-08〉）

喉頭部への照射では，喉頭浮腫による呼吸困難が出現することがあり，会話の制限や，のどの乾燥を防ぐためのマスク着用，禁酒・禁煙の励行などが重要となる。

■ 悪心・嘔吐への対応

放射線療法に伴う悪心・嘔吐の原因は，脳への照射による脳圧亢進，あるいは消化管への放射線の影響である。放射線療法による影響は局所的であるため，悪心・嘔吐のリスクの程度は照射部位により異なる。

一度悪心・嘔吐を経験した患者は，次回の治療には予期性悪心・嘔吐❶を生じることがある。放射線療法は複数回実施されることも多いため，初回の治療時に効果的な予防を行うことが重要である。

● **アセスメント**　悪心・嘔吐の症状の評価規準を ▷表 5-10 に示す。次に示すリスクが高い場合には，症状に注意が必要である。

【1】**治療に伴うリスク**　悪心・嘔吐のリスクは，部位によって異なる[1]。

（1）高度（90%以上）：全身照射・全リンパ節照射

（2）中等度（60～90%）：上腹部・半身照射・上半身照射

（3）軽度（30～59%）：頭蓋・頭蓋脊髄・頭頸部・胸部下部・骨盤

（4）最小度（30%未満）：四肢・乳房

照射方法に伴うリスク要因としては，1回線量，総線量，線量率，分割回数，照射体積，照射部位，患者体位，治療前・治療中の併用治療がある。

【2】**患者の要因**　全身状態の悪化や，これまでの放射線療法における悪心・嘔吐の経験は，ハイリスクとなる。

● **予防**　高度・中等度の照射に対しては，照射前に制吐薬（グラニセトロン塩酸塩〔カイトリル®〕などの 5-HT$_3$ 受容体拮抗薬）が予防的に使用される。軽度リスクの場合は，予防的または症状発現後の使用が推奨されている。最小度リスクの場合も，症状発現後は，ドパミン受容体拮抗薬または 5-HT$_3$ 受容体拮抗薬の使用が推奨される。

● **セルフケア指導**　患者の治療法や症状についてアセスメントを行い，効

□ NOTE
❶ 予期的悪心・嘔吐
　治療について考えたりイメージしたりすることにより生じる。嘔吐の体験や過度の緊張・不安が要因となることが多い（▷272ページ）。

◎ **表 5-10　CTCAE による悪心・嘔吐の評価**

CTCAE v5.0 Term 日本語	Grade 1	Grade 2	Grade 3	Grade 4	Grade 5
悪心	摂食習慣に影響のない食欲低下	顕著な体重減少，脱水または栄養失調を伴わない経口摂取量の減少	カロリーや水分の経口摂取が不十分；経管栄養/TPN/入院を要する	—	—
嘔吐	治療を要さない	外来での静脈内輸液を要する；内科的治療を要する	経管栄養/TPN/入院を要する	生命を脅かす	死亡

（日本臨床腫瘍グループ：有害事象共通用語規準 v5.0 日本語訳 JCOG，2022 年 9 月 1 日版．〈http://www.jcog.jp/doctor/tool/ctcaev5.html〉〈参照 2022-09-08〉）

1）日本癌治療学会編：制吐薬適正使用ガイドライン第 2 版，一部改訂版 ver.2.2. 2018 年 10 月．〈http://www.jsco-cpg.jp/guideline/29.html〉〈参照 2021-07-29〉

果的な薬物療法に向けた支援を行う。制吐薬は予防的に用いることが多いため，確実な内服指導を行うことが重要である。

　食事の制限はないので，食べられるものを少量ずつ摂取する。悪心・嘔吐が強く，食欲低下が続くようであれば，医師の指示を受ける。

◆ 晩期有害事象への対応

　晩期有害事象は，炎症からの創傷治癒過程であり，急性反応が軽快したあとに出現する。血管透過性亢進や，多様な臓器の線維化・瘢痕化，血管の閉塞などに伴って，症状が生じる[1]（●図5-21）。

　晩期有害事象としてあらわれる症状は照射の部位によって異なり，照射した線量が高い場合や，動脈硬化症，糖尿病，膠原病，腎機能不全などの併存疾患がある場合は，発症のリスクが高くなる。放射線治療計画は晩期症状を考慮して策定されるため，発生する頻度は低いものの，症状があらわれた場合には不可逆性のものが多い。

　患者は治療が終了して治療に伴う症状が緩和すると安心しがちである。しかし，照射した部位に沿って長期的な症状があらわれる可能性があることを伝え，引きつづき症状の観察が重要であることを指導する。

　近年ではがん患者の生存率が向上したため，再発を繰り返しながら集学的治療を受ける患者や，二次がんが生じる患者も増えている。看護師は，放射線治療の既往をふまえて，晩期症状のアセスメントを中心としてかかわることが大切である。

　ここでは，代表的な晩期有害事象である放射線肺線維症と皮膚障害のケアについて述べる。

▌放射線肺線維症への対応

　放射線肺炎は照射終了直後から数か月において，照射野に一致した部位で間質性肺炎を生じた状態で，症状が改善しない場合は晩期有害事象として放射線肺線維症となる（●181ページ）。肺線維症の多くは，照射終了後2～6か月に生じる。

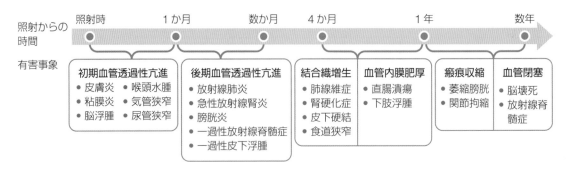

●図5-21　**血管結合組織における照射後の経時的な反応の例**
（日本放射線腫瘍学会：放射線治療計画ガイドライン2020年版．金原出版，2020をもとに作成）

　1）日本放射線腫瘍学会：放射線治療計画ガイドライン，2020年版．p.48，金原出版，2020．

　症状は，乾性咳嗽，発熱（微熱），呼吸困難，体重減少であり，身体所見として，照射野に一致して皮膚の発赤や血管拡張がみられ，呼吸音の断続性副雑音(捻髪音)や胸膜摩擦音が聴取されることもある。

● **アセスメントとケア**　血管透過性亢進による症状である。治療による要因としては，線量，分割法，照射体積が関連し，線量が増すごとにリスクが高くなる。また，抗がん薬などを併用した場合にリスクが高まる。患者における増悪因子は，喫煙歴や，照射前の低肺機能，間質性肺炎や膠原病などである。

　予防は困難であり，ハイリスクの場合は早期発見が重要である。また，セルフケア指導も大切であり，患者や家族に肺線維症の症状や徴候を指導し，異常時に連絡するように伝える。

▌皮膚症状への対応

　放射線皮膚障害の晩期症状として，メラノサイト❶の障害による色素沈着が知られている。また，照射中に生じた湿性落屑反応により，小血管の損傷や拡張が引きおこされる(毛細血管拡張症)。放射線皮膚炎からの回復治癒過程においては，組織の炎症・増殖，組織の再構成による皮膚の線維化などが生じる。さらに，皮膚の組織弾力性の低下，萎縮，組織強度の低下，拘縮，可動制限が生じ，これらによって障害部位の回復遅延や手術部位の合併症のリスクが高まる[1]。

──NOTE
❶メラノサイト
　表皮や真皮に存在して，メラニン色素を産生する細胞である。

● **アセスメントとケア**　晩期皮膚症状に関しては，有用な研究はほとんどなされていない。看護師は，二次的な障害を防ぐために，まずは患者の放射線治療の既往を確認する必要がある。そして晩期有害事象を生じている可能性をふまえて，患者が感じている皮膚の乾燥や瘙痒感などの苦痛についてのアセスメントを行う。そして，皮膚の弾力性の低下がセルフケアに影響する点を検討したうえで，生活指導を行っていく。

5 放射線療法における看護の実際

　放射線療法のなかでも，頭頸部領域への照射は，粘膜炎によるのどの痛みや乾燥，嚥下障害，嗄声，味覚障害など，患者の生活の質を著しくそこなうため，看護師による適切な指導が重要である。

　ここでは，頭頸部腫瘍と甲状腺がんに対する放射線療法について，具体的な治療と看護について述べる。

1 頭頸部腫瘍に対する看護

　中咽頭がんの放射線治療を受ける患者の事例を通して，診断から治療，その後の経過における看護を考える。

1）日本放射線腫瘍学会：放射線治療計画ガイドライン，2020 年版．p.48，金原出版，2020.

> 事例　放射線療法による急性期有害事象を発症したHさん

診断から治療開始まで

　Hさん，65歳，男性。中咽頭がんと診断された。医師から，腫瘍部位と周囲のリンパ節を含む範囲に放射線療法（総線量70 Gy/7週間）を行うことを説明された。

外来における治療前準備

　治療開始前，照射部位を決定するためにCT画像撮影などを行った。また，照射時に頭部を固定するためのシェルを作成した。Hさんは，閉所恐怖症ではないが，顔面を全体におおわれることによる圧迫感を感じていた。

　看護師からは，スケジュールの詳細と，有害事象とその対処について説明を受けた。治療は，月曜から金曜まで連日，35回行うことがわかった。計画通りの日程で行うことで効果が高まると説明を受けたため，この期間はほかの予定を入れないように注意した。また，治療による有害事象として，照射部位の粘膜炎や皮膚炎，味覚障害，口腔内の乾燥などが発生することと，その対処などについての説明を受けた。また，口腔内が乾燥すると齲歯が悪化する可能性があるため，治療開始前に歯科を受診して口腔ケアを行った。

　Hさんは放射線と聞き，「被曝がこわい」「髪の毛が抜けるのだろうか」などと不安になり，看護師に思い切って聞いてみた。看護師より，照射による影響は治療部位のみで全身への影響はないこと，脱毛は頭部全体ではなく，襟足に部分的に生じる可能性があるなどの説明を受け，不安が緩和した。

治療開始後2週間ごろ（総線量20 Gy）

　Hさんには，嚥下時の痛みやつかえ感，嗄声，照射部位の皮膚の赤み，瘙痒感が生じてきた。診察時に医師に伝えると，鎮痛薬が処方され，食事をやわらかい形態に変更するよう指導を受けた。また，口腔内の乾燥に対しては，水分をこまめに摂取するように指導された。Hさんは，食事がおいしく感じられず，痛みによって栄養がとれていない不安もあった。皮膚の乾燥・瘙痒感に対しては，保湿剤が処方された。看護師からは，紫外線を避けて衣類を工夫し，ひげそりには電気カミソリを使用するなど，物理的刺激を避けるよう指導を受けた。

治療開始後4週間ごろ（総線量40 Gy）

　Hさんは，口腔内の痛みが強く，ときおりむせるようになり，なにを食べても苦く感じ，食事摂取量が低下し，倦怠感を感じるようになった。また，「歯をみがくのが痛くて，うがいをしている」と話したため看護師が口腔内を観察すると，一部に舌苔が見られた。看護師が痛みの状況を医師に報告すると，鎮痛薬が処方された。また看護師は，含嗽（ブクブクうがい）の方法や，やわらかい歯ブラシや含嗽薬の使用など，刺激の少ない清潔ケアについて指導した。

　さらに看護師が栄養課に相談したところ，栄養課からは，とろみ剤の使用や栄養補助食品の摂取などが紹介された。また，医師より，栄養状態が悪化する場合は，輸液や胃瘻による治療が必要になることが説明された。

治療開始後6週間から7週間（総線量60 Gy〜70 Gy）

　Hさんの口腔内や照射部位の痛みは徐々に悪化し，治療終了まで続いた。積極的に鎮痛薬を使用し，点滴治療も行われた。

> ◢ **治療終了後**
>
> 　症状は治療終了から1週間程度続き，その後，徐々に軽減していった。治療終了5週間ごろ，照射部位の赤みは消えたが，軽い色素沈着が残った。

　頭頸部腫瘍とは，眼・眼窩腫瘍，口腔がん，上咽頭がん，中咽頭がん，下咽頭がん，喉頭がん，甲状腺がん，舌がんなどの総称である。頭頸部は視覚，摂食・嚥下，発声といった重要な機能を担っており，これらの腫瘍による機能の障害や欠損は，生活の質に大きな影響を及ぼす。

　頭頸部には放射線感受性の高い組織が多く存在するため，強度変調放射線療法（IMRT）・画面誘導放射線治療（IGRT）といった精度の高い放射線療法（◐173ページ）が適応となることが多い。また，手術療法や薬物療法と併用されることも多い。

　患者は複雑で長期にわたる治療を理解する必要があり，患者の理解と意思決定を促す看護の役割は重要である。さらに，治療に伴う有害事象対策には，長期的なセルフケア行動を遂行するためのケアが重要となる。

▮ 治療の経過

　口腔がん・上咽頭がん・中咽頭がん・下咽頭がんへの外部照射では，リンパ節など標的以外の重要部位を照射野から外すために，患者の体位は仰臥位とし，適切な枕を使用して頸部を伸展させる必要がある。伸展の程度は照射法により異なる。体位固定にはシェル（◐285ページ，図5-20）を用いる。

　上顎がん・口腔がんの場合には，シェルを用いて頭部を固定するとともに，マウスピースなどを用いて舌や周囲の粘膜を照射野から外す。

　表皮から浅い部位が標的臓器であり，皮膚障害が強く出る。

▮ 患者指導

　急性期有害事象として，皮膚障害と粘膜障害が必ず発症する（◐図5-22）。治療前からの口腔ケアや粘膜炎へのセルフケア指導が重要である。

2 　甲状腺がんに対する看護

　甲状腺がんに対する放射線療法としては，放射性物質であるヨウ素131（^{131}I）を含有する製剤を内服する放射性ヨウ素内用療法（◐178ページ）が主流

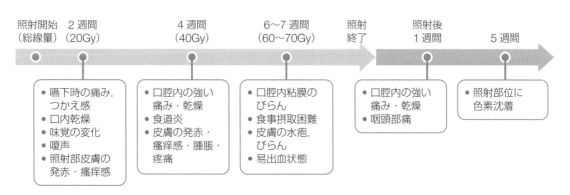

◐**図 5-22　Hさんの治療経過と有害事象の発現**

である。外来治療で実施されるもので，甲状腺全摘術後の残存甲状腺を破壊（アブレーション）する目的で行われる。

　対象は，生活上の注意事項をまもれる患者である。家族に小児または妊婦が同居する場合や，1年以内に妊娠・授乳希望のある場合などは除かれる。

▍治療の経過

　治療1〜2週間前からヨウ素（ヨード）制限食を摂取し，放射性ヨウ素製剤の服用後は病院で1時間待機する。

▍患者指導

　この治療法は患者周囲の環境に影響するため，帰宅後の3日間は，子どもや妊婦との長時間の接触を避けて生活するよう指導する。排便後は2回水を流し，洗濯の際には家族のものと衣類を分け，入浴は家族のなかで最後にするなど，患者と家族に対して具体的な指導を行う必要がある[1]。

6　放射線防護

1　放射線防護の原則

　放射線を安全に取り扱うために，放射線防護を理解することが重要である。

● **ICRP勧告**　国際放射線防護委員会（ICRP）の勧告では，次の3つの基本原則に基づいて，放射線防護の具体的指針が示されている。

（1）行為の正当化：利益をもたらす場合でないと行うことはできない。

（2）防護の最適化：被曝線量を可能な限り低く保つ。

（3）個人の線量限度：放射線被曝の制限値を設定する。

● **外部被曝の低減3原則**　次の3つの方法により被曝線量は低減される。

（1）時間：被曝線量は被曝時間に比例するため，処置を段取りよくするなど放射線を受ける時間を最小限にする。

（2）距離：放射線の被曝量は線源から距離をとることによって減少し，距離の2乗に反比例する。

（3）遮蔽：遮蔽物を置く。X線やγ線には鉛のような比重の高い物質が有効である。

2　放射線診療従事者の線量限度

　放射線は目に見えないため，被曝しても気づかない。医療従事者は，つねに放射線物質の管理を適切に行い，放射線防護に留意しなければならない。

　放射線診療に従事する医療者は，ガラスバッジによって月単位の被曝量を測定しなければならない。さらに放射線を取り扱う部門の医療者は，「放射性同位元素等の規制に関する法律」（RI規制法）❶により，血液検査などの定期健康診断を受けることが義務づけられている。

📖 **NOTE**

❶**RI規制法**

　本法律は，「改正放射線障害防止法」として，2017年4月に公布され，2019年9月より名称が変更となった。

1）日本医学放射線学会ほか：残存甲状腺破壊を目的としたI-131（1,110 MBq）による外来治療実施要綱，改訂第4版．p.9，2018．（http://www.japanthyroid.jp/doctor/img/I-131_4.pdf）（参照 2021-07-29）

E 造血幹細胞移植と看護

1 造血幹細胞移植の概要

造血幹細胞移植とは，正常な造血幹細胞を患者の静脈を通して移入し，造血機能の回復をはかる治療法である。

1 移植の種類

移植を，ドナー(提供者)となる人によって分類すると，患者自身の造血幹細胞をあらかじめ採取しておき移植に用いる**自家移植**と，患者本人以外の他者の造血幹細胞を用いる**同種移植**がある。

同種移植において，ドナーとなる人が患者の兄弟姉妹や親子など血縁関係がある場合は**血縁者間移植**，骨髄バンク❶などに登録した血縁関係のないドナーから移植する場合は**非血縁者間移植**という(◯表5-11)。なお，一卵性双生児間の移植は**同系移植**という。

また，移植に用いる細胞の種類によって，**骨髄移植・末梢血幹細胞移植・臍帯血移植**の3種類に分類される。

NOTE

❶骨髄バンク

わが国では，1991年より，公的骨髄バンクである日本骨髄バンク Japan Marrow Donor Program(JMDP) が組織化されている。血縁内に適当なドナーが見つからない場合は，骨髄バンクに登録して非血縁のドナーをさがすことになる。

◯表5-11　移植する造血幹細胞の種類による特徴(同種移植)

ドナー	血縁		非血縁		
細胞源	骨髄	末梢血	骨髄	末梢血	臍帯血
採取・移植	• 移植当日に採取する。	• 採取前にG-CSFを投与。 • 移植には，凍結保存したものを解凍して用いる。	• 移植当日に採取する。	• 採取前にG-CSFを投与。 • 移植当日に採取する。	• 凍結保存したものを解凍して用いる。
長所	• 移植時期を設定しやすい		• ドナーが得られやすい		
	• 十分な細胞数が得られる。	• 生着が早い。 • ドナーの自己血貯血や全身麻酔を必要としない。 • GVHDが比較的軽い。	• 十分な細胞数が得られる。	• 生着が早い。 • ドナーの自己血貯血や全身麻酔を必要としない。	• 血清2抗原不適合まで可能。 • 移植まで短期間(時期を設定しやすい)。
短所	• ドナーの自己血貯血や全身麻酔などが必要。 • 血液型不一致の場合，処理が必要。	• 慢性GVHDが生じやすい。 • 健常ドナーにG-CSF投与が必要。 • 十分量の幹細胞を採取できない場合がある。	• ドナーの自己血貯血や全身麻酔などが必要。 • 血液型不一致の場合，処理が必要。 • 移植までに最低数か月かかる。 • GVHDが重症化しやすい。	• GVHDが重症化しやすく，慢性GVHDが生じやすい。 • 健常ドナーにG-CSF投与が必要。 • 十分量の幹細胞を採取できない場合がある。	• 患者体重が大きいと細胞数が不足する。 • 生着が遅く，免疫回復もきわめて遅い。

2 治療と目的

　白血病や悪性リンパ腫の移植治療においては，腫瘍細胞の根絶をねらって，最大耐用量を上まわる抗がん薬大量投与や全身放射線照射（TBI）が行われる（◯301ページ）。これを**骨髄破壊的移植前処置**とよぶ。これにより強い骨髄抑制と造血障害が生じるため，患者自身もしくはドナーの造血幹細胞を輸注（静脈内注入）すること，すなわち造血幹細胞の**移植**により造血機能を補う（◯図5-23）。移植前処置には，移植する造血幹細胞が入り込むための「骨髄のすきま」をつくる目的もある。

　加えて，ドナー由来の造血幹細胞を用いた同種移植の場合では，移植したドナー幹細胞由来のリンパ球による抗腫瘍効果も期待できるのが大きな特徴である。この抗腫瘍効果は，**移植片対腫瘍効果（GVT 効果）**または，**移植片対白血病効果（GVL 効果）**とよばれる。

● **RIST**　通常の同種移植では骨髄破壊的前処置が用いられるが，**骨髄非破壊的前処置を用いた移植** reduced intensity stem cell transplantation（**RIST**）の普及に伴い，移植件数は大幅に増加した。RIST は，移植前処置の強度を弱めて移植後の免疫反応による抗腫瘍効果を期待した移植法で，骨髄破壊的の前処置を用いた移植の適応にはならなかった高齢者や，臓器障害のある患者にも，移植の適応が広がっている。

● **移植片対宿主病（GVHD）**　同種造血幹細胞移植後に生着したドナー由来のリンパ球が，宿主の正常細胞を非自己として認識する免疫反応により生じる合併症を，**移植片対宿主病（GVHD）**という（◯310ページ）。発症と経過が

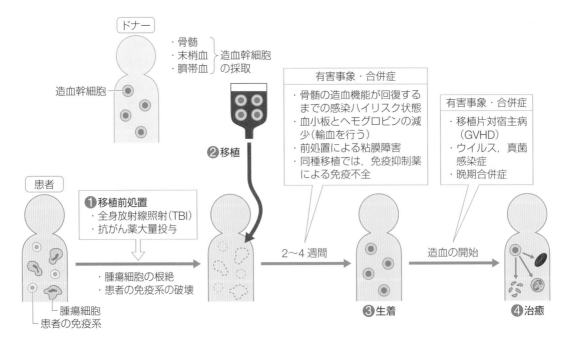

◯**図 5-23　造血幹細胞移植の流れ**
移植したドナーの造血幹細胞が，患者の骨髄の中で造血を始めることを生着という。

急速な急性 GVHD と，ゆるやかに発症・経過する慢性 GVHD がある。

3　ドナーの選択

　同種移植では，患者とドナーの**ヒト白血球抗原（HLA）❶**の一致度でドナー選択の優先度を判断する。HLA が完全一致するドナー（HLA フルマッチ）が見つからない場合，患者の病状や移植後の再発リスク，移植タイミング，生着不全（◯308 ページ）や合併症のリスクなどを考慮し，代替ドナーを選択することがある。HLA が完全一致した血縁もしくは非血縁のドナーが得られない場合は，HLA 半合致のドナーからの移植（**HLA 半合致移植，ハプロ移植**）を行うことも増えている❷。

● **非血縁間末梢血幹細胞移植**　骨髄移植では，骨髄ドナーに全身麻酔をして骨髄穿刺を行い，骨髄液を採取する必要がある。一方，末梢血から得られる幹細胞を用いた末梢血幹細胞移植❸では，G-CSF 製剤の投与は必要となるが，全身麻酔は必要とされない。近年では，ドナー側の身体的負担を考慮し，非血縁者間末梢血幹細胞移植が増加している。

　末梢血幹細胞移植では，骨髄移植と比べて，慢性 GVHD の発症率が高いとされている。非血縁者間末梢血幹細胞移植では，慢性 GVHD の発症リスクが高まることが予測され，同種移植後の患者の QOL にも大きく影響を与える。慢性 GVHD のマネジメントやケアが重要視される（◯310 ページ）。

● **移植件数の増加**　非血縁者間末梢血骨髄移植や HLA 半合致移植（ハプロ移植）が行われるようになったことで，ドナー選択肢が広がり，さらに RIST の普及も伴って，移植件数は年々増加している。

2　患者・家族の理解を促す援助

1　意思決定の支援

◆ 治療方針の決定

　造血幹細胞移植を行うかの決定の際には，その適応疾患や病気の状態，患者自身の全身状態（PS）や併存疾患，セルフケア能力など，移植が安全かつ確実に行われ，治療効果が得られるための条件が検討される（◯図5-24）。なるべく早期の移植が考慮される場合もあれば，治療効果については研究段階であることをふまえて判断される場合もある。

　移植治療のエビデンスは，現在，研究成果が蓄積されていく途中の段階であるため，治療方針の決定の際には，施設や担当医師の考え方，患者・家族の希望を十分に考慮する必要がある。そのため，造血幹細胞移植を受けるかどうかの意思決定の場面においては，看護師は，医師の方針や患者の全身状態，セルフケア能力，患者・家族の希望に十分配慮しながらかかわっていく必要がある。

NOTE

❶HLA
　HLA にはさまざまな型があるが，両親から受け継いだ 1 対の HLA の A 座・B 座・C 座・DR 座の 8 つが完全に一致した血縁者ドナーからの同種移植では GVHD の発症頻度が低いことが知られている。よって，同種移植のドナーを探す際には，まず HLA が適合する血縁者を検索するのが一般的である。

❷親子では HLA の半分が一致し，きょうだいでも半合致率は高い。

❸末梢血幹細胞
　G-CSF 製剤を投与すると，本来骨髄に存在する造血幹細胞が，一時的に末梢の血液中に流出する。このような幹細胞は末梢血幹細胞とよばれ，末梢血幹細胞移植に用いられる。

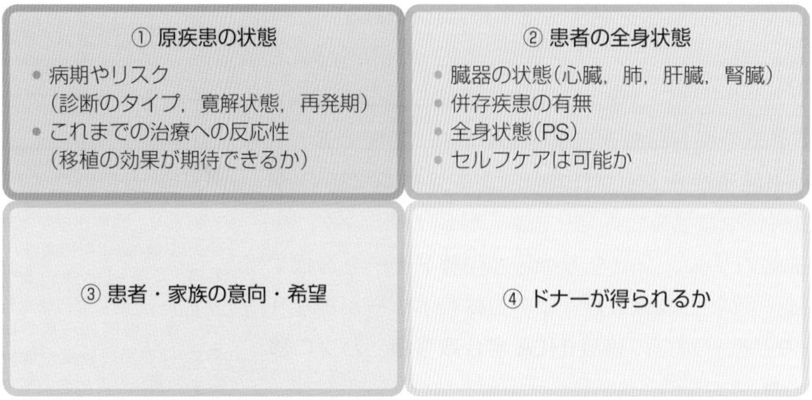

① 原疾患の状態	② 患者の全身状態
● 病期やリスク （診断のタイプ，寛解状態，再発期） ● これまでの治療への反応性 （移植の効果が期待できるか）	● 臓器の状態（心臓，肺，肝臓，腎臓） ● 併存疾患の有無 ● 全身状態（PS） ● セルフケアは可能か
③ 患者・家族の意向・希望	④ ドナーが得られるか

●図 5-24　造血幹細胞移植の意思決定支援を行ううえで重要となる要素

◆ 患者・家族の不安へのサポート

　造血幹細胞移植は，何度も繰り返して行われる治療法ではない。ほとんどの患者にとって，はじめて経験する治療であり，また，薬物療法や放射線療法をうわまわる強度の治療となるケースが多い。そのため，患者は自分がそれをのりきれるだろうかと不安を感じ，どのような有害事象や合併症がおこるのか想像がつかず，恐怖心をもつ。このような患者・家族の不安や恐怖心の訴えを受けとめ，わからないことや疑問を感じることを一緒に整理し，適切に情報提供することが大切である。

　また，患者自身がセルフケアを行う場面も多く，移植をのりきるためには，患者や家族の立場からできることがあるということを知ってもらうことも，心構えや闘病意欲の維持につながる。

◆ 長期にわたる支援

　一方で，患者が長い間ドナーを待ち望んでいたり，移植できる病状や全身状態になるまでさまざまな治療を繰り返してきている場合には，移植を受けることそのものを，治療のゴールとしてとらえてしまうことがある。移植は，患者や家族がこれからの人生をふみ出すためのプロセスの1つであり，本来の目標は生活の再構築であると理解してもらうことも，意思決定支援においては重要である。

　造血幹細胞移植は，非常に経過が長い治療となる。移植を無事に終え，生着を迎え，退院することができても，その後の長期にわたる免疫不全状態やGVHD などの合併症，晩期障害のマネジメントが必要になることを知っておく必要がある。患者と家族に対して，治療が長期にわたり，入院から外来に移行したとしても，継続的に支援する体制があることを伝える必要もある。

２ 治療開始前の患者教育

● **目的と意義**　移植経過の全体的な流れや，患者自身が行うセルフケアの意義を理解してもらうために，患者教育を行う。患者教育や事前準備の機会

は，患者・家族と医療者との信頼関係を構築していくプロセスでもあり，患者のセルフケアへのモチベーションや闘病意欲の維持につながる。

このプロセスは，看護師にとって重要な情報収集の機会になる。患者・家族の移植前の状態を知ることは，移植経過中に必要とされる有害事象対策やセルフケア支援に有効な情報を得ることになる。あらかじめ，自宅の環境や家族の支援体制，職場や学校の状況，経済的な問題などの情報を得ておくことで，入院前から退院後の生活を想定した準備を進めることが可能になる。

また，患者の全身状態やセルフケア能力，家族のサポート体制などから有害事象や合併症を予測し，多職種での支援体制を整えることも看護師の重要な役割である。

患者・家族は，移植後も長期にわたり，感染予防や合併症・晩期障害に対処していかなければならない。自宅や社会での役割を考慮した準備を早期から開始することは，患者・家族が移植をのりこえるための明確な目標を設定できるという利点もある。

● **患者教育の実際**　移植前の患者・家族について，おもに次の点について準備を行う。

①**オリエンテーション**　移植に関する知識，セルフケア・感染予防行動の必要性などについて，退院後の生活も考慮して説明する（●表 5-12）。

②**退院後の生活を考慮した情報収集**　セルフケア能力，自宅の環境（ペットの有無，構造や間取り，周辺環境），家族の状況（おもにケアする人），仕事や学校（休職・休学期間），経済状態などについて情報収集を行う。

○**表 5-12　移植前オリエンテーションの例**

造血幹細胞移植について知る	①造血幹細胞移植について	目的，方法，経過
	②前処置療法について	目的・方法・レジメンと使用される抗がん薬・放射線照射の特徴と有害事象対策，前処置療法の日程
	③造血幹細胞の輸注（移植）について	方法，当日の流れ，予想される急性反応・症状と対処方法
	④移植後の免疫反応について	生着時の免疫反応，急性 GVHD，慢性 GVHD，GVL 効果，免疫抑制薬
	⑤治療上必要な処置について	中心静脈カテーテル挿入，術前検査，輸血の必要性，血液型の変化
必要なセルフケアを知る	①感染予防	身体の外からの感染予防，身体の中の感染予防
	②口腔ケア	口腔内環境とそのはたらき，粘膜障害発症のメカニズム，口腔粘膜障害の予防策
	③食事の制限	食事制限の必要性，制限開始の時期，制限の内容，制限解除の基準
	④リハビリテーションなど	適度な運動を継続することの意義，具体的な方法，実施時の注意事項，睡眠，心のケア，医療費，退院後のサポート体制・緊急連絡先

3 移植前の全身の評価と検査・処置

　移植前には，原疾患・臓器機能・口腔内・心理状態などの評価と，評価に必要な検査や中心静脈ラインの確保などの処置が行われる。具体的には，移植の経過において次の検査・処置が行われる。

▍骨髄検査

　骨髄穿刺・骨髄生検により骨髄液・骨髄組織が採取され，造血組織の検査が行われる。腸骨からの採取の場合は腹臥位，胸骨からの場合は仰臥位で行われる。看護師は，目的や方法，合併症，所要時間(15分程度)，痛み対策，安静時間などを説明し，清潔操作で検査の介助を行う。

▍髄液検査

　髄腔内の髄液が採取され，白血病細胞の浸潤や感染症の有無が検査される。腰椎間を穿刺するため，患者の体位は側臥位とする。同時に抗がん薬の注入を行うこともある。目的や方法，合併症，所要時間(20分程度)，痛み対策，安静保持について説明し，体位保持の協力を得て，清潔操作で検査の介助を行う。

▍中心静脈カテーテルの挿入

　長期的な静脈投与ラインを確保する。患者の体位は仰臥位とし，鎖骨下静脈または内頸静脈から挿入される。安全性を考慮して造影下で行われることもある。目的や方法，合併症，所要時間，痛み対策，安静保持について説明し，体位保持や呼吸の指示に協力を得る。マキシマルバリアプリコーション❶にて行う。

▍口腔状態の評価

　口腔内の粘膜(歯肉，舌粘膜，頰粘膜，咽頭粘膜など)の状態や，齲歯・欠損歯・義歯の状態などについて，歯科医師・歯科衛生士による評価と口腔内清掃を行う。必要であれば，齲歯や歯肉炎に対する治療や，感染源となりうる不良な歯の抜歯を行う。

▍心理状態の評価

　移植に向かう気持ちや未知の治療に対する不安や恐怖心，日常生活への影響，睡眠状況などをアセスメントする。気持ちのつらさとそれによる日常生活への支障を0～10の段階で示してもらう「つらさと支障の寒暖計」などのスクリーニングツールを活用し，必要に応じて，精神科医師やリエゾン看護師❷，臨床心理士などの面談を検討する。

▍重要臓器の機能評価

　移植前処置の毒性や移植後の経過には，患者自身の重要臓器の機能がどのくらい保たれているかが大きく影響する。

● **腎機能**　腎機能が低下している場合は，腎排泄型の抗がん薬の排出遅延が生じ，副作用が強くなる。補液量を多くして腎機能への影響をやわらげるなどの支持療法を行う。

● **肝機能**　肝機能が低下している場合は，肝代謝型の抗がん薬では薬物代

▭ NOTE

❶マキシマルバリアプリコーション maximal barrier precaution
　高度無菌遮断予防策ともいう。中心静脈カテーテル挿入時などに，患者を大型滅菌全身用ドレープでおおい，実施者である医師は，手指衛生に加えて，キャップ・マスク・滅菌ガウン・滅菌手袋を装着し，無菌操作で施行する。標準的な予防策と比較して，カテーテル関連血流感染の発生を低減できることが明らかになっている。

❷リエゾン看護師
　リエゾン看護師は，精神看護の専門的な知識に基づくケアを，精神科チームとともに実践する。

謝遅延が生じ，副作用が強くなる。B型肝炎ウイルスキャリアの場合には，B型肝炎ウイルス治療薬の予防投与も行われる。

● **心機能**　重度の不整脈がある場合や心筋梗塞後には注意が必要であり，心機能障害をきたす抗がん薬（アントラサイクリン系抗がん薬）では累積投与量に注意が必要である。

　臓器の状態には，患者がこれまでに受けてきた治療の毒性の蓄積も関与するため，過去の治療歴をふまえ，全身状態の評価とさまざまな臓器障害の発症を予測し，対処していく。

4　骨髄破壊的前処置時のアセスメントとケア

1　前処置による毒性

　同種移植では，骨髄破壊的前処置あるいは骨髄非破壊的前処置が行われる。多くの場合，**抗がん薬大量投与（超大量薬物療法）**や**全身放射線照射** total body irradiation（**TBI**）が行われるため，有害事象の出現頻度は高く，程度も重度で，心身への影響は大きい。また，前処置・移植経過中の薬剤投与や輸血などのために静脈投与ラインの留置が必要となるが，ライン留置は感染源になりやすいという問題もある。

　骨髄破壊的前処置（抗がん薬大量投与・全身放射線照射）の代表的なレジメンの例を ◐図 5-25 に示す。各前処置においては，次の毒性について注意が必要である。

		移植前日数				移植日
	−5	−4	−3	−2	−1	0
シクロホスファミド（CY）　　60 mg/kg	↓	↓				
全身放射線照射（TBI）　　12 Gy/6Fr			↓↓	↓↓	↓↓	
造血幹細胞移植						↓

＊CY は 3 時間かけて点滴する。
＊出血性膀胱炎の予防のため，大量補液とメスナ® が投与される。

a. CY/TBI による前処置

		移植前日数						移植日
	−7	−6	−5	−4	−3	−2	−1	0
ブスルファン（BU）　　3.2 mg/kg	↓↓↓↓	↓↓↓↓	↓↓↓↓	↓↓↓↓				
シクロホスファミド（CY）　　60 mg/kg					↓	↓		
造血幹細胞移植								↓

＊ブスルファンは 6 時間ごとに投与する（ivBU）。
＊痙攣予防に，バルプロ酸ナトリウムを投与する。

b. ivBU/CY による前処置

◐図 5-25　**骨髄破壊的前処置の代表的なレジメン例**

（1）全身放射線照射（TBI）：脳圧亢進，皮膚・粘膜障害，晩期障害として肺障害，白内障，性腺機能障害，不妊

（2）シクロホスファミド（CY）大量療法：出血性膀胱炎，低ナトリウム血症，心筋壊死

（3）ブスルファン（BU）大量療法：中枢神経障害（痙攣〔けいれん〕，意識障害），肝機能障害，晩期障害として性腺機能障害，不妊

（4）メルファラン大量療法：粘膜障害（とくに口腔粘膜障害）

（5）シタラビン大量療法：角膜炎，発熱，皮疹，心膜炎，中枢神経障害（とくに小脳失調）

（6）エトポシド大量療法：粘膜障害，不整脈

　これらの毒性への対処としては，おもに支持療法薬とモニタリングによって早期に対処し，重篤な臓器障害をもたらさないことが重要になる。

　また，患者の苦痛を軽減するためのケアやセルフケアのサポートも重要である。次の事例をもとに，どのようなケアが必要か考えてみよう。

事例 ❶ 末梢血幹細胞移植を受ける A さん

入院から前処置まで

　A さん，35 歳，女性。会社員の夫（37 歳）と娘（5 歳）と 3 人暮らし。小学校教諭として働いていた。

　急性骨髄性白血病（AML）の診断後，あわただしく薬物療法開始の方針となり，入院を余儀なくされた。寛解導入療法と強化維持療法（◯152 ページ）を行ったのち，寛解状態が確認され，また，骨髄バンクでドナーが見つかった。移植治療が実施可能な病院に転院し，HLA フルマッチの骨髄バンクドナーから末梢血幹細胞移植を行うことになった。

　移植施設転院後は，クリーンルームに入室し，シクロホスファミド（CY）大量療法と全身放射線照射（TBI）の前処置が開始された（◯図 5-25-a）。CY 投与の 2 日間は，予防的に制吐薬も使ったが，寛解導入療法時に経験したものよりも強い悪心・嘔吐が続いた。出血性膀胱炎を予防するために大量の補液も行われており，そのため，排尿の回数が多くなったが，動くことがつらい様子であった。

　その後，3 日間の TBI が行われた。放射線治療室で 1 日 2 回，1 回 30 分ほどの照射が行われた。放射線治療室から帰室すると，倦怠感と CY による悪心により，食事はとれず，内服薬を飲む水分をとるのが精いっぱいだった。

移植日

　TBI 終了翌日，移植日（輸注日，day0）を迎えた。骨髄バンクからの末梢血幹細胞が病院に搬送されてきたが，血液型不一致であったため，赤血球除去が行われたあと，輸注された。赤血球除去処理後であったため，輸注量は少なく，1 時間ほどで終了した。

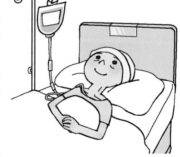

移植の経過

　GVHD の予防のため，輸注前日から

免疫抑制薬（タクロリムス水和物）の持続投与も開始された。day1，3，6，11にメトトレキサートの点滴注射も追加された。この投与が重なるday6ごろより，口腔内の違和感や，舌縁・頰粘膜に歯形がつく，咽頭の違和感，嚥下時の痛みなどの粘膜障害症状が出現しはじめた。食事も少しとれるようになっていたが，再び食べることが苦痛になった。

　day7ごろには，発熱するようになり，粘膜炎の痛みで内服困難となり，抗菌薬の点滴が開始された。1日1回は強い寒けとふるえを伴って39度台の発熱が生じ，発熱と解熱を繰り返した。発熱のたびに，血液培養検査のための採血が行われた❶。

　day10ごろからは血小板数や赤血球数も低値で輸血適応となり，その後も週1〜2回の輸血が行われた。day12までは，白血球数も0で経過したが，day13よりカウントされるようになり，day15から3日間，白血球数1,000以上，好中球数500以上を確認し，day15が生着日とされた❷。白血球数上昇とともに，口腔・咽頭の粘膜炎症状は改善し，発熱も軽快した。食事も少しずつとれるようになり，点滴投与に変更された薬剤も内服に戻すことができた。

NOTE

❶発熱時の血液培養検査

　敗血症の原因菌をさぐり，抗菌薬投与を検討するために行われる。

❷生着日

　一般的に，好中球が3日間連続して500個/μL（mm³）以上となれば生着したとされ，その最初の日を生着日とする。生着までの期間は，骨髄移植で2〜3週間，末梢血幹細胞移植では約2週間，臍帯血移植では約3〜4週間である。

2　アセスメントとケアのポイント

　前処理が行われる患者のアセスメントとケアのポイントを以下にまとめる。

（1）前処置による急性症状や有害事象の副作用を想定して，予防策および症状出現時の対処方法を計画する。

（2）患者の前治療歴，現在の全身状態，臓器機能，合併症の有無などについて情報を収集し，注意すべき変化を確認しておく。

（3）抗がん薬大量投与療法で用いられる薬剤について，保管や保存の方法，配合変化，溶解後の薬剤安定時間，輸液ラインの選択，投与速度・時間・順序に関する注意事項などを確認する。

（4）急性期に多く出現する有害事象は，悪心・嘔吐である。ガイドラインに基づいた制吐薬の使用に加え，過去の治療における悪心・嘔吐の経験，有効だった対処方法などの情報をもとに，十分な予防策をとる。

（5）薬剤によっては，過敏反応・発熱・中枢神経症状・心筋障害などが出現することがあるため，症状の観察や予防薬投与を行う。

（6）全身放射線照射（TBI）では，放射線治療部門のスタッフとの連携のもと，時間調整や照射前の身体の準備，安全な移動の援助，終了後の症状マネジメントを行う。

（7）全身放射線照射直後は，脳圧亢進症状，皮膚の炎症症状，悪心，倦怠感などの有無と程度を観察し，症状緩和に努める。

（8）前処置療法による口内炎などの粘膜障害や発熱性好中球減少症が，投与終了から遅れて出現することを患者に説明しておく。

5 造血幹細胞の輸注時のアセスメントとケア

1 造血幹細胞の輸注

　造血幹細胞の移植は輸注により行われる。静脈内注射や輸血と同じように，造血幹細胞が静脈内へ注入される。

　患者とドナーの血液型が不一致の場合には，採取された造血幹細胞から赤血球を除去する処理が行われ，実際に輸注される幹細胞の容量は 50 mL 程度の少量になることもある。

　骨髄液の場合には毎時 10 mL/kg 以下の速度で輸注する点に注意する。凍結末梢血の場合には，解凍後すみやかに輸注する。

2 アセスメントとケアのポイント

　造血幹細胞の輸注の際には，以下の点に注意してアセスメントとケアを行う。

（1）開始前にバイタルサインを観察し，心電図モニタの装着を確認する。

（2）輸注中の呼吸・循環状態の観察を行い，血圧上昇，徐脈，低酸素血症など，肺塞栓や心不全による症状に注意する。

（3）凍結した末梢血幹細胞を解凍して用いる場合には，幹細胞保存のための薬剤によるアレルギー症状が生じることがあるため，気分不快，咽頭不快，咳，呼吸困難感などの有無を観察する。アレルギー症状と判断された場合は輸注をいったん休止し，抗アレルギー薬の投与をしたのち症状が軽快してから輸注を再開する。

（4）赤血球除去をしていない骨髄輸注の場合には，輸注量が 1,000 mL 以上に及び，3〜4 時間を要することもある。患者のそばに付き添い，声をかけて不安の緩和に努める。

（5）輸注後は一時的に循環血液量が増加し，心負荷が大きくなるため，尿量や浮腫の有無，胸部症状をモニターし，異常時は医師に報告し，対応する。

（6）赤血球の溶血反応が生じる場合があるため，輸注後第一尿の潜血を確認し，潜血陽性の場合には，指示によって補液の追加，利尿薬の投与，ハプトグロビンの投与を行う。

6 ドナーの健康状態のアセスメントと援助

　同種移植の際には，ドナー候補者に事前に十分な説明を行ったうえで，自由意思でドナーとなることを自己決定してもらう。また，ドナー候補者と患者との白血球の型（HLA）の一致度の重要性について，HLA 検査を行う前に十分に説明する。

　学会認定を受けたコーディネーターが，ドナーコーディネートや支援を行

う施設も増えている[1]。

1 ドナー候補者の意思決定支援

◆ 血縁者の場合

ドナー候補者が血縁者の場合，まずは患者の家族であることに理解を示す態度で接することが大事である。血縁者は，患者のためを考えるあまり，ドナーとなることへの不安や恐怖心を表出せずに意思決定してしまう場合があることに留意する。ドナー候補者自身の思いやとまどいに配慮し，患者のいない場所で，話を聞くことも必要である。

◆ 非血縁者の場合

ドナー候補者が非血縁者の場合，コーディネーターがおもな調整を行う。ドナーは，患者とは別の医療機関で術前検査や幹細胞採取を行うことになる。候補者はみずからの意思でドナー登録しているが，ドナー登録したときと候補者となったときでは，状況や心境に変化が生じている場合がある。ドナー候補者となった段階で再度説明を行い，本人だけでなくその家族にも最終同意確認を行う。

2 幹細胞採取時のアセスメントと援助

ドナーからの造血幹細胞の採取方法には，骨髄から採取する場合と，末梢血から採取する場合がある（◯図 5-26）。

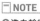NOTE

❶造血幹細胞移植を支援するコーディネーター

日本造血・免疫細胞療法学会が認定する造血細胞移植コーディネーター hematopoietic cell transplant coordinator（HCTC）は，移植施設に在籍して，おもに患者とその家族，血縁ドナーを支援し，院内・院外の各部門との連絡調整を行うなど，移植全体のコーディネートを行う。骨髄バンクと連携して非血縁ドナーとかかわることもある。

一方，日本骨髄バンクが認定する骨髄バンクコーディネーターは，骨髄バンクに所属し，非血縁ドナーおよびその家族のみに対応する。患者情報は知らされず，ドナーコーディネートのみを行う。

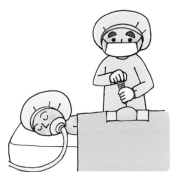

a. 骨髄採取

【事前処置】
● 事前に自己血の貯血を行う。
【採取時】
● 全身麻酔下で行われる。
● 左右両腸骨を穿刺して大量の骨髄液を吸引する。
● 貯血した自己血を輸血する。

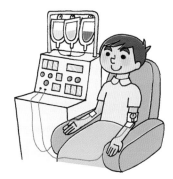

b. 末梢血採取

【事前処置】
● 事前に G-CSF 製剤を投与し，造血幹細胞の動員を行う。
【採取時】
● 末梢静脈から血液採取を行う。幹細胞成分のみを分離して，残りの成分はドナーに戻す。
● 血縁ドナーの場合は，2 日程度に分けて採取を行い，凍結保存を行う。1 日で採取できる場合もある。
● 非血縁ドナーの場合は，移植当日に採取を行い，凍結保存せずに移植に用いる。

◯**図 5-26　ドナーからの造血幹細胞の採取**

◆ 骨髄採取の場合

(1) 最終同意確認までに，全身の検査と自己血輸血用の貯血が行われていることを確認する。

(2) 採取は手術室において全身麻酔下で行われるため，手術室や麻酔科スタッフと情報共有をはかる。

(3) 採取においては，左右両腸骨に穿刺して吸引を繰り返し，多量の血液が採取されるため，あらかじめ貯血された自己血を輸血する。術後には，貧血症状の観察を行う。

(4) 採取終了後は，全身麻酔からの覚醒を確認したのちに，手術室（回復室）から帰室させる。

(5) 麻酔覚醒後は，意識状態・バイタルサインの観察，穿刺・採取部位の止血確認，痛みの有無と程度の確認，痛みに対する鎮痛薬の投与などを行う。

(6) 穿刺・採取部位の痛みは数日残ることがあるが，鎮痛薬で対応可能であり，時間経過とともに消失することを説明しておく。

◆ 末梢血幹細胞採取の場合

(1) ドナーには，事前に G-CSF 製剤を皮下注射で投与し，造血幹細胞の動員を行う。注射部位の痛み・硬結などの観察や，胸骨・腸骨・大腿骨周辺の痛み（骨髄腔内の圧迫痛）の有無の確認，痛みに対する鎮痛薬の投与を行う。

(2) G-CSF 製剤投与後の痛みは鎮痛薬で対応できることと，採取終了後，数日で消失することを説明する。

(3) 採取時は，太い末梢血管に静脈ラインを留置し，血液成分を分離して幹細胞成分を採取し，残った血液成分は静脈ラインからドナーに戻す。採取中に血管迷走神経反射を生じる場合もあるため，定期的に意識状態やバイタルサイン，気分不快症状，静脈ライン確保部位の痛みなどを観察する。

(4) 採取中に用いる抗凝固薬の影響で，四肢のしびれや悪心を生じることがあるため，症状の有無を観察する。必要時はカルシウム製剤の投与を行う。

(5) 長時間にわたって同一姿勢となるため，苦痛について確認し，体位を整えたり，苦痛部位のマッサージを行ったりする。また，排泄の確認を行い，必要時は排泄の介助を行う。

(6) 血縁ドナーの場合は，2日程度に分けて末梢血管からの採取を行う。1日で採取が終了する場合もある。採取した幹細胞を凍結保存し，輸注直前に解凍して使用することが多い。非血縁ドナーの場合は，移植（輸注）当日に採取を行い，凍結保存せずに使用する。

7 移植病室在室中の患者の援助

1 移植病室内の生活についてのオリエンテーション

移植病室とは，感染しやすい状態にある移植患者が安全に過ごすための病室で，HEPA（ヘパ）フィルター❶を通した空気を一定方向に流す空調設備が装備されている。移植前処置が開始されるころには移植病室への入室をすませ，生着後に状態が安定するまで，特殊な環境下での生活が続くことを説明する。

室内での過ごし方や家族の面会方法，予測されるできごとと移植経過に応じた対応方法について説明する。

□ NOTE
❶HEPA フィルター
　空気中の真菌などの微生物を濾過して高い清浄度を保つことができるフィルター。

2 感染予防策の徹底

移植中は免疫機能が低下するため，感染予防策を徹底する。
(1) 前処置開始前から行う手洗いやうがいなどの感染予防行動は，口内炎などの症状の重篤化を防ぐためにも重要であることを説明する。
(2) 内因性の感染予防のために抗微生物薬の予防内服が開始される。また，腸管からの感染を予防するため，食事や飲み物は加熱処理された清潔なものを提供する。患者の身体症状の苦痛の程度を見きわめ，可能な範囲で感染予防のセルフケアを維持できるようにかかわる。
(3) 医療者や面会者，患者どうしの接触による感染にも留意し，感染の可能性がある場合は，移植病棟内や移植病室への入室を制限する。
(4) 移植病室内では環境整備に留意し，日常的な清掃を行い，ほこりを蓄積させないようにする。
(5) 静脈留置カテーテルを介した血流感染が生じることのないよう，スタンダードプリコーションを遵守した静脈ルート管理を行う。
(6) 眼，口，耳，鼻，陰部，肛門や，中心静脈カテーテル刺入部位は，細菌や真菌の侵入門戸となりうるため，観察とケアを継続して行う。

3 前処置後の有害事象対策

前処置後の有害事象に対しては，以下の援助を行う。
(1) 粘膜障害がある場合の口腔ケアは，出血や口内炎による痛みの状況に応じて，疼痛緩和をはかりながら，より苦痛の少ない方法に変更しながら行う。
(2) 疼痛コントロールは，数値的評価スケールやフェイススケールを活用してアセスメントを行い，適切な薬物療法につなげる。麻薬による疼痛コントロールでは，至適投与量に達するまでに痛みが増強することがあるため，早期に開始する。
(3) 苦痛が最も強くなる生着までの期間に味覚障害や食欲不振を生じている場合は，無理に食事摂取や飲水をすすめず，一時的に補液で対応するこ

とにより，苦痛や負担をやわらげる。

（4）皮膚障害と脱毛に対しては，皮膚の清潔と保湿に努めたケアの継続が症
状の出現や悪化を防止するので，患者と家族の理解と協力を得ながら行
う。また，頭髪や眉毛・まつげがはえそろうまで，外見の変化に対処す
る方法を一緒に考える（●191ページ，図4-2）。

4　生着までの心理的支援

前処置から生着までは，活動範囲や面会なども制限されるため，孤独感が
強くなる。また，生着不全❶に対する不安や，回復へのあせり，回復できな
い自分への罪悪感を生じることもある。また，生活動作に不自由があったり，
口内炎で思うようにコミュニケーションがとれなくなることは，いらだちや
焦燥感につながる。さらに疼痛や発熱などの身体症状が重なると，セルフケ
アを継続する意欲も維持できなくなる。こうした患者に対して，希望を失わ
ないように治療経過の目安を示すこと，がんばっていることを認めること，
1人ではないと伝えることは，孤独感や不安感をやわらげるかかわりとして
重要である。

合併症・感染症の対策や口内炎や消化器症状への対応について，患者自身
がよく理解しておくことは，目標を明確にしてセルフケアを継続するために
も大切である。必要に応じて指導を行う。

NOTE

❶生着不全
移植後28日を過ぎても
生着がみとめられない場合
を，一次性生着不全といい，
いったん生着がみとめられ
たもののその後に造血能が
失われたものを二次性生着
不全という。生着不全の危
険因子として，①臍帯血移
植，②移植細胞数が少ない
場合，③HLA不適合度が
高い場合，④骨髄非破壊的
前処置を行った場合などが
ある。生着不全では，すみ
やかに再移植が必要となる。

8　移植関連合併症のマネジメントと援助

事例❷　移植後のGVHDに対応するAさん

Aさんはday15の生着確認後，粘膜炎症状や発熱性好中球減少症も改善
し，クリーンルームの個室から，4人床に移動した。

免疫抑制薬も内服薬に変更できるまで減量でき，退院の見通しももてるよ
うになってきたころ，手のひらや腕の内側にかゆみと小さな発赤疹があるこ
とに気づいた。日に日に広がり，首まわりや腹部などにも発赤疹を見つけ，
かゆみも強くなったため，軟膏が処方された。免疫抑制薬を内服にかえたこ
とによる急性GVHDの出現だろうとの説明を受け，まずは，軟膏塗布によ
る局所治療を行い，退院後も経過観察することになった。

看護師が清潔保持や保湿の必要性について説明を行ったところ，Aさんは
入浴後の保湿剤塗布を欠かさず行っていた。退院前には，夫とともに日常生
活での感染予防策やGVHD予防の注意点の説明を受け，子どもの世話や食
事などを夫にも協力してもらうことで，しばらくは簡単な家事のみで過ごせ
るよう，話し合った。皮膚GVHD予防のためには外出時の紫外線対策が重
要であることの説明を受け，日焼けどめや衣類，帽子などで紫外線を防護し，
外出は短時間とすることなどの具体的な指導を受けた。また，皮膚GVHD
を発症すると発汗機能が低下するため，気温の高い日には熱中症に注意する
ことなどの説明も受けた。今後，免疫抑制薬を減量し，さらに中止していく
ときには，症状の出現や悪化のリスクが高まるため，注意深く観察していく

ことが重要であるとの説明を受けた。

　小学校教諭としての職場復帰時期も気がかりであったが，まずは，自分の体調を優先させ，感染症や合併症のリスクを確認しながら，担当医師や長期フォローアップ外来の看護師，職場の上司とも話し合いながら復帰を目ざしていくこととなった。

1 感染予防の継続

　同種造血幹細胞移植では，前処置により強い骨髄抑制がおこり，さらに免疫抑制薬の投与によって長期の免疫不全状態となるため，生着後も感染リスクが高い（◯図5-27）。患者の骨髄機能の回復や免疫状態に応じて，移植経過期間においてとくに注意すべき感染リスクはある程度特定できる。状況に応じて防護環境を整え，患者の行動範囲や食事の制限，感染予防行動の必要性について指導する。

　一般的に移植後の免疫機能回復には，感染症やGVHDなどの合併症がうまくコントロールされて順調に経過した場合でも，最低2年程度を要する。退院後は，それぞれの患者で生活環境と免疫回復過程が異なるため，状況に応じた患者・家族への指導が必要になる。

2 生着時症候群・移植片対宿主病（GVHD）の観察と援助

　移植後早期の免疫反応には，生着時症候群と移植片対宿主病（GVHD）がある。

◆ 生着時症候群

　生着時症候群とは，移植後2〜3週間ごろの白血球上昇時期に，明らかな感染徴候を伴わない発熱や，体液貯留，急性GVHDに類似する皮疹がみられるもので，ドナー由来のリンパ球による免疫反応やサイトカインの放出によるものと考えられている。

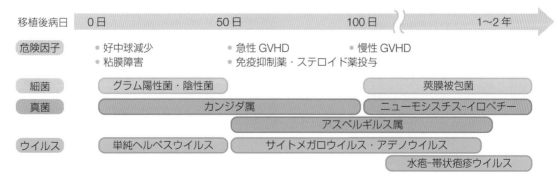

◯図5-27　同種造血幹細胞移植経過中の感染症リスク

◆ 移植片対宿主病（GVHD）

　移植片対宿主病 graft versus host disease（GVHD）とは，ドナー由来のリンパ球が宿主の細胞を攻撃する免疫反応によって生じるものである。一方ではこの反応による抗腫瘍効果（GVT 効果）を期待することもある（●296ページ）。GVHD には，発症と経過が急速な**急性 GVHD**（●表5-13）と，ゆるやかに発症・経過する**慢性 GVHD**（●表5-14）がある❶。

　GVHD による苦痛を軽減するため，免疫抑制薬が用いられる。シクロスポリンあるいはタクロリムス水和物とメトトレキサートの併用が標準的予防法である。GVHD 発症時は，症状の程度に応じて，これらの免疫抑制薬および副腎皮質ステロイド薬による治療が行われる。

▌皮膚・消化管の急性 GVHD 発症時のケア

　急性 GVHD は皮膚や消化管に生じることが多く，患者の日常生活への影響も大きい。セルフケアが可能なものもあるため，適切な自己管理ができるよう指導・評価を行う。

⬚NOTE

❶以前は，移植後100日までに生じたものを急性GVHD，100日以降に生じたものを慢性 GVHD とよんでいたが，現在では臨床症状によって分類するようになっている。

●表 5-13　急性 GVHD のおもな特徴

皮膚	・瘙痒感を伴う小丘疹，紅斑，毛囊炎様発疹，皮下出血を伴う皮疹が生じる。 ・手掌・足底を含む四肢，顔面，前胸部・頸部に多い。 ・増悪すると，全身紅皮症，水疱形成，表皮剝離にいたることもある。
下部消化管	・腹痛を伴う水様性下痢，血性下痢・下血，イレウスが生じる。 ・前処置毒性やサイトメガロウイルスなどの感染，移植関連微小血管障害（TMA）などとの鑑別が必要である。 ・大腸内視鏡検査が必要となる。 ・回腸末端～上行結腸に好発する。 ・進行すると，粘膜浮腫，びらん，粘膜脱落を生じる。
上部消化管	・持続する悪心，改善しない食欲不振・食事摂取不良がみられる。 ・内視鏡検査において粘膜浮腫を呈する。 ・進行するとびらん・潰瘍形成が生じる。
肝臓	・自覚症状もなく，単独発症はまれで，ほかの GVHD に肝機能異常が伴う。 ・胆道系酵素（ALP，γ-GTP）上昇と血清ビリルビン値上昇がみられる。肝細胞酵素（AST・ALT）の上昇もある。 ・B 型肝炎ウイルスやサイトメガロウイルスによる肝炎，肝中心静脈閉塞症との鑑別が必要である。

●表 5-14　慢性 GVHD のおもな特徴

皮膚	光線過敏症様紅斑性皮疹，扁平苔癬様皮疹，強皮様硬化病変，色素沈着過剰・色素脱失，発汗異常
口腔内	・苔癬様病変などの口腔粘膜症状，乾燥症状や潰瘍形成に伴う痛み，味覚異常が生じる。 ・口腔カンジダ病変との鑑別も必要である。
眼	・涙液分泌低下による眼球乾燥感，疼痛，灼熱感，視力低下，羞明感，開眼困難を呈する。 ・眼脂増加や角膜炎も生じる。
消化管	・上部消化管，とくに食道が障害されやすい。 ・食道炎・食道狭窄による嚥下困難，胸焼け感，食欲不振，体重減少がみられる。 ・小腸・大腸病変による慢性下痢や吸収不良も生じる。 ・感染性腸炎などと鑑別する必要がある。
肝臓	・胆汁うっ滞型肝機能障害（ALP・AST・ビリルビン上昇）が生じる。 ・ウイルス性肝障害，薬剤性肝障害，副腎皮質ステロイド薬による脂肪肝，鉄過剰による肝障害を鑑別する。
肺	・閉塞性細気管支炎（BO）は GVHD との関連が高い。 ・組織学的診断は困難で，精密呼吸機能検査（1秒率の低下）と高精細 CT 検査が重要となる。 ・酸素飽和度モニタリングや定期的呼吸機能検査，肺野の微小病変を診断するための HR-CT が必要となる。

● **皮膚 GVHD のケア**　ケアのポイントを以下にまとめる。

(1)清潔の保持：シャワーまたは入浴での皮膚洗浄を行う。

(2)化学的刺激の除去：石けんやボディーソープは弱酸性のものを用いる。

(3)物理的刺激の除去：皮膚洗浄時は，石けんやボディーソープを十分泡だて，泡でやさしく洗う。鎮痒薬による止痒に努め，搔爬による皮膚損傷を避ける。手袋や靴下，はき物などは摩擦や刺激を避けられる素材を工夫する。皮膚剝離やびらんには非固着性ガーゼを併用し，水疱形成時は無理につぶさないようにする。

(4)浸軟・乾燥の予防：湯の温度は37℃程度とし，熱い湯は避ける。油性基材の軟膏やローションを用いて積極的に保湿する。皮膚保護の際は，密閉せず通気をよくする。

● **消化管 GVHD のケア**

(1)下痢のアセスメント：下痢の回数・量・性状，潜血の有無，腸音亢進の有無，腹痛の有無，脱水症状(水分出納，体重，尿量，皮膚の乾燥，口渇の状態)を観察する。

(2)苦痛の緩和：止痢薬や抗コリン薬を投与する。腹痛時の疼痛緩和は，温罨法や鎮痛薬(オピオイド薬の使用も考慮)を用いて，積極的に行う。

(3)肛門部の清潔：清潔ケア・洗浄などのセルフケアの代償・強化を行う。肛門部に撥水性軟膏を塗布する。

(4)食事の工夫：臨床所見や自覚症状に合わせて，食事を中止する。可能であれば，脂質を控え，消化のよいものを中心に摂取する。

3 晩期合併症と患者・家族への長期的なフォローアップ

　移植後には，感染症や GVHD 以外にも，臓器障害や二次がん，性腺機能障害といったさまざまな合併症が生じる(●表5-15)。その多くは抗がん薬大量投与や全身放射線照射による晩期合併症であるが，感染症や GVHD の治療薬の副作用，合併症として問題が生じることもある。

　性腺機能障害や不妊，二次がんなどは，長期経過後，病状が安定してほぼ原疾患の治癒が確認されたあとであっても，患者・家族には大きな問題として残るため，長期的かつ計画的にフォローアップすることが重要となる。患者・家族が望む過ごし方ができるよう，さまざまな移植後合併症や感染症のリスクを考慮したモニタリングを行って早期に対応し，職場や学校などの社

◗表5-15　**おもな移植後晩期合併症(GVHD・感染症を除く)**

臓器障害	・心機能，肺機能，肝機能，腎機能などの低下 ・眼(角膜炎・白内障)，骨・関節障害，内分泌障害，代謝異常
二次がん	・固形腫瘍(口腔，舌，咽喉頭，食道，胃，腸管，甲状腺，皮膚など) ・造血器腫瘍(おもに自家移植後の二次性白血病や骨髄異形成症候群) ・EB ウイルス関連リンパ球増殖疾患
性腺機能障害	・精巣機能障害，不妊 ・卵巣機能障害(早期閉経による更年期症状，骨粗鬆症)，不妊

① 退院後の生活への支援	② 治療がうまくいかなかった ときの支援	③ 進行・再発に対する 緩和的な支援
• 感染予防策の継続支援，家族のケア • 慢性GVHDや晩期合併症のケア • 心身のリハビリテーション • 社会復帰（復職・復学）の支援 • 経済的問題への対応，社会資源の活用	• 拒絶，生着不全，再発時の 　心理・社会的支援 • 薬物療法継続や再移植など 　の意思決定への支援	• 症状の緩和 • 臨床試験の看護 • エンドオブライフケア

▶図 5-28　患者・家族への長期的なフォローアップ

会生活への復帰をスムーズに進めるような看護支援が求められる（▶図 5-28）。

　また，原疾患の治癒を目ざして造血幹細胞移植を行ったとしても，生着不全や原疾患の再発によって再移植やその他の治療が必要となる場合や，合併症や感染症により全身状態の悪化を生じる場合がある。移植がうまくいかない場合や，期待どおりの経過とならなかった場合には，患者・家族は不安や焦燥感を感じることが多い。患者・家族には，このような気持ちの表出を促し，それを受容したうえで，これからできることについて目を向け，建設的に取り組んでいけるように一緒に考えていくことも，長期フォローアップにおける看護師の重要な役割である。

F 臨床試験を受ける患者の看護

　現在，有効性と安全性が保証されたがんの治療法（標準治療，▶84ページ）が多く確立されている。その背景には，臨床試験を受けた，多くのがん患者の存在がある。一方，治療が発展した現在でも，がんの罹患数や死亡数の増加が深刻な社会問題となっており，さらなる治療法の開発が望まれている。今後のがん医療の発展のためには臨床試験が不可欠であり，現在も多くの臨床試験が実施されている。

1 臨床試験に関するルール

　さまざまな医学研究のうち，人を対象とするものを**臨床研究**という。そのなかでも，人間を対象として医学的介入の有効性・安全性を調べる実験的研究を**臨床試験**という（▶図 5-29）。臨床試験のうち，厚生労働省から医薬品や医療機器の製造販売の許可を得るために行われる臨床試験を，とくに**治験**とよぶ。また，新薬が販売されたあとに，治療効果や安全性についての情報を集めるために行われる臨床試験を，**製造販売後臨床試験**とよぶ。

● **臨床研究の倫理原則**　臨床研究は人を対象として行う研究であるため，倫理原則に従うことが必ず求められる。世界医師会が採択したヘルシンキ宣言❶には，医学の進歩は人を対象とした研究が必要であること，被験者（試験を受ける人）の権利や利益が医学の目的より優先されること，そのための

NOTE
❶ヘルシンキ宣言
　1964 年にヘルシンキで行われた世界医師会会議では，「ヒトを対象とする医学研究の倫理的原則」が採択され，これをヘルシンキ宣言とよぶ。1964 年の採択以降にも患者の人権に基づく修正がいくつか加えられている。

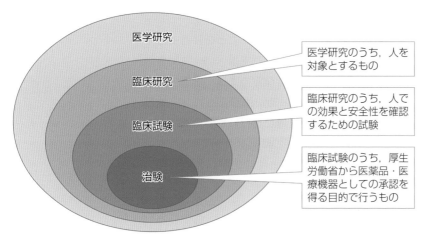

医学研究

臨床研究

臨床試験

治験

医学研究のうち，人を対象とするもの

臨床研究のうち，人での効果と安全性を確認するための試験

臨床試験のうち，厚生労働省から医薬品・医療機器としての承認を得る目的で行うもの

●図 5-29　臨床試験の位置づけ

倫理基準に従わなければならないことなどが，原則として述べられている。

　わが国においては，ヘルシンキ宣言に示された倫理規範や，個人情報の保護に関する議論などをふまえ，厚生労働省より「**臨床研究に関する倫理指針**」（平成 15〔2003〕年策定，平成 20〔2008〕年改訂）が公布されており，臨床研究の実施にあたり，研究者らが遵守すべき事項を定めている。

● **GCP**　薬剤に関する臨床試験（治験および製造販売後臨床試験を含む）を実施するにあたり，まもるべきルール（指針）を，**医薬品の臨床試験の実施の基準** good clinical practice（**GCP**）という。GCP は，①被験者の人権の保護と，②質の高い治験の実施という 2 つの側面からなりたっている。わが国では，「医薬品の臨床試験の実施の基準に関する省令」が厚生労働省省令として公布されている。本省令では，治験を行う基準として，**治験倫理審査委員会** institutional review board（IRB）❶を設置し，その妥当性および倫理的配慮について審査を実施することが求められている。

● **生命・医学系指針**　治験および製造販売後臨床試験以外の臨床研究に関しては，「**人を対象とする生命科学・医学系研究に関する倫理指針**」（**生命・医学系指針**）が，文部科学省・厚生労働省・経済産業省から告示（令和 3〔2021〕年）されているが，法制化はされていない❷。

2 臨床試験にかかわる専門家

　臨床試験を倫理的・科学的に，また安全かつ適正に進めるためには，複数の専門職がかかわる必要がある。

● **治験責任医師**　治験責任医師は，治験を実施する施設での責任者であり，倫理審査をはじめとして，治験の実施において責任をもつ。また，治験責任医師に協力する医師を治験分担医師とよび，治験に関する詳細な取り決めを理解し，対象 1 人ひとりが安全に治験を受けることができるように配慮する役割をもつ。

□ NOTE

❶**治験倫理審査委員会**

　委員会メンバーは，専門委員（医師・看護師・薬剤師など，医学などの専門知識を有する者），非専門委員（医学などの専門知識を有しない者），外部委員（医療機関と利害関係のない者）を含む 5 人以上で構成される。

❷**人を対象とする生命科学・医学系研究に関する倫理指針**

　本指針は，これまで医学系研究における倫理指針として用いられてきた「人を対象とする医学系研究に関する倫理指針」と「ヒトゲノム・遺伝子解析研究に関する倫理指針」が統合され，2021 年に新たに制定されたものである。

● **臨床研究コーディネーター（CRC）**　臨床研究コーディネーター clinical research coordinator（CRC）は，臨床研究の支援と管理を行うことを目的として活動している。具体的な役割と業務は，被験者のケアと支援，データマネジメント，責任医師・診療チームの支援，試験依頼者などの支援・対応である。CRC がいない場合は，これらの業務のすべてを医師が担うことになり負担が大きく，結果的に臨床研究の適正さ，安全・円滑な進行に影響を及ぼすことが懸念される。このような背景のもと，わが国では CRC が導入されるようになり，現在では，臨床試験を実施する施設，とくに治験においては，CRC の存在が不可欠となっている。

● **薬剤師**　薬剤師は，臨床試験において薬剤に関する管理を行う。治験における薬物相互作用は，治療薬の効果や副作用の適正な評価に影響を及ぼす。そのため，製薬会社は併用禁忌薬のリストを提示するなどして，関係する医療者に周知する。被験者が使用している薬剤について，担当薬剤師がいる場合は医師にかわって確認する。

● **看護師**　看護師は，治験責任医師や担当 CRC から臨床試験に関する情報を得たうえで，患者にかかわる。とくに治験の場合は，薬剤の投与方法，バイタルサイン測定や採血のタイミングなどが詳細に決められており，医師の指示や CRC の依頼を受け，看護師が行うこともある。投与方法の間違いや，バイタルサインの測定および採血のし忘れによるデータの欠損は，協力している患者の思いをむだにすることにもなるため，慎重に行う。また，患者から臨床試験に関する質問を受けたり，患者が不安をうったえていたりする場合は，CRC に報告・相談して対応する。

3　臨床試験の流れ

　臨床試験に必要な倫理審査などの手続きが終わると，試験が円滑に進むよう，関係する医療者間で役割分担などの調整が行われる。医師は，被験者となる患者を選定し，臨床試験への参加の説明と同意の手続きを行う。その後，実施計画書（プロトコール）とよばれる手順に従い，試験が進められる。

　被験者となった患者は，プロトコールに従って投薬と検査を受け，医師に自覚症状を報告する。効果判定や副作用評価のための検査（バイタルサイン測定，画像検査，心電図測定など）をスケジュールに従って受けることが求められるため，被験者の負担は大きい。

　CRC が関与している場合は，CRC がスケジュール管理を行う。被験者が臨床試験から離脱した場合は，標準治療へ変更したり，支持療法を検討するなど，その患者にとって最もよいと考えらえる方法が，医師によりすみやかに提案されなければならない。

1　医薬品開発の流れ

　医薬品開発の流れを ●図 5-30 に示す。医薬品が承認・販売にいたるまでには，10 年以上の時間と巨額の開発費用がかかる。一方で，膨大な数の基

		目的	対象（原則）	人数
	第Ⅰ相試験	安全性の評価，第Ⅱ相試験での投与量の決定	・がんの種類を限定しない ・残された治療法がないか，標準治療がない患者	少数
治験	第Ⅱ相試験	特定のがんに対する有効性の評価と安全性の確認	・がんの種類を限定する ・標準治療がないがん ・再発または標準治療の効果がない患者	少数だが第Ⅰ相より多数
	第Ⅲ相試験	よりすぐれた治療法の確立（有効性と副作用に関する従来法との比較）	・がんの種類を限定する ・前治療に対して一定の基準を満たす患者	多数

基礎研究　…薬の候補となる物質の探索・研究

非臨床試験　…動物実験による新規物質の薬効・薬理・薬物動態・安全性試験など

製造販売承認申請と審査　…厚生労働省への承認申請と医薬品医療機器総合機構（PMDA）による審査

承認と販売　…厚生労働省による承認と薬価基準収載

製造販売後臨床試験（第Ⅳ相試験）　…販売後の安全性や副作用，使用法のチェック

◎図 5-30　医薬品開発の流れ

礎研究のなかで，承認・販売にいたる医薬品はごくわずかである。

● **非臨床試験**　まずは**基礎研究**において，薬の候補となる物質が探索され，化学的・物理的性質が検討される。つぎに行われる**非臨床試験**では，動物実験などにより，その物質の毒性や催奇形性，抗原性などの有害作用の程度が調べられ，さらに，主作用の機序や薬理作用，用量と効果，体内動態なども詳細に検討される。

● **治験**　非臨床試験において治療薬として有望とされた候補物質は，人での臨床試験，すなわち治験を行い，有効性・安全性が検討される。治験は，目的，対象数や条件，期間などが，段階的に設定されている（◎図 5-30）。

①**第Ⅰ相試験**　第Ⅰ相試験での用量と用法は，動物実験での経験や海外での使用経験をもとに，少ない量から投与を開始し，毒性をみながら徐々に増やしていく。一般薬では健康な人が対象となるが，がん治療薬は毒性が強いため，がん患者が対象となる。前治療の毒性の影響が残っていないことや，一定の身体機能を有していることが条件となる。

②**第Ⅱ相試験**　有効性の評価と安全性の確認が目的である。第Ⅰ相試験で決められた用量と用法で行う。期間中に中間解析を行い，有効でないと判断された試験は中止となる。海外での経験から単剤の有効性が低いとわかっている場合は，既存の治療法との併用で第Ⅱ相試験が行われることもある。

③**第Ⅲ相試験**　従来法と新しい治療法のいずれかに被験者を割りつけ，効果や毒性が比較される。通常は盲検試験❶で行うが，がんの治療は身体への影響が強いため，被験者に知らされることもある。

NOTE

❶盲検試験

臨床試験では，心理的影響による効果（プラセボ効果）を排除するために，目的の薬を投与した被験者群とプラセボ薬（偽薬）を投与した被験者群を比較して，真の薬効を推定する（単盲試験）。このとき，薬効を評価する医療者の先入観による評価のかたよりを排除するため，医療者にもどちらの薬物を投与したかわからないようにして行うことを二重盲検試験という。

　第Ⅰ相から第Ⅲ相までの試験成績を集約し，医薬品の**製造販売承認申請**を行う。医薬品医療機器総合機構(PMDA)❶による審査を受けて厚生労働省により承認されると，医薬品としての販売が可能となる。海外ですでに承認されている治療法の場合でも，日本人に使用するためには，日本人を対象とした治験を行い，国の承認を受けなければならない。

● **製造販売後臨床試験**　第Ⅲ相まででは検出できなかった予期せぬ有害事象や副作用を検出するために行われる。**第Ⅳ相試験**とよばれることもある。販売開始後も，製薬会社は，有効性・安全性・使用状況に関して製造販売後調査を行い，PMDA に報告する制度になっている。

2　副作用の評価

　治験による副作用の評価は，治療法の安全性の評価と被験者の安全の確保という点において重要であるため，施設間のばらつきがなく，またほかの治療法と比較できるような適切な方法が求められる。

　がんの臨床試験では，有害事象共通用語規準(CTCAE)が用いられる(▶92ページ)。CTCAE のグレードによって休薬基準が明確に定められており，被験者の安全が担保されている。なお，治療が一定期間中断された場合は，当該試験から離脱することになるが，その基準は試験ごとに適正かつ明確に取り決められている。

3　患者がかかえる問題

　治験を受けるには，被験者の年齢や過去に受けた投薬内容など，さまざまな要件があり，さらに治験を受けられる人数にも制限(予定登録者数)があるため，希望しても誰もが受けられるわけではない。実施している施設も限られているため，治験を受けるためには，一時的に病院をかわることが必要な場合もある。また，二重盲検試験である場合は，いずれの治療に該当するかは医療者・患者にはわからないため，対象となる治療を受けられなかった場合，落胆する患者もいる。

　臨床試験の費用のうち，試験にかかる部分は研究者の負担となる。一般に製薬会社主導の場合は企業が，また医師主導の場合は医師の研究費や助成金で負担する。企業と医師が負担する範囲はそれぞれの試験で取り決められている。

4　事例でみる治験の実際

　これまで学んできた内容をふまえ，事例をもとに実際に治験を受ける患者について考えてみよう。

> **事例**　**胃がんの治験の第Ⅱ相試験を受ける T さん**
>
> 　T さん，45歳，女性。1年前に胃がんと診断された。がんは肝臓に転移しており，手術はできなかった。いくつかの薬物療法を受けたがいずれも効果はなく，医師から「効果が期待できる治療は残っていないが，いま，胃が

NOTE

❶**医薬品医療機器総合機構（PMDA）**

　医薬品医療機器総合機構 Pharmaceuticals and Medical Devices Agency(PMDA)は，医薬品や医療機器などの品質や有効性，安全性について，治験前から承認までを一貫した体制で指導・審査し，市販後における安全性に関する情報の収集・分析・提供を行う。そのほか，医薬品の副作用やワクチンなどによる健康被害に対する救済も行っている。

んの治療薬の治験が始まっているので，それを受けることもできます」と言われた。夫と一緒に，医師とCRCから治験の説明を聞き，資料をもらった。医師からは「十分考えていただいてから，お返事をください」と言われた。その後，看護師から「わからないことがあればいつでも聞いてください。私達でお答えできないことは，CRCや医師にお伝えして対応しますね」と声をかけられた。

　帰宅後，治療や検査のスケジュール，副作用に関することなどが書かれた資料をゆっくり読み，あとで質問するために，わからないことは書き出した。資料を読むと不安が増したが，それ以上に期待する気持ちが強く，治験への参加を決めた。

　治験が始まると，採血や血圧測定，心電図検査などを頻繁に受ける必要があり，かなりの負担があった。しかし，説明を受けて同意していたことであり，むしろそれぐらいのほうが安全だと思い，不満に思うことはなかった。看護師はつねに気づかってくれていたため，声をかけやすく，治験に関する質問をしたり不安を聞いてもらったりした。必要なときはすぐに担当CRCや医師に連絡してくれるなど，さまざまな医療者が一緒にサポートしてくれたので安心できた。

　いま，Tさんは「私自身と未来への贈りものになるよう，この薬の効果が出てほしいな」と思いながら，治療を続けている。

　Tさんが受けている治験は，第Ⅱ相試験である。治験には定員が設けられており，登録予定数に達すると試験が終了する。また，治験を検討する患者はほかの治療法がなく，病状がかんばしくないことも多いため，魔法の治療のように思い，決断を急ぐケースもある。しかし，医師が「十分考えていただいてから」と熟慮を促しているように，治験においても，十分に考えて意思決定してもらうことが大切である。

　治験への参加が決まれば，登録手続き，外来受診や入院，開始前の検査などのスケジュール調整が行われる。担当CRCが医師と被験者の両者のサポートを行う。ただし，CRCによる支援の範囲は治験に関することのみであるため，治験中も看護師が療養支援について責任をもってかかわり，医師やCRCと協働して支援を行うことが大切である。

G　外来がん看護

1　外来がん看護を取り巻く状況

1　がん医療の変化

　近年，分子標的薬や経口抗がん薬による治療やホルモン療法の開発に加えて，免疫チェックポイント阻害薬（ICI）の開発が進み，さらに有害事象に対

する支持療法の開発も進んだことにより，治療の選択肢が増え，外来や自宅でもがんの治療を安全に行うことが可能となった。がん患者の治療と療養の場が，病院（入院）から外来，そして地域へと移ってきたことによって，がん患者は日常生活を中断することなく治療を受けることが可能になり，QOLの維持・向上につながっている。

2 外来がん看護の現状

外来通院するがん患者は，外来という場を拠点に治療や検査を受け，自宅へ戻っていく。外来では，各診療科の診察に加え，薬物療法・放射線療法・外来手術（日帰り手術），リハビリテーションなど，施設によって多少の差はあるものの，さまざまな治療が行われている。また，内視鏡検査や超音波検査，CT，MRI などの検査も外来において日常的に行われており，ときには侵襲性の高い治療や検査も実施される。

こうした検査・治療に対する看護に加えて，近年では，免疫チェックポイント阻害薬（ICI）の適応を判定する MSI 検査（◉78ページ，plus）の説明や治療選択の支援，ICI 治療に伴う免疫関連有害事象（irAE）の観察やケアなども外来において行われるようになってきた。

外来の看護師は，患者が安全・安楽に検査・治療を受けられるように支援を行う必要がある。ほかの診療科や外来治療室・検査部門などと連携して，治療・検査前の指導やオリエンテーションを実施し，術後・検査後の管理を行い，帰宅後の合併症や有害事象の管理に関する患者教育・セルフケア指導を行うなど，幅広く多様な知識と技術が求められる。

外来では，再発・転移後の治療法の選択や，病状進行による療養の場の移行に関する選択など，患者のさまざまな意思決定も行われることになる。患者は，深刻な症状に加えて複雑な心理・社会的問題に直面しており，そうした患者がかかえる複雑なニーズに対しては，全人的な支援が不可欠である。よって，より高度な看護実践能力が看護師に求められるようになっている。

病状が進行しても家で過ごし，外来に通院をしている患者は少なくないが，外来診療は，限られた時間のなかで行われているのが現状である。患者の苦痛やニーズに対応していくためには，看護師によるタイムリーな支援と積極的な面談（看護相談），他職種との連携および訪問看護師との調整が重要となる。とくに高齢化が進む現代においては，看護師は地域連携や他施設との連携に早い時期から取り組む必要がある。

3 外来化学療法と外来化学療法室

2002（平成14）年の診療報酬の改定❶において**外来化学療法加算**が新設されて以来，**外来化学療法**が全国に普及した。専門的治療やケアを行うための**外来化学療法室**（名称は施設によってさまざま）が整備され（◉図5-31），がん化学療法に関する専門家（医師，看護師，薬剤師）が配置されることとなった。抗がん薬投与にかかわる外来化学療法加算は，2022（令和4）年度診療報酬改定において，その治療管理も含めた**外来腫瘍化学療法診療料**（◉表5-16）とし

NOTE

❶診療報酬
診療報酬点数は，中央社会保険医療協議会（中医協）という厚生労働省の協議会の審議により決定される。
より安全で質の高いケアを患者に提供するために，診療報酬は改正されている。

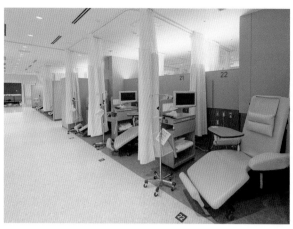

a. 外来化学療法室の全景

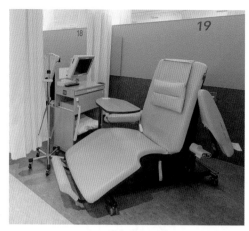

b. ブースの1例

◉図5-31　外来化学療法室

（写真提供：慶應義塾大学病院，撮影：石戸晋〈Susumu Ishito〉）

◉表5-16　外来腫瘍化学療法診療料の施設基準等

加算	外来腫瘍化学療法診療料1		外来腫瘍化学療法診療料2	
点数	イ　抗悪性腫瘍剤を投与した場合	ロ　抗悪性腫瘍剤の投与その他必要な治療管理を行った場合	イ　抗悪性腫瘍剤を投与した場合	ロ　抗悪性腫瘍剤の投与その他必要な治療管理を行った場合
	700点	400点	570点	270点
算定対象	入院中の患者以外の悪性腫瘍を主病とする患者			
算定要件	患者の同意を得たうえで，化学療法の経験を有する医師，化学療法に従事した経験を有する専任の看護師および化学療法にかかわる調剤の経験を有する専任の薬剤師が必要に応じてその他の職種と共同して，注射による外来化学療法の実施その他の必要な治療管理を行った場合。			
	化学療法のレジメンの妥当性を評価し，承認する委員会において，承認され，登録されたレジメンを用いて治療を行ったときのみ算定。		———	
おもな施設基準	・外来化学療法を実施するための専用のベッドを有する治療室を保有していること（外来化学療法を実施している間は，当該治療室を外来化学療法その他の点滴注射以外の目的で使用することは認められない）。 ・専任の医師，看護師または薬剤師が院内に常時1人以上配置され，患者から電話等による緊急の相談等に24時間対応できる連絡体制が整備されていること。 ・急変時等の緊急時に，他の保険医療機関との連携により，当該患者が入院できる体制が確保されていること。			
	・化学療法の経験を5年以上有する専任の常勤医師。 ・化学療法の経験を5年以上有する専任の看護師（化学療法を実施している時間帯において常時当該治療室に勤務）。 ・化学療法にかかわる調剤の経験を5年以上有する専任の常勤薬剤師。 ・実施される化学療法のレジメンの妥当性を評価し，承認する委員会（各診療科の医師の代表者，業務に携わる看護師，薬剤師および必要に応じてその他の職種から構成される）を少なくとも年1回開催していること。		・化学療法の経験を有する専任の看護師（化学療法を実施している時間帯において常時当該治療室に勤務）。 ・専任の常勤薬剤師。	

（厚生労働省告示第五十六号：特掲診療料の施設基準等の一部を改正する件をもとに作成）

て新設された(◯表5-16)。基準に示されている医療専門職者の条件や環境面などは確認しておく必要がある。

　外来化学療法室は，プライベートな空間が確保され，リクライニングチェアやテレビなどが設置されるなど，化学療法に対する不安や緊張，ストレスをやわらげて治療が受けられるように配慮されている(◯図5-31)。また，インフュージョンリアクションなどの，化学療法に伴う緊急事態に備え，吸引や酸素療法などの設備も整えられている。このような環境の整備に加え，化学療法の管理技術やケアの質の向上によって，安心・安全な治療の提供と管理が可能となってきている。

② 外来におけるがん看護

1 がん患者の理解とアセスメント

◆ 外来におけるがん患者の理解とアセスメント

　外来に通っている患者が，がんの臨床経過のどの過程にあるのかを理解することは非常に重要である。症状を自覚してはじめて来院するとき，がんの診断を受けるとき，治療方針を決定するとき，あるいは再発・転移の診断，定期検査の結果が伝えられるときなど，患者が外来を受診する目的はさまざまである(◯図5-32)。外来には，毎日数多くの患者が訪れるが，患者1人ひとりにとっては外来受診の目的が毎回異なる。患者が現在どのような問題をかかえ，どのような状況にあるのかについて，身体症状だけでなく，心理・社会的な面も含めて全人的に把握する必要がある。アセスメントには，次の視点があげられる。

(1) これまでの経過，および現在はどのような目的で，どのような治療を受けているのか。それについて患者はどのように理解しているのか。

(2) 病気や治療に伴う困難や苦痛はないか。

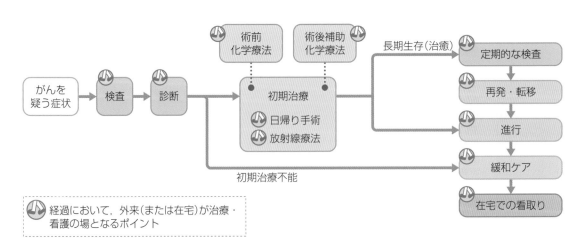

◯図5-32　がん患者の臨床経過と外来の場

（3）治療や病気による日常生活への影響はどの程度なのか。日常生活を問題
　　なく営めているか。

（4）問題がある場合，なにを整えれば（補えば）現在の生活を維持できるか。
　　たとえば，身体的な症状の緩和，車椅子や酸素療法の手配，ケアマネ
　　ジャーや訪問看護師といった資源の活用など。

（5）経済的な問題はないか。

（6）家族や周囲の人のサポートは得られているか。

（7）ほかの医療者や緩和ケアチーム・栄養サポートチーム（NST）・リエゾ
　　ンチームなどの専門家のチーム，地域との連携がとられているか。それ
　　らへの紹介の必要はないか。

◆ 治療におけるがん患者の理解とアセスメント

　患者の身体的あるいは心理・社会的状況は，そのとき受けている治療やそ
の目的によって異なるため，外来で治療を受ける患者の理解とアセスメント
では，その個別性をふまえることが重要である（▶表5-17）。

▌術前化学療法・術後補助化学療法を受ける患者

　術前化学療法のおもな目的は，切除不能な局所進行がんを切除可能にする
ことである（▶156ページ）。一方，術後補助化学療法のおもな目的は，微小
転移に伴う再発のリスクの低減であり，ともに治癒を目ざすものである
（▶155ページ）。しかし，患者はそれぞれ異なる体験をしている。

　たとえば，術前化学療法を受ける患者は，手術前の段階であることから，
化学療法の効果に対する不安や，腫瘍をかかえながら過ごすことへの脅威，
手術に対する漠然とした不安・恐怖を感じているかもしれない。一方，術後
補助化学療法を受ける患者は，診断・手術・化学療法が短期間で次々と行わ
れるため，それについていくことに必死で，冷静に考える時間や気持ちの余

▶表5-17　外来における化学療法の目的と患者の特徴

治療	目的	患者の特徴
術前化学療法	治癒 • 再発リスク低減 • 切除不能な局所進行がんを切除可能にする。 • ダウンステージング • 縮小手術を可能にする（乳房温存術など）	• 標準治療に基づいて行われるため，計画が明確である。 • 効果があるかどうかの不安をかかえる。
術後補助化学療法	治癒 • 微小転移による再発リスク低減	• 治療の効果が見えにくい（腫瘍に触れたりできない） • 副作用のつらさなどによって治療継続の意欲が低下する。 • 治療を受けなくても再発しないのではないかという思いも生じる。
再発・転移あるいは進行がんの化学療法	症状緩和・延命	• 治療の終わりが不明確なことによる不確かさをかかえる。 • 受けられる治療がなくなることへの恐怖，またその状況がいつ訪れるかわからない不確かさをかかえる。

裕がないかもしれない。化学療法の副作用が強い場合には「手術をしたのだから，こんなにつらいめにあわなくても再発しないのではないか……」といった思いをいだいたりするかもしれない。

　がんの治療においては，治療計画を完遂することが必須である（●235ページ）。患者がその途中で不安や恐怖に圧倒されることがないよう，身体的・心理的状況に目を向けて必要に応じて迅速に支援するのは，外来看護師の役割でもある。

▌再発・転移あるいは進行がんに対する化学療法を受ける患者

　再発・転移あるいは進行がんにおける化学療法の目的は，症状緩和と延命である。効果がある薬剤を用い，その効果がなくなると次の段階の薬物療法に進んでいくため，その治療期間は初期治療のように明確ではない。そのため，いつか自分の受けられる治療がなくなるのではないかという脅威と，それがいつ訪れるかわからない不確かさ，あるいは治療がいつまで続くのかわからない不確かさをかかえている。治療効果を判定する検査のたびに，患者は緊張状態に陥る可能性がある。

　また，治療費の負担も問題となる。生きるためには治療しなければならないが，その治療に伴う経済的な負担は患者や家族の生活に影響を及ぼす。長期的に療養する患者が治療と生活を両立できるよう，全人的な問題の理解に努めることが重要である。

2 外来におけるがん患者への看護

　外来における看護では，①患者の経過におけるターニングポイントを見きわめて介入すること，②各段階における意思決定を支援すること，③先を見すえた支援を行うことが求められる。

◆ ターニングポイントの見きわめ

　外来では，人員配置も限られており，つねに看護師がすべてのがん患者にかかわることはむずかしいかもしれない。また，たとえ多くの看護師が配置されたとしても，診療の補助を担うだけでは，効果的なケアは行えないだろう。したがって外来では，治療の早い段階から患者との信頼関係を築き，心身の変化を継続的にアセスメントし，がん患者のおかれている状況を理解し，患者がケアを必要とするターニングポイントを見きわめ，適切な介入を行うことが重要である。

　具体的には，次のようなタイミングがあげられる。
（1）がんの診断
（2）治療方針の意思決定
（3）治療開始前および治療中の定期受診
（4）治療終了後のフォローアップ期間における定期検査
（5）再発・転移の診断と治療法の意思決定
（6）療養の場の選択

　患者の様子が一見いつもとかわらなくても，実は多様で複雑な問題をかか

えている可能性もある。先に述べたように，1人の患者にとって，毎回の外来受診の意味は異なる。まずは医師や看護師など，外来診療に携わるすべてのスタッフが支援の重要性を認識し，患者1人ひとりに関心をもつことから始める。チームメンバーの誰かが患者のターニングポイントに気づき，情報を共有し，連携することで，適時に適切な専門家が患者にかかわっていくことが可能となる。それによって，早期のアセスメント，病状や有害事象の悪化予防，問題の早期発見と早期対処につなげることができる。

◆ 意思決定の支援

　がん患者が意思決定を求められる場面はおもに，初期診断時で治療法を選択する場面，再発・転移時に治療法を選択する場面，治療内容が変更される場面などである。とくに近年は，免疫チェックポイント阻害薬の普及により，治療の選択肢が広がっている。また，病状が進行するにつれて，治療法の選択に加えて，どこで療養するのか，どこで最期を迎えるかといった，療養の場の選択も行わなければならない。

　看護師は，患者が自分の病気の治療法や検査について正しく理解しているか，また必要な情報が適切に提供されているかをアセスメントし，患者・家族が納得して意思決定を行えるよう，そのつど支援していく。

　再発・転移をしたがん患者の事例を通して，支援を考えてみよう。

事例　**肺がんで再発・転移の診断を受けた O さん**

　O さん，70代，女性。6年前に右肺がんと診断され，右肺部分切除と抗がん薬治療を受けて経過観察をしていた。もともと社交的で，友人とともに旅行や合唱などを楽しんでいた。

　がん診断から5年後の定期健診で，左右の肺転移（再発）を診断され，分子標的治療薬であるアファチニブマレイン酸塩の内服による治療を受けることとなった。再発のショックは大きく，落ち込んだが，入院せずに外来で内服薬の治療ができると説明を受け，受けることにした。

再発治療開始から半年間の治療と生活

　O さんは，再発・転移の診断後も1か月に1度，外来へ通院し，経過を観察していた。医師の指示通り服薬を遵守し，アファチニブマレイン酸塩の副作用である乾燥などの皮膚障害❶に対しては看護師から説明された通りにスキンケア（保湿，保清，保護）と軟膏塗布などセルフケアを継続し，日常生活を送っていた。しかし，副作用はさらに悪化し，顔面に痤瘡様皮疹と発赤，頭皮に毛嚢炎が生じ，爪囲炎が発現した。その後，半年間も症状が続いていたことが O さんにとっては大きな苦痛だった。いつになったら治るのか，不確かさや不安も強く，看護師との面談（看護相談）を希望した。

再発治療開始から半年後の受診日（看護師との面談）

　看護相談で，看護師が O さんから話を聴くこととなった。O さんは，「先生から説明を聞いたときには顔のぶつぶつは1サイクルで治ると思っていました。1か月がまんすればよいと思ってがんばったけど，全然よくならない。先生に聞いたら，薬を飲む限り副作用が出ると言われて，ショックです。

NOTE

❶**アファチニブマレイン酸塩による皮膚障害**

　EGFR 阻害薬であるアファチニブマレイン酸塩が，表皮基底のケラチノサイトの異常な増殖や分化などを引きおこし，その結果生じた炎症が表皮表面に影響を及ぼすことで，痤瘡様皮疹や皮膚乾燥が生じると考えられている（◉146ページ）。また，増殖・分化が活発な爪母細胞に EGFR 阻害薬が作用して角化異常がおこり，爪甲の菲薄化・易刺激性がみられ，爪周囲の皮膚の炎症が持続的にもたらされ，爪囲炎や陥入爪がおこるとされている。そのほか，下痢や口内炎などの副作用も生じうる。

先生からもらったパンフレットには，1か月間の副作用症状の経過が書いて
あったから，私はそれで症状は終わりだと思っていたのに，薬を飲んでいる
間，続くなんて知らなかった。もともと外に出ることや，歌を歌うことが好
きだったけど，治療のせいでできなくなった。顔のぶつぶつのせいで友達と
食事にも行けないし，恥ずかしくて外に出られない。こんな歳になっても恥
ずかしい」と語った。

　再発・転移の治療は効果がある限り継続される。生命をまもるために効果
的な治療を継続することは重要である。それと同時に患者には，人生におい
て大切にしていること，かけがえのないことがある。Oさんのように副作
用による症状は身体的苦痛だけでなく，精神的苦痛をもたらし，社会生活を
狭め，QOLを低下させることになる。単に延命を目ざすのではなく，症状
をかかえながらもQOLを維持・向上できるような支援を，外来で行ってい
く必要がある。

　Oさんの事例を考察すると，治療開始前の看護がキーポイントになると
言えるだろう。先々になにがおこりうるのか，患者にどのような問題をもた
らすのかを予期し，治療開始前に十分な情報提供を行い，正しい理解に基づ
いて治療が選択できるように支援することが重要である。患者の事前の準備
が充実すればするほど，治療後の患者の苦しみを低減することが可能となる。

◆ 先を見すえた支援

▌ 事前の情報・知識の提供と準備および精神的な心構え

　患者・家族が知りたい情報や，治療の利点・欠点，有害事象などの情報の
提供は，徹底して行わなければならない。

　治療に伴う有害事象とそれらの症状が，患者の仕事や趣味，家族役割にど
う影響するか，大切にしていることがおびやかされないかといった患者の不
安を受けとめ，患者の価値観や生き方をも含めて，患者が納得して治療法を
選択できるように支援することが必要である。患者がのちのち，「こんなは
ずじゃなかったのに……」と悔いることがないよう，図表や写真などの視覚
資料を用いて，より具体的にイメージできるように工夫し，将来を見すえた
情報提供を心がける❶。

　また，薬物療法や放射線療法には，晩期障害や二次がんのリスクもある。
外来に通院している患者が，晩期障害や後遺症に悩んでいたり，あるいはそ
れらへの不安を感じているかもしれないということを理解し，必要に応じて
情報を提供し，治療・ケアを適切に受けられるよう支援する。さらに，患者
が今後の人生を見通すことができるような話し合いを早い段階から繰り返す
ことは，QOLの向上につながる。患者会やサポートグループ，ピアサポー
ト，講演会など，活用できる資源についても情報を提供し，患者・家族がセ
ルフケアの方法や，問題への対処法を獲得し，がんという疾患をかかえなが
らも社会のなかでその人らしく生きていくことを支援する。

NOTE
❶外見の変化を患者がどの
ようにとらえるかについて，
医療者が，患者の性別・年
齢などによって先入観を
もって決めつけてはならな
い。たとえば，Oさんは
70代と高齢であるが，
「こんな歳になっても恥ず
かしい」と述べているよう
に，皮膚障害による外見の
変化は年齢や性別に限らず
重要な課題である。そのた
め，おこりうる変化につい
ては，先入観なく患者の
ニーズを把握し，事前に情
報提供を行い，先を見すえ
て必要なケアを施す必要が
ある。

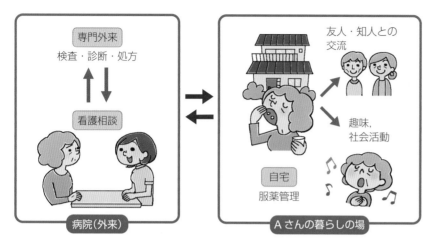

◎図5-33　予想されるOさんの生活と療養の場

先を見すえて必要なことを整えていく支援

　外来通院している患者は，治癒を目的とするだけでなく，症状緩和や延命のために通院している場合も少なくない。そのような患者・家族に対しては，いつまで治療を続けられるのか，入院・外来・自宅など，どこで治療や療養を続けることが患者にとって最善かということについて，必要に迫られてからではなく，早い時期から見通しをもてるような情報を伝えておくことが望ましい（◎図5-33）。そのためには，早期から退院支援室や医療ソーシャルワーカー，訪問看護ステーションなどと連携することが重要である。

　また，早い段階から，今後予期されるさまざまな状況について，家族間あるいは医療者も交えて，互いの信頼関係に基づいて日常的に話し合うことも重要である。これにより，患者の望みを円滑にかなえることが可能となる。

　超高齢化に伴う高齢がん患者の増加に加えて，生活習慣病や認知症をもつがん患者も増加すると見込まれている。こうした現状において，1つの診療科や部署だけで患者をフォローしていくことには限界があり，診療科や組織をこえた連携が求められている。各外来診療科と化学療法室，地域との間で情報共有を行い，問題解決のための多職種および地域連携をはかり，治療を受ける患者の特徴をふまえながら，先を見すえた予防的な介入を行うことが看護師の大切な役割である。

◆ 外来における看護相談

　全国のがん診療連携拠点病院（◎13ページ）や小児がん拠点病院，地域がん診療病院には，**がん相談支援センター**が設置され，がん患者や家族からのあらゆる相談に応じている。さらに，**がん患者指導管理料**が診療報酬に加算されたことにより，外来に相談室が設置され，看護師による面談や**看護相談❶**が行われるようになり，充実してきている（◎図5-34）。

　看護相談は，一般的に，患者・家族の身体的・心理的・社会的な問題の解決を目的として，全人的を支援が継続的に行うものである。専門看護師や認

□NOTE
❶名称は施設によりさまざまである。

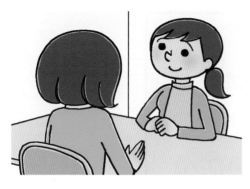

**◎図 5-34　外来の相談室で行わ
れる看護相談**
プライバシーがまもられる環境とし，
相談者が十分に語ることができるよ
うに配慮する。

定看護師，看護師が，それぞれの専門的な立場から対応する。がん医療の高
度化・複雑化とともに患者のニーズは多様化しており，看護相談を担う看護
師には，高度な知識と技術，コミュニケーション能力，柔軟な判断力および
誠実な態度を備え，問題解決につなげることが求められている。

3 経口抗がん薬治療を受ける患者の看護

　近年，抗がん薬・分子標的薬・ホルモン療法薬について経口薬が開発され，
急速に普及している。これらは多様ながんの治療に用いられ，なかでも再
発・転移性のがん患者へ適応されているものが多い。とくに乳がん・前立線
がん・甲状腺がんなどにおいて主要な治療法であるホルモン療法では，長期
間にわたって服用を継続することが求められる。

●**経口薬の利点と注意点**　経口抗がん薬の多くは外来で処方されて医師・
薬剤師，または看護師から服用方法や副作用の説明を受け，患者は自宅にお
いて自己管理を行いながら服用することになる。静脈内注射による投与とは
異なり，痛みや通院を伴わず自宅で簡便に用いられるため，患者の QOL の
向上が期待される。

　一方，経口抗がん薬の副作用について，患者に限らず医療者も誤解しがち
であることに注意が必要である。薬剤によって異なるものの，注射薬・経口
薬ともに，副作用が重症化するリスクを伴う。経口抗がん薬の副作用により
治療が中断することもあるため，副作用の観察を慎重に行う必要がある。

●**服薬アドヒアランス**　経口抗がん薬治療は，適切に服薬管理することで
治療効果が維持できる。自宅では，患者あるいは家族が，薬剤の服用量や服
用時間を管理し，副作用症状の評価と対処を行わなければならない。

　しかし，治療に伴う多様な副作用は患者の生活に影響を及ぼすこともある。
そのような状況のなか，服用をためらったり，飲むのをやめたり，あるいは
忙しい毎日のなかで忘れてしまったりといった，服薬アドヒアランスの低下
は大きな問題となる。服薬の中断は，副作用や忙しさの問題だけで生じるの
ではなく，治療や病状および患者自身の生活，価値観，生き方などのさまざ
まな要因がからみ合った結果として引きおこされる。適切に服薬しているか
どうかという服薬行動だけに注目していては，患者がもつ本当の問題は見逃
され，患者は孤立し，服薬行動の改善は一層困難となる。

● **患者の支援**　副作用の重症度によっては，減量や休薬期間などの調整が必要になることもある。このような場合にも，患者・家族が自己判断で減量・中断することのないよう，医療者と話し合いを行い，医師の指示に基づいて調整するよう，患者へ指導しなければならない。

　看護師には，つねに患者・家族とコミュニケーションをとりながら，その苦痛や苦悩，その他さまざまな問題点を理解するよう努めることで，患者・家族が自分の服薬状況などの実態を十分に表現できるような関係性を築く必要がある。これにより，適切な問題解決と安全で確かな治療の継続につなげていくことが可能となる。

4 がんの電話相談・オンライン相談における看護師の役割

　がんの電話相談とは，患者や家族などが，日常生活や治療法・治療薬，心理的な問題，対人関係，療養生活，仕事といったさまざまな不安や疑問について，電話で相談できるしくみである。近年，患者・家族や重要他者の多様なニーズにこたえられるように，各学会や協会，がん専門病院の相談支援センターや企業などにおいて，がん電話相談やがん相談ホットラインなどの体制づくりが広がっている。看護師だけでなく，医師，社会福祉士，臨床心理士などのさまざまな職種が相談に対応している。

● **電話相談のポイント**　電話相談では，受話器を通して，声だけで情報のやりとりが行われる。患者・家族からは，主観的情報と客観的情報が伝えられる。電話相談による看護実践は，次の点に留意して行う（●図5-35）。

（1）受け手として，意識的に声の高さを低めに保ち，間をとり，話すスピー

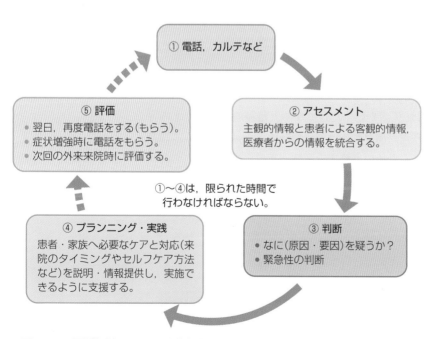

● 図 5-35　電話相談における看護実践の特徴

ドに留意する。小さすぎず・大きすぎない程度の声の大きさを意識するとよい。

（2）必要な情報が得られるかどうかは，相手の語りにかかっている。根本的な問題や課題が明確になるように情報収集を行う。

（3）患者と看護師の関係性を確立することが基本となる。

（4）患者の根本的な問題や課題をアセスメントし，計画をたて，患者のヘルスケアに関するニーズを評価する。

（5）患者がみずから話す内容だけでなく，背後にひそんでいる状況や問題を医療者側が予測し，もれがないように質問する。また，患者が訴えるさまざまな問題や情報からカギとなる情報を取捨選択する能力を備える。

（6）患者のプライバシーの保護に留意し，倫理的姿勢を維持する。

● **オンライン相談**　今後は電話相談に加え，スマートフォンやタブレット型PCを用いたオンライン相談などの活用も推進されることが予測される。とくに退院後のフォローアップや，薬物療法の副作用症状に関する相談などについては，オンライン相談の活用により，異常の早期発見や適切でタイムリーな対処方法の助言など，支援の効果が期待できる。コミュニケーションのむずかしさもあるが，オープンエンドクエスチョンにより必要な情報を得ることが大切である。

③ 外来がん看護の役割と看護師の能力

　外来通院する患者に対して，看護師から積極的にかかわり，関心を向けることは，患者との重要な接点になる。「いつでも相談してください」と患者に伝えても，患者にとっては，忙しく働いている看護師にいつ声をかければよいのかわからず，声を出して相談することは勇気を要することである。また，外来の場では患者から看護師の存在が見えにくい状況もある[1]。看護師から患者に積極的に声をかけることは，患者の存在をみとめ，関心を寄せていることを伝えるメッセージでもある。必要なときに手を差しのべられるように，配慮ある外来看護が求められる。

　さらに患者や家族からは，「話を聴くだけでなく，積極的に解決できる方法を教えてほしい」という声が聞かれる。単に傾聴するだけではなく，真のニーズを見きわめ，解決するための方略を看護師が指導・提案していくことが重要である。そのために，つねに実践能力を研鑽していくことは看護師の責務である。

1）Yagasaki, K. and Komatsu, H.：The need for a nursing presence in oral chemotherapy. *Clinical Journal of Oncology Nursing*, 17(5)：512-516, 2013, doi：10.1188/13.CJON. 512-516, 2013.

H　がん患者の療養支援

　近年の患者の特徴として，高齢者や単身者の患者が増加していることがあげられる。認知症などのほかの疾患をかかえているケースや，患者を支える家族も高齢であるケース，介護者がいないケースも増加している。

　一方，これらの患者を支える医療の供給体制の特徴として，入院期間が短期化の一途をたどっていることがあげられる。たとえば，治癒を目的としてがん治療を受ける患者は，治療上必要な時期だけ入院して，回復途上で退院を迎えることになる。また，終末期の患者は，入院による治療が必要な緩和治療のときだけ，病棟に入院する。

　このような状況におかれている患者をどのように支えていくかは，がん看護において重要な課題である。がん患者の療養を支えるためには，まず療養の場の選択肢とその特徴，医療連携の実際，活用しうる資源やシステムについて理解しておくことが重要である。

1　療養の場の選択肢とその特徴

　がん患者の療養の場としては，自宅・福祉施設・病院といった選択肢がある（●14ページ，図1-3）。

1　自宅

　自宅での療養は，慣れ親しんだ環境で過ごせることが患者にとってのメリットとなる。しかし，診療・看護・介護が訪問によって行われるため，サービスを受けられる曜日や時間が限られることが課題となりやすい。医療者がつねにそばにいる環境をつくることはむずかしく，排泄などで介助を要する場合には家族などの介護者が行うことが多い。

　在宅療養の場合には，医療保険や介護保険の必要な手続きを行えば，訪問診療や訪問看護，訪問介護などの訪問によるサービスや，デイサービスなどの通所サービスを利用することができる。おもな居宅サービスの種類と保険適用を●表5-18に，介護保険の適用の対象者と認定手続きを●図5-36に示す。

● **訪問看護**　訪問看護は介護保険または医療保険の双方が適用になるが，介護保険の認定をすでに受けている場合には介護保険が優先される。ただし，がんの終末期などの特定の状態では，医療保険を優先させて訪問看護を活用することが可能である。

　訪問看護の利用については，さまざまな機関が申し込み窓口になり，主治医の**訪問看護指示**によって訪問看護サービスを開始することができる（●図5-37）。がん疾患の場合，がんの病態やその治療が療養生活に及ぼす影響が大きいため，病院と関係機関の情報共有と連携がとくに重要となる。

● **地域密着型サービス**　また，通所サービスと訪問によるサービスに，泊

○**表5-18　おもな居宅サービスと保険適用**

種類	内容	介護保険の適用	医療保険の適用
訪問診療	医師が患者の自宅を定期的に訪問して診療する。訪問頻度は通常は月に1〜2回程度で，患者の病状に応じて異なる。病状によっては毎日往診する場合もある。 在宅支援診療所などでは，緊急時に備えて日曜・祝日・夜間，24時間体制で対応する。		○
訪問看護	居宅において看護師などによって行われる療養上の世話または診療の補助	○	○
訪問リハビリテーション	居宅において行われる理学療法や作業療法，その他のリハビリテーション	○	○
訪問介護	居宅において介護福祉士などによって行われる日常生活上の世話	○	
訪問入浴介護	居宅において，簡易浴槽を提供して行われる入浴の介護	○	
通所介護（デイサービス）	老人デイサービスセンターにおいて行う，入浴・排泄・食事などの日常生活上の介護および機能訓練	○	
通所リハビリテーション	通所で行われる理学療法や作業療法，その他のリハビリテーション	○	
短期入所生活介護（ショートステイ）	老人短期入所施設への短期間入所によって行う，入浴，排泄，食事などの日常生活上の介護および機能訓練	○	
短期入所療養介護（ショートステイ）	介護老人保健施設などへの短期間入所によって行う，医学的管理のもとに行う日常生活上の介護および機能訓練	○	
福祉用具貸与	介護用ベッド，杖，置き型の手すり，車椅子，歩行器などの福祉用具の貸与	○	
福祉用具販売	シャワーチェアやポータブルトイレ，尿器などの販売	○	
住宅改修	手すりの取りつけ，段差の改修など	○	

第1号被保険者	65歳以上	原因を問わず，要介護・要支援の認定を受けた者
第2号被保険者	40〜65歳未満の医療保険加入者	がん（医師が一般にみとめられている医学的知見に基づき，回復の見込みがない状態にいたったと判断したものに限る。）

a．介護保険の対象者

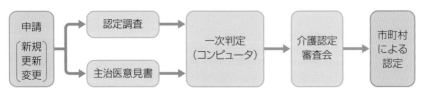

b．介護保険の認定手続き

○**図5-36　介護保険適用の対象者と認定手続き**

まりによるサービスも加えた**小規模多機能型居宅介護**や，通い・泊まり・訪問（看護・介護）のサービスを一元的に管理する**看護小規模多機能型居宅介護**（○図5-38）も選択肢となる。地域密着型サービスを○表5-19に示す。

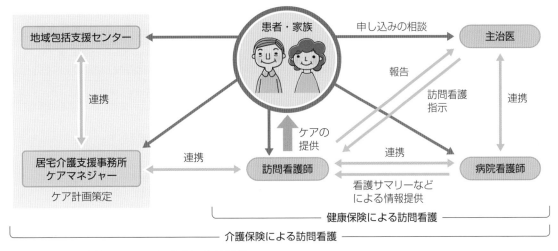

◉図 5-37　保険利用によるがん患者の訪問看護

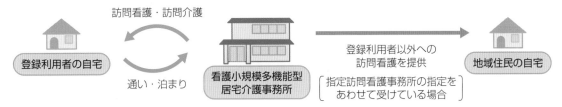

◉図 5-38　看護小規模多機能型居宅介護

2　福祉施設

　介護保険で要介護の認定を受けている患者であれば，療養の場の選択肢として福祉施設も検討される。福祉施設には，介護老人保健施設や特別養護老人ホーム，有料老人ホームなどがある。医療的に安定した状態で，かつ介護を要する状況において対象となりうるが，医療機関ではないため，医療依存度が高い患者の入所は困難であることも多い。

3　病院

　病院の病棟にはいくつかの種類があるが，あくまで治療のための期間だけをそこで過ごすことになる。
- **一般病棟**　症状や病気そのものの治療を入院で行う必要がある患者のための病棟である。
- **回復期リハビリテーション病棟**　脳腫瘍の発症後または手術後，外科手術後または肺炎などによる廃用症候群の発症後などが適用対象となる。該当施設での入院判定が必要である。
- **地域包括ケア病棟**　地域包括ケアシステムを支える病棟の充実が求められ，2014(平成 26)年度の診療報酬改定において新設された。手術後のリハビリテーションや，レスパイト入院❶などが対象になる。60 日間までの入院が可能である。

NOTE
❶レスパイト入院
　在宅療養している患者の家族を支援するための短期入院のことである。

○表 5-19　地域密着型サービス

サービスの種類	サービスの内容
定期巡回・随時対応型訪問介護看護	重度者をはじめとした要介護高齢者の在宅生活を支えるため，日中・夜間を通じて，訪問介護と訪問看護が密接に連携しながら，短時間の定期巡回型訪問と随時の対応を行う。
小規模多機能型居宅介護	要介護者に対し，居宅またはサービスの拠点において，家庭的な環境と地域住民との交流の下で，入浴，排泄，食事などの介護その他の日常生活上の世話および機能訓練を行う。
夜間対応型訪問介護	居宅の要介護者に対し，夜間において，定期的な巡回訪問や通報により利用者の居宅を訪問し，排泄の介護，日常生活上の緊急時の対応を行う。
認知症対応型通所介護	居宅の認知症要介護者に，介護職員，看護職員などが特別養護老人ホームまたは老人デイサービスセンターにおいて，入浴，排泄，食事などの介護その他の日常生活上の世話および機能訓練を行う。
認知症対応型共同生活介護（グループホーム）	認知症の要介護者に対し，共同生活を営むべく住居において，家庭的な環境と地域住民との交流のもとで，入浴，排泄，食事等の介護その他の日常生活上の世話および機能訓練を行う。
地域密着型特定施設入居者生活介護	入所・入居を要する要介護者に対し，小規模型（定員30人未満）の施設において，地域密着型特定施設サービス計画に基づき，入浴，排泄，食事などの介護その他の日常生活上の世話，機能訓練および療養上の世話を行う。
地域密着型介護老人福祉施設入所者生活介護	入所・入居を要する要介護者に対し，小規模型（定員30人未満）の施設において，地域密着型施設サービス計画に基づき，可能な限り，居宅における生活への復帰を念頭において，入浴，排泄，食事などの介護その他の日常生活上の世話および機能訓練，健康管理，療養上の世話を行う。
看護小規模多機能型居宅介護（複合型サービス）	医療ニーズの高い利用者の状況に応じたサービスの組み合わせにより，地域における多様な療養支援を行う。
地域密着型通所介護	老人デイサービスセンターなどにおいて，入浴，排泄，食事などの介護，生活などに関する相談，助言，健康状態の確認その他の必要な日常生活の世話および機能訓練を行う（通所介護事業所のうち，事業所利用定員が19人未満の事業所）。

（厚生労働統計協会編：国民衛生の動向 2020/2021. p.247 による，一部改変）

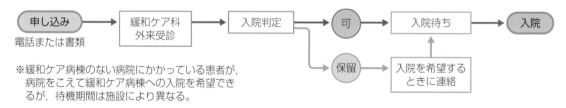

※緩和ケア病棟のない病院にかかっている患者が，病院をこえて緩和ケア病棟への入院を希望できるが，待機期間は施設により異なる。

○図 5-39　緩和ケア病棟への入院手続きの例

● **緩和ケア病棟**　終末期において症状緩和が必要な患者のための病棟である。該当施設での入院判定が必要となる。緩和ケア病棟への入院には，①入院申し込み手続き，②緩和ケア科外来受診，③入院判定，という手続きを要する（○図 5-39）。

　緩和ケア病棟は，症状緩和のための治療を専門的に行う役割を担っており，延命を目的とした積極的ながん治療は行っていない。外来受診を経て，患者の心身の状態が緩和ケア病棟への入院に適しているかの入院判定が行われる。すぐに緩和ケア病棟への入院を希望する患者と，将来的に症状が悪化した際に入院を希望する患者があり，後者は入院判定ののち入院を保留し，入院を

希望するときに連絡をすることとなる。

　日本ホスピス緩和ケア協会によると，緩和ケア病棟入院料届出受理施設は，2022 年では 463 施設で，病床数は 9,579 床である[1]。患者からの入院希望があっても病床数は限られており，待機期間も施設により異なる。

　また，地域医療を担う在宅支援診療所や訪問看護ステーションの数や機能にも地域差がある。福祉施設についても，がん患者の受け入れについての対応は，施設によって異なる。

2 医療連携の実際

1 介護の必要度とアセスメント

　根治的な治療を終えたあと，回復期にある患者と終末期にある患者では，その経過において介護の必要度に大きな違いがある（◎図 5-40）。いずれの場合でも，患者がどのような環境でどのような生活をしてきたのか，疾病は今後どのような経過をたどり，ADL はどのような影響を受けるのか，そのことについて患者・家族はどのように考え，なにを希望しているか，介護力と要介護状態のバランスはどうかという視点で情報を収集し，必要な支援をアセスメントしていく。

　たとえば，在宅医療を検討する際には，◎表 5-20 の項目についてアセスメントを行う。

2 回復期における療養支援

　根治目的で行われる手術療法や薬物療法，放射線療法を受けた患者は，その経過のなかで，看護や介護を必要としながら回復していくという特徴がある（◎図 5-40-a）。自分の身のまわりのことが自立して行える状態であっても，

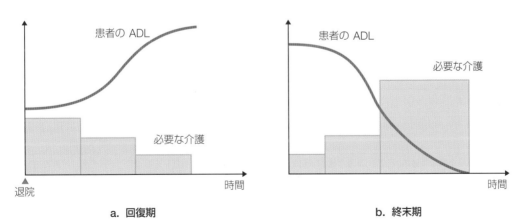

a. 回復期　　　　　　　　　　　b. 終末期

◎図 5-40　回復期と終末期の経過において必要とされる介護の必要度

1）日本ホスピス緩和ケア協会：緩和ケア病棟入院料届出受理施設数・病床数の年度推移．2022-06-15（https://www.hpcj.org/what/pcu_sii.html）（参照 2023-09-13）

◉ 表 5-20　がん患者の在宅療養を検討する際にアセスメントすべき項目

No	項目	おもな内容
基本情報に関する項目		
1	基本情報	氏名，性別，生年月日，住所，電話番号など
2	生活状況	現在の生活状況，生活歴など
3	利用者の被保険者情報	介護保険，医療保険，生活保護，身体障害者手帳の有無
4	現在利用している介護サービスの状況	介護保険給付の有無にかかわらず，現在受けているサービス
5	障害患者の日常生活自立度	日常生活の自立度について把握
6	認知症である高齢者の日常生活自立度	日常生活の自立度について把握
7	主訴	患者・家族の療養に関する要望や主訴
8	認定情報	介護保険の認定を受けている場合には，介護度を把握
9	アセスメント理由	入院時，在宅サービス導入準備など
課題分析（アセスメント）に関する項目		
10	健康状態	がんの原発の部位および転移の有無と部位，行った治療と今後の経過の見通し，継続が必要な医療処置の有無
11	ADL	寝返り，起き上がり，移乗，歩行，着衣，入浴，排泄などの状況に関すること
12	IADL	調理，掃除，買い物，金銭管理，服薬などの状況に関すること
13	認知	日常の意思決定を行うための認知能力の程度に関する項目
14	コミュニケーション能力	意思の伝達，視力，聴力などのコミュニケーションに関すること
15	社会とのかかわり	社会とのかかわり（社会的活動に関する参加意欲，社会とのかかわりの変化，喪失感や孤独感など）に関すること
16	排尿・排便	失禁の状況，排泄後のあとしまつ，痔に関すること
17	褥瘡・皮膚の状態	褥瘡の有無，程度，皮膚の清潔状況などに関すること
18	口腔衛生	歯・口腔内の状態や口腔の清潔に関すること
19	食事摂取	食事摂取（栄養，食事回数，水分量）に関すること
20	問題行動	暴言・暴行，せん妄，徘徊，火の不しまつなどに関すること
21	介護力	介護者の有無，介護者の介護意欲，介護負担（物理的な負担，精神的な負担），おもな介護者の健康状態などに関すること
22	居住環境	住居までの階段の有無と程度，家屋内の段差，寝具（ベッドかふとんか）の状況など
23	特別な状況	終末期の場合 ・今後出現する症状とその時期の見通し ・使用中の薬剤とその投与経路，医療処置の有無 ・新たな症状出現時，または症状増悪時に実施可能な治療法

（厚生省老人保健福祉局企画課長通知〔老企第 29 号平成 11 年 11 月 12 日〕「課題分析標準項目」をもとに，がん患者に特有の内容を加筆）

退院当初には清潔などにおいて援助を一部必要とする場合もあるし，食事の準備や買い物，掃除，洗濯などの家事に支障が生じるケースもあるため，同居家族がそれを補えるかをアセスメントすることが重要である。

　ここでは直腸がんの手術後にストーマのセルフケアを習得していく事例をもとに，医療連携の流れを見ていく。

事例 直腸がんの手術後の回復期にあるNさん

　Nさん, 72歳, 男性。直腸がんで, 3週間前に腹会陰式直腸切断術をうけて入院中である。手術後の回復は順調であったが, ストーマのセルフケアの習得が困難であった。袋から便を捨てることはできるが, 2〜3日に1回行うパウチ交換については, ストーマの形に合わせて面板を切ることや, ちょうどよい位置にはることができなかった。

　Nさん夫妻に子どもはない。妻は2年前に脳梗塞をわずらって左半身の不全麻痺が残っており, 自分の身のまわりのことはできるが, 買い物や料理の下ごしらえなどはヘルパーの支援を受けて暮らしていた。そのため, ストーマ管理を妻が支援することは困難であった。Nさん自身は妻のことが気がかりで「早く退院したい」と希望していた。

　受け持ち看護師は, 入院時から「手術後の状況によっては訪問看護の活用を検討しましょう」と提案していた。Nさんとあらためて訪問看護の導入について話し合い, 退院後は当面, 訪問看護師にパウチ交換の自立支援を依頼していくことになった。受け持ち看護師が院内の地域連携室に連絡をとり, 地域連携室が訪問看護ステーションと調整した。

　数日後, 支援を行う訪問看護ステーションの訪問看護師が退院前訪問のために病室を訪れた。病棟看護師と訪問看護師の間で情報共有がなされたことで, Nさん夫婦は安心して退院することができた。

　そして, 退院後約3か月が過ぎたころ, Nさんのストーマケアの手技は自立し, 訪問看護は終了となった。

　この事例からわかるように, 患者の病状や治療により生じた副作用や障害の程度, セルフケア能力, 家族の協力の有無などを入院中にアセスメントし, 訪問看護などの必要な支援の調整をすることで, 患者の家族は自立した生活を取り戻すことが可能となり, 新たな生活への適応が促進される。また退院前訪問の機会を活用して, 病棟看護師と訪問看護師とが情報共有し, 退院後に訪問を担当する看護師と患者が直接会える機会を設けることは, 患者や家族の不安の軽減につながる。

3 終末期における療養支援

　終末期にあるがん患者は, 病状進行による苦痛症状の悪化や衰弱によって, どこかの時点でADLが低下して寝たきりになっていくことが多い(◗333ページ, 図5-40-b)。全身倦怠感や食欲不振, 便秘, 呼吸困難など, 終末期に向かって苦痛症状が多くなっていくのも一般的な経過である。よって, 状態の変化を見こした支援が必要とされる。

　また, 調査によると, 余命半年以下の患者が希望する療養の場は, 当面は約60%が自宅となっているが, 最終的には緩和ケア病棟やいままで通っていた病院での療養を希望している(◗図5-41)。「自分で身のまわりのことができるうちは自宅で過ごしたいが, 動けなくなったら, 家族に負担をかけずに, こまやかなケアが受けられる緩和ケア病棟に入りたい」といったように, 患者の療養場所の希望が経過とともに変化していくことをふまえながら, 支

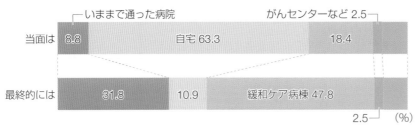

図5-41 余命半年以下と告げられた場合に希望する療養の場
一般国民2,527人を対象に行った調査である。
(厚生労働省:終末期医療のあり方に関する懇談会. 2010により作成)

援していくことが求められる。

　ここでは,末期の胃がんの患者に対して,これからの診療・療養の場について提案する事例を見てみよう。

事例 終末期を迎えて緩和ケアを中心とした治療を行うことになったTさん

　Tさん,75歳,女性。診断時に切除不能の進行胃がんであった。薬物療法を繰り返してきたが,先日の外来受診の際に,CT撮影による評価から抗がん薬の効果が得られなくなっていることが医師から説明された。Tさんは今回の治療に入る前に,主治医から,「これ以上は使える抗がん薬がありません」「この治療で効果が得られなくなったら,症状緩和を主体とした治療を中心に行っていくことをおすすめします」という説明を受けていた。

　Tさんは6人きょうだいの長女で未婚,銀行員として勤務してきた。近くに60歳の末妹がいて,Tさんが会社を退職後は親身に世話をしてくれていた。

　身体状況としては,消化管の通過障害によって食事摂取量が減っており,体重減少が進行していた。上腹部の痛みが増悪し,数日前からオピオイド薬の内服が開始されている。

　Tさんは,「自分には子どももいないし,この世を去るのに気がかりはない。でも,いつか病気がわるくなって苦しむのがこわい」「妹には負担をかけたくない。入院が必要なときにはすぐに入院できるのかが気がかり」「いまはできるだけ家にいたいとも思う」「気持ちが揺れ動く」と話していた。Tさんの妹は,「姉の希望にそいたい。できるだけのことをしてあげたい。家でふつうに過ごさせてあげたい」と言っていた。

　看護師は,Tさんの気持ちの揺れ動きを自然なこととして受けとめ,Tさんの生き方やよりどころを大切にすること,不安をできるだけ解決することを目ざして,思いを傾聴しながら次のような提案をした。

　(1)症状緩和のための入院が必要な場合を考えて,他院にある緩和ケア病棟の入院申し込みの手続きをしておく。

　(2)当面は通い慣れた主治医の外来において,症状緩和の治療を受ける。

　(3)いまは妹さんの介護を受けながら,今後の経過によっては訪問看護や訪問診療の支援を得て,在宅で一定期間過ごすことも検討する。

　(4)緩和ケア病棟に急な入院はできないが,消化器内科の病棟では一時入

　院を引き受けることが可能である。
（5）消化器内科に入院したのち，引き続き入院が必要な場合は，緩和ケア
　　病棟に転院する。
　Tさんは「それなら安心して過ごせそう」と笑顔をみせた。

　この事例のように，終末期がん患者の場合はとくに，患者の全人的苦痛を
理解し，生き方やよりどころを尊重しながら支援を行うことが重要である。
緩和ケア病棟の申し込みや訪問看護・訪問診療，一時入院といった症状悪化
時の不安ができるだけ軽減されるように情報提供を行い，必要な医療連携を
行う。

3 療養調整の実際

　病院機能は，急性期を担当する病院と慢性期を担当する病院に分化してい
る。がん医療においても，治癒へ向けた積極的な治療を行う病院が，患者の
看取りまでを行うことは少なくなっている。そのため，病院では，終末期の
がん患者に対して，緩和ケア病棟や地域における療養に移行するための調整
を行うことが多くなっている[1]。

1 心理的なケア

　終末期に療養の場を変更することは，患者や家族に不安を与える。患者・
家族の気持ちを傾聴して心理的な揺れ動きに寄り添い，その人の生き方やよ
りどころを大切にしながら支援する必要がある。
　具体的には，患者が衝撃を受けている場合には，まずは現実を受けとめる
ために必要な時間を設けることが重要となる。また，療養の場や連携先に
よって対応可能な医療サービスは異なるため，必要な医療が確実に受けられ
る場の選択肢を具体的に用意し，その選択肢について分かりやすく説明する。
そして，患者が選択したサービスが実現するよう，保証していくことが，患
者の安心につながる。

2 意思決定支援

　療養支援において，患者と家族は多くの意思決定を迫られる。療養の場を
どこにするのか，在宅療養であれば訪問のサービスを使うのか，どのサービ
スをどの程度活用するか，どの事業所と契約するのかなどといったさまざま
な事項について，決定しなければならない。
　療養に関する意思決定を支援する際に前提となるのは，対象者個人の権利
を擁護することと，共同意思決定のプロセスを歩むことである。人は最良の
医療やケアを受ける権利をもっており，どこでどのような医療やケアを受け
るかを自分自身で選択する権利がある。そして，家族も自分の生活を自分で

1）渡邊眞理：がん患者を対象とした看護師による医療連携の調整に関する研究．第8回佐川看護特別研究助成賞報告，2011.

選択する権利がある。

　一方，医療・福祉資源は有限であるため，限られた資源を有効に活用する必要がある。資源の有効活用を考慮することは，相乗して患者の療養を支える力になる場合もあれば，葛藤を生む場合もある。

　たとえば，病院機能は限られた資源であるため，医療連携により，訪問診療などを活用することにより，症状悪化時に迅速な入院が可能になる。しかし，入院していた患者が終末期を向かえる場合は，退院や緩和ケア主体の療養が提案されることとなり，患者は受診先が変更されることに葛藤をかかえることになる。

　まずは患者・家族が自分の意向を表現できるように支援し，迷いを整理できるように配慮し，必要に応じて時間をおくことが重要である。そのうえで，意思決定プロセスをともに歩むことになる。患者1人ひとりの体験に注目して意思決定支援を行うことが必要とされる。

● **オタワ意思決定ガイド**　個人が医療において困難な意思決定を行わなければならない場面で，意思決定を支援するためのツールとして，オタワ意思決定ガイドがある（◯46ページ）。このガイドは，次の4つの段階で構成されている。

（1）意思決定について明確にする。
（2）意思決定について探究する。
（3）自分の意思決定のニーズを見きわめる。
（4）ニーズにそって次のステップを計画する。

3 症状マネジメントに関する調整

　がん患者に苦痛症状がある場合には，どのような状況においても，まずは症状マネジメントを積極的に行うことが重要である。そして医療連携が必要となる支援については，可能な限り経済的で簡便な方法となるよう調整する必要がある。

　とくに入院から在宅に移行する場合，在宅での薬物療法は，より簡便な投与経路で行えるよう検討する必要がある。入院中に持続静脈内注射や持続皮下注射，点滴静脈内注射などを行っていた場合，内服や坐薬，貼布剤への変更が可能か検討する。

　医療連携部門では，連携先となる地域の医療資源の情報を把握しておくことが重要である。症状緩和に用いる薬剤については，主治医と病棟看護師が患者に必要な薬剤を見定め，医療連携部門と協働して，地域の医療資源の情報と比較検討することとなる。

4 家族看護

　終末期がん患者の医療連携を調整する際には，家族の心理状態や生活状態，価値観，家族関係などを配慮して意思決定を支援すること，家族機能を強化して家族の介護力を支えること，グリーフケアを含めて継続的に家族の心理的支援をしていくことが必要となる（◯227ページ）。

　家族は成長しつづける動的な存在であり，その成長過程においてがんや死というできごとに出会う。このことは家族のなかに関係性の変化や役割の変化をおこす。患者の家族1人ひとりがその変化の渦の中にいることを念頭において接する必要がある。

　家族のそのときのありようは，1人ひとりの言葉のはしばしや行動のなかにあらわれている。看護師には，想像力をはたらかせて家族のありようを理解し，ときに傾聴を通じて，またときに話し合いを促進し，情報提供や提案を行って，家族がもっている力を発揮できるように援助することが求められる。

5 場・時間・人・資源の調整

　ADL の障害が生じたケースやそれが予測されるケースでは，介護ベッド・置き型の手すり・車椅子・歩行器・杖などのレンタルや，尿器・ポータブルトイレ・シャワーチェアなどの購入，住宅の改修などにより，環境調整を行う必要がある。介護保険の適用対象者であればそれを活用することができる。緊急入院先の決定についても調整する必要がある。

　終末期がん患者は，ADL の急激な低下や症状の悪化をきたすことがあるため，残された時間を意識して調整を進める必要がある。

　また，関係者が話し合う場を調整して，療養調整を促進することも，看護師の大切な役割である。

6 他職種との協働

　がん患者の療養を支えるために，しばしば複数の職種が協働することになる。たとえば，終末期がん患者が在宅療養への移行を希望する場合，その退院調整には，病棟看護師，主治医，退院調整看護師，医療ソーシャルワーカー（MSW），薬剤師，ケアマネジャー，訪問看護師，訪問診療医，福祉用具の業者などがかかわることとなる。さらに，緩和ケアチームや褥瘡対策ケ

---

column	成年後見制度

　成年後見制度とは，認知症，知的障害，精神障害などによってものごとを判断する能力が十分ではない人について，本人の権利をまもる援助者（成年後見人）を選び，本人を法律的に支援する制度である。具体的には，本人の生活，療養看護，財産管理に関する事務について，代理権を与える契約を結ぶ。成年後見制度には，任意後見制度と法定後見制度がある。

　任意後見制度は，本人に十分な判断能力があるうちに，将来的に判断能力が不十分になった場合に備えて，あらかじめ自分で代理人（任意後見人）を定めて契約しておき，判断能力の低下があったときに後見人として機能してもらうものである。近年のがん医療においては，任意後見人をすでに定めている高齢がん患者に出会うことが多くなっている。

　法定後見制度は，本人の判断能力が不十分になってから，家庭裁判所によって援助者が選ばれるものである。本人の判断能力に応じて，後見・補佐・補助の3つの制度を利用できる。脳腫瘍などで急激に認知能力が低下した単身の患者では，近親者などが家庭裁判所に出向き，法定後見人の手続きをすることが必要となるケースもある。

アチーム，皮膚・排泄ケア認定看護師が加わることもあるだろう。それぞれの役割は，病院のシステムやスタッフの経験によっても異なり，画一的ではない。

　よりよい支援のためには，他職種と信頼関係を築き，目標を共有し，互いの専門性をいかしていくことが重要である（●plus）。

4　治療費や療養費の支援

　がん患者の治療にかかる費用は高額になることがあり，またがんの治療は長期化する可能性もある。これに加えて，がん患者には仕事の継続が困難になる事態も生じやすく，経済的な問題をかかえやすい。

　医療費の負担の問題については，医療費の控除や，高額療養費の支給についての情報を提供する（●231ページ）。

　生活費については，傷病手当金や生活保護などの制度がある。ただし，これらの直接の相談窓口は保険窓口や行政であるため，適用の詳細については医療ソーシャルワーカー（MSW）に相談し，協働して支援していくことが望ましい。

---

plus	**協働（コラボレーション）**

　協働（コラボレーション）とは，「2人以上の人間がある問題を解決したり，その目標・目的・結果などを達成したりするために，建設的な交流をもつことを約束して結ばれた対人関係の過程」あるいは「同じ専門職あるいは異なる専門職の間で，互いに他者の卓越性をみとめること」であるとされている[1]。

　アメリカの高度実践看護師（APN）の実践理論においては，効果的なコラボレーションの特徴として，①目標の共有，②すぐれた臨床実践能力，③すぐれた対人コミュニケーション技術，④ユーモアのセンス，⑤相互の信頼感，⑥他者のもつ専門的知識に対して互いに価値を認め合い尊重し合うこと，⑦コラボレーションの過程を促進する工夫があげられている。

　このなかから，①・⑥・⑦について内容を紹介する（●表）。

●表　効果的な協働（コラボレーション）の特徴（抜粋）

目標の共有	協働にかかわる人々の間に意見の不一致があるとき，意見を無理に合わせようとするのではなく，その不一致を認めて適切に処理する戦略を練る。
他者のもつ専門的知識に対して互いに価値を認め合い尊重し合うこと	協働を行う者は，互いのもつ能力の重なりや，個々の多様な専門性（技術や知識）を認め合い感謝し合ったうえで，協働作業としてケアプランの立案・ケアにおける意思決定・問題解決・目標の設定・責任の範囲の明確化を行う。
コラボレーションの過程を促進する工夫	臨床現場における専門職間の交流は，通常，情報交換やケアの調整などの比較的単純なものから開始される。このような交流が長期間，継続的に繰り返されると，そのなかで互いの専門性の相違や他者の実践の範囲と責任を理解するようになり，建設的・生産的・援助的な交流パターンへと発展していく。

（佐藤直子：専門看護制度 理論と実践. p.106-107, 医学書院, 1999 より作成）

1）佐藤直子：専門看護制度 理論と実践. pp.104-108, 医学書院, 1999.

5　がん相談支援センターとピアサポート

　がんサバイバーを支える地域資源として，がん相談支援センターやピアサポートがある。

● **がん相談支援センター**　全国のがん診療連携拠点病院には，がん相談支援センターという相談窓口が設けられている。国立がん研究センターがん対策情報センターによる研修を修了した専門の相談員が配置されており，がん患者やその家族だけでなく，誰もが無料で，がんの病態やその治療法，治療後の生活，医療費の問題など，さまざまな問題や悩みを相談できる。

　がん相談支援センターの業務の内容は，がん診療連携拠点病院の整備指針によって定められており，その範囲は広がりを見せている。がん対策推進基本計画（第2期）において，「働く世代や小児へのがん対策の充実」が重点課題とされたことから，がん相談支援センターは就労に関する相談に対応することが義務とされた（●229ページ）。就労支援を行ううえでは，産業保健などの分野と効果的に連携することが望ましい。全国のがん診療連携拠点病院では，ハローワークの就職支援ナビゲーターや社会保険労務士といった労働分野の専門家の病院訪問を受け，がん相談支援センターがそれらの専門職と協働して，患者を支援する動きが広がっている。さらに，がん対策推進基本計画（第3期）を受けて，がん相談支援センターの業務として，がんゲノム医療に関する相談や希少がんに関する相談，AYA世代にあるがん患者に対する療養や就学・就労支援に関する相談，がん治療に伴う生殖機能への影響や生殖機能の温存に関する相談に対応することが加わった。

　また，がん対策推進基本計画（第4期）では，拠点病院を中心としたアピアランスケアにかかわる相談支援・情報提供体制の構築，がん患者の診断後の自殺リスクや経済的課題などの把握，課題解決に向けた施設の検討が，取り組むべき施策として加わった。

　がん相談支援センターでは，がんに関係した問題であれば，どのような内容であっても対応するが，外来や病棟の機能をかわりに果たすわけではない。たとえば，病気による症状や治療の副作用についてどこに相談してよいかわからない患者が，がん相談支援センターに相談してきた場合には，がん専門相談員が相談者の不安や心配を受けとめながら話を聞き，必要な情報を整理し，どのような対応が必要かを判断し，外来や病棟による支援が必要な場合には，それらの部署へ橋渡しをするなどの支援を行うことになる。

● **ピアサポート**　ピアサポートとは，同じような悩みや経験をもつ人々のグループの中で，対等な立場で行われる支援のことである（●224ページ）。「ピア peer」には「仲間」という意味がある。仲間から支えられていると感じられる場にいることによって，互いに支え合ったり，悩みの解決につながったりすることが期待されている。

　看護師は，ピアサポートの場を物理的に用意することや運営への支援，医療的な問題の解決に向けた助言などの支援を行うことが求められている。

事例　**がん相談支援センターにおける相談**

　Sさん，50代，女性。外来で乳がんの診断を受けた。医師は，診断結果とともに術前化学療法と手術が必要であることと，その後の追加治療は手術の結果により検討することを説明した。Sさんはメモをとりながら聞いており，落ち着いて説明を聞いているように見えた。説明のあと外来看護師はSさんに「聞きたいことはよく聞けましたか？」と声をかけた。Sさんは「ずいぶん長い期間の治療が必要で……。仕事が続けられるでしょうか……」と不安そうに言った。

　外来看護師は，総合的な相談対応としてがん相談支援センターがあることを伝え，Sさんの了承を得て，当日のうちに相談員と面談できるよう調整した。

　相談室で相談員がSさんに，「今日ははじめて診断の結果を聞かれたんですね。たいへんでしたね」と声をかけると，はりつめていた糸が切れたように涙ぐみ，「もしかしたらと思ってはいたんですけど……」と気持ちを語った。相談員は，Sさんの語りを，ときどき問いをはさみながら傾聴した。

　Sさんは，ひとり暮らしで，両親はすでに他界し，親族は遠方に住む妹だけであった。20代から現在まで，大手の製造業の会社に勤務し，現在は経理部門で係長をしていた。通勤ラッシュの時間帯に1時間かけて電車通勤しており，仕事の繁忙期には業務量が過多になるようであった。係長になってからは，部下を気づかって無理をしてきたというエピソードも語られ，責任感が強く，周囲を気づかう仕事ぶりがうかがえた。

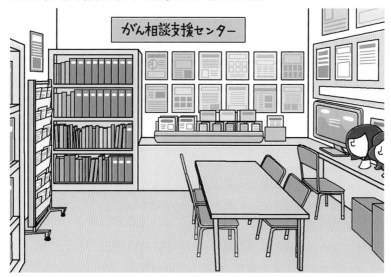

　相談員は，がん相談支援センターでは仕事の相談にも応じていることや，両立支援コーディネーター❶などと連携していることなどを伝えた。そのうえで，「まずは，ご自身の治療の経過をイメージしながら，職場で利用できる制度の情報を整理してみましょう」と伝え，自身で情報を整理できる冊子[1,2]を紹介し，「一緒に1つ1つ整理していきましょう。急なお休みは職場

NOTE

❶両立支援コーディネーター

　主治医と会社の連携の中核となり，患者に寄り添いながら継続的に相談支援を行いつつ，個々の患者ごとの治療・仕事の両立に向けたプランの作成支援などを担う。企業，医療機関，支援機関などに所属している。

1）平成29年度厚生労働科学研究費補助金がん対策推進総合研究事業（がん政策研究事業）「働くがん患者の就労継続および職場復帰に資する研究」：働く世代のあなたに仕事とがん治療の両立お役立ちノート，平成29年度版．〈https://www.mhlw.go.jp/content/000506257.pdf〉（参照 2021-08-26）
2）国立がん研究センターがん対策情報センター：患者必携がんになったら手にとるガイド，普及新版．〈https://ganjoho.jp/public/qa_links/book/public/hikkei02.html〉（参照 2021-08-26）

が混乱するかもしれませんが，お休みすることがわかっていればあらかじめ調整できることもあるはずです。会社をやめることはいつでもできますよ」と伝えた。Sさんは少し笑顔をみせて，「そうですね，とにかく休暇制度を確認してみます」と言った。Sさんの仕事の内容などを看護師や医師と共有する許可を得て，その日の面談は終了した。

　Sさんはその後も何度か相談室を訪れた。相談員は，治療の副作用に関することは外来看護師と情報を共有し，職場で調整が必要なことは両立支援コーディネーターに橋渡しするなどして，支援を展開した。しだいに，Sさん自身がそれぞれの関係者に必要なことを伝え，自身で調整するようになり，仕事を継続しながら治療は完遂することができた。

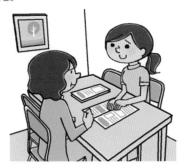

　Sさんのケースは，職場に活用できる休暇制度があったこともあり，仕事をしながら治療を完遂できた。しかし，活用できる制度は，企業や雇用形態によって異なるため，治療に要する日数によっては仕事を継続することが困難となるケースもある。そのような場合には，ハローワークと連携して再度職を得るための支援を行うことも考えらえる。がん相談支援センターが窓口になり，社会的な問題について必要な連携をはかり，状況に合わせた支援を展開していくことが求められる。

6 地域で生活する患者・家族を支えるシステム

1 地域連携クリティカルパス

　がん患者を地域で支えるシステムの構築のため，さまざまな施策が行われている。

　「良質な医療を提供する体制の確立を図るための医療法等の一部を改正する法律」（2006〔平成18〕年）において，医療計画制度を見直し，地域連携クリティカルパスの普及を通じ，医療機能の分化・連携を推進し，切れ目のない医療を提供することと，早期に在宅生活へ復帰できるよう在宅医療の充実をはかることが示された。2007年のがん対策推進基本計画（第1期）では，5大がん（胃がん，大腸がん，肺がん，乳がん，肝臓がん）について**地域連携クリティカルパス**の作成が義務づけられた（○図5-42）。

　これを受けて，2008年には，がん診療連携拠点病院（○13ページ）の指定要件として，「我が国に多いがんについて，地域連携クリティカルパス（がん診療連携拠点病院と地域の医療機関等が作成する診療役割分担表，共同診療計画表及び患者用診療計画表から構成されるがん患者に対する診療の全体像を体系化した表をいう）を整備すること」が明記され，全国で取り組みが始まった。

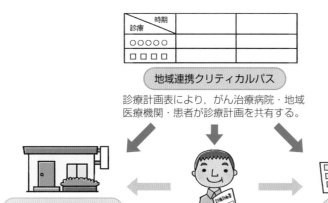

時期 診療			
○○○○○			
□□□□			

地域連携クリティカルパス

診療計画表により, がん治療病院・地域
医療機関・患者が診療計画を共有する。

連携先の地域医療機関

診療計画に基づいて
診療・検査を行う。

患者

患者は診療計画にそって, 地域医療
機関またはがん治療病院を受診する。

がん治療病院

診療計画に基づいて
サポートまたは診療
を行う。

◉図 5-42　地域連携クリティカルパス

　しかし, その運用はそれぞれの拠点病院にまかされており, 運用の状況に
差があるといった課題がある。国は, 拠点病院と地域の関係者との連携をは
かるため, 多職種連携を推進するとしているが, 現在では, 施設間の調整役
割を担う者のあり方や, 地域連携クリティカルパスのあり方については, 見
直しが検討されている。

2 治療の初期段階からの緩和ケア

　がん対策推進基本計画の治療における課題として, 「がんと診断されたと
きからの緩和ケアの実施」があげられている。がん患者とその家族が質の高
い療養生活を送ることができるようにするためには, 治療の初期段階から,
診断・治療・在宅医療といったさまざまな場面において, 緩和ケアが切れ目
なく実施される必要がある（◉87ページ）。また, がん患者が在宅での療養も
選択できるように, 在宅療養と介護を適切に提供していく体制を整備してい
く必要がある。これらの目標を達成するため, がん診療連携拠点病院では,
地域の医師などを対象とした緩和ケア研修会が開催されている。

3 地域包括ケアシステムと地域医療構想

　これからのわが国は, その人口構造から死亡者数の増加が見込まれており,
人々に必要な医療やケアをどのように提供するかが重要な課題となっている。
そこで, 国の施策として, 地域全体のしくみをつくる地域包括ケアシステム
と, 地域の医療のしくみをつくる地域医療構想の構築が推進されている。

　がん患者のケアもこれらのしくみのなかで提供されるものであり, 看護師
には, 地域のあり方を理解して医療連携を行っていくことが求められる。

●**地域包括ケアシステム**　市町村や都道府県は2025年をめどにして, 住ま
い・医療・介護・予防・生活支援が一体的に提供されることを目ざした地域

包括ケアシステムの構築を進めている(●14ページ)。地域包括ケアシステム
は，要介護状態になっても住み慣れた地域で自分らしい生活を最後まで続け
られることを目ざしており，それぞれの地域で検討を重ね，計画していると
ころである。看護師は，まわりの地域の取り組み状況を把握し，がん患者の
医療・福祉連携をはかっていくことが必要となる。

● **地域医療構想**　地域医療構想とは，2025年の医療需要と病床の必要量を
「高度急性期」「急性期」「回復期」「慢性期」の4機能ごとに推計し，地域の
必要量に見合った病床計画をたてていくものである。2014(平成26)年に成
立した「地域における医療及び介護の総合的な確保を推進するための関係法
律の整備等に関する法律」(医療介護総合確保法)に基づき，各都道府県によ
り策定されている。

　その結果，病床機能が細分化され，1つの病棟でひとまとまりの治療を完
結するのではなく，治療の時期に応じて患者が病棟あるいは病院を移動する
頻度が増えることとなった。これらのことから，各施設間のがん患者の情報
共有がより一層重要となっている。

work　復習と課題

❶ がんの治療において，患者の主体的な治療参加を進めるためには，どのような
　支援が必要か。

❷ 手術を受けるがん患者には，どのような準備教育が必要か。

❸ 術後の機能障害・機能喪失にはどのようなものがあるか。

❹ がん薬物療法におけるアセスメントでは，治療当日と治療期間中のそれぞれに
　ついて，どのような点がポイントとなるか。

❺ がん薬物療法による副作用にはどのようなものがあるか。

❻ がんの放射線療法において，照射範囲の設定や体位の決定・固定，マーキング
　において，どのようなケアが必要となるか。

❼ 放射線防護の3原則とはなにか。

❽ 造血幹細胞移植において，自家移植，同種移植，血縁者間移植，非血縁者間移
　植とは，それぞれどのようなものか。

❾ 造血幹細胞移植前の患者教育では，どのようなケアが必要となるか。

❿ 臨床試験において，臨床研究コーディネーター(CRC)と看護師には，それぞ
　れどのような役割が求められているか。

⓫ がんの治療が外来で行われることによってがん患者にはどのような影響(利点
　や課題)があるか。

⓬ がんの外来看護において，適切な介入を行うべきターニングポイントには，ど
　のようなものがあるか。

⓭ 自宅での療養において活用できる居宅サービスには，どのようなものがあるか。

⓮ 多職種の協働を効果的に行うためには，どのようなことが必要か。

参考文献

1. 北野正剛監修：標準外科学，第 15 版．医学書院，2019．
2. 公益財団法人パブリックリサーチセンターがん臨床研究支援事業（CSPOR）教育研修小委員会
   編：がん臨床試験テキストブック．医学書院，2013．
3. 国立がん研究センター中央病院造血幹細胞移植科編：造血幹細胞移植ポケットマニュアル．医
   学書院，2018．
4. 国立がん研究センター内科レジデント編：がん診療レジデントマニュアル，第 8 版．医学書院，
   2019．
5. 日本がん看護学会監修・矢ケ崎香編：サバイバーを支える看護師が行うがんリハビリテーショ
   ン．医学書院，2016．
6. 日本造血細胞移植学会編：同種造血細胞移植後フォローアップ看護，改訂第 2 版．南江堂，
   2019．
7. 日本造血・免疫細胞療法学会編：造血細胞移植看護基礎テキスト．南江堂，2021．
8. 濱口恵子・本山清美編：がん化学療法ケアガイド，第 3 版．pp.2-17，中山書店，2020．

抗がん薬一覧

◉表1　細胞傷害性抗がん薬

分類		一般名	製品名（先発品）	略号（例）
代謝拮抗薬	葉酸代謝拮抗薬	メトトレキサート	メソトレキセート®	MTX
		ペメトレキセドナトリウム水和物	アリムタ®	PEM
		プララトレキサート	ジフォルタ®	PDX
	ピリミジン代謝拮抗薬	フルオロウラシル	5-FU	5-FU
		テガフール・ウラシル配合剤	ユーエフティ®	UFT
		テガフール・ギメラシル・オテラシルカリウム配合剤	ティーエスワン®, エスワン®	TS-1, S-1
		トリフルリジン・チピラシル塩酸塩配合剤	ロンサーフ®	TAS-102
		カペシタビン	ゼローダ®	XEL, CAPE
		シタラビン	キロサイド®, キロサイド®N	Ara-C
		ゲムシタビン塩酸塩	ジェムザール®	GEM
	プリン代謝拮抗薬	メルカプトプリン水和物	ロイケリン®	6-MP
		フルダラビンリン酸エステル	フルダラ®	FLU
		クラドリビン	ロイスタチン®	CdA
		クロファラビン	エボルトラ®	CIF
		ネララビン	アラノンジー®	Ara-G
		ペントスタチン	コホリン®	DCF
		フォロデシン塩酸塩	ムンデシン®	BCX-1777
	その他	ヒドロキシカルバミド	ハイドレア®	HU
		アザシチジン	ビダーザ®	AZA
		L-アスパラギナーゼ	ロイナーゼ®	L-ASP
アルキル化薬		シクロホスファミド水和物	エンドキサン®	CPA, CPM, CY
		イホスファミド	イホマイド®	IFM
		ダカルバジン	ダカルバジン	DTIC
		プロカルバジン塩酸塩	塩酸プロカルバジン	PCZ
		ベンダムスチン塩酸塩	トレアキシン®	TRE
		ブスルファン	マブリン®, ブスルフェクス®	BUS, BU
		チオテパ	リサイオ®	TT
		メルファラン	アルケラン®	L-PAM, MEL
		ラニムスチン	サイメリン®	MCNU
		ニムスチン塩酸塩	ニドラン®	ACNU
		カルムスチン	ギリアデル®	BCNU
		テモゾロミド	テモダール®	TMZ
		ストレプトゾシン	ザノサー®	STZ

◖表1　細胞傷害性抗がん薬（続き）

分類		一般名	製品名（先発品）	略号（例）
プラチナ製剤		シスプラチン	ランダ®，アイエーコール®	CDDP
		ミリプラチン水和物	ミリプラ®	—
		ネダプラチン	アクプラ®	CDGP
		カルボプラチン	パラプラチン®	CBDCA
		オキサリプラチン	エルプラット®	L-OHP，OX
抗がん性抗生物質	アントラサイクリン系薬	ダウノルビシン塩酸塩	ダウノマイシン®	DNR
		イダルビシン塩酸塩	イダマイシン®	IDR
		ドキソルビシン塩酸塩	アドリアシン®，ドキシル®	DOX，DXR，ADM
		エピルビシン塩酸塩	ファルモルビシン®	EPI
		ピラルビシン塩酸塩	テラルビシン®，ピノルビン®	THP
		アクラルビシン塩酸塩	アクラシノン®	ACR，ACM
		アムルビシン塩酸塩	カルセド®	AMR
		ミトキサントロン塩酸塩	ノバントロン®	MIT
	その他	ブレオマイシン塩酸塩	ブレオ®	BLM
		マイトマイシンC	マイトマイシン	MMC
		アクチノマイシンD	コスメゲン®	ACT-D
微小管阻害薬	ビンカアルカロイド系薬	ビンクリスチン硫酸塩	オンコビン®	VCR
		ビンブラスチン硫酸塩	エクザール®	VLB
		ビンデシン硫酸塩	フィルデシン®	VDS
		ビノレルビン酒石酸塩	ナベルビン®	VNR
	タキサン系薬	ドセタキセル	タキソテール®，ワンタキソテール®	DTX，TXT
		パクリタキセル	タキソール®，アブラキサン®	PTX，nab-PTX
		カバジタキセルアセトン付加物	ジェブタナ®	—
	その他	エリブリンメシル酸塩	ハラヴェン®	—
トポイソメラーゼ阻害薬		イリノテカン塩酸塩水和物	カンプト®，トポテシン®	CPT-11，IRI
		ノギテカン塩酸塩	ハイカムチン®	—
		エトポシド	ベプシド®，ラステット®	ETP，VP-16
その他		トラベクテジン	ヨンデリス®	—

◦表2　分子標的薬──モノクローナル抗体薬

分類	一般名	製品名（先発品）	作用
抗 EGFR 抗体薬	セツキシマブ	アービタックス®	抗 EGFR
	パニツムマブ	ベクティビックス®	抗 EGFR
	ネシツムマブ	ポートラーザ®	抗 EGFR
	セツキシマブ サロタロカンナトリウム	アキャルックス®	抗 EGFR
抗 HER2 抗体薬	トラスツズマブ	ハーセプチン®	抗 HER2
	ペルツズマブ	パージェタ®	抗 HER2
	トラスツズマブ エムタンシン	カドサイラ®	抗 HER2
	トラスツズマブ デルクステカン	エンハーツ®	抗 HER2
抗 VEGF/VEGFR 系抗体薬	ベバシズマブ	アバスチン®	抗 VEGF
	ラムシルマブ	サイラムザ®	抗 VEGFR
血液がんに対する抗体薬	リツキシマブ	リツキサン®	抗 CD20
	オビヌツズマブ	ガザイバ®	抗 CD20
	オファツムマブ	アーゼラ®	抗 CD20
	イットリウム(90Y)イブリツモマブ チウキセタン	ゼヴァリン® イットリウム	抗 CD20
	イノツズマブ オゾガマイシン	ベスポンサ®	抗 CD22
	ブリナツモマブ	ビーリンサイト®	CD19/CD3 架橋
	ブレンツキシマブ ベドチン	アドセトリス®	抗 CD30
	ゲムツズマブオゾガマイシン	マイロターグ®	抗 CD33
	アレムツズマブ	マブキャンパス®	抗 CD52
	モガムリズマブ	ポテリジオ®	抗 CCR4
	ダラツムマブ	ダラザレックス®	抗 CD38
	イサツキシマブ	サークリサ®	抗 CD38
	エロツズマブ	エムプリシティ®	抗 SLAMF7
免疫チェックポイント阻害薬	イピリムマブ	ヤーボイ®	抗 CTLA-4
	ニボルマブ	オプジーボ®	抗 PD-1
	ペムブロリズマブ	キイトルーダ®	抗 PD-1
	デュルバルマブ	イミフィンジ®	抗 PD-L1
	アテゾリズマブ	テセントリク®	抗 PD-L1
	アベルマブ	バベンチオ®	抗 PD-L1

凡例：
　　　　　　抗体光感受性物質複合体
　　　　　　抗体薬物複合体（ADC）
　　　　　　放射性同位元素標識抗体薬
　　　　　　二重特異性 T 細胞誘導（BiTE）抗体薬

▶表3　分子標的薬──低分子阻害薬

分類	一般名	製品名(先発品)	作用
チロシンキナーゼ阻害薬(TKI)	ゲフィチニブ	イレッサ®	EGFR 阻害
	エルロチニブ塩酸塩	タルセバ®	EGFR 阻害
	アファチニブマレイン酸塩	ジオトリフ®	EGFR 阻害
	ダコミチニブ水和物	ビジンプロ®	EGFR 阻害
	オシメルチニブメシル酸塩	タグリッソ®	EGFR 阻害
	クリゾチニブ	ザーコリ®	ALK 阻害
	アレクチニブ塩酸塩	アレセンサ®	ALK 阻害
	セリチニブ	ジカディア®	ALK 阻害
	ロルラチニブ	ローブレナ®	ALK 阻害
	テポチニブ塩酸塩水和物	テプミトコ®	MET 阻害
	カプマチニブ塩酸塩水和物	タブレクタ®	MET 阻害
	アキシチニブ	インライタ®	VEGFR 阻害
	ソラフェニブトシル酸塩	ネクサバール®	VEGFR, PDGFR, RAF 阻害
	スニチニブリンゴ酸塩	スーテント®	VEGFR, PDGFR, KIT 阻害
	パゾパニブ塩酸塩	ヴォトリエント®	VEGFR, PDGFR, KIT 阻害
	レゴラフェニブ水和物	スチバーガ®	VEGFR, PDGFR, KIT 阻害
	レンバチニブメシル酸塩	レンビマ®	VEGFR, FGFR, RET 阻害
	バンデタニブ	カプレルサ®	VEGFR, EGFR, RET 阻害
	カボザンチニブリンゴ酸塩	カボメティクス®	VEGFR，MET，AXL 阻害
	ラパチニブトシル酸塩水和物	タイケルブ®	HER2，EGFR 阻害
	エヌトレクチニブ	ロズリートレク®	NTRK 阻害
	イマチニブメシル酸塩	グリベック®	BCR/ABL，KIT 阻害
	ニロチニブ塩酸塩水和物	タシグナ®	BCR/ABL，SRC 阻害
	ダサチニブ水和物	スプリセル®	BCR/ABL，SRC 阻害
	ボスチニブ水和物	ボシュリフ®	BCR/ABL，SRC 阻害
	ポナチニブ塩酸塩	アイクルシグ®	BCR/ABL，SRC 阻害
	イブルチニブ	イムブルビカ®	BTK 阻害
	チラブルチニブ塩酸塩	ベレキシブル®	BTK 阻害
	ギルテリチニブフマル酸塩	ゾスパタ®	FLT3 阻害
	キザルチニブ塩酸塩	ヴァンフリタ®	FLT3 阻害
	ルキソリチニブリン酸塩	ジャカビ®	JAK 阻害
	ベムラフェニブ	ゼルボラフ®	BRAF 阻害
	ダブラフェニブメシル酸塩	タフィンラー®	BRAF 阻害
	エンコラフェニブ	ビラフトビ®	BRAF 阻害
	トラメチニブ ジメチルスルホキシド付加物	メキニスト®	MEK 阻害
	ビニメチニブ	メクトビ®	MEK 阻害
CDK4/6 阻害薬	パルボシクリブ	イブランス®	CDK4/6 阻害
	アベマシクリブ	ベージニオ®	CDK4/6 阻害

◗表3　分子標的薬──低分子阻害薬（続き）

分類	一般名	製品名（先発品）	作用
mTOR 阻害薬	エベロリムス	アフィニトール®	
	テムシロリムス	トーリセル®	
プロテアソーム阻害薬	ボルテゾミブ	ベルケイド®	
	カルフィルゾミブ	カイプロリス®	
	イキサゾミブクエン酸エステル	ニンラーロ®	
PARP 阻害薬	オラパリブ	リムパーザ®	
	ニラパリブトシル酸塩水和物	ゼジューラ®	
VEGF 阻害薬	アフリベルセプトベータ	ザルトラップ®	可溶性デコイ受容体
PML/RARa 阻害薬	トレチノイン	ベサノイド®	ビタミン A 誘導体
	タミバロテン	アムノレイク®	
HDAC 阻害薬	ボリノスタット	ゾリンザ®	エピジェネティック作用薬
	パノビノスタット乳酸塩	ファリーダック®	エピジェネティック作用薬
	ロミデプシン	イストダックス®	エピジェネティック作用薬
免疫調節薬	サリドマイド	サレド®	サリドマイド誘導体
	レナリドミド水和物	レブラミド®	サリドマイド誘導体
	ポマリドミド	ポマリスト®	サリドマイド誘導体

凡例：
▨▨▨▨▨ マルチキナーゼ阻害薬（MKI）

▶表4　ホルモン療法薬・副腎皮質ステロイド薬・その他

分類		一般名	製品名（先発品）
LH-RH アゴニスト（乳がん，前立腺がん）		ゴセレリン酢酸塩	ゾラデックス®
		リュープロレリン酢酸塩	リュープリン®
乳がん治療薬	抗エストロゲン薬	タモキシフェンクエン酸塩	ノルバデックス®
		トレミフェンクエン酸塩	フェアストン®
		フルベストラント	フェソロデックス®
	アロマターゼ阻害薬	レトロゾール	フェマーラ®
		アナストロゾール	アリミデックス®
		エキセメスタン	アロマシン®
	プロゲステロン製剤	メドロキシプロゲステロン酢酸エステル	ヒスロン®H
前立腺がん治療薬	抗アンドロゲン薬	ビカルタミド	カソデックス®
		フルタミド	オダイン®
		エストラムスチンリン酸エステルナトリウム水和物	エストラサイト®
		エンザルタミド	イクスタンジ®
		アパルタミド	アーリーダ®
		ダロルタミド	ニュベクオ®
		アビラテロン酢酸エステル	ザイティガ®
副腎皮質ステロイド薬		プレドニゾロン	プレドニン®, プレドニゾロン
		メチルプレドニゾロンコハク酸エステルナトリウム	ソル・メドロール®
		ベタメタゾン	リンデロン®
		デキサメタゾン	デカドロン，レナデックス®
その他		オクトレオチド酢酸塩	サンドスタチン®
		ランレオチド酢酸塩	ソマチュリン®
CAR-T 細胞療法薬		チサゲン レクルユーセル	キムリア®
		アキシカブタゲン シロルユーセル	イエスカルタ®
		リソカブタゲン マラルユーセル	ブレヤンジ®

索引